Heilpflanzen
die wirklich helfen

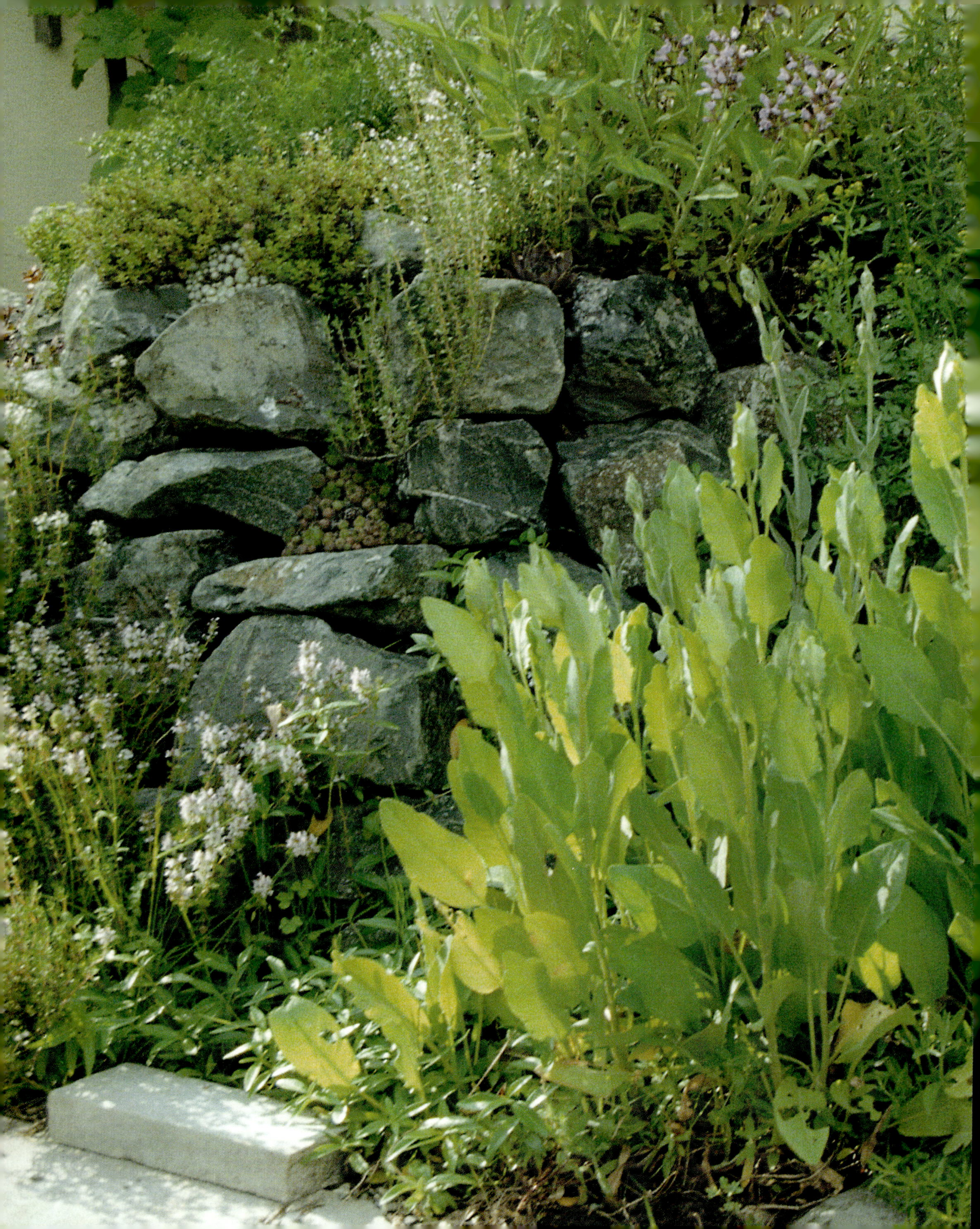

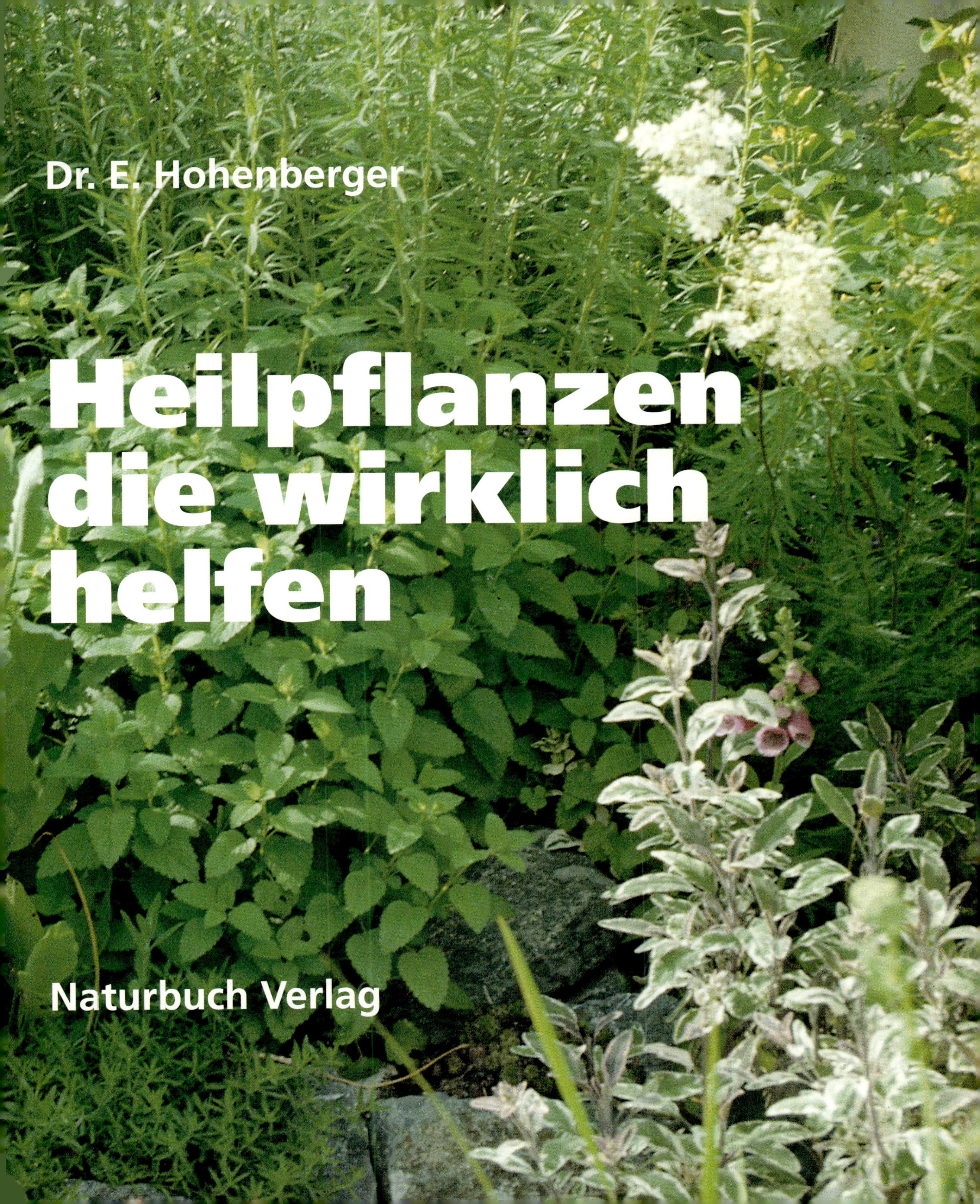

Dr. E. Hohenberger

Heilpflanzen die wirklich helfen

Naturbuch Verlag

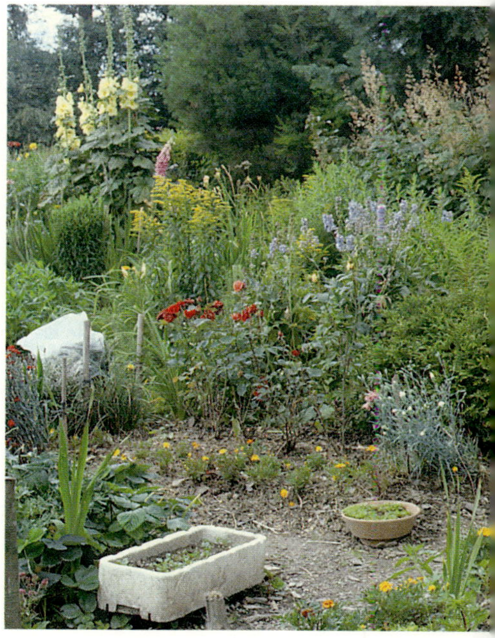

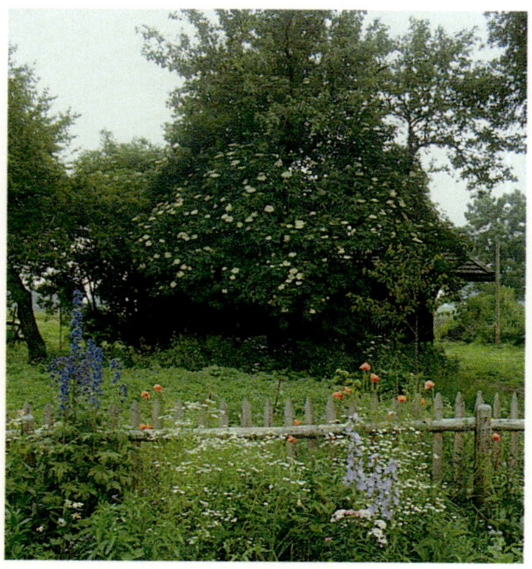

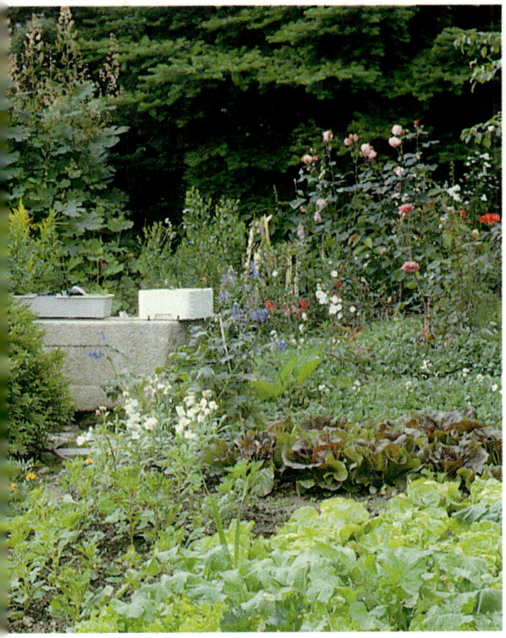

Heilkonzepte, bei denen Pflanzen eine wichtige Rolle spielen

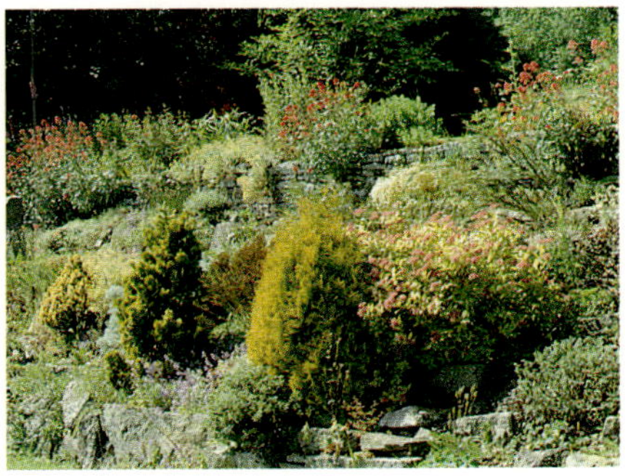

Einleitung

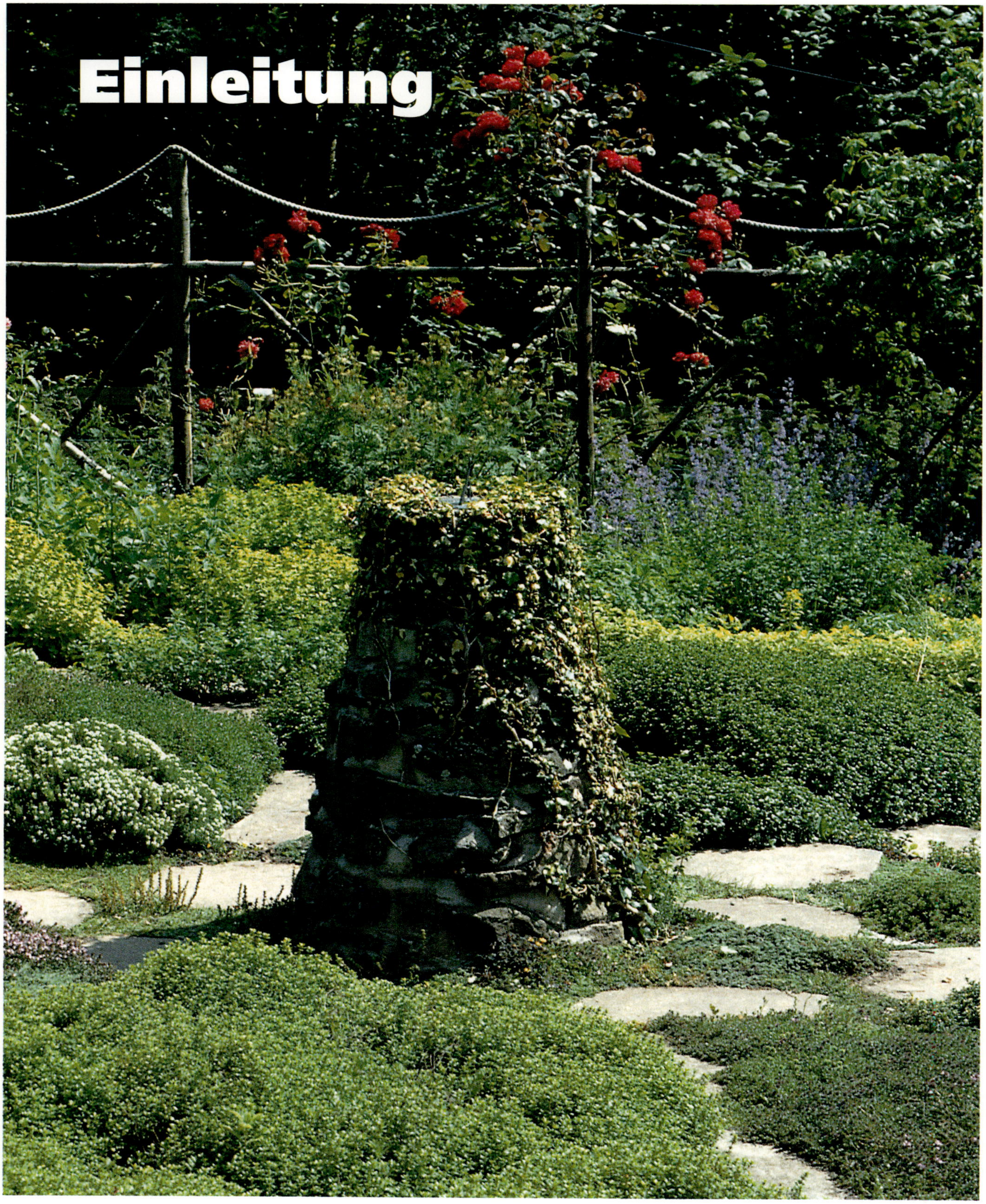

Kräuter auf dem Prüfstand

Noch ein Kräuterbuch?

Es gibt doch schon so viele, sagen Sie vielleicht.

Stimmt!

Es gibt sogar einige ausgezeichnete, und es ist nicht leicht, noch etwas wirklich Neues zu bieten bei einem Thema, das schon gut zwei Jahrzehnte „boomt".

Die bevorstehende Jahrtausendwende bietet jedoch Anlaß, den Kräutergarten einmal einer wohlwollenden, aber auch durchaus kritischen Bilanz zu unterziehen. Das ist das Ziel dieses Buches.

Es ist erstaunlich, welch eine Fülle an Heilpflanzen und Gewürzkräutern sich im Laufe der Garten- und Medizingeschichte in unseren Gärten versammelt hat.

Auch aus den Gartenwildkräutern, die jemand, der sie mit schmerzendem Rücken jäten muß, gemeinhin „Unkräuter" nennt, sind seit alters her wirkungsvolle Hausmittel und Arzneien hergestellt worden.

Aber nicht alle Pflanzenanwendungen sind gut und ungefährlich, nur weil ihre Verwendung eine lange Tradition hat und viele Menschen daran glauben.

Deshalb ist eine gründliche Bilanz mit Für und Wider schon lange überfällig.

Die Inhaltsstoffe der Pflanzen werden derzeit intensiv mit neuen wissenschaftlichen Methoden untersucht und auf ihre Wirkung hin überprüft. Viele volkstümlich überlieferte Hausmittel erfahren auf diese Weise eine erstaunliche Bestätigung und Erklärung. Von den rund 130 000 Medikamenten, die derzeit bei uns auf dem Markt sind, basieren etwa 70 000 (Stand Frühjahr 1993) auf Wirkstoffen aus der Natur. Hierbei sind die homöopathischen und anthroposophischen Mittel, die oft ebenfalls aus Pflanzen hergestellt sind, noch gar nicht mitgerechnet.

Die pharmakologische und medizinische Wissenschaft ist derzeit dabei, bezüglich der Wirkung von Heilpflanzen Bilanz zu ziehen, denn auch von Naturheilmitteln darf man verlangen, daß ihre Wirksamkeit nachprüfbar, wiederholbar und einigermaßen zuverlässig ist. Eine Expertenkommission, bestehend aus praktizierenden Ärzten, Klinikärzten, Heilpraktikern, Pharmakologen, Toxikologen, Statistikern und Vertretern der Pharmaindustrie, die sogenannte Kommission E, untersucht derzeit eingehend die Wirksamkeit von Heilpflanzen und Medikamenten, die aus Heilpflanzen hergestellt werden. Das bedeutet allerdings auch, daß sicher eine ganze Reihe pflanzlicher Heilmittel vom Markt verschwinden werden, weil ihre Heilwirkung im statistischen Mittel zu unzuverlässig ist und sie mit ernsten Nebenwirkungen erkauft werden muß oder weil es Mittel gibt, die wirksamer sind.

Allerdings bestehen bei Naturheilverfahren vom therapeutischen Denkansatz her andere Voraussetzungen als bei chemisch-technischen Behandlungsmethoden, was noch zu erörtern sein wird, so daß manches Naturheilmittel, das auf dem pharmazeutischen Markt keine Anerkennung erfährt, sicher weiterhin seine Berechtigung in der volkstümlichen Heilkunde behalten wird. Deshalb werden nicht nur solche Pflanzen, die von der Komission E empfohlen werden, in diesem Buch beschrieben, sondern die ganze Fülle der aus Urgroßmutters Zeiten stammenden, bewährten Heil- und Gewürzkräuter.

Erfahrungsgemäß greifen die Menschen vor allem bei chronischen Erkrankungen, in der Kinderheilkunde und bei der Behandlung altersbedingter Krankheiten gerne zu Naturheilmitteln. Viele Ärzte und Apotheken unterstützen diesen Trend und beraten ihre Kunden entsprechend.

Kurzum, die Heilpflanzen und ihre Wirkungen in erfahrungsmedizinischer und moderner Sicht sollen einen Schwerpunkt dieses Buches bilden. Es handelt sich bei unseren Betrachtungen durchwegs um Pflanzen, die Sie in Ihrem Garten anpflanzen oder wachsen lassen können. Einen großen Teil dieser Pflanzen können Sie selbst verarbeiten, konservieren und mit Erfolg bei Unpäßlichkeiten oder zur Unterstützung der ärztlichen Therapie bei chronischen Erkrankungen verwenden.

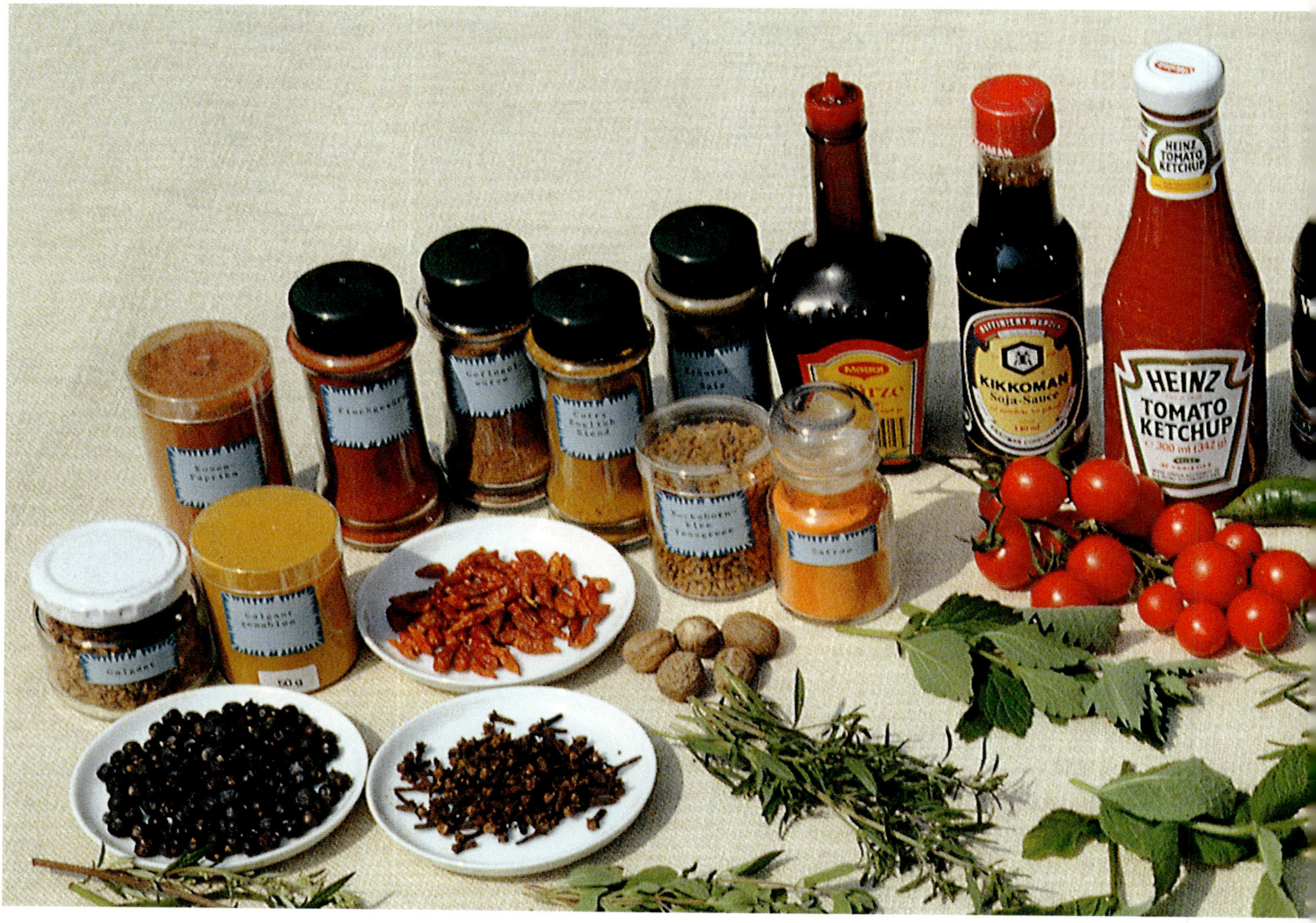

Frische Kräuter aus dem Garten, dazu allerlei gekaufte Pülverchen, Essenzen und Fertigsoßen aus aller Welt: Das bringt Abwechslung auf den Teller. Einiges auf diesem Bild sei herausgegriffen: Wacholderbeeren, Nelken und Chillies links auf dem Tellerchen, davor Muskatnüsse. Goldgelber Galgant gemahlen und in Form kleiner Wurzelstückchen für die indonesische Küche, Rosenpaprika und gepulverte Fertig-Würzmischungen, z. B. Curry, für verschiedene Anlässe. Orangegelber Safran nicht nur für den Kuchen, sondern auch für Reis nach Mailänder Art. „Maggi" aus rein pflanzlichem Eiweiß hergestellt, so ähnlich wie die fernöstliche Sojasoße, Ketchup für die nordamerikanische Küche und

Würzkünste

Für die Gesundheit, vor allem aber für den Wohlgeschmack der Speisen, werden Gewürzkräuter angebaut und verwendet. Differenzierte und vielleicht sogar ungewöhnliche Würzkünste sind in der modernen Kochpraxis recht gefragt: Deftiges wird bekömmlicher, Exotisches steht oder fällt mit dem richtigen Würzen, in der Vollwertkost wird die gesunde Vollwertigkeit durch frische, vitaminreiche Kräuter verstärkt, und die feine Küche erhält Stil und Ausdruck erst durch kunstvolles Würzen. Unser Garten gibt mehr an ungewöhnlichen Düften her als man ahnt.

Qualität vor Quantität: Dieser Anspruch aller modernen Ernährungsformen ist nur durch richtiges Würzen zu realisieren.

Heilpflanzen im Garten: ein gesundes Hobby

Ein wichtiger Aspekt bei der Beschäftigung mit Heilpflanzen und deren Anwendung ist schließlich der gärtnerische. Es macht einfach Spaß, viele Heilpflanzen und Würzkräuter im Garten zu haben. In den Gartenschauen sind Themengärten groß in Mode, die dem Gartenfreund für die eigene Gartenpraxis Anregung bieten

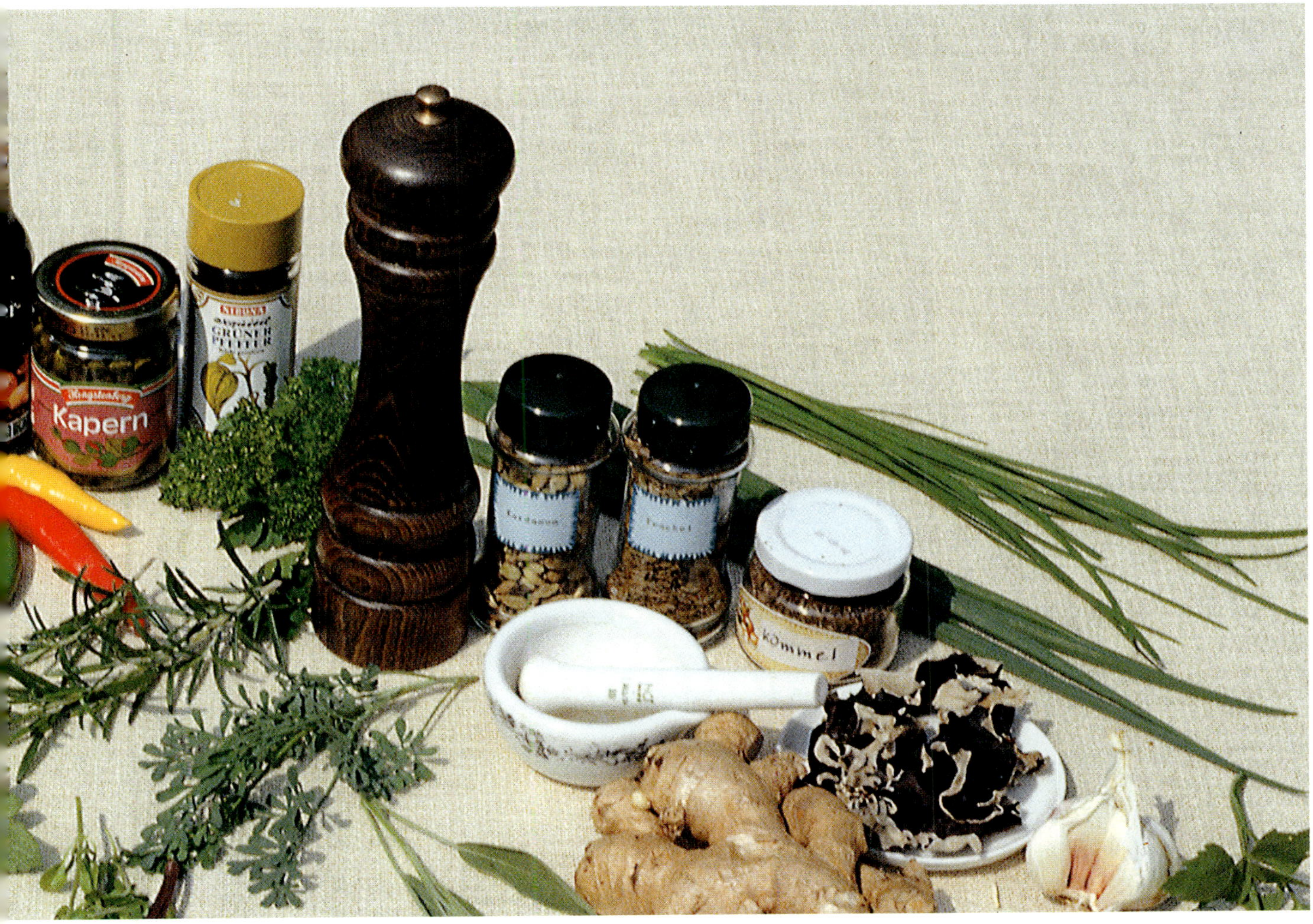

für Kinder, außerdem Worcestersoße aus England. Kapern und grüner Pfeffer im Gläschen, schwarzer Pfeffer frisch gemahlen aus der Mühle. Fenchel, Kümmel, Kardamom und Koriander sollten vor der Verwendung im Mörser gequetscht werden. Die Italiener würzen auch gerne mit Käse (rechts), die Chinesen mit speziellen getrockneten Pilzen (ebenfalls rechts). Frische Ingwerwurzel und Knoblauch können sehr vielseitig eingesetzt werden. Und über das ganze Grünzeug im Vordergrund werden Sie mehr in diesem Buch erfahren

sollen. Das Thema „Heilkräutergarten" ist ständig ausbau- und erweiterungsfähig, kommt der Sammelleidenschaft entgegen und bietet bis ins hohe Alter anspruchsvollen Freizeitspaß mit großem Gewinn für die Gesundheit.

Viele Kräuter können auch unter ungünstigen Voraussetzungen angebaut werden, bei denen sonst fast nichts mehr geht. Manche Heilpflanzen sind ausgesprochen attraktiv, viele wohlriechend und alle ökologisch so wertvoll, daß man nicht mehr auf sie verzichten möchte, wenn man sie einmal im Garten hat. Außer den angebauten sind auch freundliche, spontan wachsende Pflanzen dabei, allerdings auch echte „Unkräuter", deren Anblick nicht unbedingt Freude aufkommen läßt. Aber vielleicht lehren gerade sie uns, daß sich unser gärtnerisches Wirken ein bißchen weniger an unseren eigenen Ordnungsprinzipien, und stattdessen ein bißchen mehr an den Absichten der Natur orientieren sollte. Wenn wir diese Lektion beherzigen, greifen wir jedenfalls einen wichtigen Trend moderner Gartengestaltung auf, der sich weniger nach optischen, sondern mehr nach Lebensbereichen, also ökologischen Kriterien, orientiert. Dies soll im nächsten Kapitel näher erläutert werden.

Mehr Kräuter in den Garten

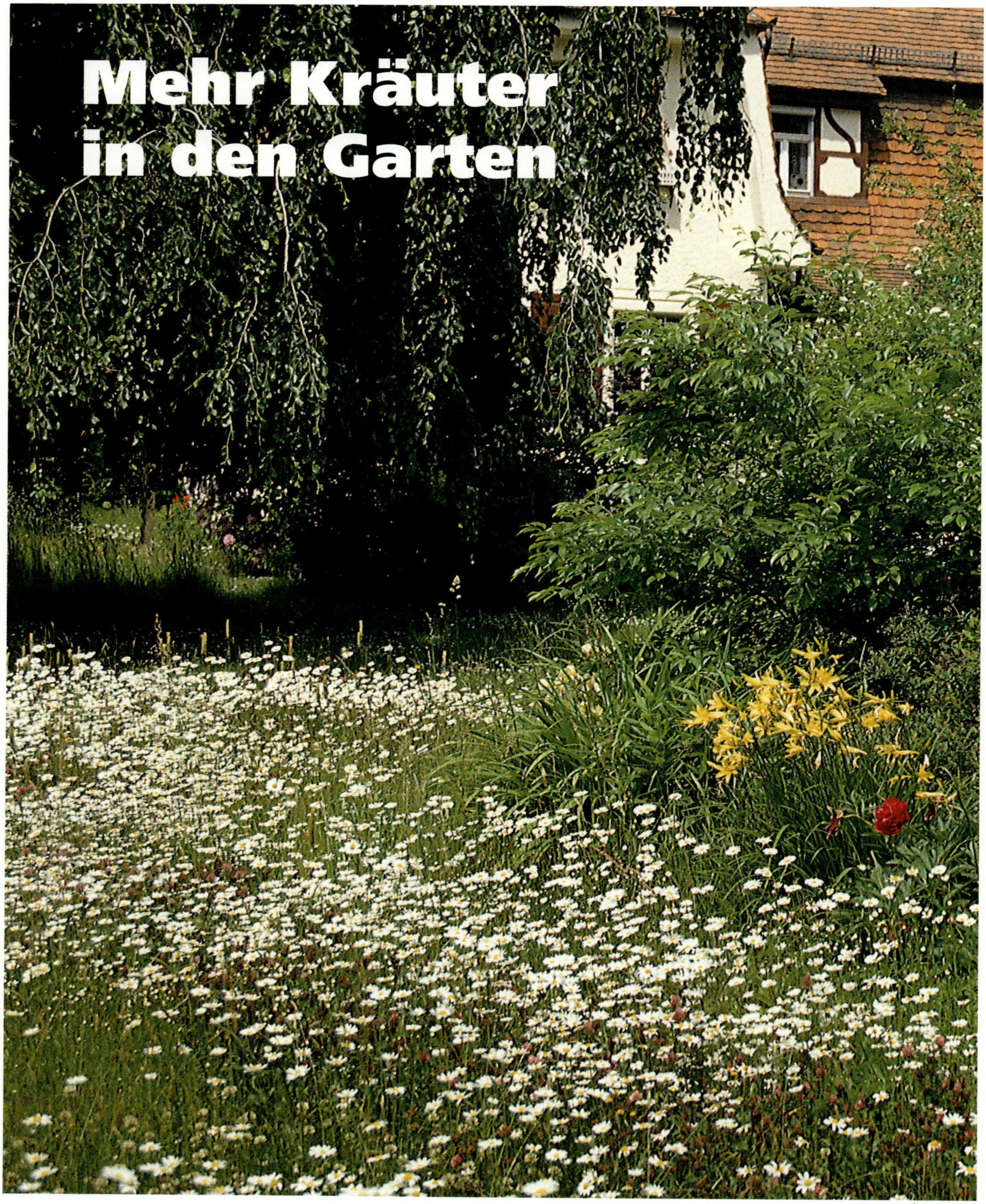

Gliederung des Gartens nach Lebensbereichen

Entstanden ist die Idee, einen Garten nach seinen Lebensbereichen zu gliedern, im Rahmen der sogenannten „Staudensichtung", die 1952 begann. Damals wurde eine „Arbeitsgemeinschaft Staudensichtung" gegründet, deren Aufgabe es bis heute ist, Zierpflanzensorten nach ihrem Wert für den Garten in den einzelnen Lebensbereichen zu testen. Inzwischen sind in den meisten Gärten diese Lebensbereiche in irgendeiner Form realisiert.

Im Gartenbau wird heutzutage fast im Sinne eines Schlagworts immer wieder der Begriff „Ökologie" verwendet. Dafür muß man die nötigen Lebensräume schaffen und sich entwickeln lassen.

Falls Sie gerade dabei sind, einen Garten neu anzulegen, sollten Sie dieses Prinzip der Lebensbereiche unbedingt mit in Ihre Planung einbeziehen. Dann müssen Sie eigentlich nur noch die passenden Heilpflanzen integrieren. Die typischen Lebensbereiche des Gartens werden in den folgenden Ausführungen erläutert.

Lebensbereich Gehölz

Eine ganze Reihe von Pflanzen mit heilkräftigen Inhaltsstoffen sind Gehölze. Manche lassen sich gut in eine Gartenhecke integrieren und sind dann in jeder Hinsicht ein Gewinn für die einheimische Tierwelt, besonders für die Vögel. Im teilweise erbittert dogmatisch geführten Streit „Einheimische Gehölze oder Exoten?" sollte man, wie so oft, das eine tun und das andere nicht lassen. In einer Zeit zunehmender Naturzerstörung sollte der Garten einerseits eine Öko-Insel für die in der Landschaft immer mehr abnehmende Artenvielfalt bilden, andererseits war der Garten von jeher ein Ort, an dem vielgeliebte Exoten gehegt wurden. Inzwischen hat es sich erwiesen: Exotisches und Einheimisches paßt im Garten gut zusammen. Auch der ebenso ideologisch geführte Streit „Laubgehölze oder Koniferen?" sollte nach dem Motto „sowohl als auch" entschieden werden.

Tabelle über die Eignung der Heil- und Gewürzpflanzen für die verschiedenen Lebensbereiche im Garten

Lebensbereich Gehölze und ihr Unterwuchs:

Apfel	naturnahe Streuobstwiese
Bärlauch	kalkliebend, feuchter Boden
Berberitze	sonnig, anspruchslos
Birke	solitär, Nährstoff- und Wasserräuber
Brombeere	Wildform: naturnahe Gartenhecke (evtl. lästig)
Buchsbaum	Hecke oder solitär, kalkliebend
Eberesche	solitär, auch nährstoffarme, saure Böden
Eibe	auch steinige Böden und Hanglagen
Erdbeere	unter Laubgehölzen
Fichte	auf jeder Bodenart
Giersch	unter Nutz- und Ziergehölzen, (evtl. lästig)
Ginkgo	solitär, abgasunempfindlich
Heckenrose	naturnahe Hecke, sonnig
Holunder	nährstoffreicher Boden
Hopfen	Kletterpflanze an Stäben oder Gehölzen
Immergrün	Bodendecker unter Laubgehölzen
Schwarze Johannisbeere	nährstoffreicher, saurer und staunasser Boden
Kornelkirsche	trockener bis feuchter, nährstoffreicher Boden
Linde	solitär oder Heckenbereich, steinige Hänge
Lungenkraut	unter Laubgehölzen, nährstoffreicher Boden
Maiglöckchen	unter Laubgehölzen, kalkliebend
Quecke	unter Laubgehölzen, Stickstoffzeiger
Quitte	sandiger, tiefgründiger, lockerer Boden
Sadebaum	wärmeliebend, auch flachgründiger Boden
Sanddorn	sonnig, sandiger, steiniger Boden
Scharbockskraut	unter Laubgehölzen, feuchter Boden
Schlehe	sonnig, jede Bodenart, kalkliebend
Schlüsselblume	unter Laubgehölzen
Thuja	sonnig, humoser Boden
Wohlriechendes Veilchen	unter Laubgehölzen, humoser Boden
Wacholder	wärmeliebend, alle Bodenarten
Walnuß	wärmeliebend
Weide	verschiedene Arten für untersch. Ansprüche
Weißdorn	2 Arten für unterschiedliche Ansprüche
Zaubernuß	geschützter Platz

Lebensbereich Gehölzrand

Zusammenhängende Gehölzgruppen schaffen auf dem Boden und an ihren Rändern eine Art „Waldmilieu".
Wenn die Auswahl an Stauden nach dem Kriterium erfolgen soll, daß es sich um Heilpflanzen handelt, sind für den Lebensbereich „schattiger Gehölzrand" die Wahlmöglichkeiten nicht besonders groß. Vor allem Nadelbäume sind problematische Partner. Gute Möglichkeiten bietet der sonnige Gehölzrand, denn die meisten Heilpflanzen sind Sonnenkinder. Hier können manche traditionsreiche Heilpflanzen integriert werden, die als Wildform im Wald gedeihen. Teilweise werden sie nicht mehr medizinisch verwendet, wie etwa das Leberblümchen oder die Haselwurz. Mit Fingerspitzengefühl gepflegt sind sie ein großer Gewinn für den Garten.

Manche Gehölze machen es ihren Partnern, besonders den unter ihnen wachsenden krautigen Pflanzen, wegen ihres flach verlaufenden, ausgebreiteten und verfilzten Wurzelsystems sehr schwer. Dazu gehören die Birke und die Vogelbeere. Nachträgliches Unterpflanzen von Stauden ist daher sinnlos. Es wäre vielmehr zu überlegen, solche Bäume als Solitär zu verwenden, genau wie es bei Obstbäumen die Regel ist.

Tabelle über die Eignung der Heil- und Gewürzpflanzen für die verschiedenen Lebensbereiche im Garten

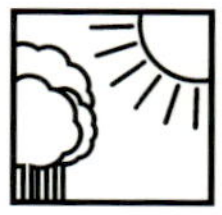

Lebensbereich Gehölzrand:

Akelei	sonnig bis halbschattig, lockerer Lehmboden
Bärlauch	schattig bis sonnig, kalkliebend, feuchter Boden
Brennessel	sonnig bis schattig, nährstoffreicher Boden
Diptam	sonnig, wärmeliebend, kalkliebend
Efeu	schattig, Kletterpflanze an Bäumen u. Wänden
Echter Ehrenpreis	sonnig bis schattig, saurer Boden
Eisenhut	sonnig, nährstoffreicher Boden
Erdbeere	sonnig, nährstoffreicher, humoser Boden
Fingerhut	sonnig bis halbschattig, nährstoffreicher Boden
Gundermann	sonnig bis schattig, anspruchslos
Hopfen	sonnig bis halbschattig, nährstoffreicher Boden
Lauchkraut	sonnig, stickstoffreicher, lockerer Lehmboden
Lungenkraut	sonnig, nährstoffreicher Boden
Maiglöckchen	sonnig, kalkliebend
Osterluzei	sonnig, humoser Lehmboden, stickstoffliebend
Pfingstrose (Wildformen)	sonnig, versch. Arten für versch. Bedingungen
Quecke	sonnig bis schattig, Stickstoffzeiger
Schlüsselblume	sonnig, versch. Arten für versch. Bedingungen
Schöllkraut	schattig, auch steiniger, sandiger Boden
Seidelbast	sonnig, kalkliebend
Silberkerze	verschiedene Arten, sonnig bis schattig
Wohlriechendes Veilchen	sonnig bis schattig, unter Laubgehölzen
Waldmeister	sonnig bis schattig, unter Laubgehölzen
Wurmfarn	schattig, unter Laubgehölzen und Koniferen

Verschiedene wichtige Lebensbereiche des Gartens in idealer Form vereinigt: der sonnige Gehölzrand mit bunten Blumen im Beet und einer Freifläche

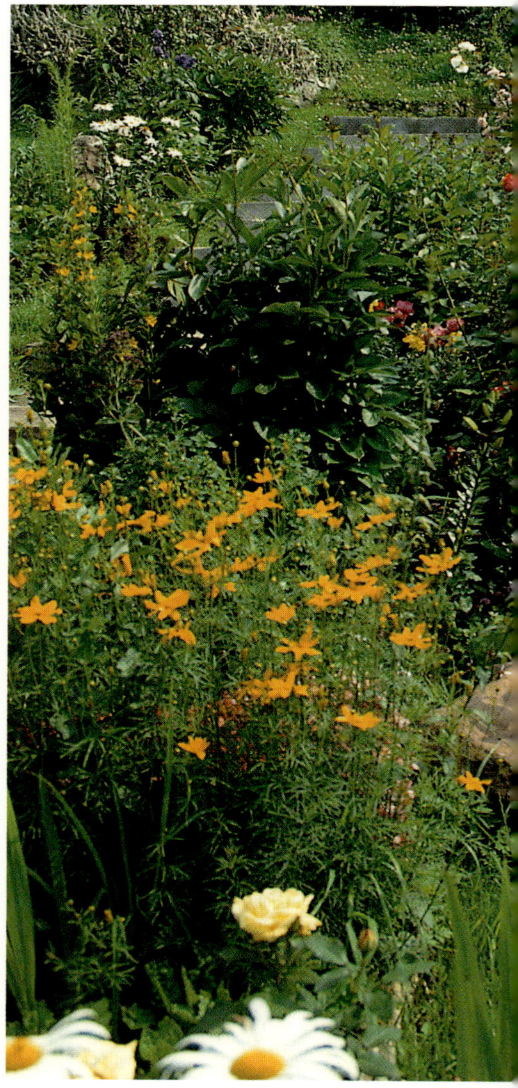

Lebensbereich Freiflächen

So gut wie jeder Garten besitzt eine Rasenfläche oder Wiese im offenen, sonnigen Bereich, am besten beides. Wird der Rasen nicht in seiner „englisch" genannten, unkrautfreien Form, sondern mit einer gewissen Großzügigkeit als „Landschaftsrasen" realisiert, dann stellen sich von ganz allein zahlreiche interessante Heilpflanzen ein. Diese Pflänzchen sollten Sie allerdings nicht wie „Unkräuter" behandeln.

Der Wunsch nach einer „Blumenwiese" im Garten ist in den letzten ein bis zwei Jahrzehnten modern geworden. Sehr lobenswert! Es ist aber ein Abenteuer mit ungewissem Ausgang, denn die erträumte bunte Bergblumenwiese benötigt ganz andere klimatische Voraussetzungen, und auch der Boden, auf dem diese Pflanzengemeinschaft optimal gedeiht, ist wahrscheinlich in der Regel ganz anders beschaffen als der Bodengrund in Ihrem oder meinem Garten.

Dennoch lohnt sich das Experiment, vorausgesetzt, man ist tolerant genug, die Natur walten zu lassen.

Andere Gestaltungsmöglichkeiten für Freiflächen sind steppen- oder steppenheideähnliche, extensiv zu pflegende Bereiche oder auch Heidegärten. Sie sind von ihrem Charakter her sozusagen kontinuierlich mit dem Kalk-Magerrasen oder dem sauren Sand-Magerrasen (je nach Untergrund) verbunden.

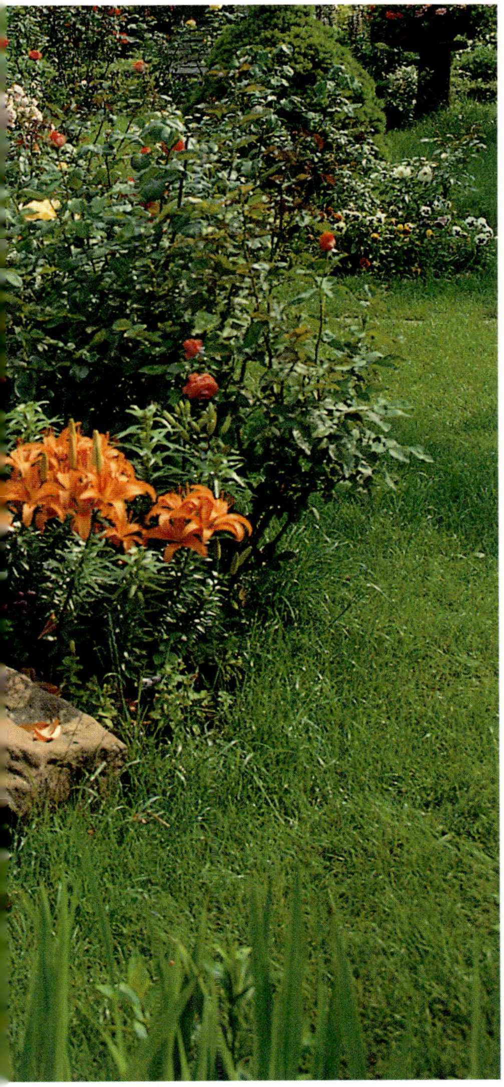

Tabelle über die Eignung der Heil- und Gewürzpflanzen für die verschiedenen Lebensbereiche im Garten

Lebensbereich Freiflächen:

Ackerschachtelhalm	Sand- und Lehmboden, Nässezeiger
Arnika (*A. chamissonis*)	humoser, magerer Boden, Torf
Baldrian	sonnig bis halbschattig, feuchter Boden
Barbarakraut	sonnig, feuchter, steiniger Boden
Beifuß	sonnig, sandiger, steiniger Boden, Stickstoffz.
Bocks-Hornklee	auch schlechter Boden
Boretsch	sonnig, nahrhafter Boden
Buchweizen	saurer Boden, Torf
Christrose	kalkliebend, Wurzelbereich feucht
Dost	wärmeliebend, kalkliebend, steiniger Boden
Echter Ehrenpreis	saurer, steiniger Boden
Eisenkraut	Ödland, Stickstoffzeiger
Erdbeere	sonnig, humoser oder Lehmboden
Frauenmantel	Wiese, Landschaftsrasen
Gänseblümchen	Landschaftsrasen, Wiese, anspruchslos
Gänsefingerkraut	trockenes Ödland, verfestigter Boden
Giersch	nahrhafter Boden, Stickstoffzeiger, evtl. lästig
Goldrute	sonnig, alle Bodenarten
Gundermann	sonnig bis halbschattig, anspruchslos
Hauswurz	magerer, offener Boden
Heidekraut	sonnig, feuchter oder trockener Boden
Herzgespann	sonnig, nährstoffreicher Boden
Hirtentätschelkraut	sonnig, Stickstoffzeiger
Huflattich	Lehm- und Nässezeiger
Immergrün	sonnig bis halbschattig, Ton- und Lehmboden
Iris (*I. germanica* und *I. pallida*)	wärmeliebend, Steppenpflanzen
Johanniskraut	sonnig, sandiger Boden
Echte Kamille	sonnig, Lehm- oder Tonboden
Kapuzinerkresse	Bodendecker, z.B. für Baumscheiben

Katzenpfötchen	sonnig, Sandboden
Königskerze	sonnig, nährstoffreicher, auch steiniger Boden
Kümmel	sonnig, Wiese, nährstoffreicher Boden
Lavendel	wärmeliebend, steiniger Boden, kalkliebend
Löwenzahn	Landschaftsrasen, Wiese
Malven	manche Arten: Wiese
Mariendistel	sonnig, nahrhafter Boden
Nachtkerze	sonnig, auch steiniger oder sandiger Boden
Pfingstrose (Wildformen)	versch. Arten mit unterschiedl. Ansprüchen
Kleine Pimpinelle	magerer Landschaftsrasen
Große Pimpinelle	nährstoffreiche Wiese, feuchter Boden
Kleiner Wiesenknopf	magerer Landschaftsrasen
Quecke	Stickstoffzeiger, kann lästig werden
Rainfarn	Sandzeiger
Ringelblume	sonnig, anspruchslos
Sauerampfer	Wiese, Landschaftsrasen
Schafgarbe	Wiese, auf fast allen Bodenarten
Schlüsselblume	Wiese, Landschaftsrasen
Silberdistel	Magerrasen, kalkliebend
Spitzwegerich	Landschaftsrasen, Wiese, verfestigter Boden
Indisches Springkraut	feuchter, nährstoffreicher Boden
Stiefmütterchen	nährstoffreicher, sandiger, saurer Boden
Thymian	sonnig, sandiger Boden, kein Kalk
Tripmadam	sonnig, trockener, sandiger Boden
Vogelknöterich	magerer Boden, Pflasterfugenpflanze
Vogelmiere	nahrhafter, garer Boden
Kleinblütiges Weidenröschen	verschiedene Arten als „Unkraut"
Wiesenschaumkraut	Wiese, Landschaftsrasen, feuchter Boden

Tabelle über die Eignung der Heil- und Gewürzpflanzen für die verschiedenen Lebensbereiche im Garten

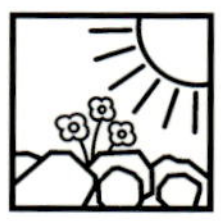

Lebensbereich Steinanlagen und Kräuterspirale:

Christrose	kalkliebend, Wurzel darf nicht austrocknen
Dost	wärmeliebend, duchlässiger, kalkhaltiger Boden
Hauswurz	sonnig, auch auf Felsen und Trockenmauern
Iris (*germanica* und *pallida*)	wärmeliebend, kalkhaltiger Boden
Katzenminze	wärmeliebend, auf magerem Boden düngen
Katzenpfötchen	Sandboden
Mariendistel	sonnig, auf magerem Boden Düngung nötig
Kleine Pimpinelle und Kleiner Wiesenknopf	sonnig, anspruchslos, kalkliebend
Salbei	wärmeliebend, kalkhaltiger, durchl. Boden
Silberdistel	sonnig, kalkliebend
Thymian	sonnig, sandiger Boden
Tripmadam	humusarmer, kalkfr. Boden, an Trockenmauern
Weinraute	wärmeliebend, durchlässiger, steiniger Boden
Wermut	wärmeliebend, durchlässiger, kalkh. Boden
Ysop	wärmeliebend, kalkhaltiger Boden

Freiflächen könnten im Garten die variabelsten Lebensbereiche sein. Man müßte sich dann allerdings etwas anderes einfallen lassen als den üblichen Einheitsrasen oder pflegeleichte Bodendecker. Bei Freiflächen ist es aber noch wichtiger als in anderen Lebensbereichen, sich nicht nach bunten Gartenträumen aus dem Katalog zu richten, sondern nach der Bodenart und auch nach den Klimabedingungen, die man im Garten vorfindet. Ein Heidegarten beispielsweise wird nichts auf schweren Lehmböden oder in Kalkgebieten. Gerade Freiflächen bieten viele Möglichkeiten, Heilkräuter zu integrieren, denn auch in der Natur enthält der Lebensraum „Brachland" weitaus die meisten wertvollen Heilpflanzen.

Lebensbereich Steinanlagen

Viele Gartenstauden und Wildpflanzen mit heilsamen Inhaltsstoffen fühlen sich im Bereich von Steinen wohl. Manche sind wasserempfindlich und wachsen daher am besten in einem von Kies oder Felsbrocken durchsetzten Boden. Andere Pflanzen ziehen vielleicht einen besseren Boden und mehr Wasser einem trockenen Standort, der außerdem noch extremen Wetterschwankungen ausgesetzt ist, vor, aber sie kommen gegen die schnellwüchsigere Konkurrenz nicht auf.

Zum eigentlichen klassischen Steingarten kommt als neue Variation seit der zweiten Hälfte der 80er Jahre die Trockenmauer mit ihren vielfältigen Möglichkeiten einer besonders farbenprächtigen Bepflanzung. Außerdem gibt es unter den sogenannten Pflasterfugenpflanzen viele wertvolle Heilkräuter.

Lebensbereich Beet

Beete sind wohl die in jedem Garten am häufigsten anzutreffende Standortsituation.

Gemüsebeete

Viele Gewürzkräuter können traditionsgemäß wie im guten alten Bauerngarten gemeinsam mit Gemüsen angebaut werden. Bauerngärten begeistern durch ein kunterbuntes, scheinbares Durcheinander von Gemüsen, Blumen und Kräutern. Setzen Sie die Heil- und Gewürzpflanzen einfach zwischen die Gemüse- und Salatpflanzen in die Beete oder an den Rand! Durch dieses Konzept genießen Sie alle Vorteile einer Mischkultur, nämlich geringere Anfälligkeit gegen Krankheiten und Schädlinge, und dazu eine Förderung des Gedeihens. Die Verwendung ausdauernder Kräuter als Randbepflanzung im Gemüsebeet ist wohl schon so lange bekannt, wie bei uns Gemüse und Kräuter angebaut werden.

Kurzum, Heil- und Gewürzkräuter entsprechen im Garten den Jokern beim Spiel. Man kann sie einsetzen, wie und wo man sie gerade braucht.

Zierpflanzenbeete

Manche Heilpflanzen sind so schön, daß sie jeder Staudenrabatte zur Zierde gereichen. Zu beachten ist beim Anbau von Heil- und Gewürzkräutern im Beet, daß diese Lebensbereiche zwar meistens sonnenexponiert sind, was sehr wünschenswert ist, doch häufig sind sie stark gedüngt, wenn nicht überdüngt, was die Heilpflanzen in der Regel nicht mögen. Es ist daher von Vorteil, eigene Heilkräuterbeete anzulegen, um diesem Umstand Rechnung zu tragen (Seite 21).

Im Gemüsegarten muß man nicht immer eine strenge Beeteinteilung realisieren: Sukzessive wird gepflanzt, geerntet und wieder gepflanzt. Kräuter stehen da, wo gerade Platz ist und Tagetes oder andere nicht stark wuchernde Blumen erfreuen das Auge

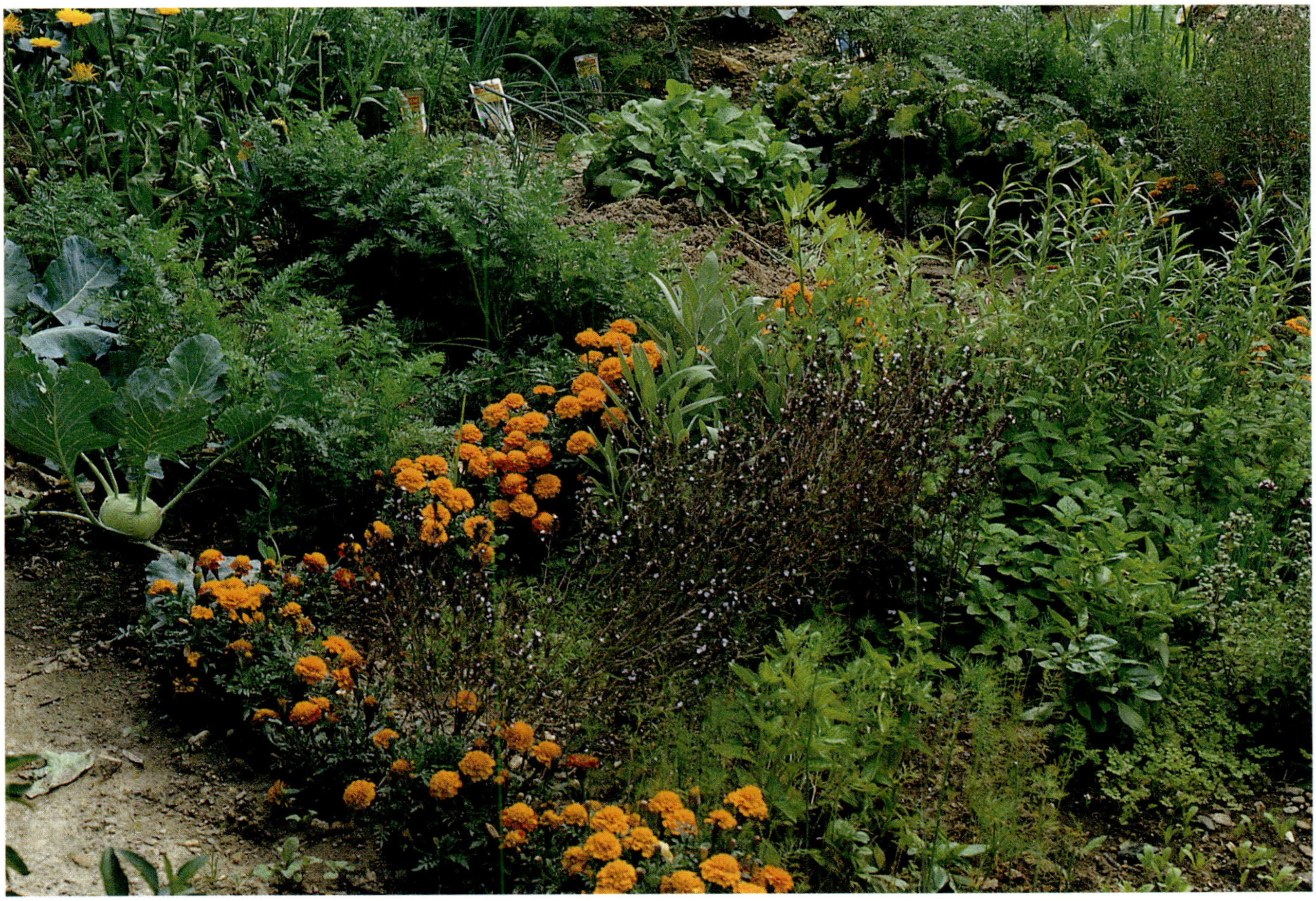

Tabelle über die Eignung der Heil- und Gewürzpflanzen für die verschiedenen Lebensbereiche im Garten

Lebensbereich Beet:

Anis	wärmeliebend
Arnika *(A. chamissonis)*	sonnig, humoser, eher feuchter Boden
Artischocke	wärmeliebend, Starkzehrer
Baldrian	nahrhafter, eher feuchter Boden
Barbarakraut	anspruchslos, eher feuchter Boden
Basilikum	wärmeliebend, leichter, humoser Boden
Beifuß	sonnig, nährstoffreicher Boden
Beinwell, Comfrey	nährstoffreicher, feuchter Boden
Bockshornklee	auch nährstoffarmer Boden, keine Düngung
Bohne	Schwach- bis Mittelzehrer
Bohnenkraut	sonnig, anspruchslos
Boretsch	sonnig, nährstoffreicher Boden
Buchweizen	saurer Boden, auch Torfboden
Dill	wärmeliebend, nährstoffreicher Boden
Dost	wärmeliebend, kalkliebend
Eberraute	wärmeliebend, Winterschutz
Eibisch	nährstoffreicher (salzhaltiger) Boden
Eisenhut	sonnig, nährstoffreicher Boden
Engelwurz	nährstoffreicher, feuchter Boden
Eruka	anspruchslos, jede Bodenart
Estragon	empfindliche Sorten: Winterschutz
Fenchel	sonnig, kalkhaltiger, durchlässiger Boden
Fingerhut	sonnig, auch saurer Boden
Frauenmantel (Zierform)	sonnig, anspruchslos
Frauenminze	sonnig, nährstoffreicher Boden
Goldrute	sonnig, anspruchslos
Heidekraut	sonnig, „Heidegarten"
Herzgespann	sonnig, nährstoffreicher Boden
Indianernessel	sonnig, mittlere Nährstoffansprüche
Iris *(I. germanica* und *I. pallida)*	sonnig, eher trockener Boden
Echte Kamille	sonnig, Sand-, Lehm- oder Tonboden
Römische Kamille	sonnig, mittlere Nährstoffansprüche
Kapuzinerkresse	nährstoffreicher Lehmboden
Katzenminze	wärmeliebend, nährstoffreicher Boden
Kerbel	sonnig bis halbschattig, nährstoffr. Boden
Knoblauch	wärmeliebend, nährstoffreicher Boden
Kohl	sonnig, Starkzehrer
Koriander	sonnig, lockerer, kalkhaltiger Boden
Kresse	sonnig bis halbschattig, anspruchslos
Kümmel	humoser, nährstoffreicher Boden
Kürbis	sonnig, Starkzehrer
Lavendel	sonnig, kalkhaltiger, durchlässiger Boden
Lein, Flachs	sonnig, nährstoffreicher Lehmboden
Liebstöckel	sonnig, nährstoffreicher Boden

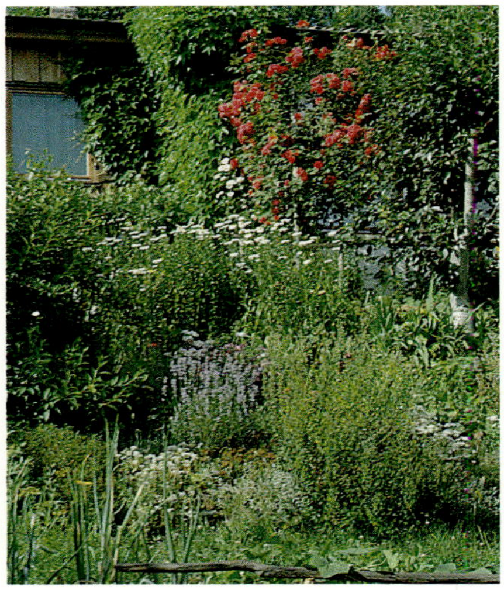

Der Lebensbereich „Beet" ist selbstverständlich traditionsgemäß derjenige, auf dem jene Kräuter gepflanzt werden, die intensivere Pflege brauchen. Viele Kräuter brauchen deshalb viel Pflege, weil sie, genau wie unsere Gemüse und die meisten Gartenblumen, keine einheimischen Pflanzen sind. Sie sind Gäste aus weiter Ferne, vor allem aus südlichen Ländern. Manche ausdauernde Arten brauchen deshalb Winterschutz.
Ebenso wie bei anderen Kulturpflanzen, muß man vor dem Bepflanzen der Beete einigermaßen über die Bodenart Bescheid wissen. Gerade Böden, auf denen sonst fast nichts geht, können für Heil- und Gewürzpflanzen genutzt werden. Viele Arten stammen aus den Geröllfeldern südlicher Gebirge. Immer wieder ist es auf Reisen in den Süden eindrucksvoll, Wermut, Salbei, Lavendel und Weinraute zwischen den scharfkantigen Steinen heraussprießen zu sehen. Wenn Sie also einen steinigen Boden haben, fühlen sich manche Heil- und Gewürzpflanzen in Ihrem Garten wie daheim.

Sandboden gilt üblicherweise nicht als „guter Boden", denn er enthält von Natur aus wenig Nährstoffe. Wenn Sie

Majoran	wärmeliebend, leichte Düngung
Malven	verschiedene Arten für unterschiedliche Böden
Mariendistel	sonnig, nahrhafter Boden
Meerrettich	tiefgründiger, sehr nahrhafter, lockerer Boden
Möhre	Mittelzehrer, Boden nicht frisch gedüngt
Nachtkerze	Zuchtsorten hoher Nährstoffanspruch
Pastinak	mittlerer Nähstoffanspruch, auch Torfboden
Petersilie	sonnig bis halbschattig, humoser Boden
Pfefferminze	sonnig bis halbschattig, feuchter Boden
Pfingstrose (Gartenformen)	nährstoffreicher Boden
„Pimpinellen" = Kleiner Wiesenknopf	sonnig, humoser Boden, anspruchslos
Portulak (Sommer- und Winter-Portulak)	sonnig, leichter, warmer, durchlässiger Boden
Rettich	sonnig, mittelschwerer Boden
Ringelblume	sonnig, anspruchslos
Salbei	wärmeliebend, schw. Boden mit Sand mischen
Garten-Sauerampfer	humoser, tiefgründiger Boden
Schabziegerklee	wärmeliebend, auch magerer Boden
Schnittlauch	sonnig bis halbschattig, humoser Boden
Schwarzkümmel	wärmeliebend, steiniger, lockerer Lehmboden
Sellerie	sonnig, nährstoffreicher, humoser Boden
Senf	sonnig, nährstoffreicher, kalkhaltiger Boden
Silberkerze	sonnig bis schattig, nährstoffreicher Boden
Einjährige Sonnenblume	sonnig, nährstoffreicher Boden, viel Wasser
Roter- und Schmalblättriger Sonnenhut	sonnig, jede Bodenart, aber nährstoffreich
Spargel	sonnig, leichter, nährstoffreicher Boden
Indisches Springkraut	sonnig, feuchter, nährstoffreicher Boden
Süßdolde	wärmeliebend, nährstoffreicher Boden
Thymian	sonnig, Beetrand, Boden mit Sand mischen
Topinambur	sonnig, nährstoffreicher Boden, viel Wasser
Vogelmiere	Zeigerpflanze für humosen, garen Boden
Weinraute	wärmeliebend, magerer, durchlässiger Boden
Wermut	wärmeliebend, lockerer, kalkhaltiger Boden
Wunderbaum	wärmeliebend, viel Dünger, viel Wasser
Ysop	wärmeliebend, durchlässiger, kalkh. Boden
Zitronenmelisse	sonnig bis halbschattig, humoser Boden
Zwiebel	sonnig, humoser Boden, Mittelzehrer

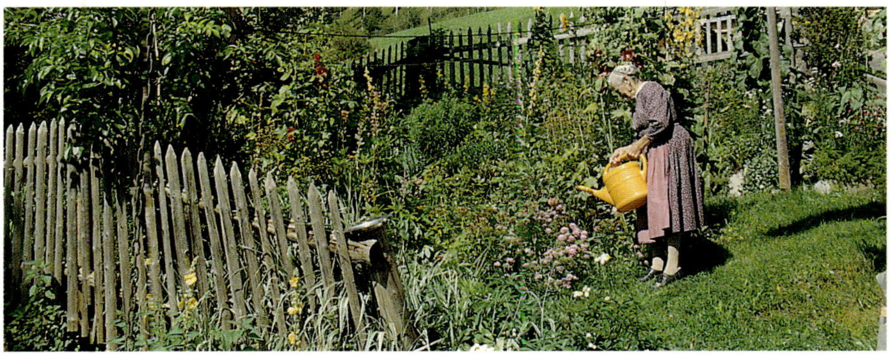

leicht löslichen Dünger ausbringen, wird dieser sehr rasch ausgewaschen. Das Düngen auf Sandböden muß demnach mit langsam wirkendem organischem Dünger erfolgen, am besten mit Kompost. Zwei große Vorteile haben Sandböden jedoch: Erstens sind sie stets gut durchlüftet und zweitens weisen sie nie Staunässe auf. Sandböden sind von Natur aus sauer. Manche Heilpflanzen mögen das. Für kalkliebende Kräuter sollte man ins Pflanzloch ein kalkhaltiges Steinmehl streuen. Vorliebe für Kalk oder Abneigung gegen Kalk ist in den Anbau-Anweisungen für die einzelnen Pflanzen vermerkt.

Viel problematischer im Garten sind Tonböden. Sie sind zwar fruchtbarer als Sand, aber schwerer zu bearbeiten. Häufig neigen sie zu Staunässe und Verdichtung. Zum Anbau von Heil- und Gewürzpflanzen sollten sie mit grobem Sand gelockert werden, denn es gibt kaum eine Heilpflanze, die sich auf schwerem Tonboden wohl fühlt, es sei denn Ackerschachtelhalm und Huflattich, die ich Ihnen aber im Garten nicht wünschen möchte. Um eine dauerhafte Gare, also die erwünschte Krümelstruktur, herbeizuführen, sollte reifer Kompost in den Boden eingearbeitet werden. Zwischen Sand- und Tonböden stehen die Lehmböden. Sie sind für gärtnerische Aktivitäten ideal. Wenn der Lehmboden einen hohen Anteil an schwerem Ton enthält, sollte er ebenso mit Sand gelockert werden, wie beim Tonboden beschrieben.

Noch eine allgemeine Bemerkung:
Der Lebensbereich Beet hat zwar viele Vorteile beim Anbau von Heil- und Gewürzpflanzen, aber angesichts der Tatsache, daß viele Kräuter Schwachzehrer sind, weisen viele Beete einen zu hohen Nährstoffgehalt auf, vor allem zu viel Stickstoff.

Lebensbereich Wasser, Wasserrand und sumpfige Bereiche

Eines der beliebtesten Gestaltungselemente im Garten ist seit Mitte der 70er Jahre der Gartenteich. Inzwischen ist die erste Euphorie einer realistischeren Betrachtung dieses nicht unbedingt „pflegeleichten" Bereichs gewichen. Der Teich muß immer wieder von übermäßigem Pflanzenwuchs befreit werden: 2/3 freie Wasserfläche und 1/3 mit Pflanzen bedeckt, das ist etwa das richtige Verhältnis.

Durch Kombination der beiden Lebensbereiche Wasser und Steinanlagen können viele, sonst schwierig unterzubringende Heilpflanzen in den Garten aufgenommen werden

Tabelle über die Eignung der Heil- und Gewürzpflanzen für die verschiedenen Lebensbereiche im Garten

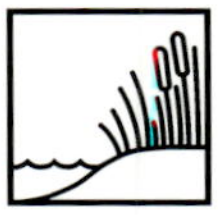

Lebensbereich Wasser und Uferbereich:

Bachbunge	Uferbereich, freies Wasser
Baldrian	sumpfiger Bereich, nährstoffreicher Boden
Beinwell, Comfrey	sumpfiger Bereich, nährstoffreicher Boden
Blutweiderich	Uferbereich
Brunnenkresse	freies Wasser, nährstoffreiches, kalkh. Substrat
Engelwurz	sumpfiger Bereich
Fieberklee	freies Wasser, Uferbereich
Kalmus	freies Wasser, Uferbereich
Mädesüß	sumpfiger Bereich
Pfefferminze	sumpfiger Bereich
Seerose	freies Wasser
Indisches Springkraut	sumpfiger Bereich, nährstoffreicher Boden
Weide	Uferbereich, verschiedene Arten
Kleinblütiges Weidenröschen	Uferbereich

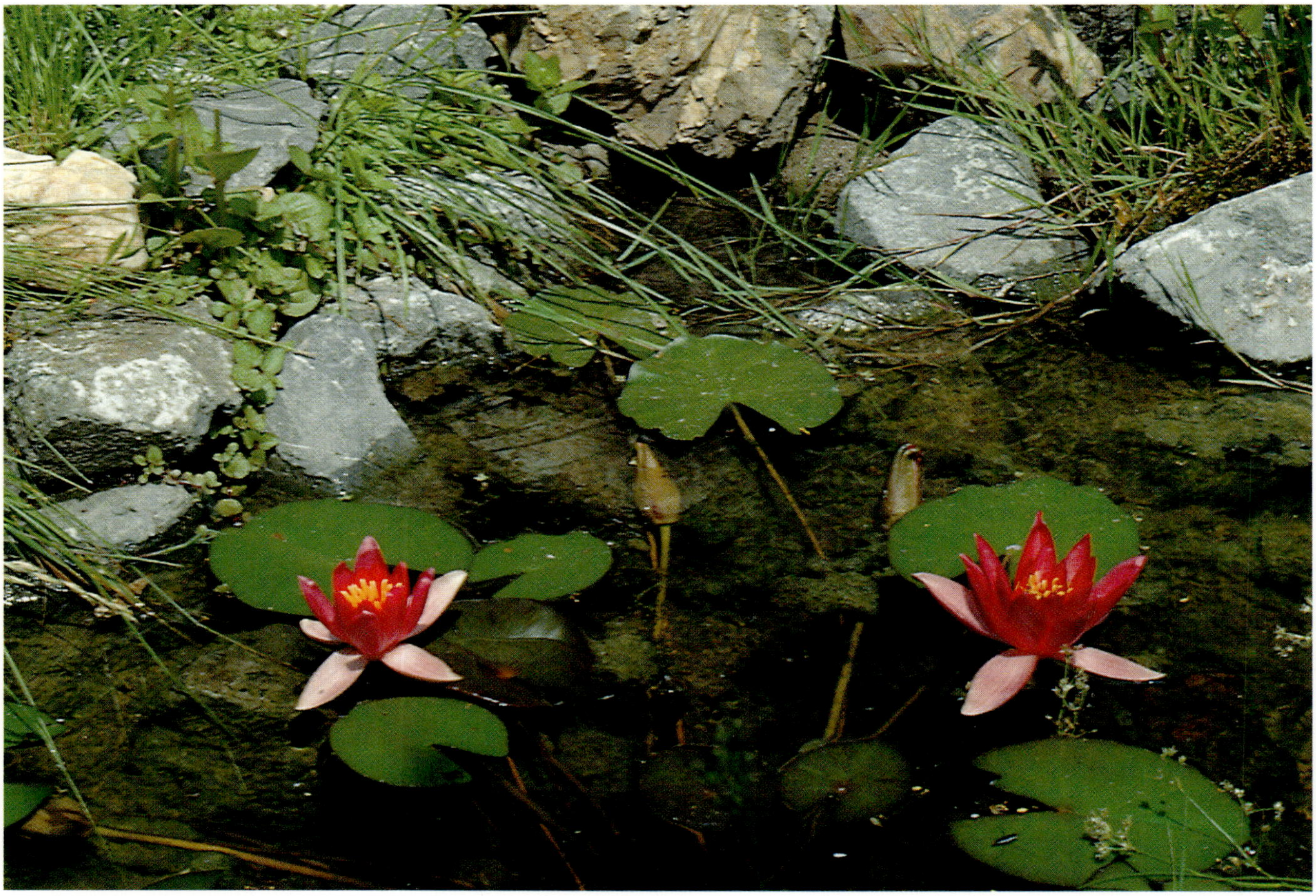

Kräuter in Töpfen und Kästen

Nicht nur für Balkon- und Fensterbrettgärtner empfiehlt sich das Ziehen mancher Heilpflanzen in Behältnissen. Vor allem mediterrane Pflanzen, die bei uns nicht winterhart sind, wie etwa Rosmarin und Lorbeer, lieben den Standort an der warmen Hauswand. Sie müssen frostgeschützt, aber möglichst hell im Haus überwintern. Manche besonders wärmeliebenden Gewürze, beispielsweise Basilikum oder Anis, gedeihen zwar auch im Beet, aber häufig im Topf noch besser. Die Pflanzerde sollte keinen Torf enthalten und mit etwas kalkhaltigem Steinmehl vermischt werden. Wenn es sich um Pflanzen handelt, deren Laub häufig zu Würzzwecken geschnitten wird, empfiehlt sich das Einmischen eines Langzeitdüngers, beispielsweise Hornspäne. Vor allem auch im Winter empfiehlt es sich, Kräuter in Töpfchen oder Schalen parat zu haben: Petersilie, Schnittlauch und stets frische Kresse sind leicht zu ziehen.

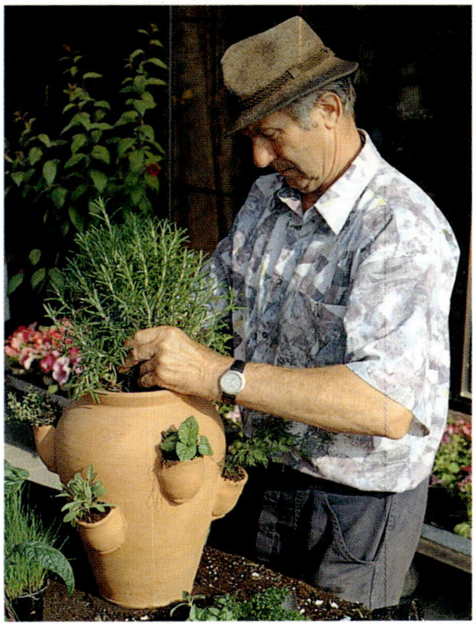

Sehr gut geeignet und sehr attraktiv für Gewürzkräuter sind solche Tontöpfe mit Seitenfächern. Der Topf wird mit lockerer, nahrhafter, torffreier Erde gefüllt. Zuerst werden die Seitenfächer bepflanzt, z. B. mit Salbei, Thymian, Petersilie und Zitronenmelisse. Als Krönung wird ein Rosmarin eingesetzt, dann wird gut angegossen und der Topf an einen geschützten, sonnigen Platz gestellt

Tabelle über die Eignung der Heil- und Gewürzpflanzen für die verschiedenen Lebensbereiche im Garten

Topf- und Kübelpflanzen:

Aloe	sparsam gießen, verträgt trockene Zimmerluft
Engelstrompete	sonnig bis halbsch., viel Dünger, viel Wasser
Lorbeer	hum., durchlässiges Substrat, wenig Dünger
Oleander	sonnig, luftig, viel Wasser, viel Dünger
Rosmarin	sonnig, Substrat mit grobem Sand gemischt
Wunderbaum	wärmeliebend, viel Dünger, viel Wasser

Der Boden für Kräuterbeete

Gartenböden sind von Natur aus sehr unterschiedlich. Die meisten Kräuter bevorzugen *leichte Böden*, die man daran erkennt, daß sie sich leicht bearbeiten lassen und eine krümelige Struktur besitzen. Magerer, nährstoffarmer Sand, der durch die Finger rieselt, ist nicht die schlechteste Voraussetzung für den Kräuteranbau. Um die Nährstoffbilanz und die Wasserführung eines solchen Bodens zu verbessern, wäre hingegen eine Versorgung mit reifem Kompost anzuraten. Damit das Wasser nicht zu rasch verdunstet, sollte gemulcht werden.
Kaum eine Heilpflanze verträgt einen *schweren Boden* mit hohem Tongehalt, der zu Verklumpungen und zur Staunässe neigt. Eigentlich sind es nur Huflattich und Schachtelhalm, die solche Böden freiwillig besiedeln. Schwere Böden sind zwar meistens von Natur aus gut mit Pflanzennährstoffen versorgt, müssen aber in ihren physikalischen Eigenschaften verbessert werden. Das kann durch wiederholte Gründüngung geschehen. Um eine Dauergare, also eine dauerhafte Lockerung zu erreichen, muß konsequent gemulcht werden, damit die Regenwürmer dazu animiert werden, ihre nützliche und segensreiche Arbeit zu verrichten.

Wenn Ihr Garten einen schweren Boden aufweist, ist es ratsam, die Kräuter in kleinen Hochbeeten anzupflanzen, die nach Regenperioden rascher wieder abtrocknen. Mehrere kleine Hochbeete sind übrigens leichter zu pflegen als ein großes.

Unterschiedliche Ansprüche

„Von Nichts kommt nichts". Diesem sowohl in der Ökonomie wie auch in der Ökologie geltenden Grundsatz folgen auch die Kräuter. Zwar gibt es einige wahre Hungerkünstler, die sogar auf Steinen oder mitten im Sand gedeihen, aber wenn Sie oft und wiederholt ernten wollen, wie es beispielsweise bei den Blattgewürzen üblich ist, dann muß gedüngt werden, aber bitte nicht nach dem Motto „Viel hilft viel".

Es ist unmöglich, verbindliche Düngeregeln aufzustellen, die für alle Kräuter gelten, denn wie bei den Gemüsen auch, gibt es *Schwach-*, *Mittel-* und *Starkzehrer*. Letztere sind allerdings selten. Als Beispiele für Starkzehrer wären Sellerie, Liebstöckel, Pfefferminze und Engelwurz zu nennen. Zu den Mittelzehrern zählt außer den Zwiebel- und Möhrensorten das ganze Heer der Blattgewürze mit weichen Blättern, wie etwa Petersilie, Zitronenmelisse und Schnittlauch. Schwachzehrer sind jene Heil- und Gewürzpflanzen, die von Natur aus auf Trockenstandorten wachsen, wie etwa Thymian, Salbei und Tripmadam. Im Garten geht es aber auch bei ihnen meistens nicht ganz ohne Düngung, welche in diesen Fällen besonders gefühlvoll erfolgen muß.

Einige Regeln für die Düngung von Kräutern

Keine Regel ohne Ausnahme: Das gilt besonders beim Düngen. Die speziellen Anforderungen an den Boden und die Düngung sind jeweils bei der Beschreibung der einzelnen Pflanzen ab Seite 26 erläutert.

Im Herbst ist eine Mulchdecke aus Nährhumus (= halbreifer Kompost), und zwar ein halber bis ein ganzer Eimer pro Quadratmeter, meistens ausreichend für eine richtige Grunddüngung. Ist Ihr Boden sehr ausgelaugt oder handelt es sich um leichten Sandboden, der zum Auswaschen neigt, wäre im Frühling zusätzlich das Ausbringen von reifem Kompost anzuraten. Es wäre sogar zu überlegen, ob vielleicht noch etwas organischer Dünger zugesetzt werden sollte. Im Laufe der Vegetationsperiode können Sie, wenn nötig, noch ein- oder zweimal mit Brennesseljauche nachdüngen. Besonders bei den Blattgewürzen kommt es auf eine gute Entwicklung der Blätter an, und das funktioniert nur mit ausreichender Stickstoffversorgung.
Das Düngen von Kräutern ist eine Art Gratwanderung: Zu viel Stickstoff erzeugt große, weiche, wenig aromatische Blätter. Bei mangelhafter Stickstoffversorgung werden die Blätter kümmerlich und bleich, die Pflanze kränkelt, wird schädlingsanfällig und erhält sowohl qualitativ als auch quantitativ schlechte Zensuren.

Kalk als Ausgleich für zu viel Säure

Es gibt Böden, die von Natur aus sauer sind, wie etwa Sand, Torf oder manche Lehmarten. Solche Böden brauchen eine regelmäßige Versorgung mit Kalk. Für die meisten Gartenpflanzen ist ein fast neutraler pH-Wert von 6 bis 7, der ganz leicht nach sauer tendiert, am günstigsten. Aber gerade bei den Heilpflanzen kann hier keine verbindliche Richtlinie gegeben werden. Johanniskraut, Arznei-Thymian und beispielsweise Kamille mögen es gerne ziemlich sauer. Deshalb sollte man ihnen mit Kalk vom Leibe bleiben. Andere Pflanzen kommen von Natur aus in Kalkgebieten vor, wie etwa Salbei, Basilikum, Oregano und Christrose. Hier ist der normal mit Kalk versorgte Gartenboden gerade recht. Empfehlenswert ist es, beim Einpflanzen im Beet das Pflanzloch mit einem kalkhaltigen Urgesteinsmehl, z. B. mit Diabas- oder einem anderen Lavamehl zu versorgen.

Kräuter für einen gesunden Garten

Im vorigen Kapitel, als es um das Düngen von Kräutern ging, wurde schon mehrfach die *Brennesseljauche* erwähnt. Für die Herstellung einer solchen sozusagen vegetarischen Düngejauche eignet sich außer der Brennessel besonders auch der *Beinwell (Comfrey)*. Man verwendet entweder jede Pflanze für sich allein oder beide gemischt. Manche Naturgärtner schwören überhaupt auf Mischungen, wobei noch *Zwiebel-* und *Knoblauchlaub*, *Petersilie*, *Sellerie*, *Schnittlauch* und dergleichen hinzugefügt werden.

Die Herstellung einer solchen Jauche ist ganz einfach: Ein Holz- oder Plastikfaß oder ein Eimer aus Plastik wird locker mit noch nicht blühenden Brennesseln oder den anderen erwähnten Pflanzen gefüllt. Dann gießt man Wasser darüber, setzt einen luftdurchlässigen Deckel (z. B. Drahtnetz oder Rohrgeflecht) darauf und läßt die Mikroorganismen arbeiten. Daß sie ihr Werk tun, erkennt man daran, daß der Ansatz zu schäumen und zu stinken beginnt.
Alle zwei Tage wird umgerührt und anschließend eine dünne Schicht Urgesteinsmehl auf die Oberfläche gestreut. Dies geschieht zum einen in der Hoffnung, daß es nicht gar so arg stinkt, vor allem aber auch, um den Düngetrunk mit weiteren Nährstoffen wie Kalium, Calcium, Kieselsäure und Spurenelementen aufzuwerten. Nach etwa zwei Wochen hört die Jauche auf zu schäumen und der Reifeprozeß ist abgeschlossen. Die Jauche kann nun, im Verhältnis 1:10 verdünnt, als Flüssigdünger verwendet werden. Sie enthält vor allem viel pflan-

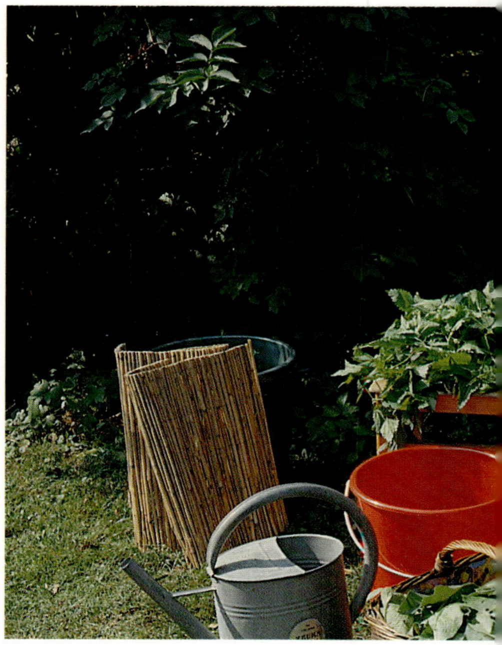

zenverfügbaren Stickstoff. Besonders die Starkzehrer unter den Gemüsepflanzen, wie etwa Gurken, Tomaten, Sellerie, Zucchini, Lauch und Kürbis, aber auch beispielsweise Rosen sowie etwas kümmerlich vegetierende Mittelzehrer, wie Blattsalate, Spinat, Zwiebeln, Kohlrabi und Möhren, sind dankbar für eine wöchentliche Flüssigdüngung. Auch jene Heilkräuter und Gewürze, die zu den Mittel- oder Starkzehrern zählen, sowie Blattgewürze, die häufig geerntet werden, sollten im Laufe des Sommers einige Male in den Genuß dieser Art von Düngung mit rasch verfügbarem Stickstoff kommen. Zur Düngung von Heilkräutern und Gewürzen wird die Jauche im Verhältnis 1:20 verdünnt.

So wird Brennessel- oder Beinwell-Jauche hergestellt: Pflanzen locker in einen Eimer füllen, der nicht aus Metall sein darf, mit Wasser übergießen und mit einem luftdurchlässigen Deckel, z. B. einer Strohmatte, zudecken. Alle 3 Tage umrühren und anschließend Urgesteinsmehl aufstreuen, damit es nicht zu arg stinkt. Nach 2 bis 3 Wochen ist die Jauche verwendungsfertig

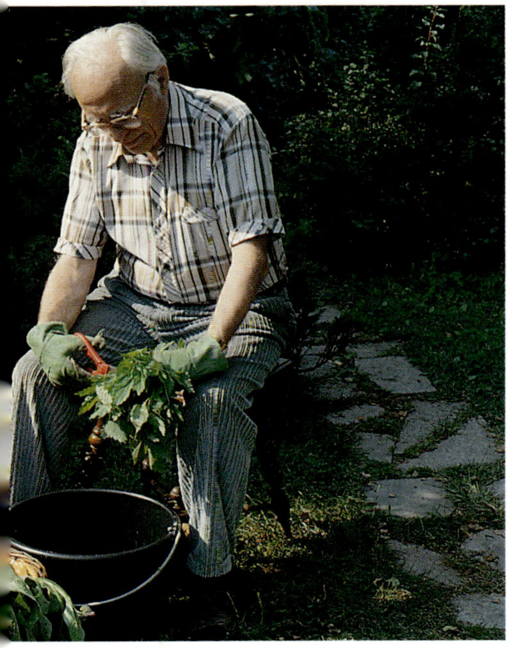

Kräuter zur Schädlingsbekämpfung und Vorbeugung von Krankheiten

Das am schnellsten herzustellende Mittel ist die sogenannte brennende Brennesselbrühe gegen Blattläuse: Brennesseln mit Wasser bedecken, einige Male umrühren, 10 bis 20 Stunden stehen lassen, dann unverdünnt spritzen. Etwa die Hälfte der Läuse werden abgetötet, aber der Biogärtner weiß ja, daß seine Mittel nicht 100%ig wirken (chemische Mittel auf lange Sicht erst recht nicht). Gegen robustere Schädlinge, wie beispielsweise Spinnmilben oder Erdflöhe, ist diese Brühe in ihrer Wirkung zu schwach.

Aus eigener Erfahrung kann *Wermuttee* oder *Rainfarntee* empfohlen werden: 300 g frische oder 30 g getrocknete Blätter und Blüten in einem großen Topf mit 1 bis 2 l Wasser aufkochen, abkühlen lassen, absieben. Dieser Tee wird auf 10 l verdünnt. Er kann gegen verschiedenartiges Ungeziefer gespritzt oder, bei Wurzelschädlingen, an die Pflanzen gegossen werden. In konzentrierter Form ist er auch zum Vertreiben von Ameisen geeignet.

Schachtelhalmtee als Kieselsäuredroge stärkt die Pflanzen vorbeugend gegen Pilzbefall. Der Ackerschachtelhalm (Zinnkraut) wird im Mai und Juni gesammelt und kann frisch oder getrocknet verwendet werden. 300 g frisches oder 100 g getrocknetes Kraut in einem großen Topf mit 3 bis 5 l Wasser kalt ansetzen, 12 bis 24 Stunden stehen lassen, wobei einige Male umgerührt wird. Der Ansatz wird einige Minuten gekocht, nach dem Abkühlen abgegossen und im Verhältnis 1:5 verdünnt. Dieser Tee sollte mehrmals vorbeugend über gefährdete Pflanzen ausgegossen oder verspritzt werden.
Besonders empfehlenswert ist eine solche Behandlung für Rosen, Wein, Gurken oder Phlox.

Knoblauch ist nicht nur für Menschen ein gesundheitsfördernder Jungbrunnen, sondern kann auch als Tee gegen Ungeziefer und Pilzerkrankungen eingesetzt werden: 70 g fein gehackte Knoblauchzehen mit 1 l Wasser überbrühen, 5 Stunden stehen lassen, anschließend unverdünnt spritzen oder gießen.

Kräuterbeete fachgerecht angelegt

Vielleicht haben Sie die Möglichkeit, ein eigenes Kräuterbeet oder Kräuterareal anzulegen. Sie sollten dazu einen wirklich sonnigen Platz wählen. Am besten dazu geeignet ist ein Bereich an der Südseite des Hauses. Ihr Kräuterbeet oder Ihr Kräuterareal sollte in (mindestens) vier Abteilungen aufgeteilt sein. Wenn Sie genügend Platz im Garten und Sinn für Tradition haben, könnten Sie diese vier Beete im Stil der alten Klostergärten mit kreuzförmiger Wegeführung und einem Rondell in der Mitte anlegen.

Ein Kräuterbeet für Hungerkünstler

Das erste Beet besitzt mageren, durchlässigen Boden, der etwas sandig sein sollte und auch ein wenig steinig sein darf. Hier stehen ausdauernde Pflanzen, die in der Natur an trockenen, sonnigen Standorten wachsen.

Achten Sie bei der Gestaltung darauf, daß Sie die hohen Pflanzen in die Mitte und die niedrigen Pflanzen an den Rand setzen. Wenn Sie Ihre Beete großzügig konzipieren können, sind Trittsteine im Beet recht vorteilhaft, um die nötigen Arbeiten durchführen zu können.

Zu ergänzen wäre, daß dieses Beet nur bei lang anhaltender Trockenheit gegossen und im Herbst nur sparsam oberflächlich mit Kompost versorgt werden sollte. Was Sie in diesem Beet nicht unterbringen, ist auch mit den Bedingungen, die der Steingarten bietet, sehr zufrieden.

Pflanzen, die für dieses magere Beet geeignet sind, erkennt man in der Regel an den dicht behaarten oder kleinen, eventuell harten Blättern. Oft besitzen ihre Blätter auch einen glänzenden Überzug und sind dicklich (= sukkulent). Kurzum, lauter anatomische Einrichtungen, durch die einem zu starken Wasserverlust durch Verdunstung vorgebeugt wird. Die meisten Pflanzen im mageren Beet besitzen als Hauptwirkstoffe ätherische Öle. Nachgewiesenermaßen entwickeln Pflanzen nur dann optimalen Wirkstoffgehalt wenn sie ausreichend Nährstoffe enthalten, aber ja nicht zu viel, denn sonst werden die Blätter wäßrig.

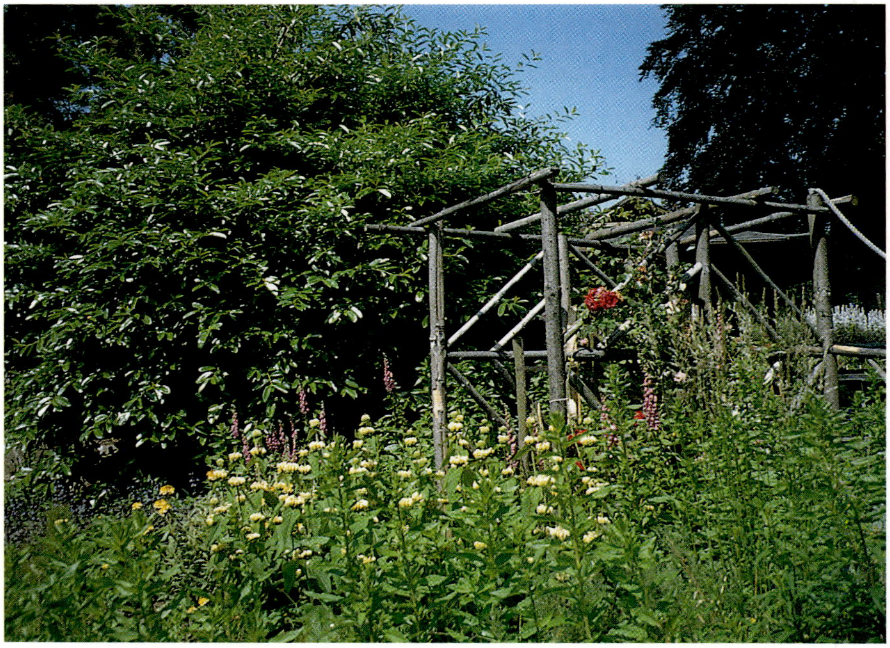

Der Kräutergarten in Tintern (westliches England). Kräutervielfalt und üppige Blütenpracht. In diesem perfekt gestalteten Garten sind die verschiedenen Lebensbereiche eines Gartens sowie die unterschiedlichsten Standorte für Heilpflanzen realisiert

Ein Kräuterbeet für anspruchsvollere Stauden

Dieses Beet hat etwas nahrhaftere, von vornherein mit Kompost angereicherte Erde. Hier stehen ebenfalls ausdauernde Pflanzen, aber eben solche, die etwas anspruchvoller sind. Diese Pflanzen brauchen ziemlich viel Wasser. Das erkennt man schon an ihrem Habitus: Sie haben große, eher weiche Blätter ohne nennenswerten Verdunstungsschutz.

Der Boden muß regelmäßig mit Nährstoffen versorgt werden, am besten im Herbst in Form von Mulch mit halbreifem Kompost (= Nährhumus). Im Laufe des Sommers ist eine zusätzliche Stickstoffversorgung mit Brennessel- oder Beinwelljauche zu empfehlen.

Zwei Beete für Einjährige

Die beiden übrigen Beete nehmen die einjährigen Heil- und Gewürzpflanzen auf. Hierfür sind mindestens zwei Beete nötig, weil immer wieder mit der Aussaat gewechselt werden muß. Gar so weit her ist es nämlich mit der sprichwörtlichen Friedfertigkeit der Pflanzen auch wieder nicht. Sie möchten, genau wie unsereiner, am liebsten hoch hinaus und ans Licht. Das versuchen sie mit teilweise wenig feinen Mitteln zu erreichen, nämlich indem sie durch die Wurzeln bestimmte Stoffe ausscheiden, die das Wachstum anderer Pflanzen hemmen. Die Erforschung dieser Phytonzide – auf Deutsch „Pflanzentöter" – steckt noch ziemlich in den Anfängen. Derartige Substanzen dürften aber zum größten Teil der Grund dafür sein, warum manche Pflanzen sich in der Mischkultur gar nicht vertragen.

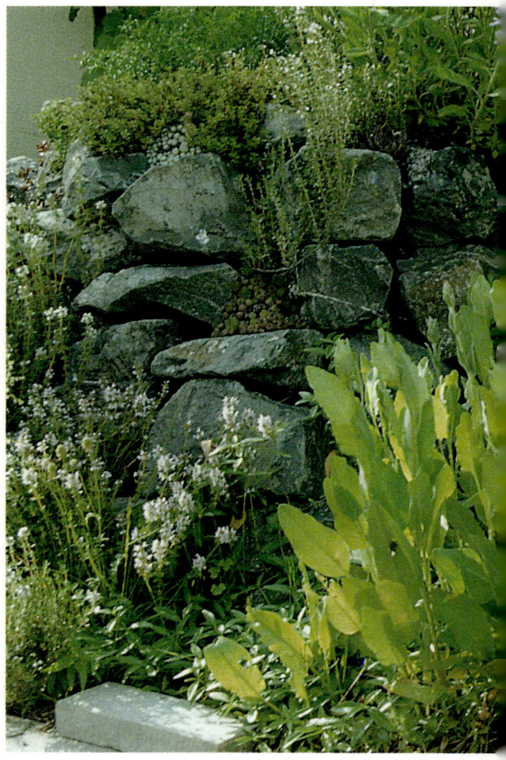

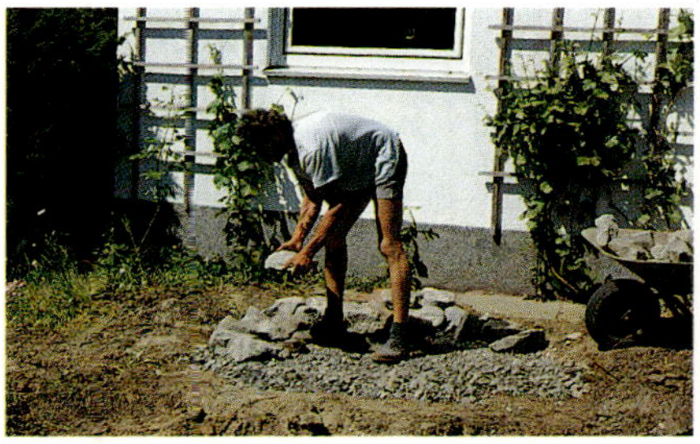

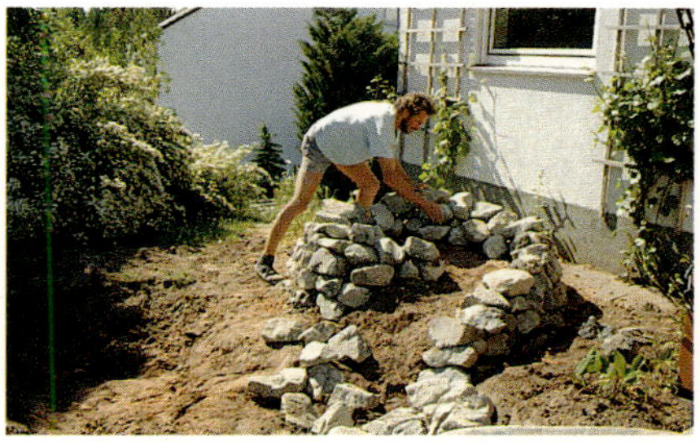

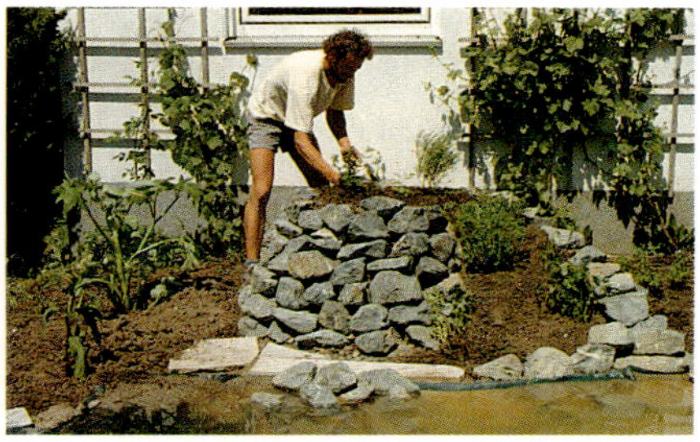

Anlegen einer Kräuterspirale: Auf einem Fundament aus Schotter wird mit Steinen die Form der Spirale markiert und dann nach und nach aufgebaut. Sukzessive wird ins Innere der Spirale Erde gefüllt, am besten der Aushub für einen nahebei gelegenen Gartenteich. Die Kräuterspirale wird bepflanzt und schon ein Jahr später können Sie reichlich Gesundheit und würzige Düfte ernten

Die Kräuterspirale

Der Aufbau

Wahre Lebenskünstler wissen das Schöne mit dem Nahrhaften zu verbinden und legen eine Kräuterspirale an. Sie hat im kleinsten Garten Platz, bietet auf engem Raum ein breites Spektrum unterschiedlicher Lebensräume, spendet dabei reichlich würzige Gesundheit und ist zugleich eine Nasen- und Augenweide.

Eine Fläche von etwa 2 m Durchmesser wird spatentief ausgehoben. Zur Drainage und als Unterlage wird die Grube mit einer Lage Kies oder Bauschutt ausgelegt und der Grundriß der Spirale mit flach aufliegenden Steinen, beispielsweise Ziegeln, markiert. Als Baumaterial können alle Arten von Natursteinen verwendet werden. Sie sollten allerdings nicht zu rund oder bizarr geformt sein, sondern sich gut aufeinanderschichten lassen, damit das Mauerwerk der Spirale genügend Halt hat. Auch Ziegel- und sogar Beton- oder Pflastersteine eignen sich hierfür gut.

Das Innere der Kräuterspirale wird beim Aufbau sukzessive mit Erde aufgefüllt, wobei Sand und Steine beigemischt werden sollten. Eine ideale Beimengung ist Lavagrus. Reichliche Kompostversorgung ist in diesem Fall nicht angebracht, denn die Pflanzen, die oben auf der Spirale stehen sollen, sind unsere bereits erwähnten Hungerkünstler.

Ideal kombiniert: Kräuterspirale und Teich

Bei der Anlage eines Gartenteichs sollten Sie den anfallenden Erdaushub zum Auffüllen der Kräuterspirale verwenden. Das Teichlein sollte am flachen Ende der Spirale angelegt werden, dann können Sie auch feuchtigkeitsliebende Kräuter anbauen.

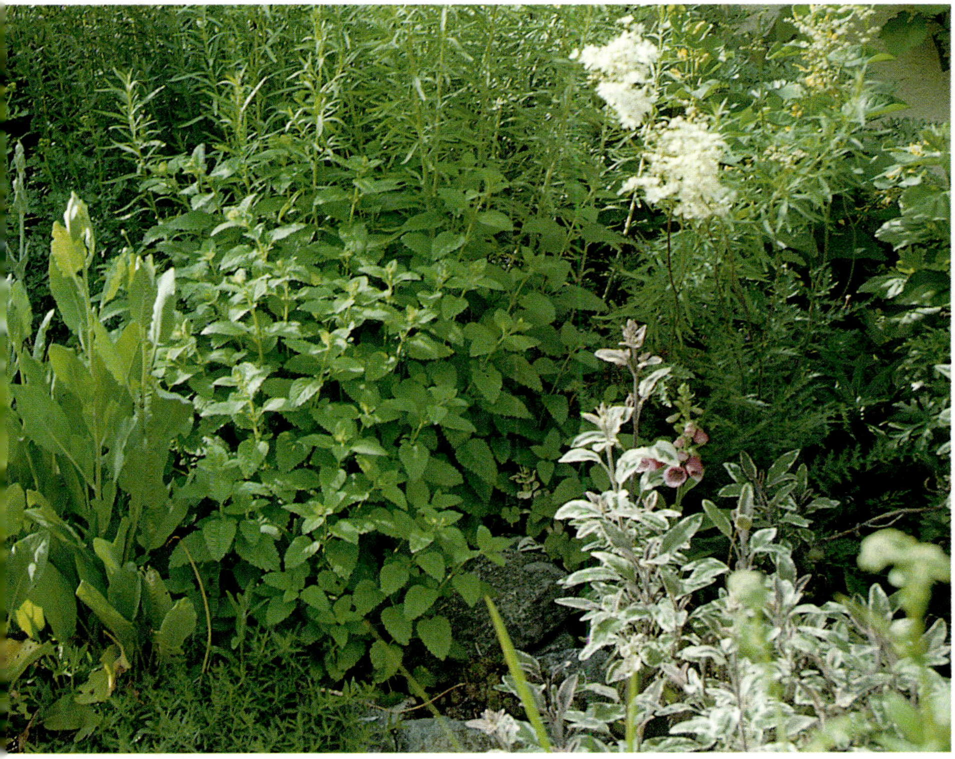

Der Mühe Lohn und attraktiver Mittelpunkt Ihres Gartens. In und an Windungen der Kräuterspirale finden zahlreiche Heil- und Gewürzpflanzen ihren artgerechten Standort

Fazit

Eine Kräuterspirale bietet die Möglichkeit, auf ein paar Quadratmetern die unterschiedlichsten Lebensräume zu schaffen. Wahrscheinlich werden Sie längst nicht alles, was auf Ihrer Kräuterspirale wächst, tatsächlich verwenden. Viel wichtiger ist es, eine positive Beziehung zu den Pflanzen aufzubauen, damit Körper und Psyche eingestimmt sind auf die Heilkräfte der Natur wenn der Mensch ihrer bedarf, auch wenn die Pflanzenwirkstoffe in Form von fertigen Medikamenten verwendet werden.

Wer im Garten eine Kräuterspirale besitzt, wird erleben, daß sich bei ihr nicht nur Eidechsen, Vögel, Libellen, Hummeln und Bienen versammeln, sondern daß sich auch menschliche Besucher sofort um diesen wunderbaren Lebensraum scharen und die Gartengespräche sich endlich einmal nicht nur um die garstigen Schnecken drehen, sondern um Erfreulicheres, Positives.

Natürliche Bedingungen, unter denen Heilpflanzen besonders gut gedeihen

Der sonnige Süden

Die Wildformen der meisten Kräuter, auch unserer allergebräuchlichsten, stammen aus südlichen Ländern. Deshalb ist es lohnend, bei einer Reise in den Süden in der wildwachsenden Flora nach unseren vertrauten Kräutern Ausschau zu halten.

In den Ländern um das Mittelmeer schimmern die Hänge silbergrau vom Wermut, riesige Fenchelstauden wachsen am Straßenrand, und verschiedene Salbeiarten, darunter auch unser gebräuchlicher Garten-Salbei, verbreiten weithin ihren Duft. Aus diesem Grund sind die Gebiete um das Mittelmeer prädestiniert zur Gewinnung von Tee-, Duft- und Würzkräutern. Bekannt oder gar berühmt sind beispielsweise die Felder von Lavendel und anderen Duftkräutern, die im Hinterland der französischen Riviera zur Parfumgewinnung angebaut werden.

Auch die griechische Kykladeninsel Amorgos kann als Musterbeispiel für ein Kräuterparadies dienen. Hier gibt es wildwachsend eine ganze Reihe wohlbekannter Heil- und Gewürzkräuter, und außerdem werden sie auch angebaut.

Anhand einiger Kräuterarten soll gezeigt werden, unter welchen naturgegebenen Bedingungen die Kräuter in ihrer südlichen Heimat gedeihen.

Im Steinschutt der Berghänge und an Wegrändern prägt vor allem der Griechische Salbei *(Salvia triloba)* das Erscheinungsbild. Er ähnelt im Wuchs unserem Garten-Salbei, hat aber hellrötliche Blüten. In Griechenland wird er ebenso verwendet wie der bei uns angepflanzte Garten-Salbei *(Salvia officinalis)*, also zum Würzen und zur Behandlung von funktionalen Erkrankungen der Atemwege und des Verdauungstraktes sowie bei Zahnfleischentzündung.

Außer ihm gedeihen noch eine ganze Reihe anderer Lippenblütler, wie etwa *Thymian*, *Ysop*, *Oregano*, *Rosmarin* und *Gamander (Teucrium* sp.*)*, auf den mageren Standorten der Berghänge. Sehr eindrucksvoll durch ihren sich weithin verbreitenden zitronenartigen Duft sind die Bestände der Weinraute *(Ruta graveolens)*. Sie wird in Griechenland als krampflösendes Mittel sowie gegen Nervosität eingesetzt.

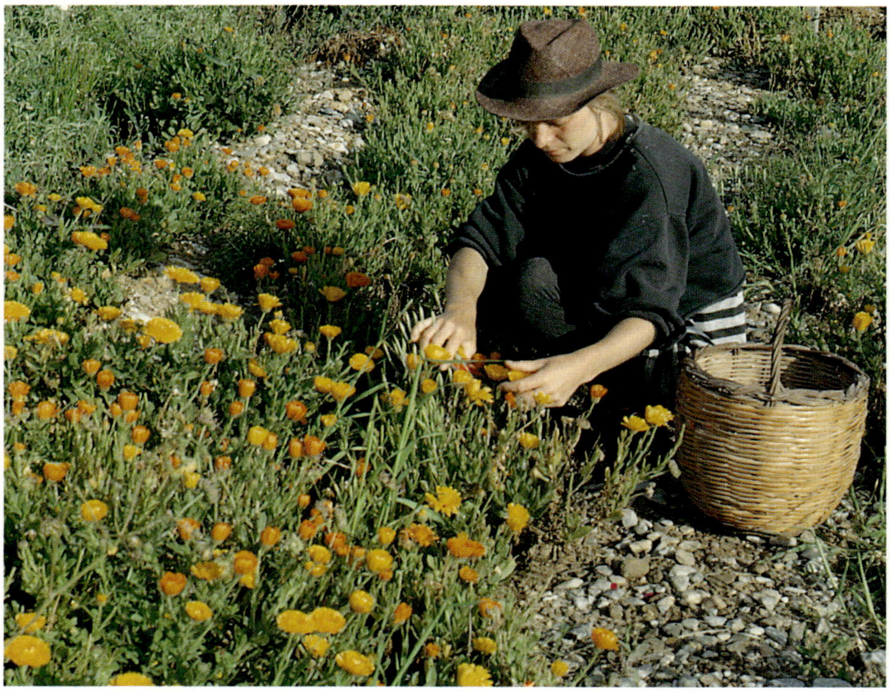

Ringelblumenernte auf Amorgos (Griechenland) bereits im April. Ein solches Klima mögen die meisten Heilpflanzen

Auf etwas humusreicheren Böden gedeihen eine ganze Reihe von *Minzen*, die in Griechenland, ähnlich wie in England, gerne als Fleischgewürz, aber auch als Heil- und Zauberpflanzen sowie zur Herstellung eines bowleähnlichen Erfrischungsgetränks verwendet werden. Hervorgehoben unter diesen Minzen und zum Anbau im eigenen Hausgarten empfohlen sei die früher auch bei uns viel verwendete Polei-Minze *(Mentha pulegium)*, ehedem auch in Mitteleuropa als Pionierpflanze an Ufern weit verbreitet. In Griechenland schreibt man ihr eine aphrodisierende Wirkung zu. Anzumerken wäre noch, daß auch Hildegard von Bingen der Polei-Minze große Heilkräfte zutraute.

Chemische Untersuchungen haben gezeigt, daß in den Pflanzen aus südlichen Ländern der Wirkstoffgehalt höher ist als bei uns.

Und was ist das eigentliche Geheimnis der Amorgoskräuter? Sonne und noch einmal Sonne, dazu viel frischer Wind, keine Schadstoffbelastung sowie magerer, warmer, mineralreicher Boden.

Wir sollten versuchen, soweit wie möglich, ähnliche Bedingungen für den Kräuteranbau in unseren Gärten zu realisieren. Je besser uns das gelingt, desto besser wird die Qualität unserer Kräuter ausfallen.

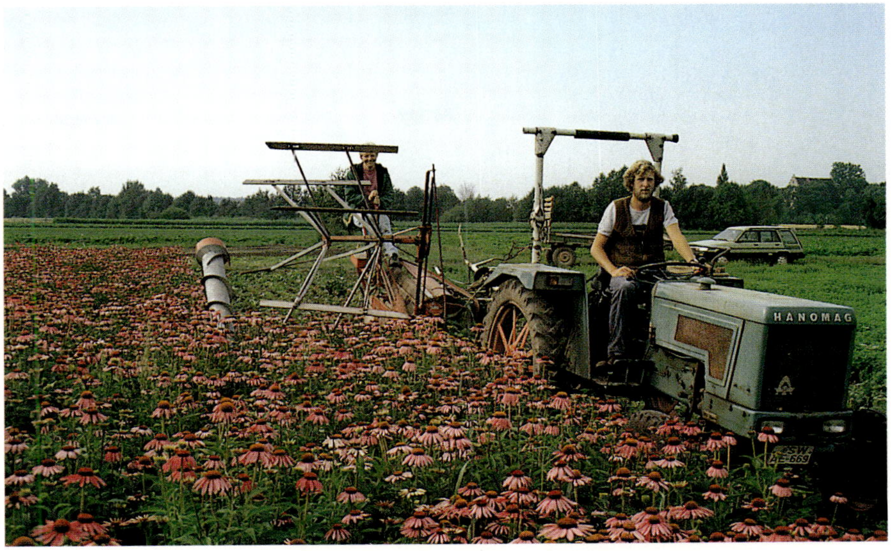

In Schwebheim (Unterfranken) werden zahlreiche Kräuter feldmäßig angebaut, die zu Arznei, zu Teemischungen oder zu Fertiggewürzen verarbeitet werden. Aus Rotem Sonnenhut wird eine Essenz zur Anregung des Immunsystems gewonnen

Fachleuten auf die Finger geschaut

In Mitteleuropa sind die Regionen rar, die sich, klimatisch betrachtet, für den Anbau von Kräutern eignen. Mildes, sonniges Weinbauklima, geringe Niederschläge und einige geologische Besonderheiten prädestinieren die unterfränkische Gemeinde Schwebheim für den Anbau von Heilpflanzen. In Familienbetrieben wird dort - wohl einmalig in Deutschland - seit dem 17. Jahrhundert eine einzigartige Vielfalt von Kräutern angebaut. Die 3 400 Einwohner zählende Gemeinde liegt im Naturraum „Schweinfurter Becken", das mit durchschnittlich 550 mm Jahresniederschlägen zu den regenärmsten Gebieten Mitteleuropas gehört. Dazu kommt eine interessante Geologie: Als Teil der fränkischen Schichtstufenlandschaft treten hier leichte Sandböden, Gipskeuper, Flußschotter und humose, aus kleinen Mooren entstandene Böden zutage.

Zu den ersten Pflanzen, die in Schwebheim gezielt angebaut wurden, gehört der Eibisch *(Althaea officinalis)*. Stark geprägt wird das Bild der Feldflur durch den Baldrian. Zu Anfang dieses Jahrhunderts wurde fast der gesamte inländische Markt mit Baldrian aus Schwebheim versorgt. Außerdem wird die rot überlaufene Pfefferminzensorte 'Mitcham' kultiviert. Nur stengelfreie, reine Blattware bringt die angestrebten Spitzenpreise.

Seit einigen Jahren wird in Schwebheim vor allem auch der aus Amerika stammende Rote Sonnenhut *(Echinacea angustifolia)* angebaut, aus dessen Blüten eine inzwischen sehr beliebte Tinktur (Echinacin) vor allem zur Vorbeugung und Heilung von grippalen Infekten gewonnen wird. Dazu kommen *Engelwurz*, *Kamille*, *Weinraute* und *Königskerze* sowie einige Gemüse, wie etwa *Pastinaken*, *Zwiebeln* und *Lauch*, die getrocknet zur Herstellung von Würzbrühen und Fertigsuppen verwendet werden.

Was ist nun außer den beschriebenen klimatischen und geologischen Voraussetzungen das Geheimnis des Schwebheimer Kräuteranbaus? Viel Handarbeit, wie etwa fünfmaliges Unkrauthacken auf den Baldrianfeldern, viel Einfühlungsvermögen in die Bedürfnisse der Pflanzen und eine ökologisch intakte Landschaft, denn bei diesen Spezialkulturen funktionieren die „Tricks" nicht, die sonst im Acker- und Gartenbau gang und gäbe sind: viel Dünger, viel Wasser, viel Maschinenkraft.

Praktische Ratschläge für den Kräutergarten, fürs Würzen und für die Haus-apotheke

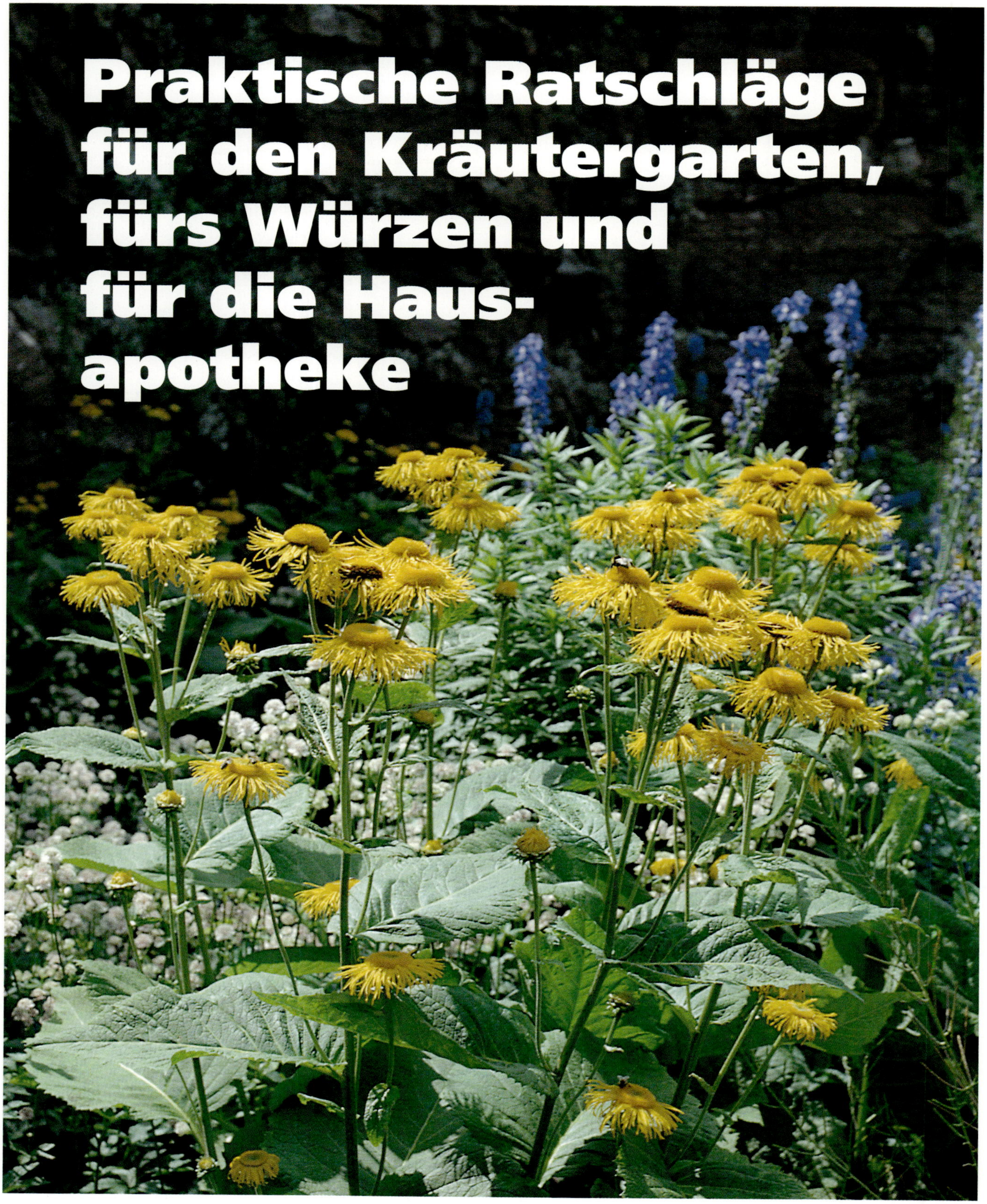

Heilpflanzen von A – Z

Wie dieses Kapitel zu handhaben ist

In diesem Buch möchte ich gerne so viele Pflanzen wie nur möglich beschreiben und erläutern, und muß deshalb aus der Fülle von Möglichkeiten eine (hoffentlich geschickte) Auswahl treffen. Es sollen daher Pflanzen vorgestellt werden, die normalerweise in so gut wie jedem Garten zu finden sind, und außerdem solche, deren Anbau und Verwendung empfehlenswert ist. Aber auch historisch bedeutsame Pflanzen sowie häufig als Zierpflanzen vorzufindende Arznei- und Giftpflanzen, die zwar heilkräftige Wirkstoffe besitzen, doch nicht zur Selbstmedikation geeignet sind, sollen Eingang in dieses Kapitel finden. Weil dieses Buch vor allem auch als Nachschlagewerk konzipiert ist, werden die Pflanzen in diesem Kapitel nach dem Alphabet geordnet, was zwar weder vom gärtnerischen noch vom medizinischen Standpunkt her besonders logisch ist, aber eben ungemein praktisch. Für welche Lebensbereiche im Garten die Pflanzen geeignet sind, entnehmen Sie bitte den Tabellen auf Seite 11 ff.
Bei einer Reihe von Obst- und Gemüsearten ist der Übergang zwischen gesundem Lebensmittel und heilender Arznei fließend. Bei Arten, die wirklich zum Vorbeugen oder Heilen von Krankheiten geeignet sind, werden kurze Anleitungen zum Anbau und zur Verwendung gegeben. Bei der Verwendung der Pflanzen für medizinische Zwecke werden sowohl der volksmedizinische Aspekt als auch die schulmedizinischen Empfehlungen, Warnungen oder Verbote nach dem Stand vom Frühjahr 1993 erörtert.

Ackerschachtelhalm
(Equisetum arvense)

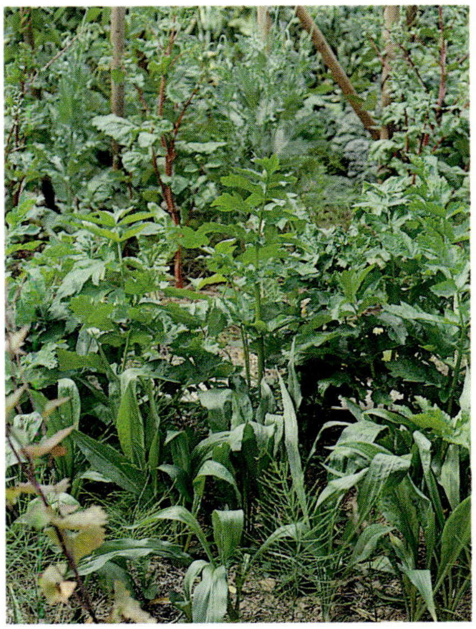

Ackerschachtelhalm, hier im Gemüsebeet mit Pastinak und Schwarzwurzeln, zeigt lehmigen Boden an

Botanische Informationen, Wachstumsbedingungen

Diese Pflanze aus der Familie der Schachtelhalmgewächse *(Equisetaceae)*, heißt auch Zinnkraut, weil ihre rauhen Triebe früher zum Polieren von Zinn verwendet wurden. Im Frühling erscheinen zuerst die gelbbräunlichen, etwas pilzähnlich aussehenden Sporentriebe. Im Sommer folgen die grünen, unfruchtbaren Triebe, die medizinisch genutzt werden.

Der *Boden*, auf dem der Schachtelhalm gerne spontan als Pionierpflanze wächst, ist tonig oder lehmig und neigt zur Staunässe. Die Wurzeln reichen bis 160 cm tief. Einen solchen Boden mitsamt dem Schachtelhalm wünsche ich Ihnen nicht, aber die vielfältigen Heilwirkungen dieser Kieselsäurepflanze sollten Sie nutzen.

Geerntet und *getrocknet* werden die grünen Triebe bis etwa Anfang Juli.

Inhaltsstoffe, Wirkung, Verwendung

Durch seinen hohen Gehalt an Kieselsäure (bis 10% in der getrockneten Droge) ist er das Mittel der Wahl, wenn es darum geht, das Bindegewebe zu stärken. Saponin und Flavone erweitern das Wirkungsspektrum.

Volksmedizinisch wird Zinnkraut bei rheumatischen Erkrankungen, besonders bei degenerativer *Arthrose* kurmäßig verwendet. Bei *Krampfadern* und *Hämorrhoiden* wird Schachtelhalmtee zur Kräftigung der Venen empfohlen. Auch bei Haarausfall und brüchigen Fingernägeln ist eine Teekur mit dem Schachtelhalm einen Versuch wert, ebenso wie bei Nasenbluten und zu starken Menstruationsblutungen. Geschwollenen Beinen kommt neben der stärkenden Wirkung für die Venenwände noch die entwässernde Wirkung zugute. *Sebastian Kneipp* empfiehlt ihn bei *Nierengrieß* und Steinleiden, eine Anwendung, die von der modernen *Schulmedizin* bestätigt wird. Außerdem soll er nach Kneipp bei chronischer *Bronchitis* getrunken werden, um die angegriffenen Bronchien, die ja aus Bindegewebe bestehen, zu kräftigen.

Auch die äußere Anwendung in Form von Umschlägen mit dem Tee hat von jeher in der *Volksmedizin* eine große Rolle bei der Behandlung von schlecht heilenden Wunden gespielt, z. B. bei offenen Beinen.

Sehr wahrscheinlich ist es nicht, aber durchaus möglich, daß in Ihrem Garten an besonders vernäßten Stellen der Sumpfschachtelhalm *(Equisetum palustre)* wächst. Vorsicht, er ist giftig! Sie erkennen ihn daran, daß an der Spitze jedes Triebes ein kleiner, pilzähnlicher Sporenstand sitzt.

Rezept für Schachtelhalmtee

Über die beste Methode, Schachtelhalmtee zuzubereiten, besteht in Fachkreisen keine Einheit. Nach neuesten Untersuchungen wird die Kieselsäure am besten auf folgende Weise aufgeschlossen:
2 bis 4 Teelöffel Schachtelhalmkraut in einem Topf mit 1 Tasse kochendem Wasser übergießen, 5 Minuten kochen, 10 Minuten ziehen lassen, abseihen.
Bei den genannten Erkrankungen wird eine 6 bis 8wöchige Teekur empfohlen, bei der 2 bis 3 Tassen täglich getrunken werden sollten.
Zu ergänzen wäre, daß ein kräftiger Schachtelhalmtee die Widerstandskraft der Gartenpflanzen gegen Pilzerkrankungen stärkt
(Seite 21).

Botanische Informationen, Anbau im Garten

Dieses ausdauernde Hahnenfußgewächs *(Ranunculaceae)* wird in verschiedenen Kultursorten vor allem als Zierstaude verwendet, die sich gerne selbst aussät. Der *Boden* sollte etwas kalkhaltig und eher trocken sein.

In der mittelalterlichen Sakralkunst galt die Akelei als Symbol für das Erlösungswerk Christi.

Verwendung

Die Akelei wird heute kaum noch als Arzneipflanze genutzt. In der *"Hildegard-Medizin"*, die Heilmittel nach den Rezepten der Äbtissin Hildgard von Bingen (1098-1179) einsetzt, werden Akelei-Honig und Akelei-Wein bei Verschleimung und fieberhafter Erkältung empfohlen. Von einer Selbstmedikation wird wegen der *Giftigkeit* der Pflanze abgeraten.

Botanische Informationen, Anbau im Garten

Dieser ausdauernde, gelbblühende Korbblütler *(Asteraceae)* wird bis zu 2 m hoch. Der *Boden* sollte für diese traditionsreiche Bauerngartenpflanze tiefgründig, humusreich und gut gedüngt sein. Die bäuerliche *Volksmedizin* verwendete die Wurzel etwa dreijähriger Pflanzen.

Inhaltsstoffe, Wirkung

Der wichtigste Inhaltsstoff ist das ätherische Öl Helenin. Außerdem sind Bitterstoffe und die Stärke Inulin, die aus Fruchtzuckerbausteinen zusammengesetzt ist, enthalten. Der Haupteinsatzbereich von Alantwurzeltee war chronischer, krampfhafter *Husten*. Wegen der Gefahr ernster *Nebenwirkungen* (Erbrechen, Durchfall, Krämpfe, Allergien) wird neuerdings von der Verwendung abgeraten. Aber Alant ist und bleibt eine herrliche Zierstaude für den Garten.

Akelei
(Aquilegia vulgaris)

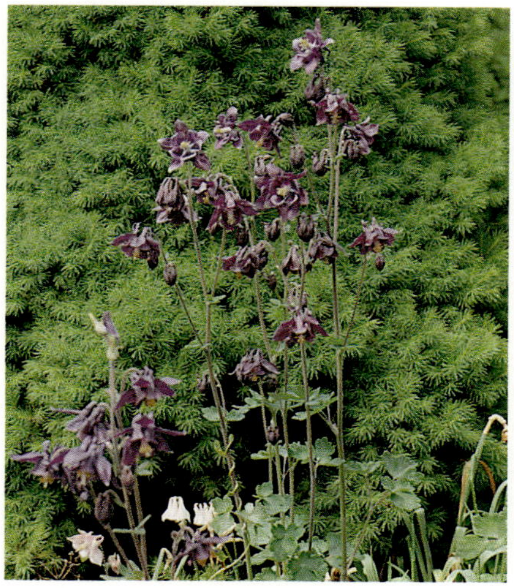

Die Akelei hat eine lange Tradition als Heilpflanze, ist aber wegen ihrer Giftigkeit zur Selbstmedikation nicht geeignet

Echter Alant
(Inula helenium)

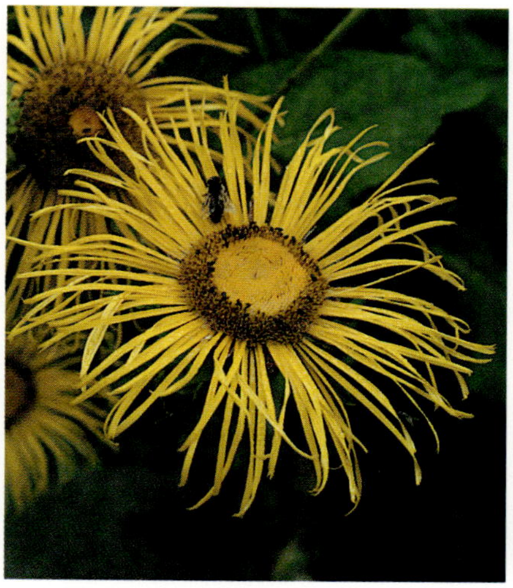

Traditionsreiche Bauerngartenpflanze: der Alant. Im Garten braucht die ausladende, prächtige Staude viel Platz

Aloe
(*Aloe* spec.)

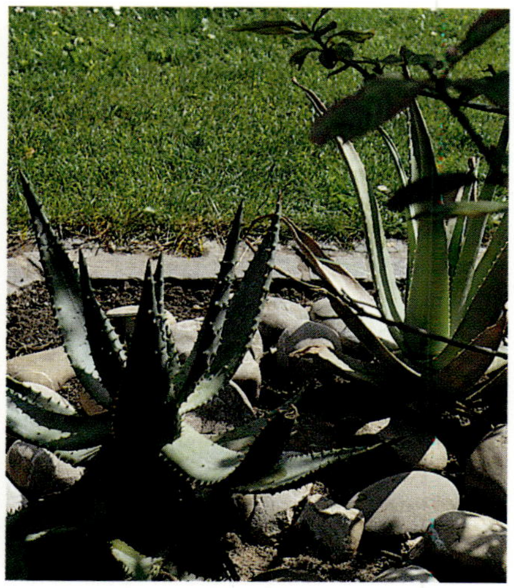

Zwei Aloearten aus dem südlichen Afrika mit langer Tradition als Zier- und Heilpflanze: Aloe ferox *(links) und* Aloe barbadensis *(rechts)*

Botanische Informationen, Kultur

Wund- oder gar Wunderkaktus hieß die Pflanze in der bäuerlichen *Volksmedizin*. Jawohl, Sie haben richtig gehört, die fremdländische Pflanze aus der Familie der Liliengewächse *(Liliaceae)* stand früher und steht oft auch noch heute auf dem Land im Blumentopf neben der Haustür. Wenn Sie Ihre Blumenerde selbst mischen wollen, hat sich für die Aloe ein Gemisch aus 2 Teilen reifem, kalkfreiem Kompost und 1 Teil nicht zu feinem Sand bewährt. Sie benötigt einen geschützten, sonnigen Platz. Im Winter wird es, wie bei anderen Kübelpflanzen auch, für die Aloe problematisch: Am gesündesten und unverlaustesten bleibt sie, wenn sie in einem hellen Raum mit 4 bis 6 °C überwintert und in dieser Zeit nur ganz selten gegossen wird.

Wirkung, Verwendung

Medizinisch verwendet wird bis heute der eingedickte Saft einiger Aloe-Arten, vor allem von Aloe ferox. Aloesaft ist ein starkes Abführmittel und fördert die *Gallesekretion*. Zerquetschte Aloeblätter und der Preßsaft aus den Blättern wurde in der bäuerlichen Volksmedizin sehr erfolgreich zur Wundbehandlung eingesetzt.
Die Aloe tut bitter weh, doch schafft sie rote Wangen", wie der Volksmund früher sagte. Kurzfristig und in der richtigen Dosierung sind keine *Nebenwirkungen* zu erwarten, doch bei Dauergebrauch kommt es, wie bei anderen Abführmitteln auch, zur Abhängigkeit mit Mineralstoffverlust und chronischer Darmträgheit. Aloe-Extrakt ist auch im sogenannten "Schwedentrunk" oder „Schwedenbitter" enthalten, den viele Menschen tagtäglich zu sich nehmen. Wegen der eben genannten Langzeitwirkungen ist also Vorsicht geboten.

Anis
(Pimpinella anisum)

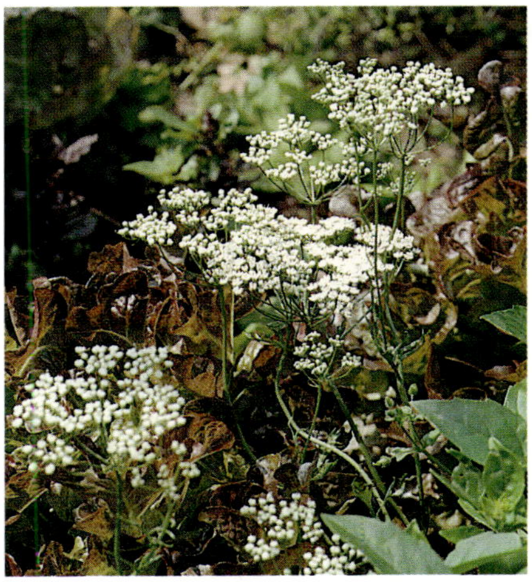

Aus den weißen Blüten des Anis entwickeln sich nur in warmen Klimalagen die aromatischen Früchte

Botanische Informationen, Anbau im Garten

Dieser Doldenblütler *(Apiaceae)* eignet sich am ehesten für warme Gegenden. Oft gedeiht er in Kästen im mediterranen Klima der Terrasse oder des Balkons besser als im Gartenbeet.

Der *Boden* darf nicht zur Staunässe neigen und soll kalkhaltig sein. Auf saurem Boden wird vor dem Aussäen Algenkalk, ein kalkhaltiges Steinmehl oder kalkhaltiger Kompost ausgebracht. Letzterer genügt auch für die Düngung.

Die Aussaat erfolgt in den ersten drei Aprilwochen ins Freiland mit 20 cm Reihenabstand. Anis ist ein Dunkelkeimer, weswegen die Samen sorgfältig mit Erde bedeckt werden sollten. Die Samen brauchen zum Auflaufen ziemlich lang, es muß sorgfältig gejätet und auf 10 cm vereinzelt werden.

Geerntet wird, wenn sich die eiförmigen Samen an den ersten Dolden braun färben. Die Pflanzen werden gebündelt, zum Trocknen aufgehängt, und die ausgereiften Samen sukzessive auf ein Tuch oder ein Papier abgeschüttelt. Die Samen sollten Sie noch einmal nachtrocknen und in einem trockenen Schraubglas aufbewahren.

Inhaltsstoffe, Wirkung, Verwendung

Hauptinhaltsstoff ist das ätherische Öl Anethol, welches den charakteristischen Duft erzeugt. Medizinisch betrachtet ist der Anis ein Karminativum, das heißt, er lindert die Beschwerden bei Blähungen. Aus diesem Grund enthalten Teemischungen gegen Funktionsstörungen von *Magen* und *Darm* neben Kümmel und Fenchel häufig auch Anis. In Frankreich gehört ein vor dem Essen geschlürfter, anishaltiger Apéritif zu den beliebtesten Hausmitteln.

Beim Kochen und Backen paßt sein zarter Wohlgeschmack zu „süß" und zu „salzig" gleich gut, weshalb er eine lange Tradition besonders beim Weihnachtsgebäck hat. Auch in der modernen Vollwertküche kann Anis vielfältig verwendet werden. Feine Gemüse, wie etwa Blumenkohl, Brokkoli, Erbsen oder Böhnchen, vertragen gut einen Hauch gemahlenen Anis. Wer nach dem Verzehr von „Müsli" unter Blähungen leidet, sollte dieses Vollwertfrühstück mit 2 Messerspitzen Anis würzen.

Apfel
(Malus silvestris* var. *domestica)

Botanische Information, Kultur

Der Apfel gehört zur Familie der Rosengewächse *(Rosaceae)* und ist die wichtigste Obstart in Deutschland: ca. 40 kg

Verbrauch pro Kopf und Jahr sprechen für sich. Die Sortenwahl für den eigenen Garten will gut überlegt sein. Es sollte vor allem auf den Genußwert, aber auch auf den Vitamingehalt der einzelnen Sorten geachtet werden. Sehr unterschiedlich ist der Platzbedarf bei den verschiedenen Wuchstypen: Vom ausladenden Hochstamm, der im bäuerlichen Obstgarten meistens an die 100 Quadratmeter Platz zur Verfügung hat, bis zum "Ballerina" Bäumchen, dessen Früchte an Kurztrieben gleich aus dem Stamm kommen, der nur 30 cm breit wird und auch im Kübel auf dem Balkon gezogen werden kann.

Die *Boden*-, Dünge- und Pflegeansprüche sowie die Anfälligkeit für Schädlinge und Krankheiten variieren bei den verschiedenen Sorten sehr stark. Kurzum, der Kauf eines Apfelbaums will gut überlegt sein.

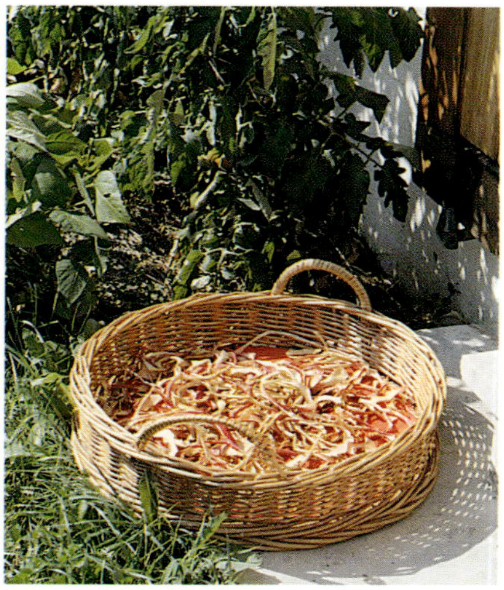

Hier trocknen Apfelschalen in der Sonne für einen erfrischenden Haustee

Inhaltsstoffe, Wirkung, Verwendung

„An apple a day keeps the doctor away", sagt ein englisches Sprichwort. Es mag zwar übertrieben sein, daß man sich mit einem Apfel pro Tag den Arzt sparen kann, aber gesund sind Äpfel auf alle Fälle. Daß der Apfel früher als Heilmittel gegen Skorbut verwendet wurde, liegt an seinem Vitamin-C-Gehalt. Man sollte diesen freilich nicht überbewerten, wie aus der Vitamintabelle (Seite 135) zu entnehmen ist. Unser Garten bringt wesentlich vitaminreichere Früchte hervor.

Schon *Hildegard von Bingen* schreibt, daß der Apfel "zart und leicht verdaulich" sei. Heute weiß man, daß dafür sein hoher Pektingehalt (bis zu 17% Pektin in der Trockenmasse) verantwortlich ist. Neue Forschungsergebnisse der Universität San Antonio/Texas belegen, daß durch regelmäßigen Genuß von rohen Äpfeln und anderem pektinreichen Obst Dickdarmkrebs verhindert wird.

Geradezu als Heilmittel kann die Apfeldiät bei Durchfallerkrankungen eingesetzt werden: viermal am Tag bekommt der Patient einen großen, geschälten und geriebenen Apfel.

Rezept für Apfelschalentee

Dieser ist ein erfrischendes, wohlfeiles Getränk. Die Schale von ungespritzten, gewaschenen Äpfeln wird in der Sonne getrocknet und kann dann wie andere Teearten zubereitet werden: Überbrühen mit kochendem Wasser, 15 Minuten lang ziehen lassen, nach Geschmack etwas Zitronensaft zufügen und mit Honig süßen.

Arnika
(Arnica montana und *Arnica chamissonis)*

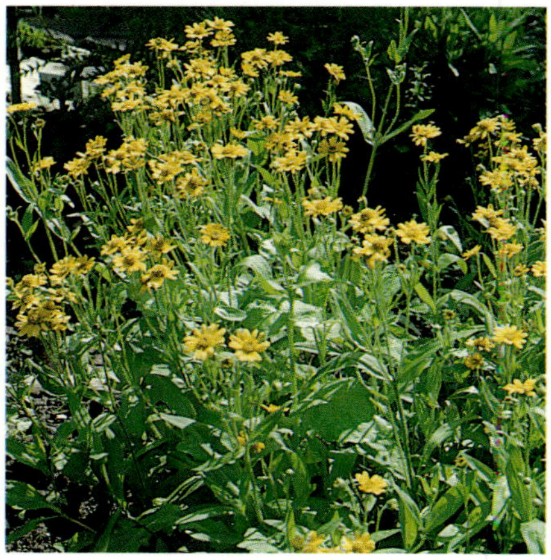

Wenn Sie Wert darauf legen, im Garten Arnika zu ziehen, sollten Sie die amerikanische Art Arnica chamissonis *wählen*

Botanische Informationen, Kultur

Arnica montana aus der Familie der Korbblütler *(Asteraceae)*, auch Bergwohlverleih genannt, ist so etwas wie der Inbegriff einer Heilpflanze schlechthin. Sie ist eine inzwischen sehr seltene Wildpflanze, die unter *Naturschutz* steht. Arnica läßt sich im Garten schlecht oder gar nicht kultivieren.

In der Bayerischen Landesanstalt für Bodenkultur in Freising werden eingehende Untersuchungen durchgeführt, um die für *Arnica montana* geeigneten Kulturbedingungen zu finden. Weil sie eine der meistverwendeten Heilpflanzen ist, will man sie mit einigermaßen sicherem Ertrag und gleichmäßig hohem Wirkstoffgehalt erwerbsmäßig anbauen. Man darf hoffen, daß bei diesen Untersuchungen auch Möglichkeiten für die Kultur im Hausgarten gefunden werden.

Für die Gartenkultur eignet sich derzeit (1993) nur die aus Nordamerika stammende *Arnica chamissonis*. Ihre getrockneten Blumenköpfe sind unserer einheimischen Arnika gleichwertig: Beide werden als „Arnica flos" in der Apotheke angeboten.

Der *Boden* sollte humos, nahrhaft und eher etwas feucht als zu trocken sein.

Geerntet und *getrocknet* werden die eben aufgeblühten Blütenköpfe.

Inhaltsstoffe, Wirkung, Verwendung

Die Hauptwirkstoffe der Arnika sind Flavonglycoside. Mit dem ätherischen Öl Arnicin, spezifischen Bitterstoffen, einer herzwirksamen Substanz und einem bakteriostatisch wirkenden (= die Vermehrung von Bakterien hemmenden) Stoff gehört die Arnika zu den besonders vielseitig einzusetzenden Pflanzen. Seit altersher ist ein alkoholischer Arnikaauszug eines der wichtigsten Heilmittel in der *Volksmedizin*. Nahezu 200 im Handel befindliche Heilmittel enthalten den Wirkstoff der Arnikablüten.

Rezept für Arnikaspiritus

Frische Arnikablüten werden in eine helle Flasche gefüllt und im Gewichtsverhältnis 1:1 mit 70 %igem Alkohol übergossen. Nach 2 Wochen wird der Ansatz durch ein engmaschiges Tuch gefiltert. *Wichtiger Hinweis*: Arnikaspiritus wird stets verdünnt angewendet! Zum Einreiben und Mundspülen wird mindestens im Verhältnis 1:10 verdünnt. Für Umschläge wird 1 Teelöffel bis 1 Eßlöffel der Tinktur mit 1/4 l Wasser verdünnt und kann dann als Umschlag für entzündete, schlecht heilende *Wunden* gebraucht werden. Bei Hexenschuß, akuten Muskelverspannungen und Sportverletzungen wird die schmerzende Stelle mit verdünntem Arnikaspiritus eingerieben. Für den Dauergebrauch sind alkoholische Auszüge nicht geeignet, weil Hautreizungen auftreten können. Gurgeln mit verdünnter Tinktur oder mit Arnikatee lindert *Halsschmerzen*.

In der *Homöopathie* wird Arnika innerlich vor allem bei psychophysischen Erschöpfungszuständen verordnet.

Anzumerken wäre noch, daß Goethe in seinen alten Tagen den Arnikatee zur Stärkung des *Herzens* sehr geschätzt hat. Von der inneren Verwendung der Arnika wird heute jedoch wegen ihres Gehalts an hochgiftigen Sesquiterpenlactonen entschieden abgeraten. Die Heilanzeigen in der Homöopathie überschneiden sich mit denen der anthroposophischen Heilkunde. Hier wird die Arnika dem Nervensystem zugeordnet und wurde früher zur Behandlung von Folgeschäden bei Kinderlähmung eingesetzt.

Artischocke
(Cynara scolymus)

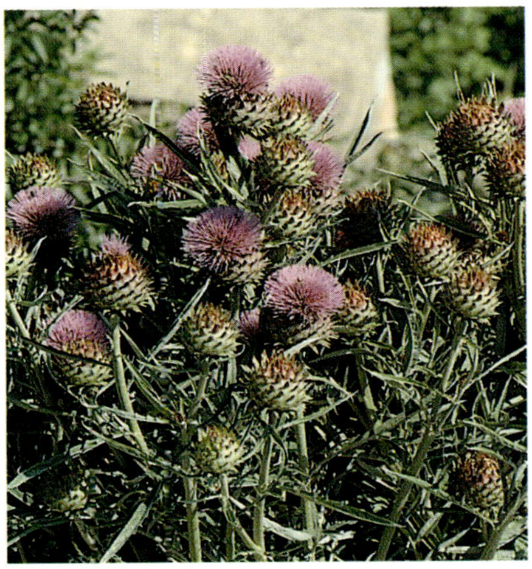

In Mitteleuropa geht das nur in warmem Klima und in geschützter Lage: Artischocken als leberfreundliche Delikatesse

Botanische Informationen, Anbau im Garten

Nehmen wir einmal an, Ihr Garten liegt in einer warmen Gegend Mitteleuropas, dann könnten Sie, wenn Sie das Besondere lieben, an einem geschützten Platz die Artischocke, Familie Korbblütler *(Asteraceae)*, pflanzen, nicht nur als heilsames Feingemüse, sondern auch wegen ihrer Attraktivität.

Artischocken sind ausdauernde Pflanzen und brauchen bei uns im Winter einen Kälteschutz aus Fichtenreisig. Der *Boden* muß bis in 50 cm Tiefe sehr gut gelockert sein und soll warm, nährstoffreich, kalkhaltig und feucht sein. Jedes Jahr muß kräftig gedüngt werden.

Inhaltsstoffe, Wirkung, Verwendung

Geerntet werden die Blütenknospen ab Ende August. Die Blütenhüllblätter und der Blütenboden werden als sehr gesundes, vitamin- und mineralstoffreiches Feingemüse gegessen. Aus diesen Pflanzenteilen sowie auch aus den Blättern und Wurzeln werden Heilmittel, vor allem Säfte hergestellt, die durch ihren speziellen Bitterstoffgehalt (Cynarin) günstig auf den *Leberstoffwechsel* einwirken und bei konsequenter Anwendung die *Blutfettwerte* und den *Cholesteringehalt* normalisieren helfen.
Warnung: Patienten mit Magen- oder Zwölffingerdarmgeschwüren sollten Bitterstoffpflanzen meiden oder nur sehr mäßig verwenden.
Im Gebirge hat die Arnika den wunderschönen Namen Wohlverleih. Geschichten über Geschichten könnte man von dieser Pflanze erzählen. Sebastian Kneipp beispielsweise heilte einen Sänger, der seine Stimme verloren glaubte. Dieser mußte allerdings alle 10 Minuten mit Arnikatinktur gurgeln.

Bachbunge
(Veronica beccabunga)

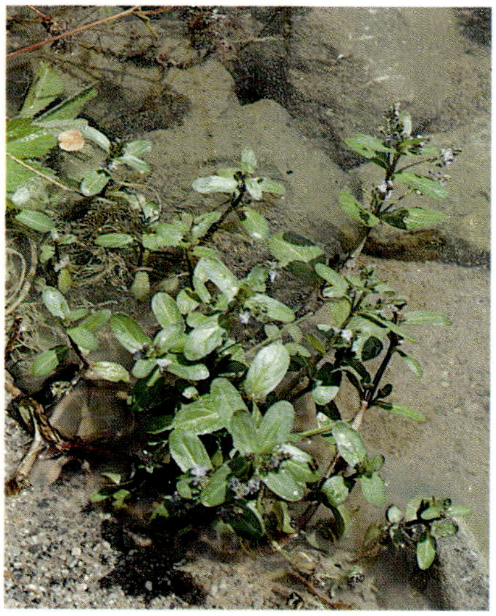

Schon Hildegard von Bingen empfiehlt die Bachbunge zum „Erleichtern des Bauches durch Abführen"

Botanische Informationen, Kultur

Die Ansiedelung dieses Braunwurzgewächses *(Scrophulariaceae)* im Gartenteich lohnt sich, wenn man Spaß an einheimischen Arten sowie pikanten Genüssen aus der Wildkräuterküche hat. Die Pflanze hat glänzende, elliptische, vorne stumpfe Blätter und himmelblaue Blüten.

Verwendung

Kaum ist der Gartenteich im Vorfrühling aufgetaut, sprießen junge Blätter, die als Salatgewürz verwendet werden können. Der leicht bittere und etwas scharfe Geschmack erinnert an Brunnenkresse. Zu viele und ältere Blätter sollten nicht gegessen werden, weil eine leichte *Giftwirkung* nicht auszuschließen ist. Daß die Pflanze früher gegen *Skorbut* verwendet wurde, spricht für ihren hohen Vitamin-C-Gehalt.

Die Bachbunge gibt es bei Spezialfirmen für einheimische Wildpflanzen zu kaufen, oder Sie können von einem Ausflug ein bewurzeltes Zweiglein mitbringen.

Baldrian
(Valeriana officinalis)

Botanische Informationen, Kultur

Der Arznei-Baldrian gehört, genau wie der Feldsalat, zur Familie der Baldriangewächse *(Valerianaceae)*. Sein idealer Platz ist beim Gartenteich, aber auch im Beet gedeiht er gut.

Der *Boden* sollte nahrhaft und humusreich sein. Auf zu trockenen und mageren *Standorten* wird Baldrian extrem von Blattläusen malträtiert. Empfehlenswerter als das Aussäen ist das Einsetzen vorgezogener Pflanzen, die es in speziellen Kräutergärtnereien gibt. Weil Baldrian Ausläufer bildet, die sich gut bewurzeln, ist, wenn Sie behutsam genug vorgehen, gegen das Entnehmen eines kleinen Ablegers aus der Natur nichts einzuwenden. Das darf man natürlich keinesfalls in einem Landschafts- oder Naturschutzgebiet tun! Das Pflanzloch wird mit Kompost versorgt.

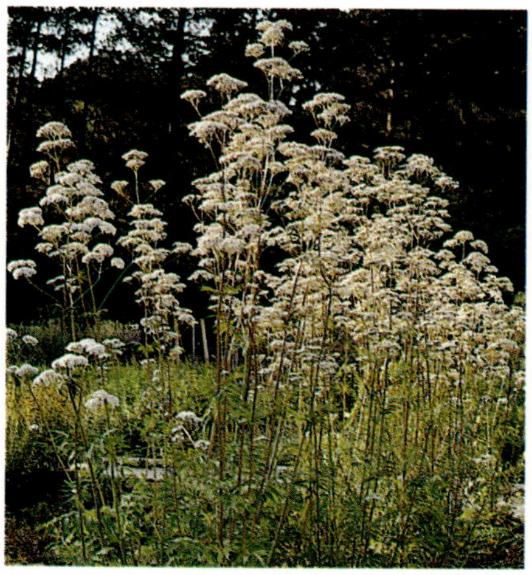

Baldrian im Garten ist attraktiv und wird auch gerne von Hummeln besucht

Geerntet, gewaschen, gespalten und getrocknet werden die heilkräftigen Wurzeln im Herbst. Die Aufbereitung bedeutet viel Aufwand bei einem unsicherem Wirkstoffgehalt. Galenische Zubereitungen oder die getrocknete Teedroge aus der Apotheke bieten mehr Sicherheit.

Inhaltsstoffe, Wirkung, Verwendung

Baldrian galt früher als Allheilmittel und wurde sogar gegen die Pest empfohlen. In seinem wissenschaftlichen Namen steckt der Wortstamm "valere" = wertvoll sein, sich wohl befinden. In der Natur bastardiert der Baldrian ganz ungemein. Deshalb liegen seine heilsamen Inhaltsstoffe in recht unterschiedlicher Konzentration vor. Seine Wurzel enthält ein ätherisches Öl mit Valerensäure und einen krampflösenden Stoff.

Die Wirkungen des Baldrians sind bei verschiedenen Menschen recht unterschiedlich und reichen von der Beurteilung "fabelhaftes Schlafmittel" bis zur Aussage "Ich bin richtig munter und wild geworden". Nicht umsonst ist der Baldrian auch Bestandteil mancher Aphrodisiaka aus alten Zeiten. Jedenfalls erzeugt er keine bleierne Müdigkeit, sondern gibt dem Gestreßten die Chance, Angst zu überwinden und freundliche Gedanken zu fassen. Baldrian intensiviert allerdings Sinneseindrücke, so daß jemand, der beispielsweise neben einer verkehrsreichen Straße schlafen muß, mit schalldichten Fenstern besser bedient ist als mit Baldrian. Wer Baldrian verwenden möchte, etwa um bei einer Prüfung ruhiger zu sein, sollte seine Wirkung schon vor dem "Ernstfall" testen.

Rezept für Baldriantee

Der Tee muß relativ hoch dosiert werden. 2 gut gehäufte Teelöffel getrockneter und zerkleinerter Baldrianwurzeln werden mit 1/4 l kaltem Wasser übergossen, 10 bis 12 Stunden stehen lassen, dann auf Trinktemperatur erwärmen und abseihen.

Barbarakraut
(Barbarea officinalis)

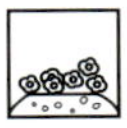
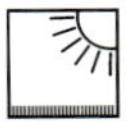

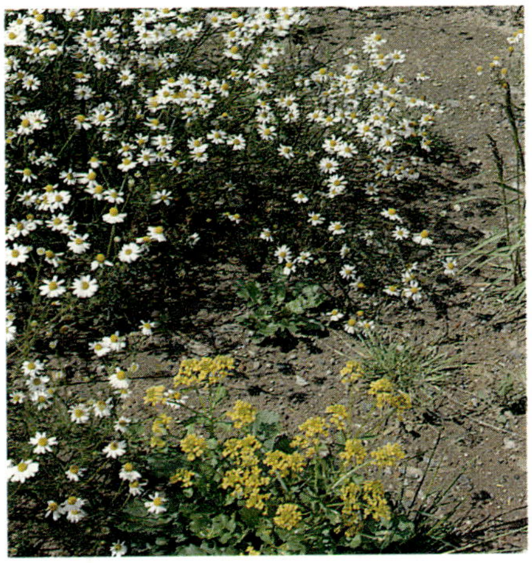

Zwei anspruchlose Heilpflanzen: das gelbblühende Barbarakraut und die Echte Kamille

Botanische Informationen, Anbau im Garten

Barbarakraut ist ein Kreuzblütler *(Brassicaceae)* mit kresseähnlich scharf schmeckenden Blättchen.

An den *Boden* stellt die Pflanze keine hohen Ansprüche, nur feucht genug muß er sein, denn wildwachsend findet man das Barbarakraut in Bach- und Flußauen.

Ausgesät werden kann im Frühling mit einem Reihenabstand von 20 cm. Besonders empfehlenswert ist die Aussaat im August, nach dem Abernten der Sommergemüse. Dann macht die Pflanze ihrem zweiten Namen „Winterkresse" Ehre, denn mindestens bis zum Barbaratag (4. Dezember) können die dunkelgrünen, glänzenden Blättchen geerntet werden. Stärkere Fröste verträgt das Barbarakraut allerdings nicht, weshalb die Pflänzchen mit Hauben oder Folien geschützt werden sollten.

Obwohl Barbarakraut zu den wirklich empfehlenswerten Pflanzen für den Garten gehört, ist es nicht ganz leicht, im Handel Samen zu bekommen. Immer wieder nachfragen!

Inhaltsstoffe, Wirkung, Verwendung

Barbarakraut wird nur frisch verwendet. Es enthält, genau wie eine Reihe anderer Kreuzblütler, viel Senföl, wodurch der kresseähnlich scharfe Geschmack zustande kommt. Gemischte Salate erhalten durch die Blättchen des Barbarakrauts eine pikante Note. Wegen ihres hohen Vitamin-C-Gehalts wurde die Pflanze früher zur Behandlung von *Skorbut,* einer seinerzeit seuchenartig auftretenden Vitamin-C-Mangelkrankheit eingesetzt. Auch heute noch ist Barbarakraut gerade im Spätherbst und Winter als Beitrag für eine regelmäßige *Vitamin-C-Versorgung* gut geeignet.

Wegen der desinfizierenden, zusammenziehenden Wirkung des Senföls wurden früher bei Verletzungen zerquetschte Blätter der Pflanze in die Wunde gelegt. Diese Heilwirkung machten sich vor allem Bergleute, Steinbrucharbeiter und Kanoniere zunutze, deren Schutzpatronin die Heilige Barbara ist. So erklärt sich auch der Name der Pflanze.

Bärlauch
(Allium ursinum)

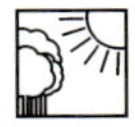

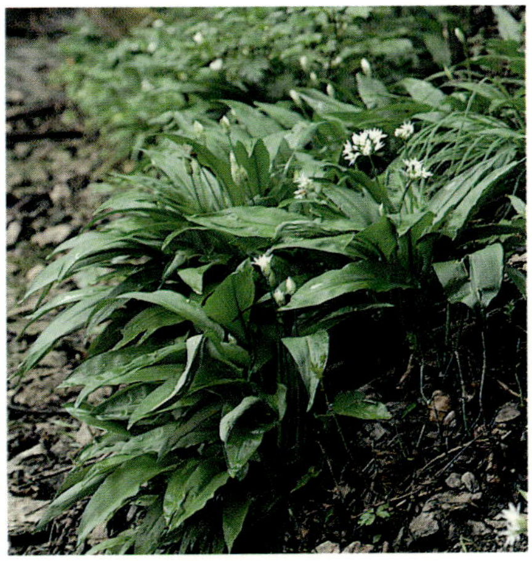

Kurz vor der Blütezeit sind die Blätter des Bärlauchs am aromatischsten

Botanische Informationen, Wachstumsbedingungen

Bärlauch gehört zur selben Gattung wie Lauch und Zwiebeln (Familie *Liliaceae*). Er ist eine Wildpflanze der Auwälder, läßt sich aber meistens im Garten kultivieren. Wenn es der sehr schmackhaften und heilsamen Pflanze in Ihrem Garten gefällt, kann sie fast zur Plage werden. In manchen Gärten jedoch gedeiht Bärlauch einfach nicht. Der richtige Platz ist unter Laubgehölzen.

Der *Boden* muß humusreich, kalkhaltig und ziemlich feucht sein. Besonders üppig gedeiht Bärlauch über einer Zone mit einer geologischen Störung, volkstümlich „Wasserader" genannt, also in einem Bereich, in dem bei einem seriösen Wünschelrutengänger die Wünschelrute ausschlägt.

Geerntet und roh verzehrt werden die frischen Blätter im April und Mai, möglichst ehe die Pflanze zu blühen beginnt.

Inhaltsstoffe, Wirkung, Verwendung

Kleingeschnittener Bärlauch ist als Salat- oder Quarkgewürz oder einfach auf einem Butterbrot höchst delikat. Seine wichtigsten Inhaltsstoffe sind ätherische Öle, wie sie auch in Zwiebeln und im Knoblauch enthalten sind, und genau wie diese leistet er einen Beitrag zur besseren *Durchblutung* der Kapillaren, zur Senkung des *Cholesterinspiegels* und zur Bekämpfung der *Frühjahrsmüdigkeit,* kurzum zur allgemeinen Verjüngung des Organismus.

Basilikum
(Ocimum basilicum)

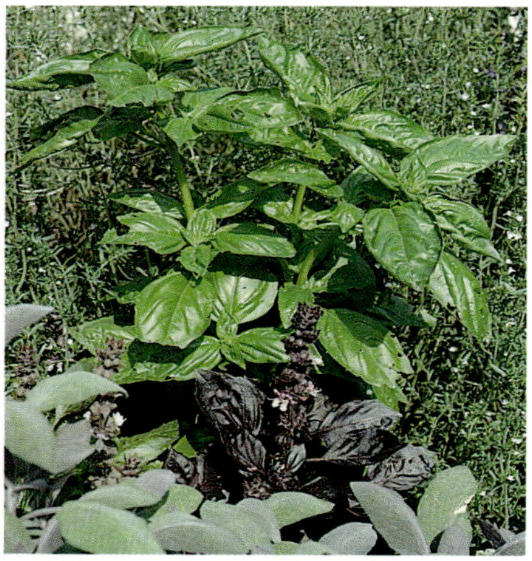

Wenn die Spitzentriebe immer wieder geschnitten werden, verzweigt sich das Basilikum sehr gut. Im Vordergrund: Rotblättriges Basilikum und Salbei mit rötlichen Blättern

Botanische Informationen, Anbau im Garten

Das köstlich duftende Kraut gehört zu den Lippenblütlern *(Lamiaceae).* Dies ist eine Pflanzenfamilie, die abenteuerliche Experimente mit ätherischen Ölen anstellt und uns auf diese Weise eine Fülle köstlicher Gewürze beschert.

Arten, Sorten: Außer der üblichen großblättrigen Art *Ocimum basilicum* gibt es noch die kleinblättrige Spezies *Ocimum minimum*, die noch intensiver duftet. Die rotblättrige Sorte 'Purpurascens' eignet sich auch bestens als Zierpflanze. Sie enthält offenbar mehr Nelkenöl und hat einen noch etwas wilderen, exotischeren Duft.

Temperaturansprüche: Wegen seiner Herkunft aus dem tropischen Indien ist Basilikum sehr kälteempfindlich. Basilikum wird auf der Fensterbank in Schalen oder Kästen vorgezogen, wobei zu beachten ist, daß die Samen zum Keimen Licht brauchen. Jeweils ein kleines Büschel Keimlinge wird in ein Töpfchen pikiert und in der zweiten Maihälfte im Gartenbeet ausgepflanzt. Auch Gärtnereien bieten vorgezogene Pflänzchen in guter Qualität an.

Der *Boden* sollte leicht und humusreich sein. Basilikum gehört zu jenen Gewürzkräutern, die sich besonders gut für das warme, trockene Kleinklima eines Südbalkons oder einer Terrasse eignen.

Inhaltsstoffe, Wirkung, Verwendung

Für die Verwendung in der *Küche* werden zuerst die Spitzen der Pflanzen geerntet, dann verzweigen sich diese besser und wachsen buschig. Auch blühende Triebe können klein gewiegt und für Salate, Soßen, Suppen, Kräuterbutter, Pizza und Pasta verwendet, oder einfach nur aufs Butter-Tomaten-Brot gestreut werden. Man benötigt ziemlich viele Blätter zum Würzen, denn beim Zerkleinern fallen die Pflanzen stark zusammen. Zum Mischen mit anderen Kräutern ist das Basilikum fast zu schade. Besonders gut harmoniert es mit Knoblauch. Bei schonendem, aber raschem Trocknen behält es seinen Duft recht gut.

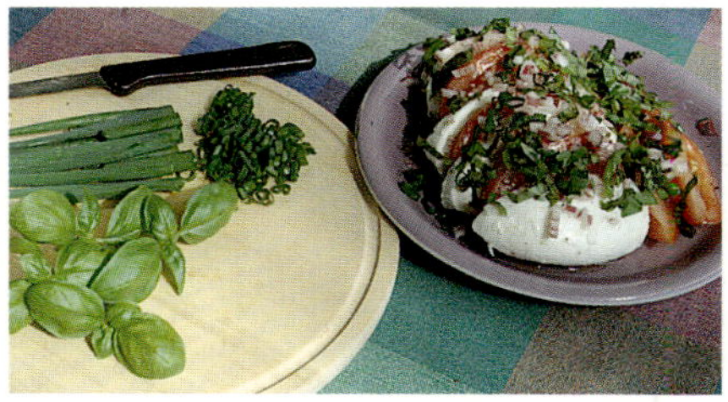

Rezept für einen kleinen italienischen Imbiß

In Scheiben geschnittene Tomaten und in dünne Scheiben geschnittener Mozarella-Käse werden mit reichlich Basilikum sowie Knoblauch (falls Sie sich trauen) gewürzt. In Italien wird dieser kleine Imbiß meistens noch mit einer Marinade aus Essig und Olivenöl angemacht.

In unserer deutschen Hausapotheke wird Basilikum selten verwendet. Allerdings ist ein Tee aus dem getrockneten Kraut bei chronischen Blähungen, eventuell gemischt mit Pfefferminze und gequetschten Fenchelsamen, durchaus einen Versuch wert. Gerade seine entspannende Wirkung auf die Psyche kommt hier zur Geltung.

Der *psychomedizinischen Wirkung* der Heilpflanzen wird beispielsweise in der traditionellen indischen Ayurvedamedizin eine große Bedeutung zugeschrieben. Dieses indische Heilkonzept findet inzwischen auch bei uns eine Reihe Anhänger. Basilikum gehört hierbei zu den gottgeweihten, am häufigsten verwendeten Pflanzen. In der Aromatherapie (Seite 159), bei der ätherische Pflanzenöle mit Hilfe einer Duftlampe im Raum verbreitet werden, wird dem Basilikum eine motivierende Wirkung auf Geist und Seele zugeschrieben.

Beifuß
(Artemisia vulgaris)

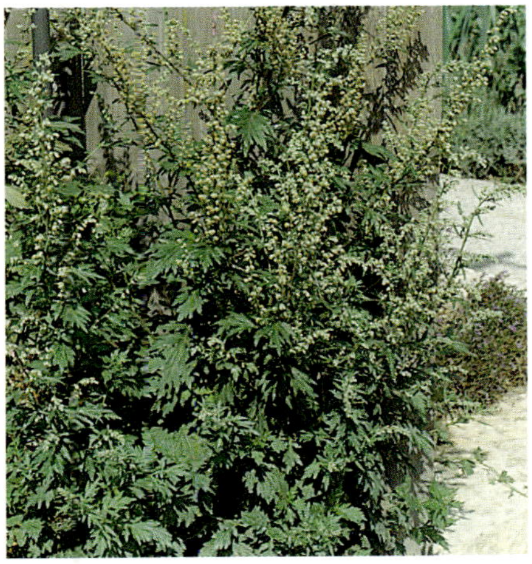

Die dörfliche Ruderalflora und auch rustikale Fleischgerichte wären ohne den Beifuß undenkbar

Botanische Informationen, Wachstumsbedingungen, Anbau im Garten

Beifuß gehört zur Familie der Korbblütler *(Asteraceae)*, Gattung *Artemisia*, die eine ganze Reihe erstklassiger Gewürze und Heilpflanzen hervorbringt. Der Anbau im Garten ist eigentlich ganz einfach. Im naturnahen Garten genügt es, an sonnigen, trockenen Stellen ein wenig Beifußsamen auszustreuen, den man bei einem Sommerausflug am Wegrand gesammelt hat. Irgendwo geht er in jedem Fall auf und er hält Ihnen dann auch die Treue. Wer es mit der Ordnung im Garten etwas genauer nimmt, kauft ein Pflänzchen beim Gärtner oder gräbt am Wegrand eines aus. Will man verhindern, daß sich die Pflanze selbst aussät, müssen die Blütenstände rechtzeitig abgeschnitten werden.

Der *Boden* sollte trocken sein, aber viel wichtiger als die Bodenqualität ist Sonne. Steht der Beifuß im Schatten, dann entwickelt er nicht die typisch roten, sondern grüne Stengel, und sein Aroma ist weit weniger intensiv.

Geerntet und *getrocknet* werden im Hochsommer jene Zweige, die eben Blütenknospen ausgebildet haben.

Inhaltsstoffe, Wirkung, Verwendung

Beifuß hat eine lange Tradition als Heilpflanze. Schon die Germanen sollen ihn verwendet haben. Plinius hat empfohlen, ihn an den Füßen zu tragen, um Müdigkeit zu vermeiden, daher der Name „Beifuß". Der wertvollste Inhaltsstoff ist das angenehm duftende, ätherische Öl Cineol, das besonders in den Drüsenhaaren der Blütchen enthalten ist. Bitterstoffe befinden sich vor allem in den Blättern. Überlegen Sie sich, ob Sie das mögen, wenn Sie den Beifuß als Gewürz verwenden wollen. Gesund ist es auf alle Fälle.

Der Beifuß ist ein typisches Beispiel dafür, wie sich die Bedeutung als Küchengewürz und als Heilmittel überschneiden. Traditionsgemäß wird Beifuß in der *Küche* als Gewürz für fette Speisen verwendet. Ein weihnachtlicher Gänse- oder Entenbraten ist fast undenkbar ohne ein Büschel Beifußblütchen. Wer Probleme mit der *Gallenblase* oder mit dem *Magen* hat, sollte jedoch den Beifuß viel häufiger anwenden, allerdings nicht bei Magengeschwüren. Es ist empfehlenswert, abgestreifte, getrocknete Beifußblütchen in einem Schraubglas parat zu haben. In einem Mörser wird eine kleine Portion der Blütchen zu einem duftenden Pulver zerrieben und sparsam, aber möglichst täglich den Suppen, Soßen, Fleischspeisen oder Gemüsegerichten zugesetzt.

Als Heilmittel hat ihn bereits *Hildegard von Bingen* in Form einer Gemüsezubereitung aus den Blättern gegen „kranke Eingeweide" empfohlen, also wohl bei verdorbenem *Magen*. In der *chinesischen Heilkunde* wird ein Beifußblatt zu einer erbsengroßen Kugel zusammengerollt. Diese sogenannte „Moxa" legt man auf eine durchlöcherte Münze, zündet sie von unten durch das Loch an und legt sie anschließend auf einen für die jeweilige Erkrankung passenden Akupunkturpunkt, wo durch die schwelende Moxa ein milder Reiz ausgelöst wird.

Die *Schulmedizin* verwendet den Beifuß selten, sondern hält sich eher an den nahe verwandten, kräftigeren Wermut. In Teemischungen gegen Beschwerden im Verdauungstrakt – mit Pfefferminze und Kümmel gemischt – oder zur Entlastung des gestreßten *Herzens* – mit Zitronenmelisse und Weißdorn – leistet der Beifuß gute Dienste.

Eine *Mahnung* zur Vorsicht: Schwangere sollten Beifuß nicht regelmäßig und nicht in größerer Menge verwenden.

Beinwell
(Symphytum officinale)

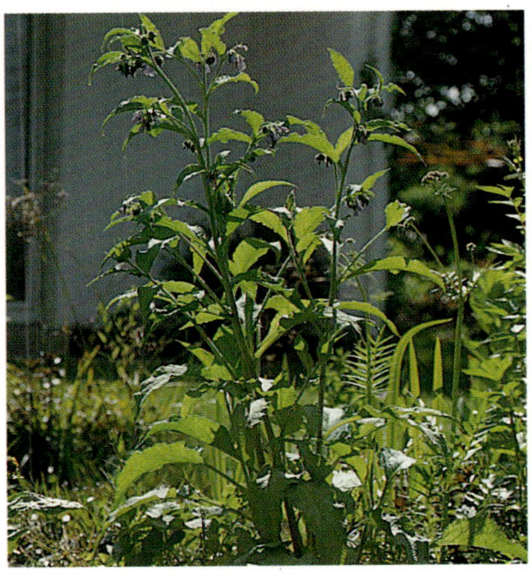

Der Comfrey, die Gartenform des Beinwells, kommt am Rand des Gartenteichs besonders gut zur Geltung

Comfrey
(Symphytum asperum syn. *S. peregrinum)*

Botanische Informationen, Wachstumsbedingungen, Anbau im Garten

Beinwell ist ein Rauhblattgewächs *(Borraginaceae)* und demnach mit dem Boretsch, dem Lungenkraut und dem Vergißmeinnicht verwandt. Von Natur aus wächst der violett blühende Arznei-Beinwell an Gräben, Bächen und auf nassen Wiesen. Trockene *Standorte* meidet er. Ebenfalls wildwachsend, aber selten, sind bei uns zwei gelb blühende Beinwellarten, nämlich der Knollen-Beinwell und der Knoten-Beinwell.

Für den Garten sei anstelle der einheimischen Wildart der Comfrey empfohlen, der insgesamt stattlicher und ergiebiger ist als unser einheimischer Beinwell. Den Comfrey führte der englische Gärtner Henry Doubleday Ende des 19. Jahrhunderts aus Rußland ein. Zu ergänzen wäre, daß es außerdem zwei sehr attraktive Beinwellarten als Zierstauden für schattige Plätze gibt, nämlich den üppig himmelblau blühenden, etwa 40 cm hoch werdenden Kaukasischen Beinwell *(Symphytum caucasicum)* und den gelbblühenden, etwa 25 cm hoch wachsenden Großblumigen Beinwell *(Symphytum grandiflorum).*

Vom Comfrey genügt anfangs eine Pflanze im Garten, denn sie läßt sich sehr leicht aus Wurzelstockablegern vermehren, was vor allem dann angebracht ist, wenn Sie Beinwell- (bzw. Comfrey-) Jauche herstellen wollen (Seite 21).

Ideal ist für die feuchtigkeitsliebende Pflanze der Platz neben dem Gartenteich, aber auch in einem halbschattigen Beet gedeiht sie sehr gut.

Der *Boden* sollte feucht und humusreich sein. Das Pflanzloch muß gut mit Kompost und einem organischen Langzeitvolldünger versorgt werden.

Geerntet wird die Wurzel von März bis Mai oder noch besser im Spätherbst. Sie wird gereinigt, gespalten, auf einen Faden gezogen und zum Trocknen aufgehängt.

Inhaltsstoffe, Wirkung, Verwendung

Die Hauptwirkstoffe, nämlich Allantoin und Schleim, sind in besonders hoher Konzentration in der Wurzel enthalten. Der Name „Beinwell" sagt schon aus, wofür die Wurzel seit Urzeiten verwendet wurde, nämlich um das Zusammenheilen von Knochen zu fördern, wie es schon Lonicerus (1528-1586) beschreibt: „Die Wurtzel, zerstoßen und auf zerknirschte Glieder gelegt, heilet sie zu hand". Auch heute noch sind Umschläge aus dem Tee der Beinwellwurzel oder das Auftragen von gekaufter oder selbstgefertigter Beinwellsalbe bei der Heilung von Verstauchungen und Knochenverletzungen zu empfehlen. Der zweite Anwendungsbereich ist die Heilung von *Wunden* und *Geschwüren*. Vor allem bei offenen Beinen, chronischen Eiterungen und schlecht heilenden Geschwüren lohnt sich der Versuch mit Beinwellumschlägen. Im Vordergrund steht also die äußere Anwendung.

Die *Volksmedizin* kombiniert damit gerne auch die innere Anwendung: Der Tee aus derselben Pflanze, der für einen Umschlag verwendet wird, soll auch getrunken werden. Von der inneren Anwendung wird heutzutage jedoch wegen des Gehalts an Pyrrolizidinalkaloiden abgeraten. Die äußere Anwendung sollte nach neuesten Empfehlungen auf 6 Wochen pro Jahr beschränkt werden. Gewarnt sei besonders auch vor dem häufigen Verzehr von Gemüse aus Beinwellblättern. Beinwell ist in erster Linie ein Medikament, noch dazu ein ziemlich stark wirkendes, aber kein Lebensmittel. Arznei gehört in die (Haus)-Apotheke und nicht auf den Mittagstisch.

Rezept für Beinwellsalbe

Die Wurzel wird im Frühling oder Herbst ausgegraben und sorgfältig mit der Bürste gewaschen. Dann wird sie geschält. Dabei spüren Sie, daß sich die Wurzel schleimig und „fettig" anfaßt. 1/2 kg ungesalzenes Schweinefett ist inzwischen schon im Topf zerlassen und auf etwa 70 °C erhitzt worden. In das heiße Fett wird ein Stück Wurzel, etwa so groß wie eine halbe Faust, mit einem groben Reibeisen hineingeraffelt. Der Ansatz darf nicht kochen, sondern nur leicht perlen. 3 Stunden lang wird das Gemisch heiß gehalten und immer wieder umgerührt. Dann wird abgesiebt, in ausgebrühte Gläser gefüllt und gut verschlossen. Empfehlenswert ist es, mehrere kleine Gläser zu verwenden, den Vorrat im Tiefkühlschrank aufzubewahren und immer nur eine kleine Menge parat zu haben.

Hautreizungen, kleine Wunden, stumpfe Verletzungen, Arthrose, Entzündungen und offene Beine können mit dieser Salbe behandelt werden. Bei *Bronchitis* hat es sich bewährt, Brust, Rücken und Schultern einzureiben.
Bäuerinnen loben die Anwendung der Beinwellsalbe auch beim Vieh, wo sie vor allem bei Euterentzündungen gute Heilerfolge zeigt.

Berberitze
(Berberis vulgaris)

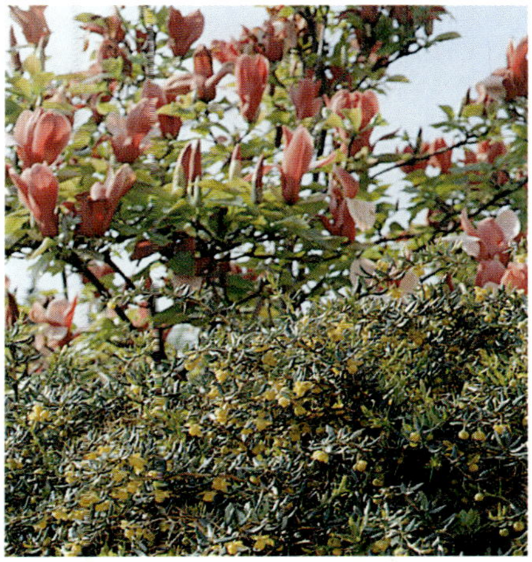

Eine dornige Angelegenheit: Berberitzenstrauch in der Gartenhecke

Botanische Informationen, Anbau im Garten

Die Berberitze gehört zur Familie der Sauerdorngewächse *(Berberidaceae)* und ist inzwischen in den wärmeliebenden Gehölzbereichen, zu deren Bewohnern sie gehört, ziemlich selten geworden. Sie wurde gerodet, wo es nur ging, da sie als Zwischenwirt den Getreiderost beherbergt. In den Gärten werden neben der Wildform eine ganze Reihe von Arten und Sorten in verschiedenen Wuchshöhen, immergrün, sommergrün oder mit rotem Laub als - allerdings ungemein dorniger - Zierstrauch verwendet.

Die Wildform der Berberitze gedeiht auf jedem *Boden*, allerdings sollte sie an einem hellen *Standort* stehen.

Die Volksnamen für die Berberitze sprechen für sich. Teilweise beziehen sie sich auf ihre Dornigkeit, beispielsweise der Name „Dreidorn", oder auf den sehr hohen Säuregehalt der Früchte, weswegen die Berberitze auch „Essigbeerl", „Essigflascherl" oder „Surbeer" heißt.

Inhaltsstoffe, Wirkung, Verwendung

Früher wurden Zubereitungen aus den Blättern und der Wurzelrinde als Arznei bei Erkrankungen der *Leber*, zur Anregung der *Nieren*, bei ungenügender Gallebildung und gegen Verstopfung verwendet. Die Blätter und vor allem die Wurzelrinde enthalten ein giftiges Alkaloid, weshalb vor Selbstmedikation gewarnt wird.

Rezept für Gelee aus Berberitzenbeeren

Die Beeren in einem Topf fast mit Wasser bedecken, erhitzen, etwa 3 Minuten schwach sieden lassen. Den Saft läßt man durch ein Kunststoffsieb abtropfen. Er wird mit normalem Gelierzucker 1:1 oder mit kalorienreduziertem Gelierzucker im Verhältnis 2:1 nach Vorschrift zu Gelee gekocht.

In der Vollwertküche wird Gelee gerne mit Unigel (= Geliermittel aus der Schweiz) zubereitet, das in Naturkostläden oder in Reformhäusern angeboten wird. Man benötigt 30 g Unigel auf 1 l Saft, 1/2 Minute kochen. Gesüßt wird mit 250 g Honig (oder mehr) pro Liter Saft. Das Gelee wird kochendheiß in Twistoffgläser gefüllt, die nach dem Verschließen eine Minute auf den Kopf gestellt werden.

Weil Gegensätze sich anziehen und ergänzen, können vor dem Geleekochen dem recht herzhaft sauren Berberitzensaft feingeschnittene, süße Zwetschgenstückchen, Ananasstückchen oder Aprikosenstreifchen zugefügt werden. In diesem Fall wird 3 Minuten lang gekocht.

Birke
(Betula pendula)

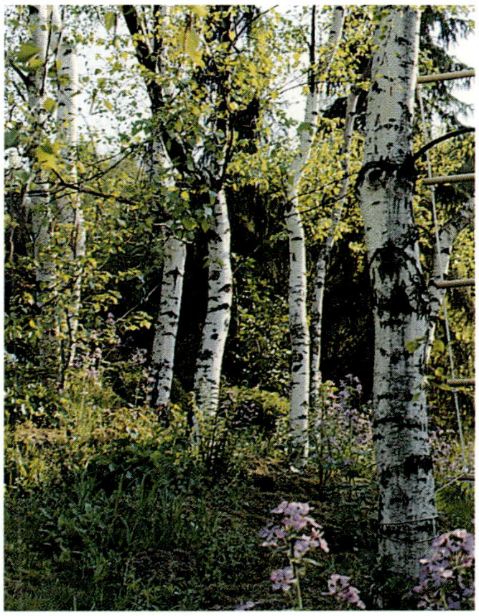

Der Schein von Zartheit und Bescheidenheit trügt. „Die Birke säuft, frißt und kämpft", sagte ein Gärtner, demnach geht ein solches Arrangement nur in einem wirklich großen Garten

Botanische Informationen, Kultur

Die Birke, Familie Birkengewächse *(Betulaceae)*, ist ein wunderschöner Baum der nördlichen Breiten, der von Natur aus vor allem auf Pionierstandorten vorkommt, die sonst kaum ein anderes Gehölz besiedeln kann. Wenn Sie sich im Garten seine Attraktivität und seine Heilwirkung zunutze machen wollen, will das gut überlegt sein: Der Garten sollte groß genug sein, und eine eventuelle Beeinträchtigung der Nachbarn muß auch bedacht sein. Der Baum schickt seine armdicken Wurzeln weit in die Runde, am liebsten ins Gemüse- und Zierpflanzenbeet, und hat einen enorm hohen Wasserbedarf. Dennoch oder gerade wegen ihrer vehementen Durchsetzungskraft verdient die Birke in höchstem Maße unseren Respekt, zumal sie im nordischen und slawischen Kulturkreis ein Universalheilmittel darstellte.

Geerntet und *getrocknet* werden die jungen Blätter in den Monaten Mai und Juni.

Inhaltsstoffe, Wirkung, Verwendung

Als Hauptwirkstoffe sind die Flavonoide zu bezeichnen. Hinzu kommen etwas ätherisches Öl, Bitterstoffe, Gerbstoffe und Saponine. Birkenblättertee ist ein ausgezeichnetes wassertreibendes Mittel (Diureticum), das trotz seiner intensiven Wirksamkeit die Nieren nicht reizt. Die *Volksmedizin* schreibt dem Birkenblättertee auch eine auflösende Wirkung bei *Blasen-* und *Nierensteinen* zu.

In der Volksmedizin wurde Birkensaft zur Haarpflege verwendet. Zu diesem Zweck wurden im Frühling Birkenstämme angeritzt und der austretende Saft aufgefangen. Fertiges „Birken-Haarwasser" wurde früher sehr viel verwendet. Heute ist Birkensaft bzw. der eingedickte „Birkenteer" Bestandteil mancher Salben, die gegen Entzündungen und Juckreiz eingesetzt werden.

Rezept für Birkenblättertee

2 gehäufte Teelöffel der getrockneten, kleingeschnittenen Birkenblätter werden mit 1/4 l kochendem Wasser übergossen und nach 10 Minuten abgeseiht. 3 Tassen pro Tag sind die richtige Dosierung.

Noch eine Anmerkung: Unsere selbst gesammelten, getrockneten Drogen sind häufig nicht zerkleinert, wie etwa bei der gekauften Ware, und sind deshalb voluminöser. Mengenangaben für den Tee müssen deshalb ein wenig „nach Gefühl" gehandhabt werden, allerdings nicht nach dem Motto „Viel hilft viel".

Blut-Weiderich
(Lythrum salicaria)

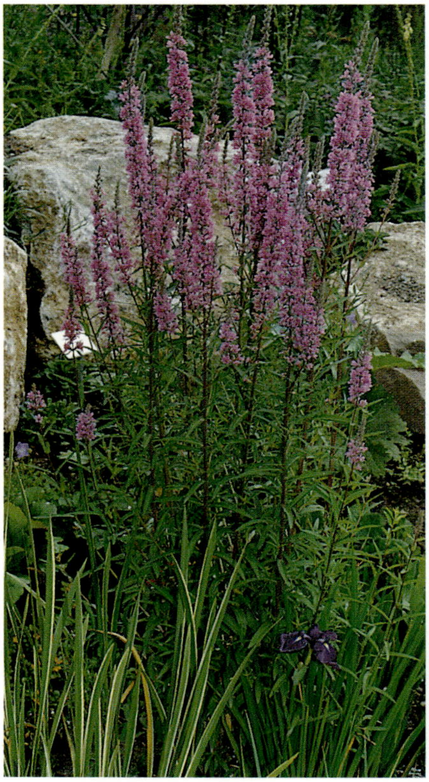

Auch wenn Sie ihn nicht als Wildgemüse essen wollen: Blutweiderich am Gartenteich setzt Akzente

Botanische Informationen, Kultur

Heute wird die leuchtend rot blühende Pflanze aus der Familie der Weiderichgewächse *(Lythraceae)* nicht mehr als Heilpflanze verwendet. Am naturnahen Gartenteich ist der Blut-Weiderich jedoch eine wahre Zierde. Früher wurde er, wohl aufgrund seiner blutroten Blütenfarbe, in der *Volksmedizin* gegen Blutspeien, Ruhr und andere blutige Durchfälle sowie gegen *Nierenerkrankungen* mit blutigem Urin verwendet, was wegen seines hohen Gerbstoffgehaltes nicht einmal falsch ist. Wildkräuterfreunde bereiten aus den jungen zarten Trieben ein Wildgemüse-Gericht zu.

Bockshornklee
(Trigonella foenum graecum)

Botanische Informationen, Anbau im Garten

Bockshornklee ist eine Pflanze, die gewiß nur in wenigen Gärten zu finden ist! Falls Sie jedoch Sinn für Tradition haben: Schon auf altägyptischen Dokumenten ist der Bockshornklee abgebildet, und auch im „Capitulare de Villis" Karls des Großen und in den Schriften der naturheilkundigen *Hildegard von Bingen* wird er als Mittel gegen Fieber erwähnt. Bockshornklee, Familie Schmetterlingsblütler *(Fabaceae)*, ist eine einjährige Pflanze, wird gut einen halben Meter hoch und blüht gelblich.

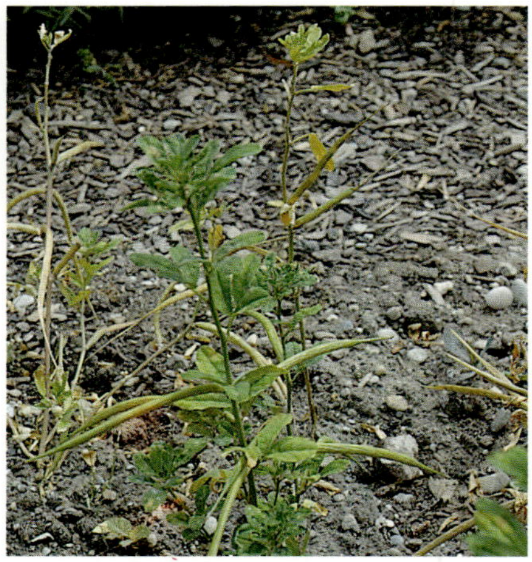

Eine Pflanze mit Tradition: der Bockshornklee. Beachten Sie die langen, spitzen Schoten

Inhaltsstoffe, Wirkung, Verwendung

Verwendet werden in der *Volksmedizin* die sehr schleimhaltigen Samen, wobei vor allem Breiumschläge zum Erweichen von *Furunkeln* sehr wirksam sein sollen. Einen Versuch wert, wenn Sie gerne experimentieren, ist die Verwendung der gemahlenen Samen als eigentümlich scharf schmeckendes Gewürz, von dem man allerdings nur sparsam Gebrauch machen sollte, weil es leicht andere Gewürze überdeckt. Die gemahlenen Samen sind manchmal auch Bestandteil von Curry-Gewürzmischungen, dürfen aber im echten Curry nicht enthalten sein.

Im Orient, wo das weibliche Schönheitsideal nicht heißt „Je dünner, desto schöner", wird der Bockshornklee vor allem den Frauen empfohlen (fast hätte ich gesagt: „an sie verfüttert"), weil er sehr fetthaltig ist und außerdem Stoffe enthält, die den Fettstoffwechsel so programmieren, daß recht viel Fett aus der Nahrung aufgenommen und in Form von „Pölsterchen" deponiert wird.

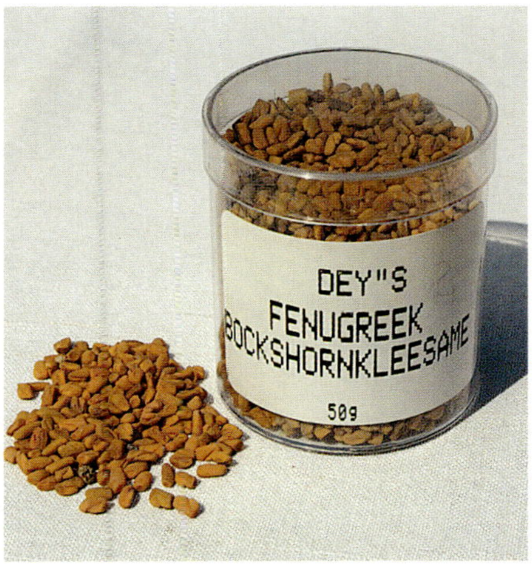

„Fenugreek" oder „Griechisch Heu" heißen die Samen des Bockshornklees

Rezept für Bohnenschalentee (Apotheker Mannfried Pahlow)

1 Eßlöffel der zerkleinerten Droge mit 1/4 l kaltem Wasser übergießen, zum Sieden erhitzen, 3 bis 5 Minuten kochen, abseihen. 2 bis 3mal täglich eine Tasse trinken.

Bohne
(Phaseolus vulgaris)

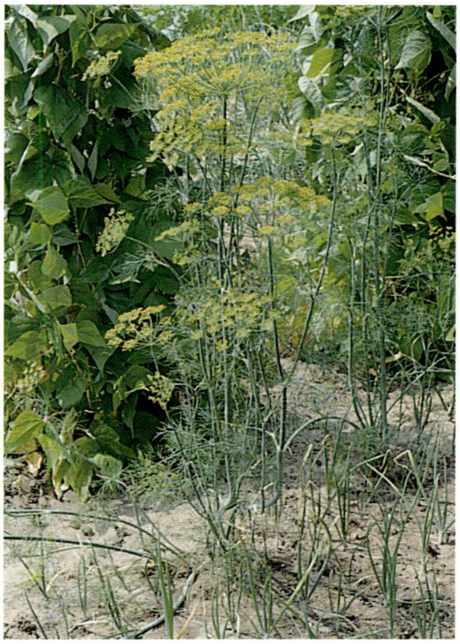

Die Bohne: Nicht nur schmackhaftes Gemüse, sondern Tee aus getrockneten Bohnenschalen ist auch ein nierenanregendes Heilmittel

Botanische Informationen, Anbau im Garten

Eigentlich zählen die verschiedenen Gartenbohnen aus der Familie der Schmetterlingsblütler *(Fabaceae)* zu den Gemüsen, ihre Schoten werden jedoch von der Naturheilkunde und von der *Schulmedizin* offiziell als Heilmittel anerkannt.

Der *Boden* muß nicht nahrhaft sein, im Gegenteil: Bohnen sind Schwach- bis Mittelzehrer, das heißt, sie brauchen wenig Nährstoffe. Mit Hilfe der sogenannten Knöllchenbakterien an den Wurzeln können sie sich weitgehend selbst mit dem nötigen Stickstoff versorgen. Stangenbohnen benötigen auf schlechten Böden allenfalls eine leichte Stickstoffdüngung. Der Boden muß ausreichend mit Kali, Phosphat und bei Bedarf auch mit Kalk versorgt sein.

Wirkung, Verwendung

Um die Bohnen medizinisch zu nutzen, läßt man die Früchte reif werden bis sie platzen, entfernt die Kerne, zerschneidet die Schoten und trocknet sie. Die harntreibende Wirkung von Bohnenschalentee wird bei *Nieren-* und *Blasenleiden*, *Wassersucht, Gicht, Rheuma, Hautkrankheiten* und für entwässernde *Frühjahrskuren* eingesetzt. Derzeit wird untersucht, ob man, wie die *Volksmedizin* behauptet, Bohnenschalen wegen ihres Chromgehalts auch therapieunterstützend bei Zuckerkrankheit einsetzen kann.

Bohnenkraut
***(Satureja* sp.)**

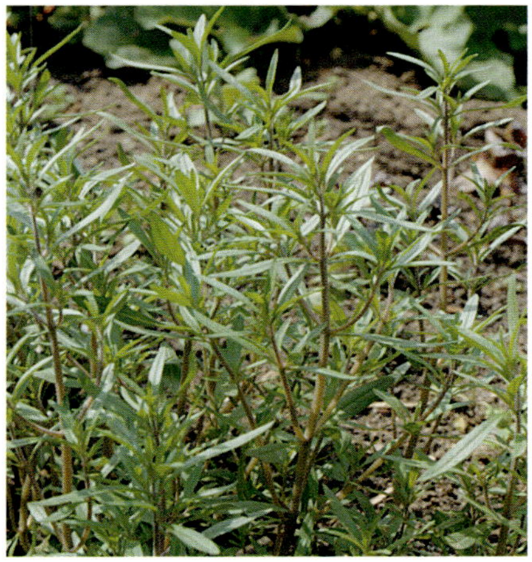

Einjähriges Bohnenkraut ist anspruchslos im Garten, nur viel Sonne braucht es

Botanische Informationen, Anbau im Garten

Von dieser, seit dem frühen Mittelalter in unseren Gärten angebauten Gewürzpflanze aus der Familie der Lippenblütler *(Lamiaceae)*, gibt es zwei Arten, nämlich das Einjährige Bohnenkraut *(Satureja hortensis)* und das mehrjährige Berg-Bohnenkraut *(Satureja montana)*. Beide brauchen warmen, lockeren, trockenen *Boden*, sparsame Düngung mit Kompost und einen sonnigen *Standort*. Wenn Sie das Einjährige Bohnenkraut schon im April aussäen wollen, muß es mit Folie geschützt werden. Ab Mitte Mai können die vorgezogenen Pflänzchen ins Freiland gesetzt, oder es kann im Freiland ausgesät werden. Im Laufe der Zeit sät es sich gerne selbst aus und wächst dann oft sogar in den Ritzen der Wegbeläge.

Beim ausdauernden Bergbohnenkraut kauft man am besten einige Pflänzchen beim Gärtner und setzt sie in den Steingarten, auf die Kräuterspirale oder als Randbepflanzung ins Gemüsebeet.

Geerntet werden die Blättchen und jungen Triebe. Sie werden vor allem frisch als Gewürz verwendet. Bohnenkraut behält beim Trocknen seinen Duft erfreulich gut.

Inhaltsstoffe, Wirkung, Verwendung

Die Hauptinhaltsstoffe der beiden Bohnenkrautarten sind die ätherischen Öle Carvacrol und Cymol, deshalb werden auch beide Kräuter in der gleichen Art verwendet. Berg-Bohnenkraut schmeckt etwas strenger. Eine lange Gartentradition hat das Einjährige Bohnenkraut. Es wurde im Mittelalter auch „Arme-Leut-Gewürz" genannt, weil es wegen seines scharfen Geschmacks als Pfefferersatz verwendet wurde. Außerdem hackte man es „unter die Würst, darmit diese anmutiger und bekömmlicher" würden, daher auch sein Volksname „Wurstkraut". Damit ist schon viel über seine Verwendung ausgesagt: Es paßt am besten zu deftigen Fleischgerichten und zu Hülsenfrüchten. Im allgemeinen wird es unzerkleinert mitgekocht.

In der Diätküche wird getrocknetes Bohnenkraut gerne verwendet, wenn es darum geht, Salz einzusparen.

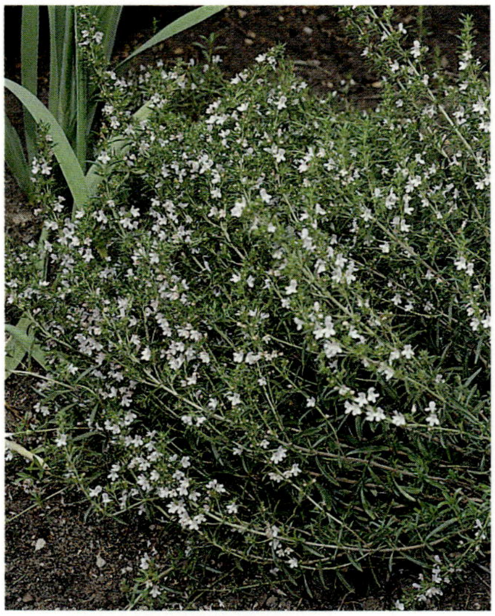

Bergbohnenkraut duftet nicht ganz so intensiv wie das Einjährige, kann aber auch im Winter geerntet werden

Rezept für eine salzsparende Kräutermischung

Bohnenkraut, Majoran, Sellerieblätter, Liebstöckel und Beifußblütchen werden getrocknet, zu gleichen Teilen gemischt, fein pulverisiert und zum Würzen von Suppen, Soßen, Salaten und Gemüse verwendet. Die Auswahl dieser Kräuterkombination erfolgt aufgrund ihres hohen Gehalts an Mineralstoffen und Spurenelementen, wodurch ein etwas „salziger" Geschmack zustande kommt.

Medizinisch wird das Bohnenkraut selten verwendet, obwohl es als Tee mit Fenchelsamen gemischt gut gegen Blähungen hilft. Diabetiker schwören auf einen Bohnenkrauttee, weil er nachhaltig den Durst löscht.

Boretsch
(Borago officinalis)

Botanische Informationen, Anbau im Garten

Boretsch, eine einjährige Pflanze, ist ein Rauhblattgewächs *(Boraginaceae)* und demnach mit dem schon beschriebenen Beinwell verwandt. Er braucht viel Wasser, Sonne und einen durchlässigen, nahrhaften Boden, wie er normalerweise im Gemüsebeet vorliegt. Boretsch muß im allgemeinen nur einmal ausgesät werden, dann vermehrt er sich weiterhin von selbst. Dazu tragen auch die Ameisen tüchtig bei: Sie schleppen die Samen im Garten hierhin und dorthin, weil diese einen saftigen Fortsatz (= Elaiosom) besitzen, den die Ameisen überaus delikat finden. Die eine oder andere Boretschpflanze können Sie dann stehen lassen, wo es Ihnen angenehm ist, z. B. auch im Staudenbeet, wo die stattliche Pflanze mit den himmelblauen Blüten durchaus gut aussieht.

Inhaltsstoffe, Wirkung, Verwendung

Boretsch weist einen hohen Mineralstoffgehalt auf und besitzt Spuren von ätherischem Öl. Besonders in Ligurien, jener Landschaft an der Riviera, die als „Kräutergarten Italiens" gilt, wird der Boretsch außerordentlich geschätzt. Er wird dort gerne zusammen mit Mangold gegessen. In der deutschen *Küche* verwendet man ihn vor allem in der Marinade für Gurkensalat.

Geerntet und ausschließlich frisch als Gewürz verzehrt werden die jungen Blätter, deren Haare noch weich sind. Allerdings besitzt der Boretsch außer seiner Eignung als Gewürz einige von der *Volksmedizin* überlieferte und durchaus ernstzunehmende, gesundheitsfördernde

Eigenschaften. Im Mittelalter wurde er als stimmungsaufhellendes Mittel geschätzt, besonders für Schwerkranke, „auff das die schwache, trawrige Menschen ires leyds vergessen mögen".

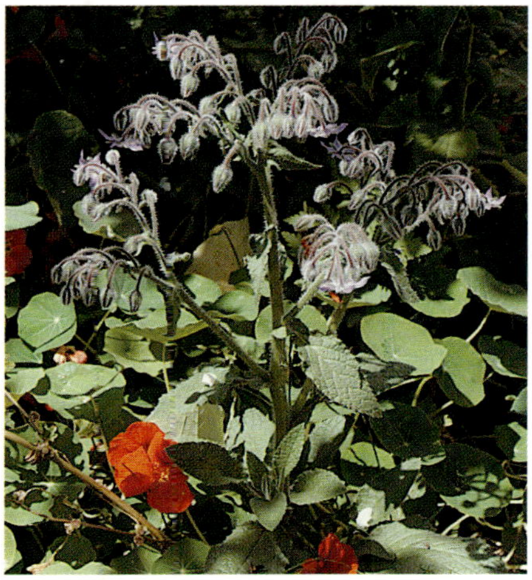

Den Boretsch müssen Sie nur einmal im Garten aussäen, die weitere Ausbreitung besorgt er dann selbst

Brennessel
(Urtica dioica)

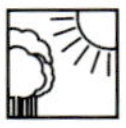

Botanische Informationen, Wachstumsbedingungen

Die Brennessel gehört zur Familie der Brennnesselgewächse *(Urticaceae)* und gilt als ökologisch besonders wertvoll, weil sie einer ganzen Reihe von Schmetterlingsraupen als ausschließliche Nahrungspflanze dient. Sie ist ein Kulturfolger des Menschen und wächst vor allem auf feuchtem, sehr nährstoffreichem *Boden* mit einem hohen Nitratgehalt. Am üppigsten gedeiht sie auf Schuttplätzen, an Gartenzäunen und in nährstoffreichen Gebüschen. Ihre natürlichen *Standorte* sind Ufersäume und feuchte, nährstoffreiche Auwälder. Sie wurde früher außer als Heil- und Gemüsepflanze auch zum Färben verwendet, und aus ihren faserreichen Stengeln stellte man „Nesseltuch" her.

Auch in einem gepflegten Garten wird sich ein Platz für einen kleinen Bestand finden lassen, z. B. auf den Obstbaumscheiben, neben dem Kompost oder unter einem Strauch.

Wenn Sie im Sommer Ihre Brennesseln zurückschneiden, können Sie für medizinische Zwecke und für Düngejauche im Spätsommer oder Herbst noch einmal Brennesseln ernten.

Rezept für einen Tee aus frischen Brennesseln

8 bis 10 etwa 10 cm lange, junge Brennesseltriebe mit 1 l Wasser kurz aufkochen und 5 Minuten ziehen lassen. Über den Tag verteilt trinken.

Dieser Tee kann als „blutreinigende" *Frühjahrskur* täglich etwa vier Wochen lang getrunken werden. Er hat eine erfreuliche *Nebenwirkung*: er bewirkt glänzende, gut frisierbare Haare.

Außer der eben beschriebenen Großen Brennessel wächst besonders in den Dörfern, an Mistplätzen, im „Hennengarten" und an nährstoffreichen, vor allem ammoniakhaltigen Ackerrändern die Kleine Brennessel *(Urtica urens)*. Sie brennt noch ein bißchen unverschämter als ihre größere Verwandte. In der *Homöopathie* findet nur die Kleine Brennessel Verwendung (Seite 152).

Inhaltsstoffe, Wirkung, Verwendung

Die Brennessel enthält in den Brennhaaren Ameisensäure und Histamin. Beide Stoffe bewirken die Hautreizung bei der Berührung. Außerdem enthält sie Acetylcholin, Mineralstoffe und verschiedene Vitamine. Besonders in der *Volksmedizin* ist sie als wassertreibendes Mittel bekannt. Außer den Blättern wird auch die Wurzel für den Tee verwendet, der auch gegen *Prostatabeschwerden* helfen soll.

Die Brennessel ist auch heute noch sehr vielfältig zu verwenden, und zwar als Arzneipflanze für die eigene Gesundheit, als gesundheitsfördernde Futterbeigabe für Haustiere (Seite 143) und zur Herstellung nährstoffreicher Jauchen und Brühen (Seite 21) für den naturnahen Garten.

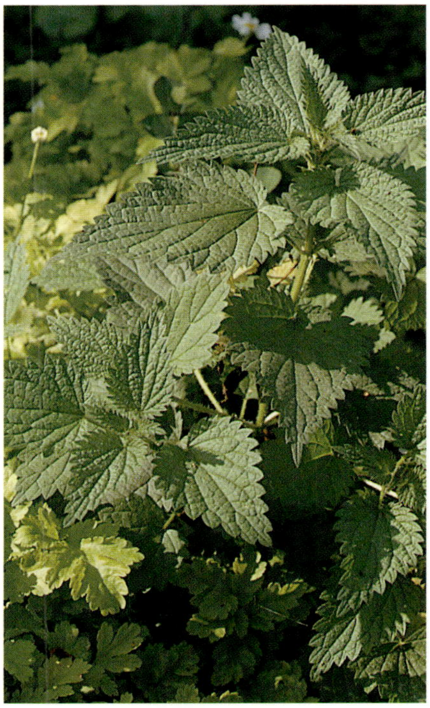

Beschimpfen Sie bitte die Brennessel nicht als Unkraut, wenn sie ungebetenerweise in den Garten kommt, sondern nutzen Sie ihre vielfältigen Heilkräfte

Brombeere
***(Rubus* sp.)**

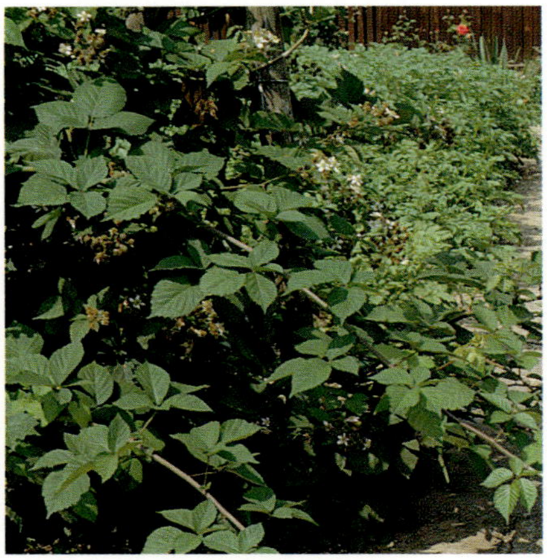

Der römische Arzt Galenos verordnete Triebspitzen von Brombeeren gegen Zahnfleischbluten, mittelalterliche Ärzte setzten Blätter, Sprosse und Wurzeln gegen Durchfall ein, heute wird vor allem der Saft aus den Früchten und der Tee aus den Blättern empfohlen

Botanische Informationen, Wuchsbedingungen, Anbau im Garten

Wie die meisten unserer einheimischen Obstarten gehört der Brombeerstrauch zur Familie der Rosengewächse *(Rosaceae)* und, ebenso wie die Himbeere, zur Gattung Rubus. In Dutzenden von Arten und noch mehr Unterarten besiedeln die Brombeeren Waldränder, Hecken und Ödland. Außerdem gibt es eine ganze Reihe von Gartensorten.

Wenn Sie die Früchte verwenden wollen, lohnt sich der Anbau im Garten. Gartensorten wachsen teilweise kräftiger als die Wildformen und sind ertragreicher. Es gibt rankende und aufrecht wachsende Sorten. Zu überlegen ist, ob stachellose Sorten gewählt werden sollen: Die Pflegemaßnahmen sind angenehmer, aber manche Sorten schmecken nicht so herzhaft wie die ursprünglicheren Formen. In der Reihe beträgt der Pflanzabstand für aufrechte Sorten etwa 50 cm bei 1,50 m bis 2,00 m Reihenabstand. Die rankenden Sorten brauchen viel Platz, nämlich etwa 2,50 m von Pflanze zu Pflanze.
Nach der Ernte werden die abgeernteten Ruten abgeschnitten. Die jungen Ruten sind die Tragruten fürs folgende Jahr. Der *Boden* braucht nicht besonders nahrhaft zu sein. Vor allem sollte man sich mit der Stickstoffdüngung zurückhalten, weil die Beeren sonst nicht so gut schmecken. Eine gute Versorgung mit Kali, Phosphor und Spurenelementen ist, wie bei allen Obstarten, sehr wichtig.

Inhaltsstoffe, Wirkung, Verwendung

Die Blätter werden medizinisch als Tee und die Früchte als Saft oder Sirup verwendet. Ob die Blätter der Gartensorten wirklich die gleichen Inhaltsstoffe besitzen, wie die Blätter der wilden Brombeerarten, ist ungewiß. Deshalb lohnt sich das Sammeln der Blätter ohne Stiele in der Natur, und zwar am besten im Frühling bis zum Beginn der Blütezeit.

Brombeerblätter enthalten zahlreiche heilsame Stoffe, aber jeden nur in geringer Menge. Zu nennen sind vor allem Gerbstoff, Flavone, organische Säuren und Spuren eines ätherischen Öls. Brombeerblätter sind besonders als *Grundlage für Teemischungen* empfehlenswert. Sie lassen sich mit allen anderen Teekräutern mischen, auch für verschiedene Arten von Haustee.

Rezept für Hausteemischungen

Ein zu gleichen Teilen gemischter Haustee aus Brombeerblättern, Kamille und Pfefferminze ist sehr magenfreundlich. Brombeerblätter mit Holunderblüten ergeben einen Haustee für Erkältungszeiten.

Brunnenkresse
(Nasturtium officinale)

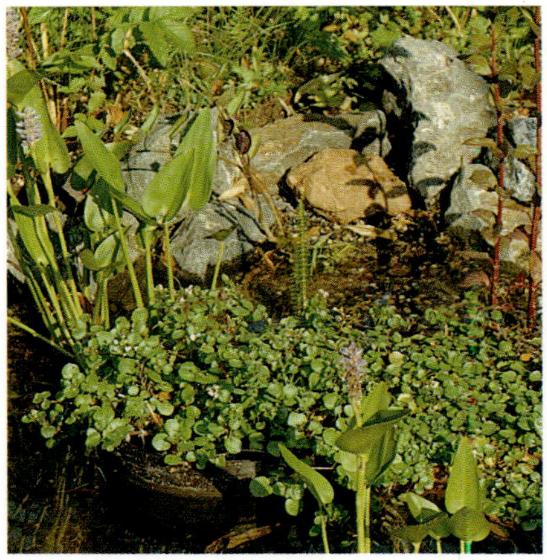

Eine erfolgversprechende Methode für die Brunnenkresse: Im Container, in torffreiem, nahrhaftem, kalkhaltigem Substrat aussäen, dann in den Gartenteich stellen

Botanische Informationen, Wuchsbedingungen, Anbau im Garten

Soll man die Brunnenkresse Heilpflanze, Gemüse oder Delikatesse nennen? Sie vereinigt diese drei „Berufe" in idealer Weise. Der Anbau im Garten ist nicht ganz einfach, denn sie ist eine wildwachsende Wasserpflanze, die zur Familie der Kreuzblütler *(Brassicaceae)* gehört, wobei das Wasser etwas kalkhaltig sein muß und möglichst ein bißchen fließen sollte. Einfach in den Gartenteich pflanzen kann man sie meistens nicht, weil dessen Wasser eben nicht kalkhaltig sein sollte. Außerdem benötigt die Brunnenkresse einen nährstoffreichen *Boden*, was im Gartenteich ausgesprochen unerwünscht ist, da Nährstoffreichtum die Algenentwicklung fördert. Am ehesten funktioniert es, wenn Sie breite, nicht zu flache Container mit guter Erde füllen, die unbedingt torffrei sein muß, und mit einem kalkhaltigen Steinmehl gemischt werden sollte. Die Erde im Container muß völlig durchnäßt werden. Die

Brunnenkresse wird dann zwischen März und Juli in die Container ausgesät. Stellen Sie diese Gefäße zunächst in eine Schüssel mit Wasser und, wenn die Brunnenkresse aufgegangen ist, eventuell in den Gartenteich, am besten an einen halbschattigen Platz. Manchmal gelingt der Anbau auch in einem sehr nassen Beet. Hier bedeckt sich der *Boden* allerdings rasch mit Algen, weshalb häufig gehackt werden muß. Brunnenkresse ist eine kurzlebige Pflanze und sollte öfter durch Stecklinge verjüngt werden.

Inhaltsstoffe, Wirkung,Verwendung

Geerntet und frisch verzehrt werden die Triebspitzen, vor allem im Winterhalbjahr. Der geschmacksprägende Inhaltsstoff ist das Senfölglycosid Gluconasturtin. Hinzu kommen Gerb- und Bitterstoffe sowie eine ganze Palette von Mineralstoffen. Deswegen und auch wegen des beachtlichen Gehalts an den Vitaminen A, C und D wird die Brunnenkresse gerne zu einer gesunden *Frühjahrskur* verwendet, wofür etwa vier Wochen lang täglich einige junge Triebspitzen verzehrt werden sollten. Sie können mit einem milden Salatdressing angemacht werden und passen zu allen anderen Salaten. Kleinkinder und Personen mit der Neigung zu Magen- und Zwölffingerdarmgeschwüren sollten keine Brunnenkresse essen.

Buchsbaum
(Buxus sempervirens)

Botanische Informationen, Kultur

Der immergrüne, langsamwüchsige Strauch gehört zur Familie der Buchsbaumgewächse *(Buxaceae)*. Die fürstlichen Gärten der Barockzeit wären ohne die niedrigen Buchshecken, mit denen die geometrischen „Parterre" -Beete eingefaßt waren, undenkbar. Diesem Vorbild folgend, ging der Buchs auch in die Bürger- und vor allem Bauerngärten ein. Auch für heutige Gärten ist das traditionsreiche Gehölz durchaus empfehlenswert, beispielsweise als Solitär am Zaun, unter anderem, weil er für wunderschöne Kränze oder rustikale Sträuße und Gestecke verwendet werden kann. Der *Boden* darf trocken und mager sein. Staunässe verträgt der Buchs nicht. Ein halber bis ein Eimer Kompost im Jahr ist als Düngung empfehlenswert. Als Heilpflanze wurde der hochgiftige Buchs in der *Volksmedizin* früher sozusagen als „ultima ratio" gegen verschiedene schwere Erkrankungen verwendet. Der Buchs ist ein typisches Beispiel dafür, daß im Laufe der Medizingeschichte manchmal Pflanzen „in Mode" sind und dann wieder aus dem Heilpflanzenrepertoire verschwinden. In unserer heutigen schnellebigen Zeit dauert eine solche Heilpflanzenmode manchmal nur wenige Jahre.

Die interessanten Inhaltsstoffe des Buchsbaums, vor allem einige Alkaloide, könnten aber eine genauere Untersuchung lohnen.

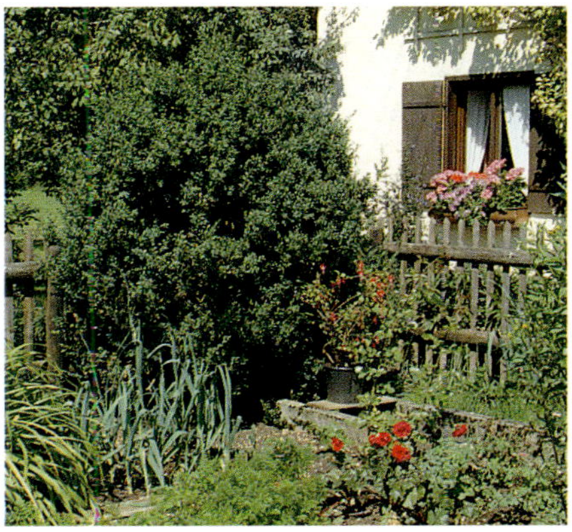

Gute alte Bauergarten-Tradition: Buchsbaum als Solitär im Gemüsegarten

Buchweizen
(Fagopyrum esculentum)

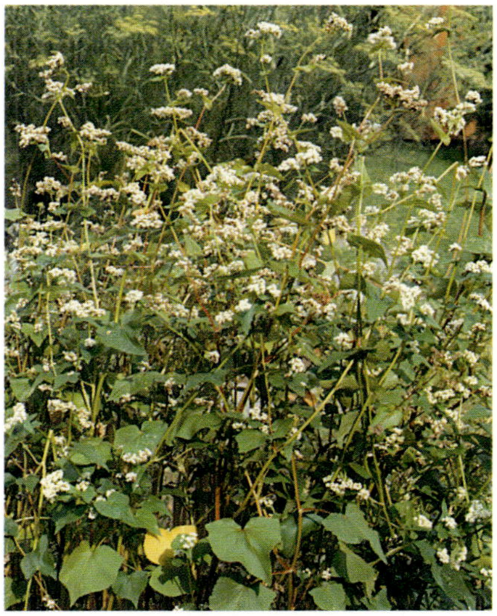

Buchweizen hat nichts mit echtem Weizen zu tun, sondern gehört zur Familie der Knöterichgewächse

Botanische Informationen, Kultur

Der Name Buch"weizen" und auch die Verwendung als Mehlfrucht täuschen: die Pflanze ist keine Getreideart, sondern ein Knöterichgewächs *(Polygonaceae)*. Früher wurde er auf sauren, leichten Böden angebaut, vor allem dort, wo für Getreide zu schlechte Wuchsbedingungen herrschten, beispielsweise in den entwässerten Mooren Norddeutschlands.

Im Garten stellt die einjährige, etwa einen halben Meter hoch werdende, hübsch rosa blühende Pflanze keine besonderen Ansprüche an den *Boden*, aber sie braucht einen sonnigen Platz. Sie können selbst testen, wie schwierig sich die Ernte der dreikantigen Früchte gestaltet, da diese zeitlich sehr ungleichmäßig ausreifen. Daraus erklärt sich, wieso das ehemalige „Arme-Leute-Essen" nicht gerade billig ist.

Inhaltsstoffe, Wirkung, Verwendung

In der Vollwertküche wird der Buchweizen zu sehr schmackhaften und gesunden Speisen verarbeitet. Als Heilpflanze ist er deshalb interessant, weil seine Blätter und Blüten das Flavonoid Rutin enthalten, das die Kapillaren abdichtet und auf diese Weise der Kapillarbrüchigkeit entgegen wirkt. Es gibt eine Reihe Venenmittel, in denen ebenfalls Rutin enthalten ist.

Christrose, Nieswurz
(Helleborus niger)

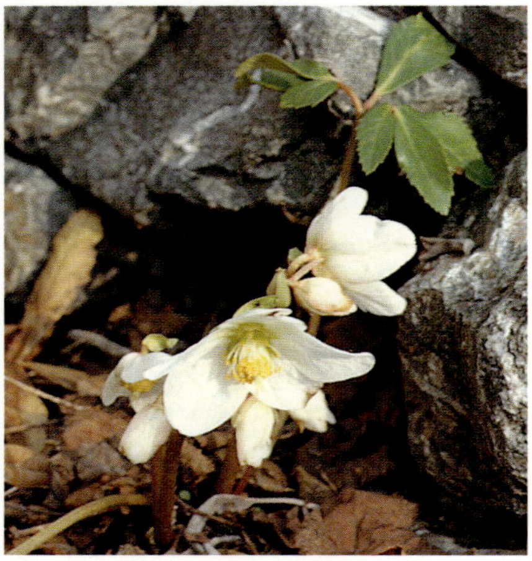

Die giftige Christrose wurde früher in der bäuerlichen Volksmedizin bei Mensch und Vieh als ultima ratio angewendet, wenn alle anderen Mittel versagt hatten

Botanische Informationen, Wachstumsbedingungen, Kultur

Die Christrose ist ein Blütenwunder, das während des ganzen Jahres mit seinen gelappten Blättern eher unansehnlich in der Gegend steht und ausgerechnet mitten im Winter blüht. Sie gehört mit einigen anderen Nieswurzarten zur Familie der Hahnenfußgewächse *(Ranunculaceae)* und ist, wie alle Vertreter dieser Familie, sehr giftig. Beheimatet ist die Christrose in den lichten Buchenwäldern der Ostalpen und Karpaten. Verwandt mit ihr sind zwei weitere seltene wildwachsende, früher ebenfalls als Heilpflanzen verwendete Nieswurzarten, nämlich die Stinkende und die Grüne Nieswurz *(Helleborus foetidus* und *H. viridis)*, von denen es ebenfalls attraktive Gartenformen gibt. Grüne Nieswurz und Christrose gehören auch zum traditionellen Pflanzenbestand der Bauerngärten und der bäuerlichen *Volksmedizin*.

Außer der charakteristischen, zu Weihnachten weiß blühenden Christrose gibt es inzwischen recht aparte rote, grüne und rotgrün changierende Formen. Manche blühen bereits im Herbst, manche bis weit ins Frühjahr hinein.

Im Garten sollte die Christrose an einem geschützten Platz im Halbschatten stehen. Auch im Steingarten gedeiht sie gut. Einen windigen Platz mag sie gar nicht und umpflanzen darf man sie auch nicht. Es handelt sich um eine kalkliebende Pflanze, und gleich beim Einpflanzen sollten Sie ein paar zerklopfte Kalksteine und reifen Kompost um die Pflanze herum in den Boden eingraben. Gedüngt wird einmal im Jahr mit etwas Kompost. Sehr erwünscht ist ein Kranz aus Laubmulch: dann fühlt sich die Christrose wie daheim im Laubwald. Wichtig ist außerdem, daß die Wurzeln der Christrose nie austrocknen dürfen.

Bis die Pflanze zum Blühen kommt, dauert es einige Jahre. Den Gefallen, genau an Weihnachten aufzublühen, tut einem die Christrose allerdings nur selten. Meistens fängt sie im Januar an, und die Blühzeit dauert bis Ende März. Wenn Sie die Christrose bis Weihnachten zum Blühen bringen wollen, sollten Sie die Pflanze in der zweiten Novemberhälfte vorsichtig mit Laub und Reisig einhüllen.

Wirkung, Verwendung

Früher wurde die giftige Nieswurz auch medizinisch verwendet, und zwar vor allem als *Brechmittel* bei Mensch und Vieh - sozusagen als allerletzter Appell an die Lebensgeister, wenn alle anderen Mittel schon versagt hatten. Bis heute ist in manchen bayerischen Schnupftabaksorten fein gepulverte Nieswurz enthalten. Genau sie ist es, die dann das große, reinigende „Hatschi!" auslöst, daher der Name Nieswurz.

Aber noch einmal: Die Pflanze ist sehr giftig, also Vorsicht! In der *anthroposophischen Heilkunde* (Seite 157) wird die Christrose dem Mond zugeordnet.

Dill
(Anethum graveolens)

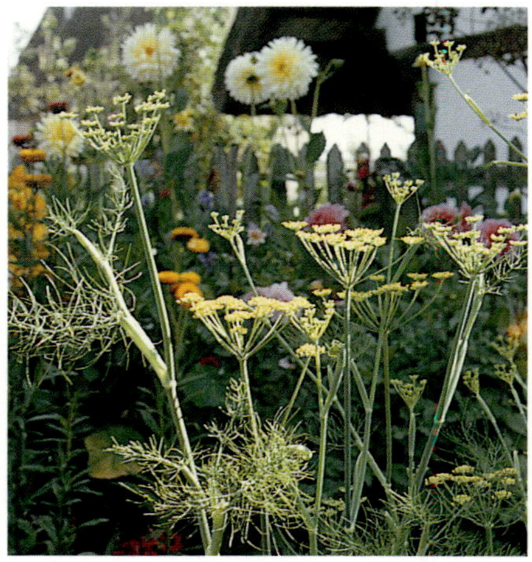

Wenn sich der Dill in einem Garten wohl fühlt, sät er sich allenthalben reichlich selbst aus

Botanische Informationen, Anbau im Garten

Dill ist eine einjährige Pflanze und gehört zur großen Familie der Doldenblütler *(Apiaceae)*, ohne deren Mitglieder unsere Speisen schal und fade wären.

Im April, und dann bis Ende Mai, streut man alle 14 Tage die Samen in Reihen mit 20 cm Abstand ins lockere, feuchte Gartenbeet, das gut mit reifem Kompost versorgt wurde. Wie bei fast allen Doldenblütlern dauert es lange, bis die Saat aufläuft. In dieser Zeit muß das Saatbeet sorgfältig gejätet werden. Zu dicht stehende Pflänzchen werden vereinzelt. Dill braucht Sonne, aber der Wurzelbereich sollte im feuchten Schatten liegen. Wenn der Dill häufig beschnitten wird, braucht er ab und zu eine leichte Kopfdüngung mit einem stickstoffhaltigen Dünger, z. B. Brennesseljauche im Verhältnis 1:20 (Seite 21).

Dill eignet sich besonders gut zur Mischkultur mit Zwiebeln, Gurken oder Salat.

Sie sehen, der Anbau von Dill im Garten ist eigentlich keine Kunst, aber in manchen Gärten mag er einfach nicht wachsen. Am besten gedeiht er, wenn er sich selbst aussäen darf, wo es ihm gefällt, dann wächst er manchmal fast „wie Unkraut".

Inhaltsstoffe, Wirkung, Verwendung

In den Blättern des Dill ist das ätherische Öl Carvon enthalten, das den charakteristischen Duft erzeugt.

Empfehlenswert ist besonders die Verwendung der frischen Blätter für Rohkostsalate, zu Fisch und mit Quark. Beim Mitkochen und auch beim Trocknen verlieren die Blätter ihren Duft. Ein etwas besseres Ergebnis bringt das Einfrieren (Seite 138). Zum Einlegen von Essiggurken werden vor allem die halbreifen Fruchtstände verwendet. Die Fruchtstände und Stengel können auch in Suppen oder Gemüsegerichten mitgekocht werden, da sie ihr Aroma behalten.

Diptam
(Dictamnus albus)

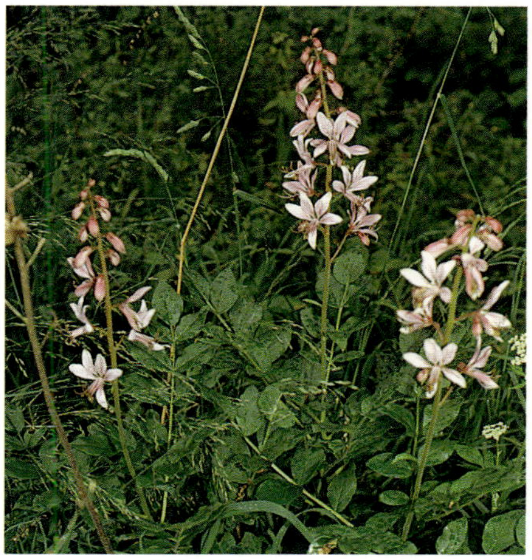

Hildegard von Bingen schreibt dem Diptam „die Kraft des Feuers" zu und im Garten gehört er zu den exquisiten Raritäten

Botanische Informationen, Wachstumsbedingungen

Der Diptam kommt wildwachsend in warmen, sonnigen, lichten Laubwäldern und Gebüschen der mitteleuropäischen Kalkgebiete vor. Er gehört zur kleinen Familie der Rautengewächse *(Rutaceae)* und ist demnach mit der Weinraute (Seite 120) sowie mit den Zitronen- und Orangenbäumen verwandt.

Wildwachsender Diptam steht unter *Naturschutz* und darf nicht gesammelt werden. Die Ansiedelung der rosenrot blühenden, duftenden, ausdrucksvollen und ausdauernden Staude im Garten ist sehr zu empfehlen. Wenn Sie Ihren Garten im Sinne naturnaher Lebensräume gestalten wollen, paßt er in die Lebensgemeinschaft Gehölzrand. Der *Boden* muß locker und gut mit Kalk versorgt sein. Früher gehörte Diptam zu den typischen Bauerngartenpflanzen, und zwar mindestens seit dem frühen Mittelalter, denn er ist bereits im „Capitulare de Villis" Karls des Großen vermerkt.

Inhaltsstoffe, Wirkung

In der *Schulmedizin* wird der Diptam nicht mehr verwendet, jedoch hat er in der *Volksmedizin* eine lange Tradition. Er enthält apart duftende, ätherische Öle, Cumarin und Alkaloide. Zubereitungen aus der Wurzel wurden zur Behandlung von *Magenkrankheiten*, als schleimlösendes Mittel, bei *Krämpfen* und gegen *Nierenerkrankungen* eingesetzt. Die eigentümlich und sehr intensiv duftenden ätherischen Öle aus Blättern und Blüten wurden in Form von Extrakten und Tinkturen zum Einreiben bei *rheumatischen Erkrankungen* verwendet.

Nach *Hildegard von Bingen* hat der Diptam die Kräfte des Feuers und des Steins in sich. Bemerkenswerterweise behandelte sie mit Diptampulver den „Stein, der von fetter Natur im Menschen wächst", also offenbar *Gallensteine*.

Anzumerken wäre, daß der Diptam sehr ausdrucksvolle Fruchtstände besitzt, die sich sehr gut für Trockensträuße und Trockengestecke eignen.

Dost
(Origanum vulgare)

Botanische Informationen, Wachstumsbedingungen, Anbau im Garten

Dost oder Wilder Majoran wird auch häufig Oregano genannt. Er gehört zur Familie der Lippenblütler *(Lamiaceae)*. Wildwachsend kommt er im größten Teil Eurasiens, hauptsächlich in Kalkgebieten, am Rand sonniger Gebüsche und in Magerrasengesellschaften vor.

Er ist eine ausdauernde Pflanze, die Sie im April aussäen können. In der Gärtnerei erhalten Sie aber auch vorgezogene Jungpflanzen. Wenn Ihr *Boden* sauer oder schwer ist, sollten Sie zerklopfte Kalkscherben ins Pflanzloch geben. Dost braucht einen warmen Platz auf der Kräuterspirale oder im Steingarten und eignet sich auch als Beetrandbepflanzung. Er braucht normalerweise keine Düngung. Auf sehr schlechten Böden und wenn er sehr oft geschnitten wird, sollte er einmal jährlich etwas kalkhaltigen Kompost bekommen.

Geerntet und als Gewürz verwendet werden die jungen Blätter und Triebspitzen. Dost eignet sich auch gut zum Trocknen.

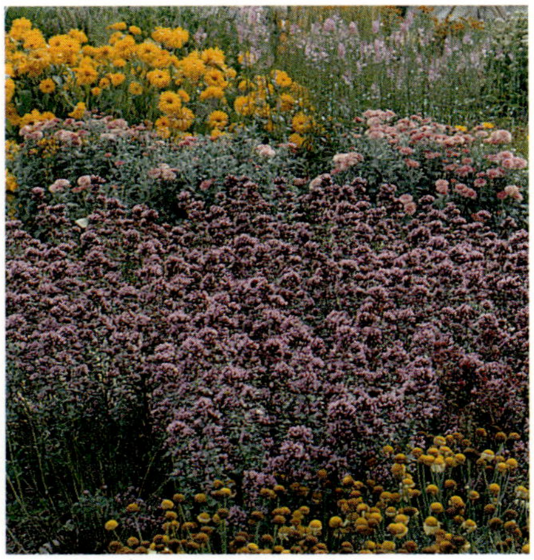

Ein Thema moderner Gartengestaltung: Verwendung von Heil- und Gewürzpflanzen in der Blumenrabatte, hier der Oregano in einer gegenüber der Wildform etwas intensiver gefärbten Sorte

Inhaltsstoffe, Wirkung, Verwendung

Dost enthält einige ätherische Öle sowie etwas Bitter- und Gerbstoffe.

Oregano ist aus der italienischen *Küche* nicht wegzudenken. Spaghettigerichte, die typisch italienischen Hackfleischsoßen, Tomatensoße, Pizza und Zucchinigemüse sind ohne Oregano fast undenkbar. Wer sich nichts aus italienischer Küche macht, könnte das kräftig duftende Kraut beispielsweise in einer Grillfleischmarinade versuchen. Als Küchengewürz werden die Blätter und Triebspitzen vor der Blütezeit verwendet.

Medizinisch nutzt man hingegen die getrockneten blühenden Triebe, allerdings nicht eben häufig. Ein Oreganotee – 2 Teelöffel zerkleinertes Kraut mit 1/4 l kochendem Wasser überbrühen, 10 Minuten ziehen lassen – kann vor allem gegen Blähungen, aber auch bei *Bronchitis* und *Asthma* eingesetzt werden. Eine Inhalation bei Stirnhöhlenentzündung wäre wegen seiner adstringierenden, antiseptischen Eigenschaften einen Versuch wert.

Eine *Mahnung* zur Vorsicht: Schwangere sollten Oregano nicht in größerer Menge verzehren.

Eberesche
(Sorbus aucuparia)

Botanische Informationen, Wachstumsbedingungen, Kultur

Die Eberesche, oder auch Vogelbeerbaum, ist nicht mit der Esche verwandt, sondern gehört zur Familie der Rosengewächse *(Rosaceae)*. Wildwachsend ist sie ein Pioniergehölz, das in Steinbrüchen, auf Waldschlägen und an Straßenrändern oft zusammen mit der Birke zu den ersten Gehölzen gehört, die an solchen hoffnungslos exponierten Stellen Wurzeln schlagen können.

Im Garten eignet sie sich auch unter miserablen Bedingungen als Solitär oder als Bäumchen im lichten Heckenbereich.

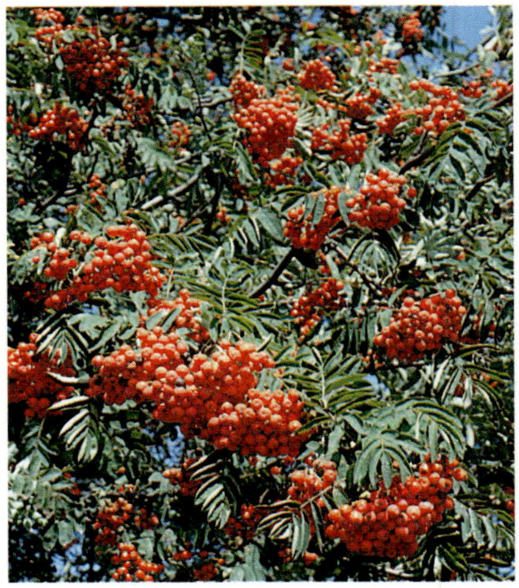

Für Liebhaber von Wildfrüchten und für die Diabetikerküche sind die Früchte der Eberesche sehr zu empfehlen

Inhaltsstoffe, Wirkung, Verwendung

Die rohen Früchte gelten nicht ganz zu Unrecht als giftig, denn der Genuß kann Erbrechen und Durchfall hervorrufen. Schuld daran ist die Parasorbinsäure, die auch als Konservierungsstoff verwendet wird. Weitere Inhaltsstoffe sind Fettsäurelactone, Apfelsäure, Vitamin C und das Kohlehydrat Sorbose, das auch als Zuckeraustauschstoff verwendet wird, weil sich Sorbose im Körper nicht zu Traubenzucker abbaut. Das macht die Vogelbeere vor allem in der Diätküche für Diabetiker interessant. Vogelbeeren sollten vor der Verwendung Frost bekommen haben, weil sich dadurch die Parasorbinsäure abbaut. Manche Zuchtsorten, vor allem 'Moravica' und 'Edulis', enthalten keine Parasorbinsäure und brauchen deshalb keinen Frost.

Wenn Sie wilde Vogelbeeren verwenden wollen, die noch keinen Frost bekommen haben, können Sie diese zweimal mit kochendem Wasser überbrühen und über Nacht stehen lassen. In Rotwein oder Saft gekocht und mit Äpfeln oder Birnen gemischt, ergeben Vogelbeeren ein sehr apartes Kompott, das noch mit Zimt und Nelken gewürzt werden kann.

Verwandt mit der Eberesche ist der seltene Speierling *(Sorbus domestica)*, dessen gerbstoffhaltige Früchte früher vor allem bei der bäuerlichen Mostbereitung verwendet wurden, um dieses volkstümliche Getränk klar und haltbar zu machen. Wenn Sie Sinn für Tradition haben und das Besondere lieben, rate ich Ihnen zum Speierling: Sie leisten auch einen Beitrag zum Artenschutz.

Eberraute
(Artemisia abrotanum)

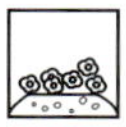

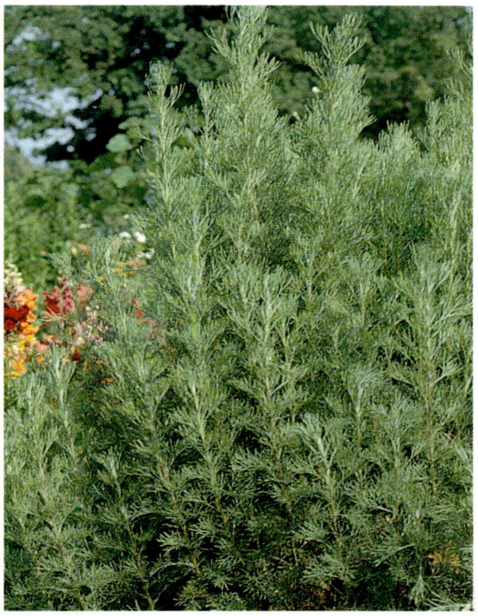

Wenn Sie das Besondere im Garten und im Kochtopf lieben, brauchen sie unbedingt die Eberraute

Botanische Informationen, Anbau im Garten

Die Eberraute ist ein Mitglied der bitterwürzigen Gattung *Artemisia*, Familie Korbblütler *(Asteraceae)*. Über die Klostergärten des Mittelalters kam sie als Zier-, Gewürz- und Heilpflanze in die Bauerngärten.

Im Garten braucht die ausdauernde Pflanze eine geschützte Stelle und Winterschutz mit Reisig. Der *Boden* sollte kalkhaltig, locker und eher trocken sein. Die sehr ausdrucksvolle Pflanze eignet sich gut für Blumenrabatten und als eleganter Grünschmuck beim Sträußebinden.

Inhaltsstoffe, Verwendung

Außer den für die Gattung Artemisia üblichen Bitterstoffen enthält die Eberraute ätherische Öle, von denen eines nach Zitrone duftet.

Verwendet werden die jungen Blätter und Triebspitzen, die man auch trocknen kann. Die Eberraute ist kein Gewürz für alle Tage und alle Speisen, aber sie setzt köstliche Akzente, wenn das Gericht „kräftig" schmecken soll. Sie eignet sich sehr gut für Salzkräutermischungen (Seite 139) und besonders gut für einen Kräuteressig (Seite 138).

Efeu
(Hedera helix)

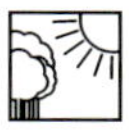

Botanische Informationen, Kultur

Efeu ist eine immergrüne, ausdauernde Kletterpflanze, gehört zur Familie der Efeugewächse *(Araliaceae)* und ist demnach mit der Zimmeraralie *(Fatsia japonica)* verwandt, einer immergrünen Topfpflanze. Aus gartenarchitektonischen und ökologischen Gründen wäre es zu überlegen, ob man das Haus - nicht an der Südseite! - vielleicht mit Efeu bewachsen ließe. Das empfiehlt sich allerdings nur, wenn der Putz garantiert frei von Sprüngen ist und bleibt und wenn die Triebe wirklich nicht unter die Dachziegel wachsen können (ich spreche

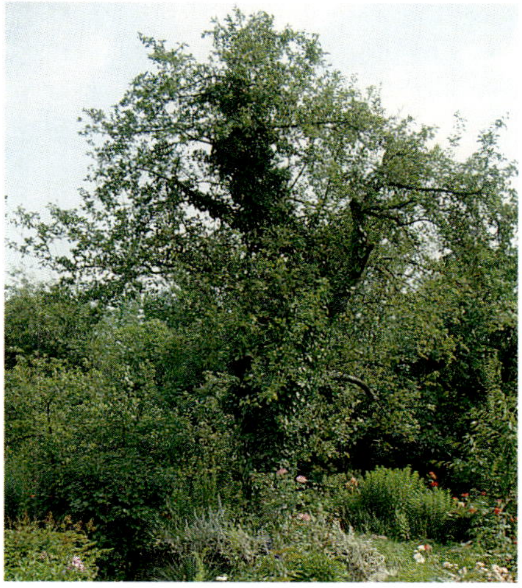

Ein höchst romantisches und ökologisch wertvolles Gestaltungselement im Garten: ein alter von Efeu bewachsener Baum

aus eigener, höchst unangenehmer Erfahrung)! Falls Sie einen absterbenden Baum haben, wäre zu erwägen, ihn dem Efeu als Klettermöglichkeit anzubieten. Er braucht keine Kletterhilfe, sondern hält sich mit Wurzeln, die zu Haftorganen umgebildet sind, unglaublich intensiv an seiner Unterlage fest. Wenn man Efeu pflanzt, betätigt er sich zunächst als Bodenkriecher. Bis er sich entschließt, in die Höhe zu gehen, dauert es einige Jahre.

Efeu besitzt die seltsame Eigenschaft des sogenannten Dimorphismus: In seinen Jugendjahren bildet er drei- bis fünflappige Blätter aus und wenn er zu blühen beginnt, zugespitzt eiförmige Blätter. Seine in Dolden stehenden, unauffällig gelbgrünen Blüten bieten im September und Oktober den Insekten große Mengen Nektar an.

Inhaltsstoffe, Wirkung, Verwendung

Medizinisch wird der Efeu vor allem in der *Homöopathie* (Seite 152) verwendet, und zwar bei Überfunktion der *Schild-*

drüse, bei *Katarrhen* der Nebenhöhlen sowie bei *Keuchhusten*, *Asthma* und *Emphysem*.

Die wichtigsten Inhaltsstoffe sind Saponine, die antibiotische Eigenschaften gegenüber Pilzen und Bakterien besitzen, dazu Glycoside, organische Säuren und verschiedene Mineralstoffe. Die *Schulmedizin* benützt den Efeu derzeit für einige Präparate gegen *Bronchitis*, *Keuchhusten* und *Asthma* der Kinder. Seine interessanten Inhaltsstoffe legen allerdings eine genauere Untersuchung nahe.

Echter Ehrenpreis
(Veronica officinalis)

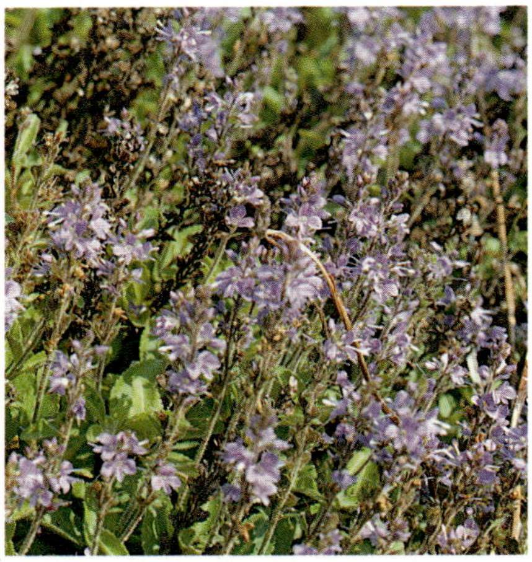

So sieht der medizinisch genutzte Echte Ehrenpreis aus. Auf magerem, lehmigem, offenem Boden kann er im Garten angesiedelt werden

Wahrscheinlich wächst in Ihrem Garten im Beet oder im Rasen ein himmelblauer Ehrenpreis als Wild(un)kraut. Das ist aber nicht der Echte, also medizinische. Dieser kommt wildwachsend an Waldrändern, in Steinbrüchen oder auf mageren Halden vor. Er hat einen kriechenden Wuchs und behaarte Blätter. Die hellvioletten, dunkelgeaderten Blütchen wachsen in aufrechten Trauben. Ich selbst habe aus einem Steinbruch einen kleinen Ableger entnommen und das bescheidene Pflänzchen an die Kräuterspirale gesetzt. Zu ergänzen wäre, daß der Ehrenpreis zur Familie der Rachenblütler *(Scrophulariaceae)* gehört und daß es über 30 wildwachsende Ehrenpreisarten sowie eine ganze Reihe Gartenstauden aus dieser Gattung gibt.

Wirkung, Verwendung

Im Mittelalter hielt man sehr viel vom Ehrenpreis und setzte ihn gegen so viele Erkrankungen ein, daß er den Namen „Allerweltsheil" erhielt. Pfarrer *Sebastian Kneipp* schätzte den Ehrenpreis sehr als Schutzmittel gegen *Gicht* und *Schwindsucht*. Der Name „Grindkraut" weist auf die Anwendung bei Hautkrankheiten hin. Auch heute noch ist der Ehrenpreis in Teemischungen, z. B. mit dem Wilden Stiefmütterchen, gegen Hautkrankheiten empfehlenswert. In den letzten Jahren erwarb er sich in der *Volksmedizin* den Ruf, den Cholesterinspiegel zu senken, was aber bis jetzt nicht wissenschaftlich bewiesen werden konnte.

Wer weiß, vielleicht findet die Wissenschaft noch interessante Wirkstoffe in ihm. Womöglich macht er noch einmal Karriere.

Eibe
(Taxus baccata)

Botanische Informationen, Kultur

Dieser dunkle, würdevolle Nadelbaum aus der Familie der Eibengewächse *(Taxaceae)* ist so giftig, daß die Kelten seine Säfte als Pfeilgift verwendet haben sollen. Nur das leuchtend rote Fruchtfleisch der Scheinbeeren enthält kein Gift, um die Vögel, die den Samen verbreiten sollen, nicht zu vergiften. Aber die für Vögel unverdaulichen Samenkernchen in der Beere sind sehr giftig. Die Eibe ist zweihäusig, das heißt, es gibt männliche Bäume, deren unauffällige Blütchen nur Blütenstaub erzeugen, und weibliche Bäume, deren Früchte die eben beschriebenen roten Scheinbeeren sind.

Die Eibe hat als Gartengehölz eine lange Tradition. Ihre Zählebigkeit und ihre enorme Regenerationsfähigkeit machen es möglich, sie „in Form" zu schneiden, so daß sie selbst zu den lächerlichsten „Kunstwerken" geschnitten werden kann. Dies ist eine Gepflogenheit, die seltsamerweise vor allem in England immer noch zu finden ist, obwohl doch gerade die englische Gartenkunst im Zeichen der Natürlichkeit steht.

Die Eibe ist anspruchslos, gedeiht praktisch auf jedem *Boden* und ist auch mit einem schattigen Platz zufrieden.

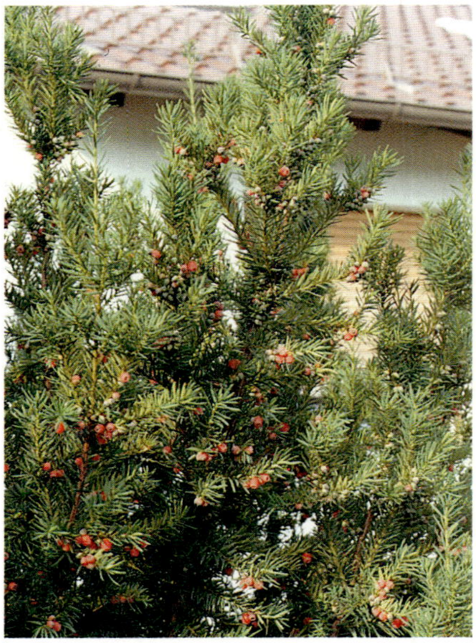

Für jeden Garten ist die traditionsreiche, aber giftige Eibe nicht geeignet. Dies ist ein weiblicher Baum mit den charakteristischen beerenartigen Früchten

Inhaltsstoffe, Wirkung, Verwendung

Ein wichtiger Inhaltsstoff ist das Alkaloid Taxin, ein starkes *Herzgift*. Neueste Untersuchungen an der amerikanischen John Hopkins Universität haben gezeigt, daß eine aus Eibenrinde gewonnene Substanz, das Taxol, in der Lage ist, Tumore zurückzubilden, die sich gegenüber herkömmlichen Therapien als resistent erwiesen. Allerdings: Um 1 kg Taxol zu gewinnen braucht man 9000 kg Rinde, das heißt, für die Behandlung eines Patienten wäre die Rinde von 6 bis 8 Bäumen erforderlich. Das ist bei einem so seltenen und langsamwüchsigen Baum, wie es die Eibe ist, derzeit ein fast unlösbares Problem.

Eibisch
(*Althaea officinalis*)

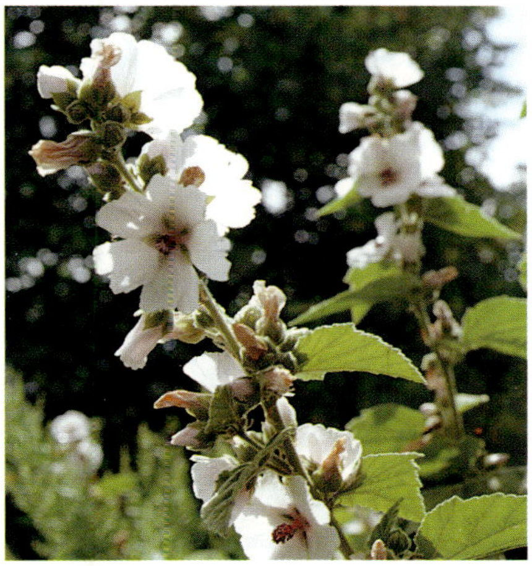

Wenn Sie den herrlichen Eibisch im Garten pflanzen, knüpfen Sie an die über tausendjährige Tradition der Kloster- und Bauerngärten an

Botanische Informationen, Anbau im Garten

Der Eibisch gehört zur Familie der Malvengewächse *(Malvaceae)*. Wildwachsend ist er, allerdings sehr selten, auf kalkhaltigen, nährstoffreichen Böden in Küstennähe zu finden. Seit Jahrhunderten gehört er zum Repertoire der Kloster- und Bauerngärten.

Für den Garten ist er allein schon wegen seiner Schönheit empfehlenswert. Er braucht einen sonnigen Platz und möchte nicht von anderen Pflanzen bedrängt werden. Auch auf verfestigtem und wechselfeuchtem *Boden*, der allerdings nicht sauer sein sollte, gedeiht er. Im Pflanzloch, mit der ausgehobenen Erde vermischt, schätzt er ein Gemisch aus Hornspänen mit einem kalkhaltigen Steinmehl, am besten ein Lavamehl, das recht verschiedenartige Mineralstoffe und Spurenelemente enthält. Einige Male im Laufe des Sommers verwöhne ich ihn mit der Kochbrühe von Salzkartoffeln, die ich in der Gießkanne mit Wasser auffülle.

Inhaltsstoffe, Wirkung, Verwendung

Medizinisch verwendet werden vor allem die sehr schleimhaltigen Wurzeln. Die Ernte und das Trocknen muß mit größter Sorgfalt erfolgen, so daß man es am besten Fachleuten überlassen und die Droge für den Tee in der Apotheke kaufen sollte. Wie bei anderen Schleimdrogen auch, steht die Anwendung als *Hustenmittel* und bei *Magen-Darmbeschwerden* im Vordergrund.

Eisenhut
(*Aconitum napellus*)

Botanische Informationen, Wachstumsbedingungen, Kultur, Inhaltsstoffe

Eisenhut, Familie Hahnenfußgewächse *(Ranunculaceae)*, ist so giftig, daß er von

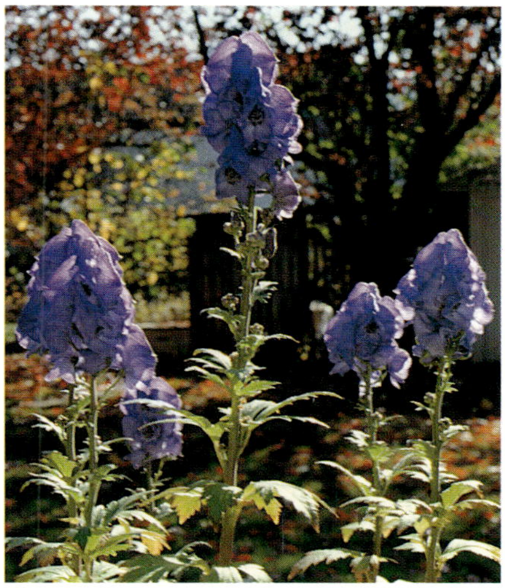

Schön aber gefährlich: der Eisenhut. Nur in homöopathischer Dosierung wird er als Arznei verwendet

Kaiser Trajan in den Gärten Roms verboten wurde, um der offenbar seinerzeit grassierenden Giftmischerei entgegenzuwirken. Aus dem Mittelalter wird mehrfach von Menschenversuchen mit Eisenhut an Verbrechern berichtet, um ein Gegengift zu finden, mit dem Ergebnis, er „sey ein gewaltig, tödtlich Gift, das sich fast mit keiner Arzney vertreiben läßt" (P. A. Matthiolus, 1554). Also Vorsicht, wenn Sie ihn als Zierpflanze im Garten haben: 3 mg des in ihm enthaltenen Alkaloids Aconitin können ein Pferd töten.

Wildwachsend gibt es bei uns fünf Arten, die alle unter *Naturschutz* stehen. Im Garten wird vor allem der Blaue Eisenhut in einigen Sorten verwendet. Bekannt ist beispielsweise der in den Landesfarben Weiß-Blau blühende Bayern-Eisenhut. Die Wildform wächst vor allem in Hochgebirgen auf sickerfeuchten, nährstoffreichen Böden. Ähnliche Bedingungen braucht er auch im Garten: humus- und stickstoffreichen *Boden*, Feuchtigkeit an den Wurzeln und einen sonnigen Platz.

Wirkung, Verwendung

Trotz seiner *Giftigkeit* wird Eisenhut in der *Homöopathie* wegen seiner Wirkung auf das gesamte Nervensystem in schmerzlindernden Präparaten, bei *Neuralgien, Ischias* und *Gicht* verwendet, sowie gegen Fieber bei Erkältungskrankheiten. Die *Schulmedizin* verwendet ihn jedoch nicht mehr.

Eisenkraut
(Verbena officinalis)

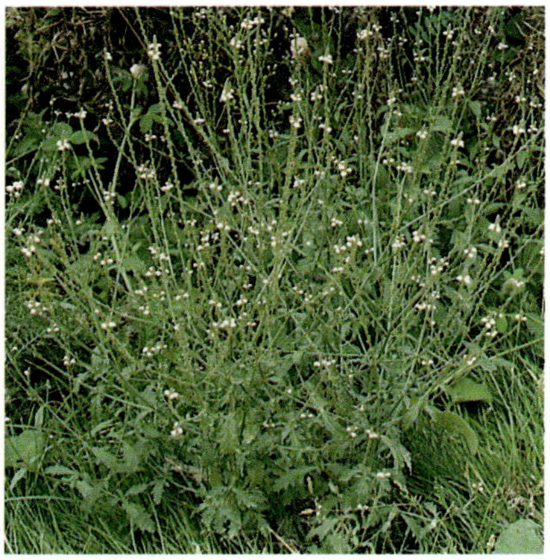

Charakteristisch für die dörfliche Ruderalflora ist das Eisenkraut. In der Volksmedizin galt es als Wundermittel und Zauberpflanze. Die Schulmedizin erklärt lapidar: Wirksamkeit nicht nachgewiesen

Botanische Informationen, Wachstumsbedingungen

Seit der Jüngeren Steinzeit begleitet das Eisenkraut, Familie Eisenkrautgewächse *(Verbenaceae)*, den Menschen als Kulturfolger. Vor allem, wenn Sie auf dem Land wohnen, könnte sich die grazile, blaßviolett blühende Pflanze am Zaun oder an der Hecke als Wildkraut einstellen. Freuen Sie sich darüber!

Wirkung, Verwendung

Eisenkraut ist heute medizinisch nur noch selten in Gebrauch. In der Bach-Blütentherapie (Seite 161) wird es für Menschen empfohlen, die aus Übereifer Raubbau an ihren Kräften treiben. *Sebastian Kneipp* war eigentlich der letzte, der das Eisenkraut in traditioneller Weise als Tee verordnet hat und viel von ihm hielt. Er empfiehlt einen Absud des blühenden Krautes und vor allem der Wurzel für Umschläge zum Heilen von Wunden, außerdem innerlich gegen *Leber-*, *Nieren-* und *Milzleiden* sowie gegen „harten Atem" und *Keuchhusten*.

Eine lange Tradition hat Eisenkraut als Wundermittel gegen Schwerthiebe und als Zauberpflanze, mit deren Hilfe Reichtum, Glück und Liebe zu erlangen waren. Von der Antike bis ins Mittelalter galt es als Universalheilmittel.

Wenn Sie Eisenkraut als Tee verwenden möchten, wird das ganze blühende Kraut im Laufe des Juli oder August gesammelt und gebündelt zum Trocknen aufgehängt. Schwangere dürfen Eisenkraut nicht verwenden, da es die Gebärmutterkontraktionen anregt.

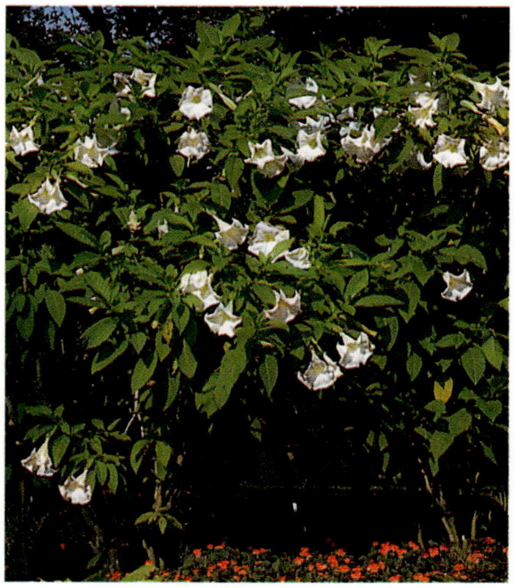

Sehr dekorativ, aber giftig: die Engelstrompete

Engelstrompete
(Datura suaveolens)

Botanische Informationen, Kultur

Der fromme Name täuscht: die prachtvolle Kübelpflanze aus der Familie der Nachtschattengewächse *(Solanaceae)* ist teuflisch giftig. Dennoch hat die imposante Pflanze mit den weißlichen, trichterförmigen Kronröhren in den letzten Jahren Karriere gemacht, denn vor allem auf dem Land steht sie inzwischen im großen Kübel vor vielen Haustüren. Auch die nahe verwandte Datura sanguinea mit lang herabhängenden, roten Blüten sieht man inzwischen öfter. Sie beginnt erst im Herbst zu blühen und eignet sich auch gut für den Wintergarten. Die beiden *Datura*-Arten brauchen sehr nahrhafte Blumenerde, viel Wasser, in der Vegetationszeit zweimal wöchentlich eine Düngung, im Sommer einen sonnigen Platz im Freien und im Winter ein frostfreies, helles Quartier. Spinnmilben und Schnecken scheren sich nicht um die *Giftigkeit* der Pflanze, sondern verzehren sie ungestraft.

In der Spontanvegetation Ihres Gartens kann eine wildwachsende Datura durchaus auch einmal auf nitratreichem *Boden* wie ein Zigeuner auftauchen und bald wieder verschwinden. Es ist der Stechapfel *(Datura stramonium)*, der rasch bis fast 1 m Höhe wächst und eine bis zu 1 m tief reichende Pfahlwurzel besitzt. Seine weißen, dunkel geaderten Blüten werden von Nachtfaltern besucht und die eiförmigen grünen Früchte sind stachelig.

Inhaltsstoffe, Wirkung, Verwendung

Trotz seiner sehr giftigen Inhaltsstoffe, nämlich eine Reihe von Alkaloiden, die denen der Tollkirsche ähneln, wird der

Stechapfel seit langer Zeit in allen Ländern, in denen er vorkommt, medizinisch verwendet. Tinkturen und Extrakte aus Blättern und Samen sind Bestandteile von Mitteln gegen *Asthma* und *Krampfhusten*. Die *Homöopathie* verwendet ihn außerdem gegen nervöse Reizzustände.

Vor allem sei aber der Stechapfel als „Hexenpflanze" erwähnt. Aus ihm und aus anderen Nachtschattengewächsen sowie aus recht alltäglichen Gartenpflanzen, wie beispielsweise dem Sellerie, wurden jahrhundertelang halluzinogene Salben hergestellt, die intensiv ein Gefühl des Fliegens und Fantasien von Ausschweifungen aller Art vermittelten.

Am Beispiel der Zierpflanzen der Gattung Datura und des wildwachsenden Stechapfels sei hiermit die interessante Familie der Nachtschattengewächse gewürdigt. Sie schenkt uns eines unserer wichtigsten Grundnahrungsmittel, nämlich die Kartoffel, dazu vitaminreiche Gemüse, wie beispielsweise die Tomate, unverzichtbare Gewürze, wie etwa Paprika und vielbenutzte Medikamente, z. B. das Atropin der Tollkirsche, das die Pupillen erweitert, um dem Arzt Einblick ins Auge zu gewähren. Als Gegensatz dazu steht die dunkle, die Nachtschattenseite dieser giftigen Pflanzenfamilie, die Wahn, Tobsucht und Tod bringen kann.

Vor Selbstversuchen mit den gefährlichen Nachtschattengewächsen wird gewarnt.

Engelwurz
(Angelica archangelica)

Botanische Informationen, Kultur

Die Engelwurz aus der Familie der Doldenblütler *(Apiaceae)* ist eine Riesenpflanze, die im Garten viel Platz braucht.

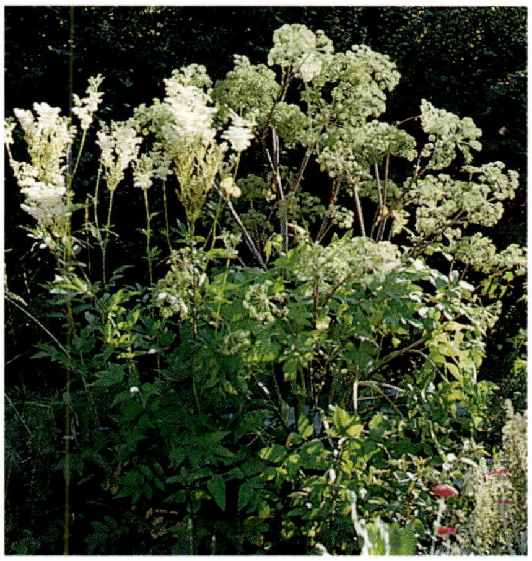

Im Uferbereich des Gartenteichs fühlt sich die Engelwurz, freundnachbarlich mit dem Mädesüß (links), offensichtlich wohl

Sie ist nicht sehr langlebig, sondern stirbt nach zwei bis vier Jahren ab. Bis dahin können Sie aus den Samen neue Pflänzchen anziehen und weiterkultivieren. Die Samen werden im September im Beet ausgesät und gehen im folgenden Frühling auf. Die Engelwurz benötigt einen lockeren, feuchten, nahrhaften *Boden*. Demnach soll die Erde in und um das Pflanzloch mit Kompost und etwas Hornspänen versorgt werden. Der natürliche Platz für die Engelwurz ist der Rand des Gartenteichs, allerdings sollte keine ständige Staunässe vorliegen.

Inhaltsstoffe, Wirkung, Verwendung

Die Engelwurz ist ein typisches Amarum aromaticum, das heißt, sie wirkt durch ihre Bitterstoffe und ihre ätherischen Öle.

Medizinisch verwendet wird vor allem die Wurzel, die im Frühjahr oder Spätherbst ausgegraben, gereinigt, der Länge nach gespalten und zum Trocknen aufgehängt wird. Sie ist während des Trocknungsvorgangs und auch nachher durch Insektenbefall sehr gefährdet. Bei ihr wäre das Trocknen im Dörrapparat oder in der offenen Bratröhre bei 45 °C empfehlenswert. Engelwurz muß unbedingt in hermetisch verschlossenen Gläsern aufbewahrt werden. Engelwurztee hat zwei Hauptanwendungsbereiche. Erstens wird er bei funktionalen Störungen im *Magen-Darm-Trakt* eingesetzt, wobei seine desinfizierende Wirkung hervorzuheben ist, aber auch zur Anregung der *Gallensekretion*. Der zweite Anwendungsbereich sind Erkrankungen der Atmungsorgane, besonders *Bronchitis*.

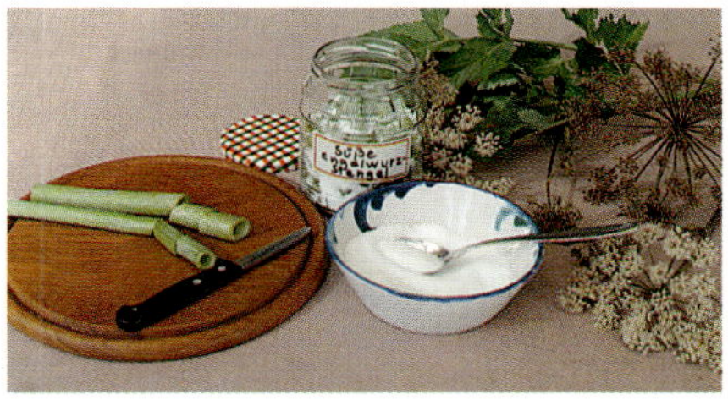

Rezept für kandierte Engelwurzstengel

Die hohlen Blüten- oder Blattstengel werden in etwa 3 cm lange Stücke geschnitten und in einem Glas mit Zucker etwa halb und halb gemischt. Das Glas wird fest verschraubt. Es entsteht ein süßer und stark aromatischer Sirup, mit dem vor allem *Hustentee* gesüßt werden kann, wobei jeweils auch ein Stück Stengel in die Tasse gegeben wird. In dieser Form macht die Pflanze ihrem zweiten Namen „Brustwurz" alle Ehre.

Eine *Warnung*: Wenn Sie Engelwurzblätter berühren und diese Hautstelle nachher der Sonne aussetzen, kann es sein, daß Sie einen Ausschlag bekommen, denn die Engelwurz gehört zu den „fotosensibilisierenden" Pflanzen.

Erdbeere
(Fragaria vesca)

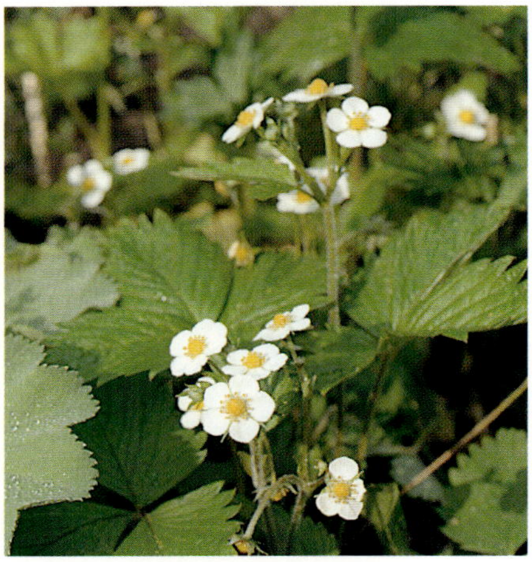

Walderdbeere als Wegrandbepflanzung lädt zum Naschen ein und liefert gerbstoffreiche Blätter für Teemischungen

Botanische Informationen, Kultur

Als Heilpflanze ist nur die wildwachsende Walderdbeere, Familie Rosengewächse *(Rosaceae)*, geeignet, die Sie aber durchaus in Ihrem Garten ansiedeln können. Sie ist „der" ideale Bodendecker für halbschattige Plätze und Wegränder, die dadurch geradezu zum „Naschpfad" werden. Einige bewurzelte Ausläuferchen, von einem Waldspaziergang mitgebracht, genügen für den Anfang.

Inhaltsstoffe, Wirkung, Verwendung

Walderdbeeren gehören zu den Vitamin-C-reichsten Früchten (60 mg pro 100 g). Bei raschem Einfrieren nach der Ernte bleibt das Vitamin C zum größten Teil erhalten. Auch der Mineralstoffgehalt der Erdbeerfrüchte, nämlich Kalium, Magnesium, Calcium, Eisen, Zink, Mangan, Kupfer, Kobalt und Phosphor, ist beachtlich.

Medizinisch genutzt werden die Blätter. Sie werden im Frühsommer etwa zur Blütezeit gesammelt und getrocknet. Bei ihnen steht der Gerbstoffgehalt im Vordergrund. Der Tee eignet sich deshalb zum Gurgeln bei Halsentzündungen und getrunken zur Behandlung von *Magen-* und *Darmstörungen*, vor allem von *Durchfällen*. Sollen die Erdbeerblätter als Haustee verwendet werden, empfiehlt sich das Sammeln junger Blätter im Frühling, denn sie enthalten dann weniger Gerbstoff. Häufig werden die Erdbeerblätter mit Brombeer- und Himbeerblättern gemischt und können dann als sogenannter „Grundtee" mit anderen Kräutern gemischt und als Haustee oder Arzneitee eingesetzt werden.

Weil frische Erdbeerfrüchte bei manchen Menschen einen allergischen Nesselausschlag erzeugen, verwendet die *Homöopathie* (Seite 152) getreu dem Grundsatz „Ähnliches möge mit Ähnlichem geheilt werden" ein Präparat aus Erdbeerfrüchten eben gegen Nesselausschlag. Personen, die gegen Erdbeerfrüchte allergisch sind, reagieren häufig ebenso auf die Blätter.

Eruka,
Weißer Senf (Eruca vesicaria)

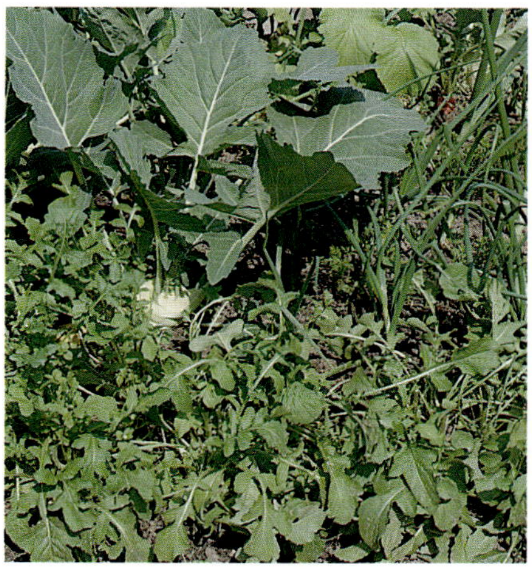

Bei uns wenig bekannt, doch als Salat sehr zu empfehlen: die Eruka oder Italienische Rauke

Botanische Informationen, Anbau im Garten

Die Eruka wird auch Italienische Rauke genannt und gehört zur Familie der Kreuzblütler *(Brassicaceae)*. Die Pflanze stellt keine besonderen Ansprüche. Ab Anfang April, und anschließend alle 14 Tage, wird ins Gemüsebeet ausgesät, wo gerade ein bißchen Platz ist. Die Pflanzen gehen rasch auf, und bald können die ersten jungen Blätter geerntet werden.

Inhaltsstoffe, Wirkung, Verwendung

Wie eine ganze Reihe anderer Kreuzblütler auch, reizt sie unseren *Magen* mit kräftigem, pikantem Senföl und bringt ihn auf Trab. In Italien ist die Eruka als Salatpflanze sehr gebräuchlich und auch bei uns ist der Anbau zu empfehlen. Die jungen Blätter kommen vor allem in Salatmischungen sehr gut zur Geltung. Wenn Sie zu dicht gesät haben, können Sie beim Vereinzeln die herausgezupften Keimchen ebenfalls – gut gewaschen – in Salaten verwenden. Köstlich! Im Sommer treibt die Eruka Blütenstengel und ihre Blätter schmecken etwas zäh und scharf. Ab September können Sie wieder aussäen, aber eigentlich ist es empfehlenswerter, dann das nahe verwandte Barbarakraut (= Winterkresse, Seite 33) zu verwenden.

Estragon
(Artemisia dracunculus)

Botanische Informationen, Anbau im Garten

Estragon ist eine ausdauernde Staude, die unterirdische Ausläufer bildet. Sie gehört zur Familie der Korbblütler *(Aster-*

aceae). Die Wildform wächst in Süd- und Mittelrußland an Flußufern. Für den Garten werden hauptsächlich zwei Sorten angeboten: der robustere Russische Estragon und der etwas kälteempfindlichere Französische oder Deutsche Estragon.

Estragon sollte einen geschützten, sonnigen Platz erhalten. Kompost und ein organischer Vorratsdünger im Pflanzloch garantieren üppigen Wuchs. Er verträgt keine Staunässe, darf aber auch nicht austrocknen. Die Pflanze kann durch Wurzelausläufer oder Stecklinge leicht vermehrt werden. Kaufen Sie lieber keinen Samen, sondern wählen Sie Jungpflanzen oder Stecklinge „mit der Nase" aus, denn die Duftnoten der einzelnen Pflanzen sind recht unterschiedlich.

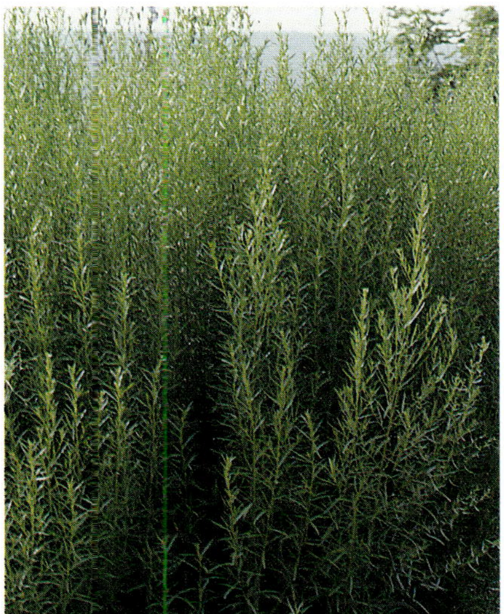

Estragon wächst zu einer riesigen Staude heran, wenn er Platz hat, wenn der Boden nährstoffreich ist und wenn er genügend Sonne bekommt

Inhaltsstoffe, Wirkung, Verwendung

Geerntet und möglichst frisch verwendet werden die jungen Blätter und Triebspitzen. Estragon ist vor allem aus der klassischen französischen *Küche* nicht wegzudenken. Die berühmten „fines herbes" enthalten stets auch Estragon und die typisch französischen Soßen, wie etwa die Sauce Béarnaise, wären ohne ihn undenkbar. Er besitzt im Vergleich zu seinen Verwandten aus der Gattung Artemisia die wenigsten Bitterstoffe, aber in guten Sorten viel ätherisches Öl. Estragon eignet sich nicht besonders gut zum Trocknen, aber dafür umso besser für Kräuteressig (Seite 138). Überhaupt entfaltet er seine Duftstoffe am besten mit Säure. Wenn Sie ihn in der *Küche* zum Würzen verwenden, sollten Sie ihn nach dem Schneiden mit etwas Zitronensaft beträufeln.

Rezept für Estragonbutter

Estragonbutter paßt besonders gut zu Fisch. Kleingewiegter, mit Zitronensaft beträufelter Estragon sowie eine geriebene Knoblauchzehe werden in zerlassene Butter eingerührt.

Fenchel
(Foeniculum vulgare)

Botanische Informationen, Anbau im Garten

Der Fenchel, Familie Doldenblütler *(Apiaceae)*, stammt aus dem Mittelmeergebiet und ist eine zwei- oder auch mehrjährige Pflanze. Als Gewürzpflanze wird *Foeniculum vulgare* var. *dulce* angebaut, der süß schmeckende Früchte trägt. Medizinisch verwendet wird *F. vulgare* var. *vulgare* mit bitter schmeckenden Früchten. Vom sehr bekömmlichen, kalorienarmen Gemüsefenchel *(F. vulgare* var. *azoricum)* werden die zwiebelartig verdickten Blattscheiden verzehrt.

Gewürz- und Arzneifenchel müssen an einer sonnigen, geschützten Stelle gepflanzt werden, sonst reifen die Samen nicht aus. Die Staude wird bis zu 2 m hoch und braucht viel Platz. Der *Boden* sollte kalkhaltig, nährstoffreich und durchlässig sein, aber der Wurzelbereich darf nicht austrocknen. Im Frühling wird mit einem Reihenabstand von 20 bis 25 cm ausgesät. Beim Vereinzeln können die jungen Pflänzchen als Salatgewürz verwendet werden. Im Herbst wird zurückgeschnitten und ein Winterschutz aus Reisig aufgelegt. Im zweiten Jahr sollte in der Reihe ein Pflanzenabstand von 50 cm eingehalten werden.

Geerntet werden die reifen Dolden, die man nachtrocknen läßt. Die reifen Früchte schüttelt man auf ein weißes Papier und bewahrt sie im Schraubglas auf.

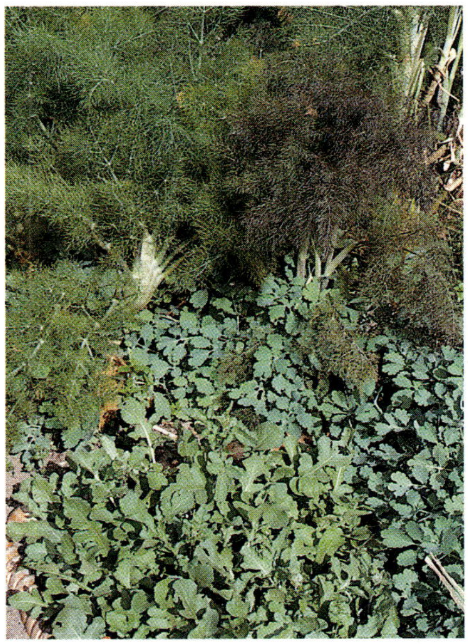

Keine alltägliche Kombination: Gemüsefenchel, Eruka und Schöllkraut

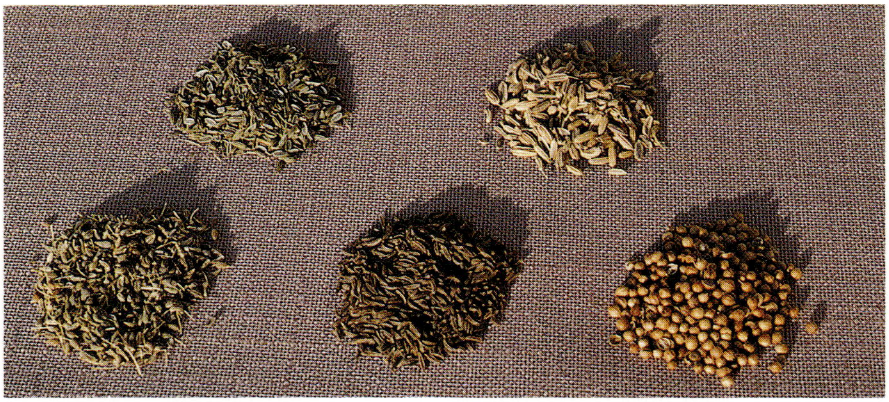

Diese Samen verschiedener Doldenblütler gehören zu den gesündesten Gewürzen. In der oberen Reihe zwei Fenchelsorten, in der unteren Reihe Anis (links), Kümmel (Mitte) und Koriander (rechts)

Inhaltsstoffe, Wirkung, Verwendung

Hauptwirkstoffe sind die ätherischen Öle Anethol und Fenchon. Sie sind in geringer Konzentration auch in den Blättern enthalten, so daß diese, wie schon erwähnt, als Salatgewürz verwendet werden können. Fenchelfrüchte passen, ähnlich wie Anisfrüchte, sowohl zu salzigen als auch zu süßen Speisen. Sie gehören zu den wichtigsten Brotgewürzen und könnten oder sollten in der *Küche* viel öfter eingesetzt werden, beispielsweise um Gemüse, Kartoffelgerichte oder Eintopf schmackhafter und bekömmlicher zu machen. Leichtes Quetschen im Mörser kurz vor der Verwendung setzt die ätherischen Öle besser frei. Nebenbei bemerkt: Mörser und Pistill (in Ihrer Apotheke erhältlich) gehören in der Kräuterküche zu den unverzichtbaren Geräten, eben beispielsweise um die Früchte der Doldenblütler (Fenchel, Kümmel, Anis) zu quetschen oder auch um getrocknete Kräuter zu zerreiben, damit sie ihre Duftstoffe besser freigeben.
Beim Fenchel überschneiden sich die Verwendung als Küchengewürz und seine medizinische Anwendung als Tee. Seine *krampflösende* und *blähungstreibende* Wirkung schätzen nicht nur Erwachsene, sondern vor allem die *Kinderheilkunde* setzt ihn seit Menschengedenken bei Verdauungsstörungen auch bei Kleinstkindern ein. Der Tee sollte nur schwach gesüßt werden. Mütter, die ihre Kinder sorgfältig ernähren wollen, seien hiermit ermuntert, möglichst selten Instant-Teemischungen zu verwenden, sondern Kindertee selbst zuzubereiten. Fertiger Kindertee ist in aller Regel zu süß und wird deshalb zwar von den Kindern gerne getrunken, zeigt aber langfristig alle negativen Folgen, die zu hoher Zuckerverzehr mit sich bringt, wie etwa schlechte Zähne und immer mehr Hunger auf Süßes. Fencheltee übrigens wirkt auf Kinder häufig ausgesprochen beruhigend und schlaffördernd.

Ein anderer Einsatzbereich für Fenchel ist auf seine auswurffördernde Wirkung zurückzuführen. Fenchelfrüchte können für sich allein, in Teemischungen oder in Form von Fenchelhonig bei *Bronchitis*, *Keuchhusten* und *Asthma* eingesetzt werden, was besonders *Sebastian Kneipp* den Kranken ans Herz gelegt hat. Außerdem wird Fencheltee für Spülungen in der Augenheilkunde angewendet. Kamillentee ist für Augenspülungen wegen seiner austrocknenden Wirkung nicht empfehlenswert!

Rezept für Fencheltee

1 gehäufter Teelöffel unmittelbar vor der Zubereitung zerdrückter Fenchelfrüchte werden mit 1/4 l kochendem Wasser übergossen. 10 Minuten ziehen lassen, anschließend abseihen.

Gegen *Husten* trinkt man 2 bis 5 mal täglich eine Tasse mit Honig gesüßten Tee. Bei Verdauungsbeschwerden und Blähungen wird der Tee häufig im Verhältnis 1:1 mit Kümmelfrüchten gemischt und sollte ungesüßt getrunken werden. Für Augenspülungen wird er mit der gleichen Menge abgekochten Wassers verdünnt.

Fichte
(Picea abies)

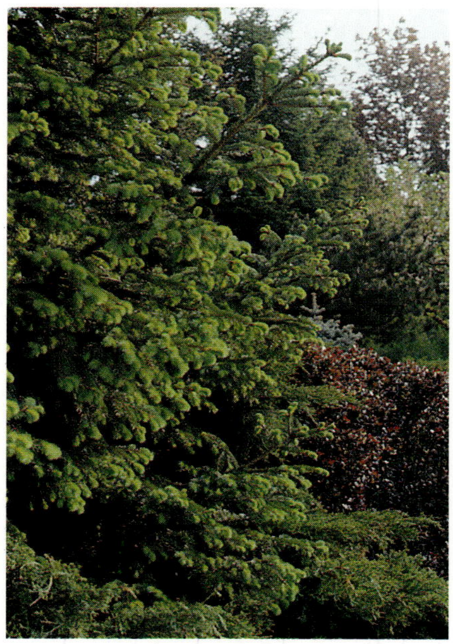

Die jungen, hellgrünen Zweigspitzen der Fichte können mit Zucker oder Honig zu einem sehr wirksamen Saft gegen Verschleimung und Hustenreiz verarbeitet werden

Botanische Informationen, Kultur

Nachdem heutzutage bei der Auswahl der Gartenpflanzen der ökologische Aspekt eine entscheidende Rolle spielt, sind Nadelgehölze im Garten etwas in Verruf geraten. Dennoch spricht einiges für die Fichte, Familie Kieferngewächse *(Pinaceae)*, vor allem dann, wenn Sie genügend Platz haben und wenn Sie die jungen Fichtenspitzen gegen Erkältungskrankheiten medizinisch nutzen wollen. Sie gedeiht auf jedem *Boden* und auch unter schlechten Klimabedingungen, nur unter Luftschadstoffen leidet sie und geht ein.

Rezept für Fichtenspitzensaft

In der *Volksmedizin* gibt es verschiedene Anweisungen für die Herstellung von *Hustensaft* aus jungen, noch hellgrünen Fichtentrieben. Die Fichtentriebe werden dabei in einem Topf mit konzentrierter Zuckerlösung übergossen, und dieser Ansatz wird bei offenem Topf 1/2 Stunde leicht gekocht, abgesiebt und dann in saubere Gläser gefüllt. Bei *Bronchitis* soll 2 bis 4mal am Tag 1 Teelöffel dieses Sirups eingenommen werden, vor allem am Abend, zur Beruhigung der Bronchien. Bitte sammeln Sie für derartige Rezepte die Fichtentriebe nicht im Wald, sondern ernten Sie diese nur im eigenen Garten.

Patienten mit Verkrampfungen der Bronchien, Bronchialasthma oder Keuchhusten sollten Fichtenpräparate nicht anwenden, weil Verkrampfungen verstärkt werden können.

Inhaltsstoffe, Wirkung, Verwendung

Medizinisch wirksam sind die ätherischen Öle, vor allem das Bornylacetat, was schon *Hildegard von Bingen* erkannte, indem sie schreibt, daß der Duft böse Luftgeister vertreibe. Allerdings schreibt sie auch, daß man sie mit anderen Kräutern mischen müsse, denn „ihr Geruch peitscht die Säfte auf".

Am bekanntesten und volkstümlichsten sind wohl die *Badezusätze* mit Fichten-, Tannen- und Kiefernnadelextrakt in flüssiger Form oder als Badesalz. Zum Einreiben oder Massieren gibt es die Wirkstoffe in alkoholischer Lösung, als Salbe oder Emulsion. Inhalationslösungen oder manche Erkältungssprays enthalten ebenfalls die Wirkstoffe unserer drei bekanntesten Nadelbäume. Sie können, laut Packungsvorschrift, sowohl im Inhalationsgerät mit Kompressor als auch mit dem guten alten Topf auf dem Herd und dem Handtuch über dem Kopf verabreicht werden.

Innerlich werden die Wirkstoffe hauptsächlich in *Hustensäften* oder Hustenbonbons verabreicht. Klinisch wird das Koniferenöl vor allem bei chronischen Erkrankungen der Bronchien geschätzt, weil es einen einschränkenden Effekt auf übertriebene Bronchialsekretion ausübt.

Fichten-, Tannen- und Kiefernnadelöl üben eine „unspezifische Reizwirkung" aus, was besagt, daß das vegetative Nervensystem und das Immunsystem aktiviert werden. Im allgemeinen wirken sie beruhigend, bei Überdosierung wird von „anregender" bis „aufregender" Wirkung berichtet. Das kommt daher, daß selbst beim Einatmen und beim Auftragen auf die Haut aus der Nebenniere das Streßhormon Cortisol freigesetzt wird, was in Maßen durchaus erwünscht ist, da es eine Mobilisierung des gesamten Organismus bedeutet und Entzündungen auf natürliche Weise unterdrückt werden. Im Übermaß und bei besonders disponierten Personen stellt dies jedoch eine massive Streßreaktion dar. Das ist auch die Erklärung für die von *Hildegard von Bingen* beobachtete „aufpeitschende" Wirkung der Tanne (Fichte und Kiefer wären zu ergänzen). „Die Dosis macht's", diese Weisheit des großen *Paracelsus* gilt eben auch für die hervorragenden Wirkstoffe der Fichte.

Fieberklee

Bitterklee

(Menyanthes trifoliata)

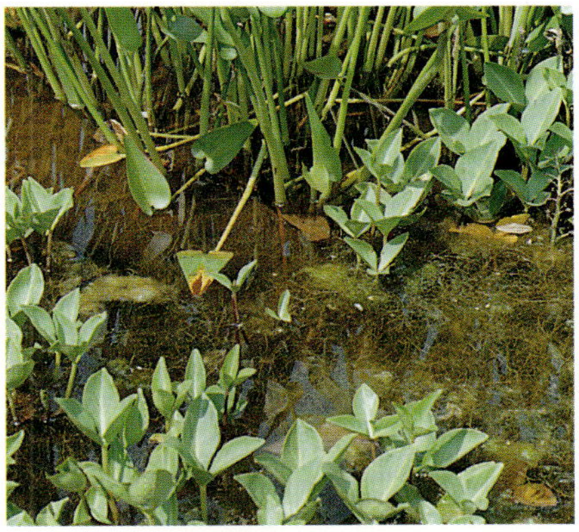

Eine Rarität für den naturnahen Gartenteich: Fieberklee (im Vordergrund)

Botanische Informationen, Wachstumsbedingungen, Kultur

Dieses Enziangewächs *(Gentianaceae)* hat mit dem Klee lediglich die dreiteiligen Blätter gemeinsam. Wenn Sie Freude an einer naturnahen Gartengestaltung haben, wäre die attraktive Pflanze mit den gefransten Blütenblättern etwas für die Uferzone Ihres Gartenteichs. Den Fieberklee können Sie bei Gartenbaufirmen, die sich auf die Anzucht von Wildpflanzen spezialisiert haben, beziehen.

Inhaltsstoffe, Wirkung, Verwendung

Eigentlich ist Fieberklee fast zu schade zum Ernten, aber medizinisch verwendet werden die getrockneten Blätter für Tee. Als tonisierende (= stärkende) Bitterstoffdroge regt er den saftlosen *Magen* an und macht *Appetit. Sebastian Kneipp* schätzte ihn auch wegen seiner *galleanregenden* Wirkung. Durch seinen Gerbstoffgehalt ist der Fieberklee auch zur Behandlung von Gärungsdurchfällen geeignet.

Fingerhut
(Digitalis sp.)

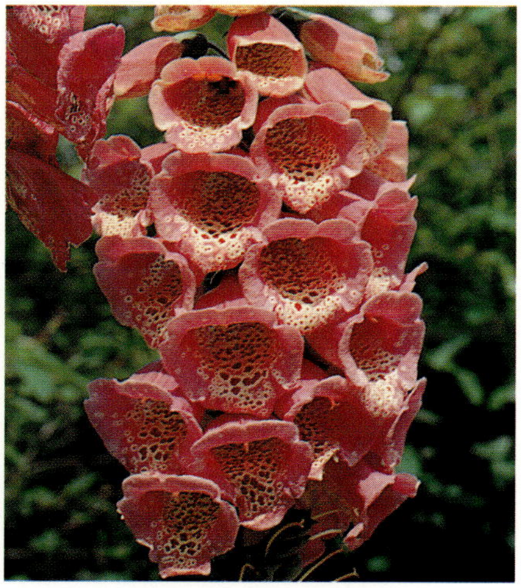

Ungemein attraktiv, sehr heilsam fürs schwache Herz, aber tödlich giftig: eine sehr schöne Gartensorte des Roten Fingerhuts

Botanische Informationen, Anbau im Garten

Wildwachsend gibt es bei uns drei Fingerhutarten, Familie Rachenblütler *(Scrophulariaceae)*:

1) Roter Fingerhut *(Digitalis purpurea)*, der oft in großen Beständen auf Waldschlägen mit eher sauren, nicht zu trockenen Böden steht. Er ist derzeit dabei, sein Verbreitungsgebiet nach Osten auszudehnen und hat inzwischen den Thüringer Wald und das Fichtelgebirge überschritten.

2) Großblütiger Fingerhut *(D. randiflora)*, der ockergelb blüht und sonnige, nährstoffreiche Steinhalden besiedelt. Er steht unter *Naturschutz*.

3) Kleinblütiger Fingerhut *(D. lutea)*, der hellgelb blüht und auf Waldlichtungen mit kalkreichem *Boden* wächst. Er steht ebenfalls unter *Naturschutz*.

Angebaut und medizinisch genutzt sowie im Garten als Zierpflanze gezogen wird außer dem Roten Fingerhut noch der gelbblühende Wollige Fingerhut *(D. lanata)*.

Die Fingerhüte sind zweijährige Pflanzen, das heißt, sie können im Laufe des Sommers ausgesät werden, bilden dann eine Blattrosette mit der sie überwintern und treiben im folgenden Jahr die Blütenstengel. Einmal im Garten etabliert, sät sich der Fingerhut gerne selbst aus. Geben Sie acht, daß er nicht ins Gewürzbeet gerät: die Rosetten des Roten Fingerhuts sehen auf den ersten Blick fast aus wie junger Boretsch!

Inhaltsstoffe, Wirkung, Verwendung

Wegen der großen *Giftigkeit* der Fingerhutarten kommt eine Selbstmedikation nicht in Frage. Die wirksamen Stoffe sind Glycoside, die aus der Behandlung *Herzkranker* nicht wegzudenken sind. Das Digitoxin des Roten Fingerhuts wird sehr langsam ausgeschieden, so daß es lange Zeit wirkt, wobei aber auch eine Kumulationsgefahr besteht. Das Digoxin des Wolligen Fingerhuts wirkt relativ rasch und wird auch schneller wieder ausgeschieden.

Frauenmantel
(Alchemilla vulgaris)

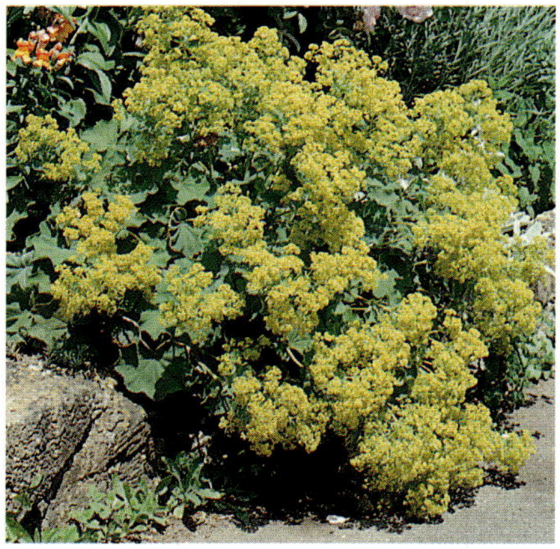

In der modernen Gartengestaltung sehr beliebt als Randbepflanzung: der Frauenmantel

Botanische Informationen, Wachstumsbedingungen

Diese freundliche Pflanze aus der Familie der Rosengewächse *(Rosacea)* siedelt sich wahrscheinlich von selbst in Ihrem Rasen an, wenn Sie diesen nicht zu stark düngen, nicht zu oft schneiden und vor allem nicht mit Unkrautvernichtungsmitteln traktieren. Wegen der Häufigkeit der Pflanze ist auch nichts dagegen einzuwenden, wenn Sie aus der Natur vorsichtig ein Pflänzchen entnehmen und im Rasen einsetzen. Der *Boden* darf nicht zu trocken sein. Die Blätter werden vom Frühling bis zum August gesammelt und getrocknet.

Als Randbepflanzung für die Staudenrabatte sei die Gartenform Alchemilla mollis empfohlen.

Inhaltsstoffe, Wirkung, Verwendung

Bei den Wirkstoffen des Frauenmantels steht der Gerbstoffgehalt mit seinem zusammenziehenden (adstringierenden) Effekt im Vordergrund. In der älteren

Medizin wurde deshalb eine Abkochung aus dem Frauenmantel, ein „recht Wunderkraut" *(Lonicerus)*, zum Auswaschen von Wunden verwendet. Der Tee kann zum Gurgeln bei *Halsentzündungen* eingesetzt werden oder innerlich gegen leichten *Durchfall* und *Blutungen,* z. B. bei Hämorrhoiden. Eine lange Tradition hat der Frauenmantel bei gynäkologischen Indikationen, zur *Geburtsvorbereitung* und zur Förderung der *Milchsekretion.* Die *Schulmedizin* hält den Frauenmantel aufgrund des Fehlens von spektakulären Inhaltsstoffen für unwirksam.

Rezept für eine in der Volksmedizin beliebte Teemischung gegen funktionale Unterleibsstörungen, z. B. ziehende Schmerzen

Frauenmantel, Gänsefingerkraut, Schafgarbenblüten und Kamillenblüten zu gleichen Teilen gemischt. 2 gehäufte Teelöffel dieser Mischung mit 1/4 l Wasser überbrühen, 10 Minuten ziehen lassen, abgießen, bei Bedarf trinken.

Frauenminze, Balsamkraut
(Chrysanthemum balsamita)

Botanische Informationen, Anbau im Garten

Der Name Frauen"minze" täuscht, denn die Pflanze ist ein Korbblütler *(Asteraceae).* Im Mittelalter wurden jedoch alle würzig riechenden Pflanzen mit einfachen Blättern „Minze" genannt, auch wenn sie botanisch betrachtet zu unterschiedlichen Gattungen und Familien gehören. Im „Capitulare de Villis" Karls

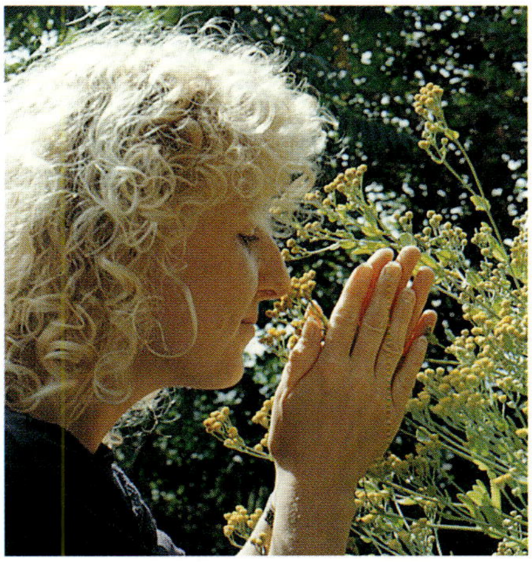

Mit herb-erfrischendem Zitronenduft erfreut die Frauenminze den Geruchssinn und den Geist

des Großen sind sechs Minzen verzeichnet, von denen fünf immerhin Lippenblütler sind, und dazu kommt die in Rede stehende Frauenminze mit ihrem herben Zitronenduft. Sie war früher eine typische Bauerngartenpflanze. Sie läßt sich leicht durch Ausläufer vermehren und braucht nahrhaften, durchlässigen *Boden.* Geben Sie acht, daß die Schnecken nicht den jungen Austrieb fressen! Die Pflanze wird gut 1 m hoch.

Eigenschaften, Verwendung

Früher wurde sie als sogenanntes „Schmeckablaadl", auf hochdeutsch „Riechblättchen", benutzt. Ein Sträußchen gepreßter Duftminzen im Gebet- oder Gesangbuch sollte mit seinem Aroma während der Sonntagspredigt die Bäuerin wach halten, die ja beim Kirchgang schon ein Arbeitspensum hinter sich hatte, wie es mancher Städter den ganzen Tag nicht zuwege bringt. Der Duft von Pflanzen hat im Bauerngarten und in der Volksheilkunde stets eine große Rolle gespielt. Und wofür wird die Frauenminze heute verwendet? Einfach, um sich an ihrem Duft und ihrem netten Aussehen zu erfreuen, genau wie bei vielen anderen Gartenblumen auch. Sie eignet sich sehr gut zum Sträußebinden, wenn Sie Freude am Schlichten und dennoch Besonderen haben.

Gänseblümchen
(Bellis perennis)

Botanische Informationen, Inhaltsstoffe, Verwendung

Beschimpfen Sie das freundliche Pflänzchen aus der Familie der Korbblütler *(Asteraceae)* nicht als Rasenunkraut, sondern freuen Sie sich an ihm. Jeder *Boden* ist ihm recht.

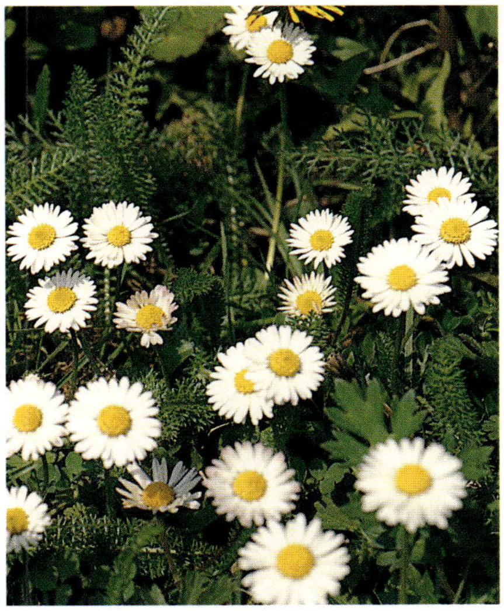

Kein Unkraut im Rasen ist das Gänseblümchen, sondern freundlicher Frühlingsgruß und wirksames Hustenmittel

In der *Volksmedizin* werden die Blätter und Blüten verwendet, die auch getrocknet Bestandteil von Teemischungen sein können. Allerdings lohnt sich das eigentlich nicht, denn es gibt für den Anwendungsbereich des Gänseblümchens wirksamere Heilpflanzen. Für die Heilwirkung bei *Bronchitis* ist vor allem der Saponingehalt mit seiner „lösenden" Wirkung verantwortlich. Fast noch empfehlenswerter ist aber die Verwendung der frischen Blätter, die so gut wie das ganze Jahr über geerntet werden können (wenn nicht gerade Schnee liegt). Vor allem für die *Frühjahrskur* mit frischen Wildkräutern (Seite 134) sind Gänseblümchenblätter eine heilsame Bereicherung.

Gänsefingerkraut
(Potentilla anserina)

Botanische Informationen, Wirkung, Verwendung

Vielleicht besucht Sie das Allerweltspflänzchen aus der Familie der Rosengewächse *(Rosaceae)* im Garten, vor allem, wenn Sie auf dem Land wohnen. An Wegrändern oder offenen, humusarmen, verfestigten Stellen betätigt es sich als Pionierpflanze.

Medizinisch verwendet wird das getrocknete, blühende Kraut. Durch den hohen Gerbstoffgehalt (6 bis 10%) ist die Droge bei *Magen-* und *Darmbeschwerden* und besonders bei *Durchfällen* hilfreich.

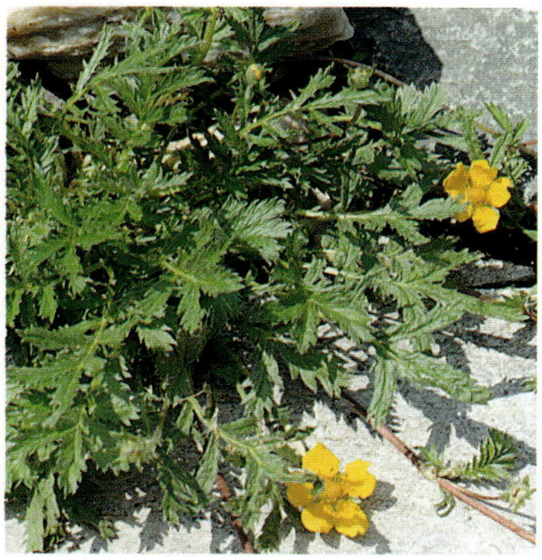

Wo der Boden fast für jede andere Pflanze zu mager, zu trocken und zu verfestigt ist, wächst das Gänsefingerkraut, das im Volksmund auch „Krampfkraut" heißt

Die *Volksmedizin* setzt Gänsefingerkraut außerdem bei Menstruationsbeschwerden und Unterleibskrämpfen ein.

Giersch
(Aegopodium podagraria)

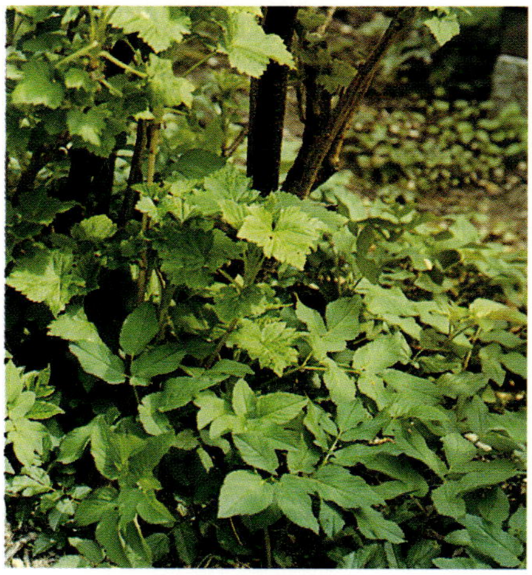

Giersch oder Geißfuß könnte einem fast den Spaß am Garten verleiden, aber ohne Frage ist er, frisch gegessen, ein nierenanregendes Mittel zu Behandlung von Arthrose und Gicht

Botanische Informationen

Nun soll von einem Ärgernis die Rede sein: vom Giersch aus der Familie der Doldenblütler *(Apiaceae)*, dem wohl verhaßtesten Garten-Wurzelunkraut. Keine Frage, gegen den Giersch muß etwas unternommen werden, sonst geht der Spaß am Garten verloren. Häufiges Jäten, besonders im Herbst, ist wirksam, denn „im Frühling ist der Giersch ein Jüngling, im Herbst ein schwacher Greis", wie der Volksmund sagt. Aushungern durch Abdecken mit Rindenmulch oder Mulchfolie sind unter Sträuchern und im Staudenbeet ebenfalls wirksame Methoden.

Wirkung, Verwendung

Giersch, der eine Fülle von Volksnamen (Geißfuß, Gichtkraut u.a.) hat, wird in der *Volksmedizin* seit langem als Heilpflanze eingesetzt: Sein Artname „podagraria" deutet auf „Podagra" (= Gicht) hin. Seine jungen Blättchen schmecken ausgesprochen würzig und zart. Sie sind eine *entwässernde,* „blutreinigende" Bereicherung für jeden Frühlingssalat, aber auch für Suppen und Gemüse.

Ginkgo
(Ginkgo biloba)

Botanische Informationen, Kultur

Wenn Sie viel Platz im Garten und Freude am Außergewöhnlichen haben, könnten Sie einen Ginkgo pflanzen, der auch „Chinesischer Tempelbaum" heißt. Er ist übrigens besonders widerstandsfähig gegen Luftschadstoffe. Dieser geheimnisvolle Baum, den es schon lange vor unseren heutigen Baumarten gegeben hat, ist ein Nacktsamer, das heißt, obwohl er sehr schöne Blätter besitzt, ist er

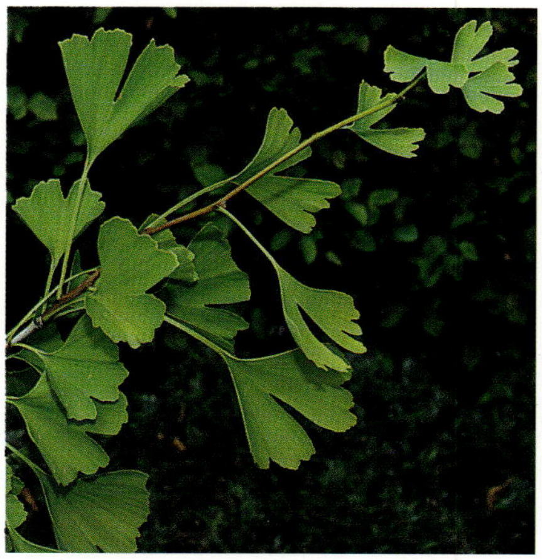

Wertvolle Arznei gegen Durchblutungsstörungen oder Modedroge ohne nachweisbare Wirkung? Auf jeden Fall ist der Ginkgo ein interessanter Baum, wenn Sie Platz haben

eher mit den Nadelbäumen verwandt als mit unseren heutigen Laubbäumen. Vor etwa 195 bis 215 Millionen Jahren hat es ihn auch bei uns in Mitteleuropa gegeben, wie Versteinerungen aus der oberen Trias beweisen. Weil er sich in dieser unglaublich langen Zeit so gut wie nicht verändert hat, wird er oft auch als lebendes Fossil bezeichnet.

Wirkung, Verwendung

Auszüge aus dem Ginkgobaum werden seit einiger Zeit in Medikamenten gegen zentrale Durchblutungsstörungen verwendet. Die Wirksamkeit ist gerade bei solchen Erkrankungen sehr schwierig objektiv nachzuweisen und dürfte wohl auch von Fall zu Fall unterschiedlich sein. Deshalb schwankt das Urteil der Fachleute zwischen „schade fürs Geld" und „signifikante Besserung". Also, ich traue es ihm zu, vor allem, wenn außer der konsequenten Langzeitanwendung auch sonst die Lebensweise stimmt.

Goldrute
(Solidago virgaurea)

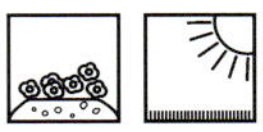

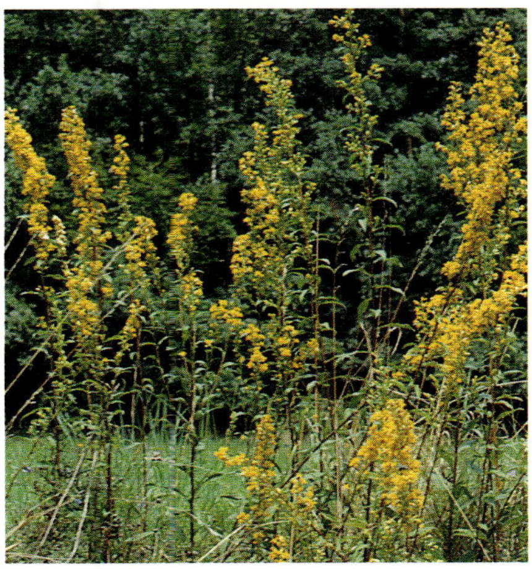

Goldrute, hier am Wildstandort, kann am sonnigen Gehölzrand im Garten angesiedelt werden

Botanische Informationen, Wachstumsbedingungen, Kultur

Außer der Wildform wird auch die zur Verwilderung neigende Gartenform *Solidago gigantea*, die aus Nordamerika stammt, als Heilpflanze verwendet. Die amerikanischen Goldruten besiedeln inzwischen häufig Bahndämme und lichte Auwälder. Goldruten gehören zur Familie der Korbblütler *(Asteraceae)*. Unsere einheimische Goldrute ist eine attraktive, gelbblühende Pflanze trockener, sonniger oder halbschattiger *Standorte*. Im Garten ist sie in der naturnahen Rabatte oder am sonnigen Gehölzsaum besonders auf sandigen Böden eine Zierde. Samen und eventuell vorgezogene Pflänzchen sind im Wildpflanzenfachhandel erhältlich.

Inhaltsstoffe, Wirkung, Verwendung

Die Pflanze enthält ätherisches Öl, Gerbstoffe, Bitterstoffe, Saponine und Flavonoide. Ihr Haupteinsatzbereich sind Erkrankungen der Harnwege, besonders zum Durchspülen der *Nieren* bei *Entzündungen*, *Nierengrieß* und *Harnverhaltung*.

Rezept für den Tee aus der getrockneten Droge

1 Eßlöffel mit 1 Tasse kochendem Wasser überbrühen,
1/2 Stunde lang ziehen lassen.
3 Tassen täglich ist die empfohlene Dosis.

Nicht auf Dauer verwenden!

Gundermann, Gundelrebe
(Glechoma hederacea)

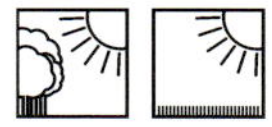

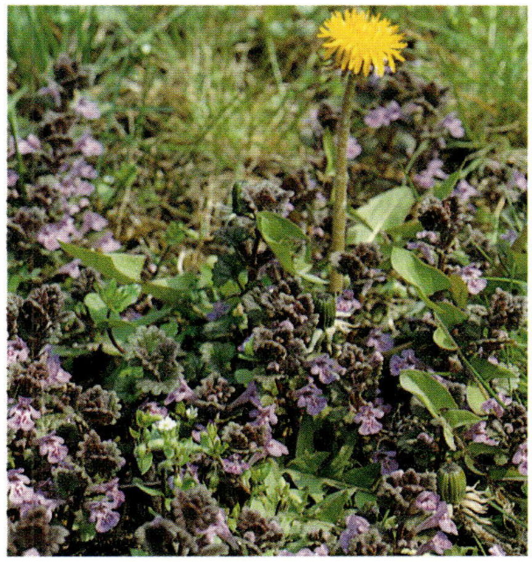

Im Gegensatz zur traditionellen Volksheilkunde zeigt die Schulmedizin kein Interesse am Gundermann, aber versuchen Sie doch ein paar Blättchen als Gewürz in der Frühlingssuppe

Botanische Informationen, Wirkung, Verwendung

Ganz sicher wächst dieses dunkellila blühende Pflänzchen aus der Familie der Lippenblütler *(Lamiaceae)* mit dem seltsamen Geruch, auch unter Sträuchern in Ihrem Garten.

In der germanischen, altdeutschen und mittelalterlichen *Heilkunde* gehörte der Gundermann zu den wichtigsten Heil- und Zauberpflanzen. Auch Hildegard von Bingen lobt ihn sehr als Mittel gegen innere und äußere Geschwüre, gegen Schwindsucht und als Kopfumschlag, um einen klaren Kopf zu schaffen sowie gegen Ohrensausen. Die heutige Medizin verwendet ihn nicht, aber er hat wegen seiner entzündungshemmenden Wirkung durchaus auch jetzt noch seine Qualitäten. In manchen Gegenden gehört er frisch kleingehackt in die Gründonnerstagssuppe. Frisch oder als Tee getrocknet kann er zum Gurgeln bei Halsentzündungen und zur Wundbehandlung verwendet werden, aber auch innerlich gegen *Husten* mit zähem Schleim, *Magen-* und *Darmverstimmungen* mit *Durchfall* sowie bei *Leber-* und *Gallebeschwerden* (täglich 1 Tasse).

Rezept für Gundermannöl

Etwa 1 Handvoll frische Gundermannpflänzchen werden mit Speiseöl (200 bis 250 ml) bedeckt,
etwa 1 Woche ausziehen lassen,
dann absieben.

Diese in der *Volksmedizin* überlieferte Empfehlung über den Umgang mit *Krampfadern* ist auch heute noch einen Versuch wert:
Die Beine sollen regelmäßig leicht mit Gundermannöl eingerieben werden.

Hauswurz
(Sempervivum tectorum)

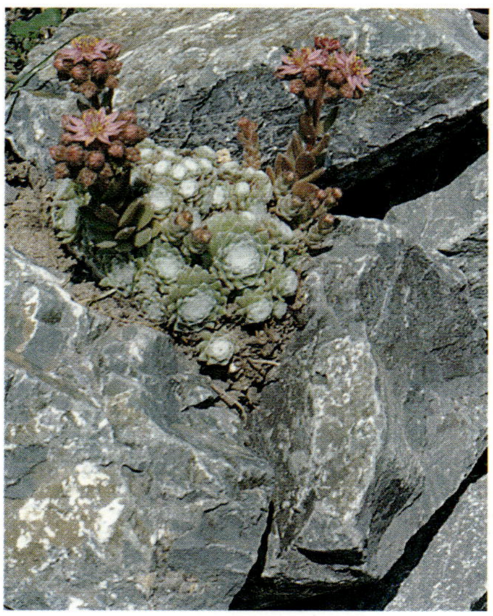

Hungerstandorte sind genau der richtige Platz für die verschiedenen Hauswurzarten

Botanische Informationen, historische Verwendung

„Und auf dem Dach soll der Landmann Jovis barbam haben", heißt es im „Capitulare de Villis" Karls des Großen. Daß die Hauswurz, Familie Dickblattgewächse *(Crassulaceae)*, auch „Bart des Jupiter" hieß, zeigt schon die große Wertschätzung, die man im Mittelalter dieser Heil- und Zauberpflanze entgegenbrachte. Sie sollte das Haus gegen Blitzschlag schützen und ihr Saft wurde mit Schweineschmalz zu einer Salbe verarbeitet, die auf Geschwüre und schlecht heilende Wunden aufgetragen wurde und ähnlich wie bei der später eingeführten Aloe (Seite 28) wirkt. Mit Wein gemischt, wurde Hauswurz gegen Fieber eingesetzt.

Im Garten ist die Hauswurz, die es in vielen Arten und Sorten gibt, und die immer wieder mit neuen Hybriden aufwartet, eine ganz besonders anspruchslose Pflanze. Es gibt Stämme mit grünen Rosetten, mit rotbraunen, mit spinnwebartig behaarten Rosetten, gelb blühend, rosa blühend usw.. Der ideale Platz ist für sie im Steingarten, auf Felsen, auf alten Ziegeldächern oder auf der Kräuterspirale. Was die Witterung an Erosion verursacht und was der Wind an Staub heranweht, genügt ihr als Nahrung. Längere Trockenheit übersteht sie problemlos.

Heckenrose
(Rosa canina)

Botanische Informationen, Wachstumsbedingungen, Kultur

Nahezu 30 wildwachsende Rosenarten aus der Familie der Rosengewächse *(Rosaceae)* gibt es in unserer einheimischen Flora. Sie alle bringen mehr oder weniger große, meistens rote Früchte hervor, die Hagebutten. Medizinisch genutzt werden die Hagebutten der Hecken- oder Hundsrose. Sie ist ein Pionierstrauch, der am liebsten auf Lehmboden an Wald- und Wegrändern sowie in Hecken und Weidegebüschen wächst. Im Garten paßt sie in die naturnahe Hecke oder sie kann zur Befestigung von Böschungen verwendet werden. Baumschulen mit einer Abteilung für einheimische Wildgehölze bieten die Heckenrose an.

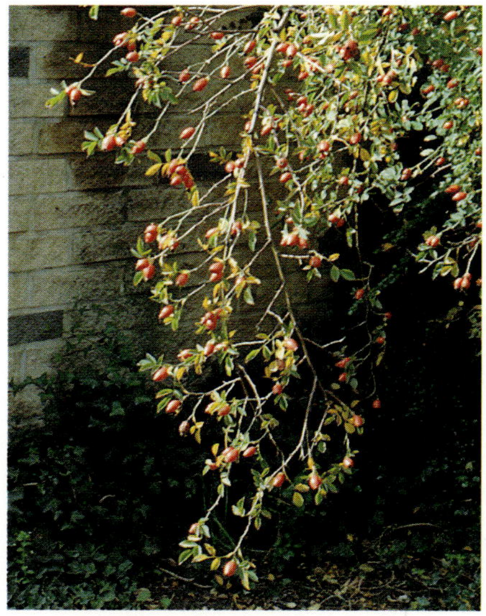

Medizinisch genutzt werden die Früchte der Heckenrose, die Hagebutten

Inhaltsstoffe, Wirkung, Verwendung

Geerntet, getrocknet und medizinisch verwendet werden die fleischigen Hagebutten mit oder ohne die Nüßchen (Samen) im Inneren. Frische Hagebutten enthalten etwa 1250 mg Vitamin C pro 100 g und gehören damit zu den vitaminreichsten Früchten überhaupt. Außerdem enthalten sie die Vitamine A, B_1, B_2 und K. Dazu kommen Fruchtsäuren, Mineralstoffe, Flavone und Zucker.

Die Aufbereitung der Hagebutten für Marmelade ist sehr arbeitsaufwendig. Die Früchte werden aufgeschnitten und die Kernchen sowie sämtliche Härchen müssen sorgfältig herausgekratzt werden. Wegen des hohen Vitamin-C-Gehalts ist es für die Marmeladenzubereitung am besten, ein Rezept zu verwenden, bei dem die Früchte nicht gekocht, sondern zerkleinert und kalt gerührt werden. (Ich selbst kenne keines, das mich vorbehaltlos befriedigt hätte).

Auch das *Trocknen* der Hagebutten für Tee ist mühsam, aber lohnend. Sie müssen aufgeschnitten und mit oder ohne Kernchen rasch und sorgfältig getrocknet werden, am besten mit künstlicher Wärme von etwa 40 °C. Getrocknete Hagebuttenfrüchte können für sich als heißes oder kaltes Erfrischungsgetränk oder in Teemischungen zu einem schmackhaften Tee verwendet werden. Getrocknete Hagebutten enthalten selbstverständlich kaum noch Vitamin C. Mit den Samen wirkt der Tee mild entwässernd.

Rezept für eine Teemischung

(Nach Apotheker Mannfried Pahlow)
Diese Mischung eignet sich besonders gut bei Kinderkrankheiten:

Hagebuttenfrüchte mit Samen 30 g, Lindenblüten 10 g, Zitronenmelisse 10 g, Kamillenblüten 10 g.
2 Teelöffel der Mischung mit 1/4 l kochendem Wasser überbrühen, 15 Minuten ziehen lassen, mit Honig süßen.

Heidekraut
(Calluna vulgaris)

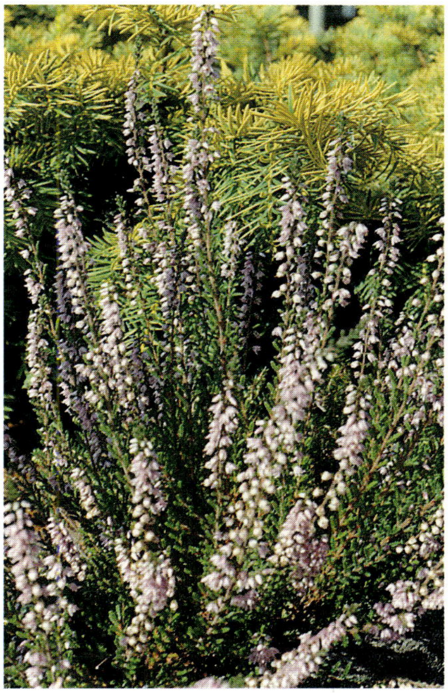

Ein interessantes Thema moderner Gartengestaltung: der Heidegarten. Volksmedizinisch als „Blutreinigungstee" wird die Besenheide, hier im Bild, genutzt

Botanische Informationen, historische Verwendung

Die *Schulmedizin* verwendet das Heidekraut, Familie Heidekrautgewächse *(Ericaceae)*, nicht. Weil aber Heidegärten ein modernes Gartenthema bilden, soll die Besenheide, wie das Gewöhnliche Heidekraut auch heißt, in seiner historischen Bedeutung als Heilpflanze gewürdigt werden. Im Mittelalter und bei *Sebastian Kneipp* wird vor allem die harntreibende Wirkung bei *Blasen-* und *Nierensteinen* sowie der „blutreinigende" Effekt bei *Rheuma* und *Gicht* gelobt. Auch bei Ekzemen wurde Heidekrauttee äußerlich als Umschlag und innerlich gerne verwendet.

Herzgespann
(Leonurus cardica)

Botanische Informationen, Wachtumsbedingungen, Kultur

Wildwachsend findet man die stattliche Pflanze aus der Familie der Lippenblütler *(Lamiaceae)* nur noch selten auf dörflichem Ödland, an Bahndämmen oder Straßenrändern. Ihre Heimat und ihr Hauptverbreitungsgebiet reicht von Osteuropa bis Mittelasien. Es lohnt sich aber durchaus, sie im Garten anzusiedeln. Das Herzgespann, auch Löwenschwanz (= *Leonurus*) genannt, ist eine ausdauernde Staude, braucht nährstoffreichen, lockeren *Boden* und gedeiht gut am sonnigen Gehölzsaum, am Zaun oder neben einer Mauer.

Geerntet wird das blühende Kraut im Sommer, wobei man nur die oberen, weichen Pflanzenteile nehmen sollte. Diese werden an einem schattigen Platz zum Trocknen in Bündeln aufgehängt.

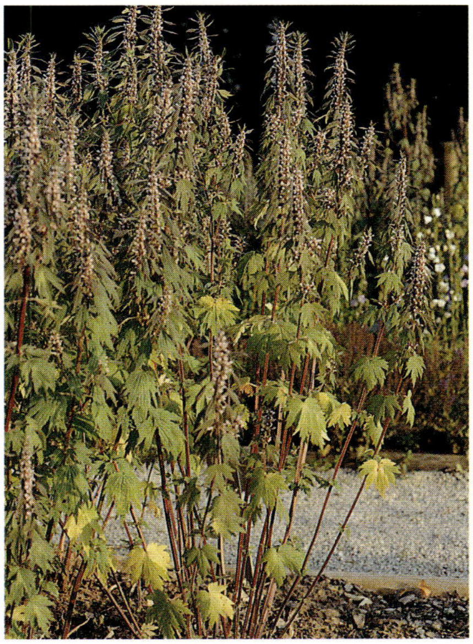

Herzgespann: Welch eine ausdrucksvolle Pflanze dörflicher Ruderalplätze! Jedem Garten gereicht das heilkräftige Kraut zur Zierde

Inhaltsstoffe, Wirkung, Verwendung

Bitterstoffe, geringe Mengen eines ätherischen Öls, Flavonoide, Glycoside und kreislaufwirksames Cholin rechtfertigen den Einsatz der Pflanze in Teemischungen bei funktionalen Störungen des *Herzens*, wobei der Name Herz"gespann" (= Verspannung, Verkrampfung) auf die Möglichkeit hindeutet, beginnende Angina pectoris begleitend zu sonstigen therapeutischen Maßnahmen zu behandeln. Überdosierung und Dauergebrauch müssen vermieden werden, weil die Pflanze geringe Mengen an Alkaloiden enthält.

Rezept für eine beruhigende Teemischung

Diese Mischung eignet sich besonders gut für arbeitswütige Menschen.
Herzgespann, Zitronenmelisse, Johanniskraut und Weißdorn zu gleichen Teilen gemischt.
2 Teelöffel der Mischung mit 1/4 l kochendem Wasser überbrühen, 5 Minuten ziehen lassen, abgießen.
Der Tee wird nach Bedarf getrunken oder kurmäßig 6 Wochen lang täglich 2 bis 3 Tassen.

Hirtentäschelkraut
(Capsella bursa-pastoris)

Botanische Informationen, Wachstumsbedingungen

Dieses bescheidene Pflänzchen mit seinen dreieckigen Schötchen aus der Familie der Kreuzblütler *(Brassicaceae)* ist ein Kulturfolger des Menschen, also je nach Betrachtungsweise ein Wildkraut oder „Unkraut", das sich in den gemäßigten Zonen inzwischen weltweit verbreitet hat. Im Garten gedeiht das Pflänzchen an offenen, nährstoffreichen Stellen, wird aber eigentlich nie lästig.

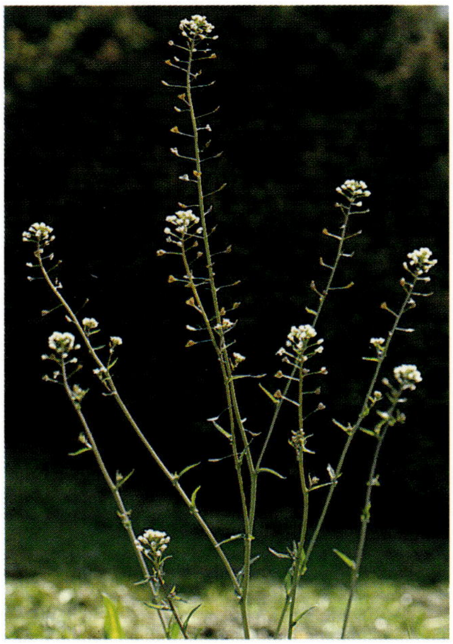

Standorte, die so exponiert sind, daß auf ihnen kaum noch eine andere Pflanze gedeihen kann, besiedelt das bescheidene Hirtentäschelkraut

Inhaltsstoffe, Wirkung, Verwendung

Seit der Antike wird Hirtentäschel äußerlich und innerlich als Mittel zur Blutstillung benutzt, was wohl vor allem auf seinen Gehalt an Cholin und Acetylcholin zurückzuführen ist. *Sebastian Kneipp* hielt große Stücke auf seine Wirkung und lobte seine Anwendung bei Blutungen aller Art. Der Tee aus dem Hirtentäschel ist einen Versuch wert bei *Blutungen* in den Wechseljahren, bei blutenden Hämorrhoiden und bei Nasenbluten.

Stubenvögel schätzen es sehr, wenn sie an einem Hirtentäschelstengel mit Samen knabbern dürfen.

Holunder
(Sambucus nigra)

Botanische Informationen, Wachstumsbedingungen, Kultur

Holunder gehört zur Familie der Geißblattgewächse *(Caprifoliaceae)* und ist deshalb nicht ganz ungiftig.

Im Garten ist der ideale Platz für den Holunder neben dem Kompost oder in der naturnahen Hecke. Wenn ihn kein Vogel „ansät", ist eine der Kultursorten empfehlenswert, z. B. 'Riese aus Vossloch'. Die jungen Triebe werden stark von der Schwarzen Holunderblattlaus heimgesucht, vor allem wenn der Strauch zu trocken steht. Die Läuse gehen im allgemeinen nicht auf andere Gartenpflanzen über, sondern ziehen sich im Sommer in den Boden zurück und kommen erst im Herbst zur Eiablage wieder heraus. Aufregung wegen der Läuse oder gar Bekämpfungsmaßnahmen sind überflüssig.

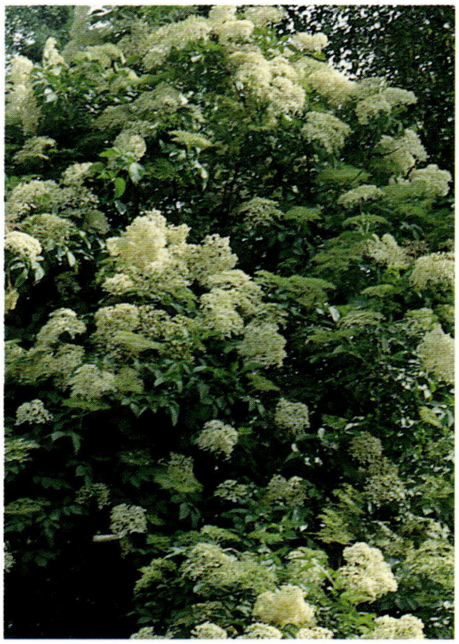

Vor diesen schönen Holunder zieht nicht nur der Bauer den Hut runter

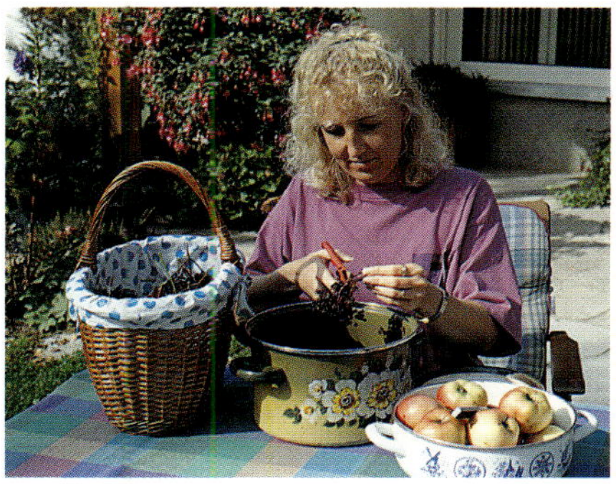

Rezept
für Saft aus Holunderbeeren

Ein großer Topf wird mit reifen Holunderbeeren zu 2/3 aufgefüllt. Wer sehr genau ist, löst die Beeren mit der Gabel von den Stielchen, aber nach eigener Erfahrung genügt es, die großen Stiele abzuschneiden.

Reife Birnen und süße Äpfel (eventuell Fallobst) werden kleingeschnitten und zu den Holunderbeeren hinzugefügt. Den Topf mit Wasser auffüllen und unter Umrühren etwa 3 Minuten gut durchkochen, bis die Beeren platzen und die Äpfel zu zerfallen beginnen. Dann den Saft durch ein Sieb passieren. Der Rückstand kann noch einmal mit Wasser aufgekocht, durchgesiebt und mit dem ersten Saft gemischt werden. Zum Saft wird nach Geschmack Zucker zugefügt (150 bis 500 g pro l), noch einmal aufgekocht und sofort in sterilisierte, luftdicht verschließbare Flaschen gefüllt.

Der Saft wird mit Wasser im Verhältnis 1:1 verdünnt, erhitzt und mit dem Saft einer Zitrone versetzt. Dieser erhitzte Holundersaft ist vor allem dann empfehlenswert, wenn man friert und das Gefühl hat: „O weh, ich habe mich wahrscheinlich erkältet."

Noch zwei weitere Holunderarten gibt es in unserer Flora:

Attich oder Zwergholunder *(Sambucus ebulos)*, der vor allem auf Kalk, an Wegrändern, Waldsäumen und auf Steinbruchhalden wächst. Seine tiefschwarzen Beeren sind ungenießbar. Die stark wassertreibende Rinde ist Bestandteil einiger Medikamente gegen rheumatische Erkrankungen.

Der Trauben- oder Berg-Holunder *(Sambucus racemosa)* wächst in lichten Wäldern oder an Wegrändern, vor allem im Bergland. Er wird medizinisch nicht verwendet. Seine korallenroten Beeren können als Mus oder Gelee zubereitet werden, wobei aber möglichst die Kernchen nicht verwendet werden sollten, da sie den holunderspezifischen, nicht ganz ungiftigen Stoff Sambunigrin in höherer Konzentration enthalten.

Inhaltsstoffe, Wirkung, Verwendung

Holunder enthält den artspezifischen Stoff Sambunigrin, der die Unbekömmlichkeit roher und vor allem unreifer Beeren bewirkt. Ob es ratsam ist, die rohen Beeren zu verzehren, wird unterschiedlich bewertet. Viele Menschen klagen nach dem Genuß über Übelkeit und Erbrechen. „Pfeifchen" aus Rinde für Kinder zu schnitzen, ist wegen der enthaltenen Blausäure nicht ratsam.

Der Holunder galt früher als „Hausapotheke des deutschen Bauern", und alle seine Teile wurden medizinisch genutzt.

Die wichtigsten heilkräftigen Inhaltsstoffe sind ein ätherisches Öl, schweißtreibende Glycoside sowie Rutin mit aktivierender Wirkung auf das Kreislaufsystem, besonders auf die Kapillaren und somit auch auf das feine Adernetz der *Nieren*. Deshalb macht sich die entwässernde Wirkung eines Holunderblütentees ganz ungemein rasch bemerkbar.

Zur Selbstmedikation steht heute die Verwendung der Blüten für Tee und der Beeren für Saft oder Gelee im Vordergrund. Besonders bekannt und bewährt ist der Holunderblütentee bei *grippalen Infekten.* Empfehlenswert ist außerdem eine vierwöchige Teekur mit frischen Blüten – 3 Tassen täglich – zur Rekonvaleszenz nach einem Grippewinter sowie bei rheumatischen Beschwerden. Bei frischen Blüten muß man für den Tee – das gilt allgemein bei der Verwendung frischer Pflanzenteile – gewichtsmäßig etwa zehnmal so viel verwenden wie bei der getrockneten Droge.

Stark *wassertreibend* sind die frischen Blätter, die *Sebastian Kneipp* für eine recht rigorose *Frühjahrskur* empfahl: 8 Blätter kleinschneiden und mit 1/2 l Wasser aufkochen.

Rezept für Holundergelee

Der frisch zubereitete Holundersaft kann auch mit Gelierzucker zu einem gesunden und herzhaften Gelee verarbeitet werden. Geheimtip: Mischen Sie 1 l Holundersaft mit 1/2 kg kleingeschnittenen süßen Früchten, z. B. Zwetschgen oder – ganz köstlich – frischer Ananas, und kochen dann mit Gelierzucker 3 Minuten lang.

Der Saft kann selbstverständlich auch mit dem Dampfentsafter hergestellt werden, enthält dann aber weniger Pektin und schmeckt insgesamt nicht so ausdrucksvoll.

Besonders stark entwässert die Holunderrinde. Sie sollte nur in Rücksprache mit dem Arzt verwendet werden.

In der *Volksmedizin* gibt es zahlreiche Rezepte aus allen Teilen des Strauches, und die volkstümliche *Küche* kennt dutzende, teilweise frappierender, wohlfeiler, sättigender Gerichte aus Holunderbeeren und Holunderblüten. Zum Durstlöschen wird mit Essig oder Zitronensaft und Zucker ein perlender „Holundersekt" nach unterschiedlichen Rezepten angesetzt. Kurzum, eigentlich müßte man ein eigenes „Holunderkochbuch" schreiben, um diesem großartigen Strauch gerecht zu werden.

Hopfen
(Humulus lupulus)

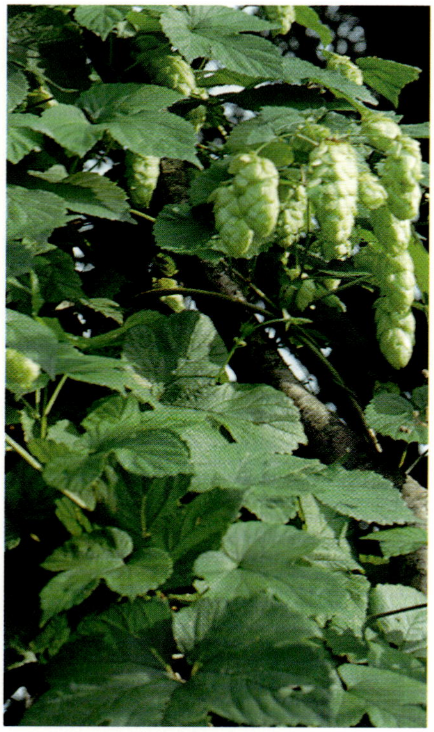

Dies ist eine weibliche Hopfenpflanze. Ihre Blütenzapfen sind nicht nur zum Bierbrauen wichtig, sondern ergeben auch einen sehr wirksamen Beruhigungstee

Botanische Informationen, Kultur

Hopfen gehört zur Familie der Maulbeergewächse *(Moraceae)* und ist mit dem Feigenbaum und dem Hanf verwandt. Von letzterem stammt bekanntlich das Haschisch. Hopfen ist als wildwachsende Schlingpflanze in den Flußauen Europas und Asiens daheim. Angebaut wird er in einigen Kultursorten, wobei Bayern 30% der Welternte liefert. Er benötigt eine Kletterhilfe und sieht besonders attraktiv und natürlich aus, wenn Sie ihn einen Baum erklimmen lassen. Der *Boden* sollte tiefgründig gelockert werden. Das Pflanzloch wird großzügig mit Kompost und einem stickstoffreichen Langzeitdünger versorgt. Die oberirdischen Teile sterben im Herbst ab und werden zurückgeschnitten. Im Frühling wird mit Kompost gedüngt.

Hopfen ist eine zweihäusige Pflanze, das heißt, es gibt männliche und weibliche Pflanzen. Im Falle des Hopfens sind die Männchen recht „nichtsnutzige" Gewächse, denn sie bringen nichts nennenswert anderes zustande, als im Sommer jede Menge Blütenstaub großzügig zu verteilen. Die Hopfenweibchen hingegen sind äußerst wertvoll, so daß Sie beim Erwerb einer Hopfenpflanze unbedingt auf einer weiblichen Pflanze bestehen müssen.

Inhaltsstoffe, Wirkung, Verwendung

Die weiblichen Blütenstände, die sogenannten Hopfenzapfen, enthalten die Bitterstoffe Humulon und Lupulon. Von ihnen erhält das Bier seinen leicht bitteren Geschmack und seine Haltbarkeit. Die getrockneten Hopfenzapfen werden auch medizinisch eingesetzt, und zwar allein oder in Teemischungen, aber auch in pharmazeutischen Präparaten zur *Beruhigung* oder als *Schlaftee.*

Rezept für Hopfenblütentee

2 gehäufte Teelöffel Hopfenblüten mit 1/4 l kochendem Wasser überbrühen, 15 Minuten ziehen lassen, abgießen.

Der Tee kann über den Tag hinweg verteilt zur Beruhigung getrunken werden oder eine halbe Stunde vor dem Zubettgehen als Schlaftee, aber auch mitten in der Nacht bei Schlafstörungen. Hopfenblütentee wirkt recht sicher, ohne bleierne Müdigkeit zu erzeugen. Er kann auch mit 1 Teelöffel Baldrianwurzel gemischt werden. Auch sonst eignet er sich gut zum Mischen, z. B. mit Weißdorn und Melisse gegen *Herzrhythmusstörungen*. Auch in Teemischungen gegen nervöse *Magenbeschwerden*, z. B. mit Kamille, Pfefferminze und Melisse ist er einen Versuch wert.

Hopfenzapfen dürfen nicht lange gelagert werden, denn ihr Wirkstoffgehalt baut sich rasch ab.

Huflattich
(Tussilago farfara)

Botanische Informationen, Wachstumsbedingungen

Falls Ihr *Boden* aus zähem, kalkhaltigem Lehm besteht, wächst bei Ihnen womöglich Huflattich aus der Familie der Korbblütler *(Asteraceae)* als Gartenwild(un)kraut, was ich Ihnen eigentlich nicht wünschen möchte. Wildwachsend ist er eine Pionierpflanze auf Steinbruchhalden, an Ufern und an Waldwegen.

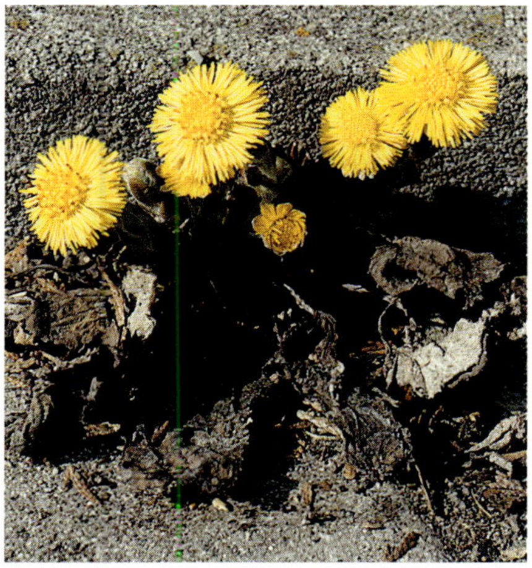

Als echte Pionierpflanze ist der Huflattich nicht anspruchsvoll. Lassen Sie bitte die Blüten stehen, denn die wirksamen Inhaltsstoffe gegen Bronchitis sind vor allem in den Blättern enthalten

Inhaltsstoffe, Wirkung, Verwendung

Falls der Huflattich in Ihrem Garten wächst, sollten Sie gute Miene machen und, wenn nötig, ihn medizinisch nutzen. Wenn nötig heißt: Falls Sie selbst oder jemand, den Sie betreuen, zu *Bronchitis* neigt. Die gelben Blumensterne des Huflattichs gehören zu den allerersten Vorfrühlingsgrüßen und sollten nicht geerntet, sondern den Insekten, besonders den Bienen, als nahrhafte Speise überlassen werden.

Die heilsamen Inhaltsstoffe sind vor allem in den Blättern enthalten, nämlich Schleimstoffe, Bitterstoff, Gerbstoff und zwei Alkaloide. Letztere haben den Huflattich zeitweise als gefährlich in Verruf gebracht, was aber wegen der geringen Konzentration und bei sachgerechter Anwendung widerlegt werden konnte. Huflattich gehört zu den stärker wirkenden Pflanzen (Forte-Pflanzen, Seite 129), die nicht auf Verdacht oder vorbeugend eingesetzt werden sollten, sondern wirklich nur gezielt bei *Bronchitis* zum Abhusten von zähem Schleim.

Junge Huflattichblätter sind als Sonnenschutz mit einem weißgrauen Netzchen überzogen, das sich im Laufe des Wachstums nach und nach zusammenzieht, so daß die Blätter aussehen, als läge Schmutz oder ein Spinnennetz auf ihnen. Das Netzchen läßt sich vor dem Trocknen leicht abreiben, oder, je nach Verwendung, abwaschen. Huflattichblätter können für Tee getrocknet werden, wobei man sie vor dem Trocknen mit der Schere in Streifchen schneiden kann.

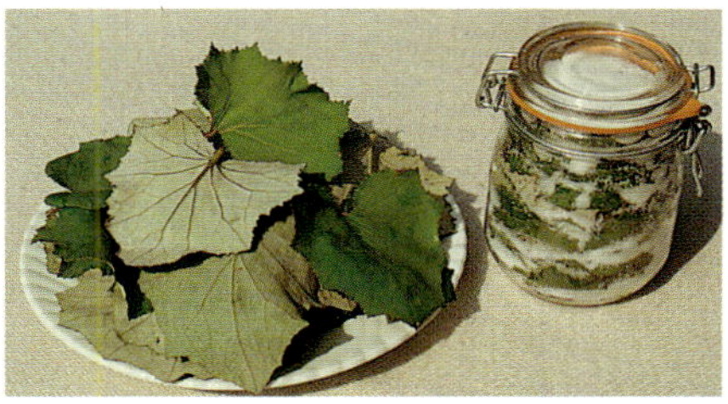

Rezept aus der bäuerlichen Volksmedizin für Huflattich-Hustensaft

Junge Huflattichblätter gut waschen und abtropfen lassen. Die Blätter werden schichtweise in ein Glas gefüllt, wobei auf jedes Blatt ein schwach gehäufter Eßlöffel Zucker gestreut wird bis das Glas voll ist. Die unterste und oberste Lage muß aus Zucker bestehen. Das Glas wird in einem Gartenbeet vergraben, wo der Ansatz ein Vierteljahr lang fermentieren soll. Danach wird der Inhalt in ein Töpfchen umgefüllt und so viel warmes Wasser zugefügt, daß der restliche Zucker gelöst wird. Umrühren, kurz aufkochen, durch ein Sieb gießen und heiß in kleine Gläser oder Flaschen füllen.

Bei *Bronchitis* werden 2 bis 4 Teelöffel pro Tag eingenommen.

Immergrün
(Vinca minor)

Botanische Informationen, Kultur

Das kriechende, blau blühende Pflänzchen ist ein sehr empfehlenswerter Bodendecker für halbschattige, eher feuchte Stellen im Garten. Es gehört zur Familie der Hundsgiftgewächse *(Apocynaceae)* und ist mit dem hochgiftigen Oleander (Seite 89) verwandt, was bedeutet, daß man zur Verwendung, wenn überhaupt, nur unter äußerstem Vorbehalt raten kann.

Inhaltsstoffe, Wirkung

Die isolierten Alkaloide Vincamin, Vincin und Vincistrin wurden von der pharmazeutischen Industrie eine Zeitlang intensiv gegen cerebrale *Durchblutungsstörungen* und auch gegen Leukämie eingesetzt. Derzeit wird die Droge (= getrocknetes Kraut) wegen eventueller *Nebenwirkungen* nicht mehr auf dem Markt angeboten.

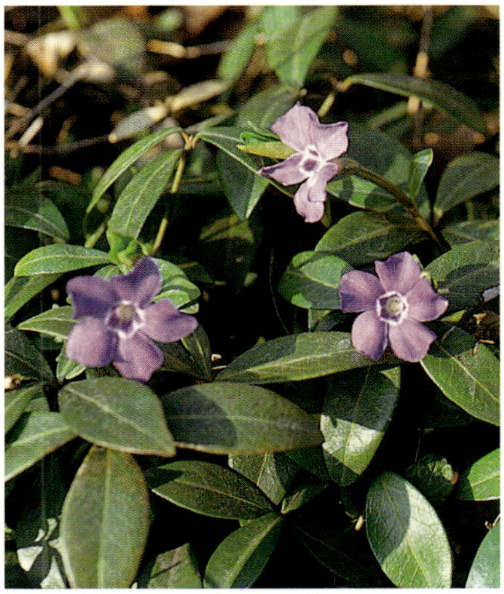

Empfehlenswerter Bodendecker: das Immergrün. Wegen eventueller Nebenwirkungen ist die giftige Pflanze nicht zur Selbstmedikation geeignet

Indianernessel
***(Monarda* sp.)**

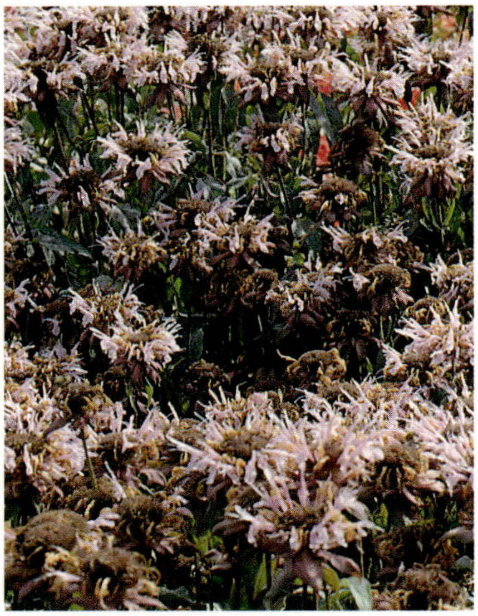

Bei uns wird die Indianernessel eigentlich nur als Zierpflanze verwendet. In England wird sie unter dem Namen Bergamot zum Würzen von Salaten, Marmelade, Wein und Kompott sowie für einen Beruhigungstee gebraucht

Botanische Informtionen, Kultur

Eigentlich nur der Vollständigkeit halber sei die in Rot- und Rosatönen blühende Pflanze aus der Familie der Lippenblütler *(Lamiaceae)* erwähnt und für das Staudenbeet empfohlen. In ihrer Heimat Nordamerika sowie in England und in der Schweiz, wo sie „Melisse" oder, wegen ihres Duftes, auch „Bergamotte" genannt wird, verwendet man sie als Duft- und Heilpflanze. Bei uns werden vor allem Hybriden aus *Monarda didyma* und *M. fistulosa* als Zierpflanzen angeboten, die von Bienen, Hummeln und Schmetterlingen begeistert umworben werden. Der Duft ihrer Blätter ist sozusagen eine Mischung aus Pfefferminz-, Zitronen- und Pferdestallgeruch. Die Monarde gedeiht in jedem sonnigen Staudenbeet mit nahrhaftem *Boden*, braucht aber etwas Winterschutz aus Laub und Reisig.

Iris, Schwertlilie
(Iris germanica* und *I. pallida)

Botanische Informationen, Kultur, Verwendung

Ebenfalls der Vollständigkeit halber sei berichtet, daß Wurzelstöcke der Deutschen und der Bleichen Schwertlilie (Familie Schwertliliengewächse) als *Iridis rhizoma* in schleimlösenden *Hustenmitteln* verwendet werden. Wegen ihres Duftes heißt der Wurzelstock seit altersher „Veilchenwurzel". In der bäuerlichen *Volksmedizin* wurde die Veilchenwurzel früher häufig zahnenden Kindern als „Beißwurzel" an einem Faden um den Hals gehängt.

Die Deutsche Iris gehört nicht zur Gruppe der feuchtigkeitsliebenden Sumpfschwertlilien, sondern kommt wildwachsend oder verwildert in warmen Gegenden Mitteleuropas auf kalkhaltigen Lößoder Steinböden vor. Im naturnahen Staudenbeet oder im naturnahen Rasen ist die violett blühende Staude im Juni während der Blütezeit eine wahre Pracht.

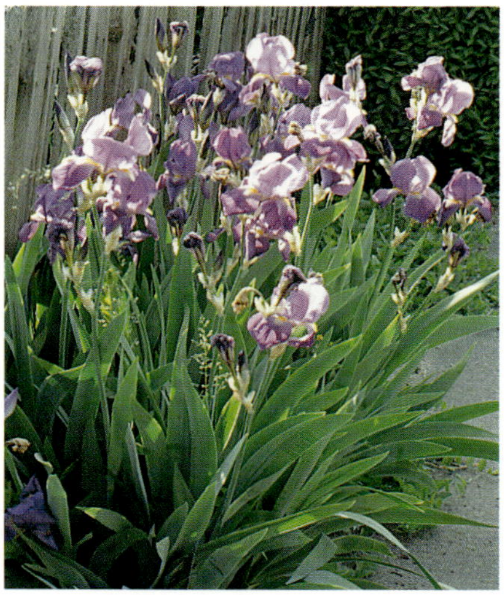

Die Deutsche Iris, heute nur noch als Zierpflanze verwendet, wurde zahnenden Kindern früher als „Beißwurzel" gegeben

Schwarze Johannisbeere
(Ribes nigrum)

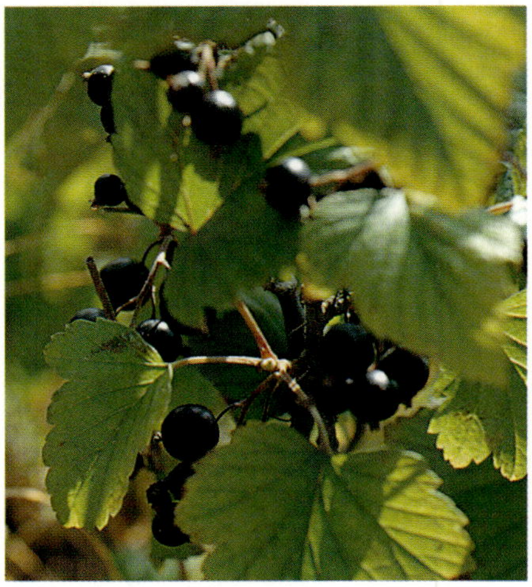

Nicht nur Vitamin-C-reichen Beerengenuß spendet die Schwarze Johannisbeere, sondern die getrockneten Blätter ergeben einen wassertreibenden Tee

Botanische Informationen, Kultur

Eigentlich wird dieser Strauch aus der Familie der Steinbrechgewächse *(Saxifragaceae)* vor allem als Beerenobst angebaut. Aber auch seine Verwendung als Heilpflanze sollte hervorgehoben werden.

Im Garten gedeiht die Schwarze Johannisbeere auch im Halbschatten und liebt eher schweren, humusreichen *Boden*. Auf sandigen Böden sollte die Erde des Pflanzlochs mit kalkhaltigem Kompost verbessert werden. Zur Ertragssteigerung empfiehlt sich das alljährliche Mulchen mit halbreifem Kompost.

Wichtig ist der regelmäßige Sommerschnitt nach der Ernte. Ein richtig aufgebauter Strauch darf nicht mehr als 8 bis 10 Haupttriebe enthalten. Das Fruchtholz sollte zudem nicht älter als 3 Jahre sein. Nur kräftige Langtriebe aus jüngerem, hellem Holz bringen lange Trauben mit großen Beeren.

Johannisbeeren sind leider von einer Vielzahl von Pilzkrankheiten und Schädlingen bedroht. Im naturnahen Garten, wo keine Pestizide verwendet werden, wird man die Sträucher sehr sorgfältig beobachten und alle befallenen Triebe sofort entfernen (nicht kompostieren!). Das gilt besonders auch beim Befall mit der Johannisbeer-Gallmilbe, den man am „ballonartigen" Anschwellen der Knospen erkennt.

Inhaltsstoffe, Wirkung, Verwendung

Die getrockneten Blätter (Folia Ribis nigri) werden laut DAB (Deutsches Apothekerbuch) wegen ihres Gehalts an Gerbstoffen und Rutin als wassertreibendes Mittel angeboten. Die reifen Beeren haben den höchsten Vitamin-C-Gehalt von unseren Gartenfrüchten, nämlich 120 bis 200 mg in 100 g, das heißt, es genügen ca. 50 g Früchte, um den Tagesbedarf von 75 mg zu decken. Vitamin C wird als medizinisch wirksames Heilmittel bei *Infektionen* und *Arteriosklerose* eingesetzt. In diesem Zusammenhang sei vor allem auch der Gehalt an sogenannten P-Faktoren erwähnt, wobei das P für „Permeabilität" = Durchlässigkeit der feinen Blutgefäße (Kapillaren) steht. Der Pektin-Gehalt ist wichtig für die Darmfunktion und der Calciumanteil unter anderem für die Knochen. Nach raschem Einfrieren und Lagerung bei mindestens -18 °C (besser -24 °C), bleibt der Gehalt an empfindlichen Inhaltsstoffen bis zu einem Jahr zu etwa 75% erhalten.

Bisher war im wesentlichen von der Schwarzen Johannisbeere die Rede. Selbstverständlich hat auch die Rote Johannisbeere ihre Qualitäten, wenn auch nicht als Heilpflanze. Ihr Vitamin-C-Gehalt liegt bei etwa 35 mg pro 100 g, so daß der Tagesbedarf mit knapp 200 bis 250 g Beeren gedeckt werden kann.

Johanniskraut
(Hypericum perforatum)

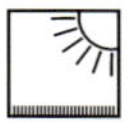

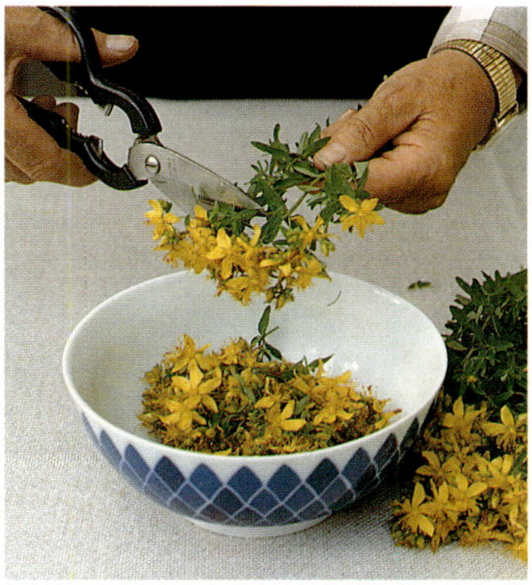

Vom Johanniskraut werden die Blüten und die oberen Blätter medizinisch genutzt

Botanische Informationen, Wachstumsbedingungen, Kultur

Diese Heilpflanze, „deren Tugend gar nicht beschrieben werden kann", wie *Paracelsus* schreibt, gehört zur Familie der Hartheugewächse *(Hypericaceae)*. Wildwachsend kommt die ausdauernde, gelb blühende Pflanze auf sonnigen, offenen Ödlandplätzen mit eher saurem *Boden* vor. Offenbar arrangiert sich das Johanniskraut bestens mit den derzeitigen Umweltbedingungen, beispielsweise dem sauren Regen, denn es breitet sich immer mehr aus. So ist etwa im Hochsommer das Areal im Umkreis vieler Bahnhöfe von den Blüten leuchtend gelb gefärbt.

Wenn Sie Johanniskraut im Garten ansiedeln möchten, sind die idealen Plätze die ungedüngte naturnahe Gartenwiese oder der Steingarten. Graben Sie in der Wiese etwa 1 m^2 auf, entfernen Sie die Graswurzeln und mischen Sie den *Boden*, vor allem wenn er schwer ist, mit einigen Schaufeln Sand. Samen gibt es im Fachhandel zu kaufen, oder Sie können sie auf einem Spaziergang in der Natur ernten. Die Pflanze ist so häufig und bringt derartige Mengen Samen hervor, daß dagegen nichts einzuwenden ist. Erkennungsmerkmale: 5 gelbe Blütenblätter und zahlreiche Staubgefäße; gegen das Licht gehalten durchsichtige Pünktchen auf den Blättern (= Drüsenzellen); wenn Sie einige Blüten zwischen den Fingern zerreiben, färben sich die Finger rot. Johanniskraut verträgt keine Düngung und keinen Kalk.

Inhaltsstoffe, Wirkung, Verwendung

Geerntet und medizinisch verwendet werden vor allem die Blüten, aber häufig auch die oberen Blätter. Zur Teebereitung wird das Johanniskraut getrocknet, für die Zubereitung des kostbaren Rotöls verwendet man die frischen Blüten und oberen Blätter.

Hauptinhaltsstoff ist das Hypericin, das hellgelblich gefärbt ist, aber bei Sonnenbestrahlung leuchtend rot wird. Hinzu kommen ätherisches Öl, Harze, Gerbstoffe und Rutin.

Seit der Antike wurde das Johanniskraut bei Problemen angewendet, die einem Menschen über den Kopf wachsen, etwa gegen „dolle Geister", Teufel, Hexen, Milchdiebe und Blitzschlag. In der modernen Naturheilkunde wird Johanniskrauttee als mildes Antidepressivum eingesetzt, das zwar die Probleme nicht aus der Welt schafft, aber den gestreßten Menschen in die Lage versetzt, sein Leben mit der nötigen Energie und Gelassenheit zu ordnen. Auch in Teemischungen manifestiert das Johanniskraut seine streßabschirmende Wirkung, etwa mit Weißdorn und Melisse, wenn „einem etwas zu Herzen geht" oder mit Melisse und Kamille, wenn „einem etwas im Magen liegt". Johanniskraut gehört zu jenen Heilpflanzen, die als Tee nicht für den Dauergebrauch bestimmt sind, sondern nur für Kuren von maximal 4 bis 6 Wochen Dauer verwendet werden sollten.

Eine *Warnung*: Nehmen Sie kein Sonnenbad, wenn Sie Johanniskraut innerlich verwenden, denn das Hypericin macht die Haut lichtempfindlich.

Das kostbare Rotöl wird abgesiebt, nachdem es drei Wochen lang der Sonne ausgesetzt war

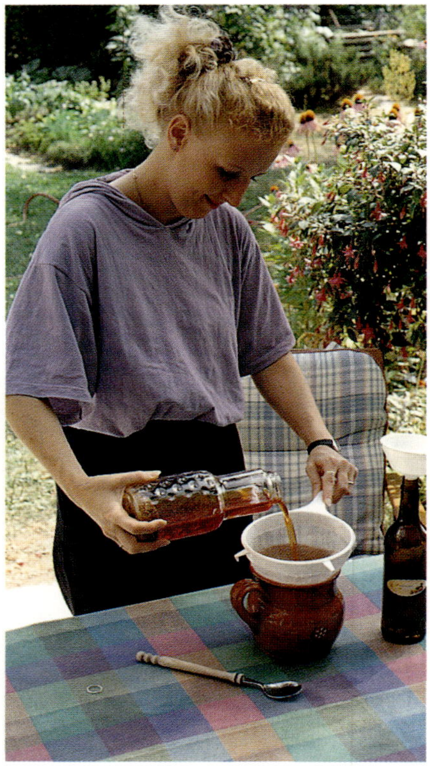

Hypericum androsacemum, *eine der attraktiven Zierformen aus der Gattung Johanniskraut*

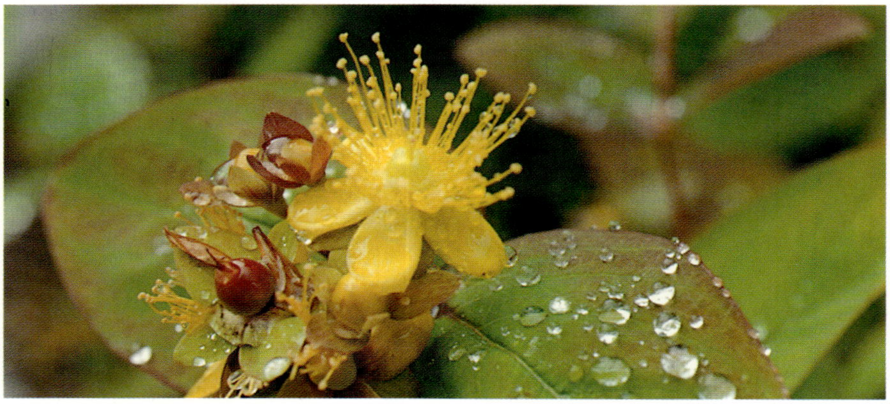

Rezept für Johanniskrautöl

Zwei Handvoll frische Blüten mit wenig Blättern werden im Mörser leicht zerrieben oder in der Küchenmaschine zerkleinert und mit 1 l kaltgepreßtem Olivenöl (andere Ölarten eignen sich nicht) gemischt.
Der Ansatz wird in eine helle, weithalsige Flasche gefüllt, und die Öffnung mit einem Stück Pergamentpapier zugebunden.
Die Mischung wird 3 bis 4 Wochen in die Sonne gestellt, und alle 3 Tage umgerührt. Allmählich weckt die Sonne das zunächst gelbe Hypericin zu leuchtend rotem und schließlich purpurrotem Leben.
Am Schluß wird abgesiebt und das Rotöl in eine dunkle Flasche abgefüllt.
Bei kühler Lagerung hält es sich etwa 1 Jahr.

Eine Anmerkung aus eigener Erfahrung: Bei manchen Rezeptangaben wird geraten, die unzerkleinerten Blüten und Blätter mit Olivenöl zu übergießen. Es zeigt sich aber, daß so zubereitetes Rotöl oft ziemlich bald ranzig wird. Mit zerkleinerten Blüten ist mir das noch nie passiert, denn offenbar wirken Vitamine und andere reduzierende Substanzen auf diese Weise besser der Oxidation, also dem Ranzigwerden, entgegen.

Hexenschuß, Sportverletzungen, Arthrose, Neuralgien, Ischias und andere rheumatische Beschwerden sprechen gut auf die schmerzstillende, durchblutungsfördernde Wirkung des Öls an. Auch Kleinkindern mit Bauchweh tut ein Einreiben des Bäuchleins sehr gut. Nach *Sebastian Kneipp* kann bei nervösen *Magen-* und *Darmbeschwerden* das Johanniskraut auch innerlich angewendet werden. Er verwendete es aber auch gegen Geschwüre und bei schlecht heilenden *Wunden*.

Zu ergänzen wäre noch, daß von der Gattung *Hypericum* etwa 20 mehr oder weniger verholzende Zierstauden bekannt sind, die allerdings nicht medizinisch verwendet werden können. *Hypericum calycinum* ist ein etwa 30 cm hoher Bodendecker für Sonne und Schatten mit bis zu 8 cm großen Blüten. Für Fels- und Steingärten eignet sich das zierliche *Hypericum olympicum,* das aber etwas Winterschutz braucht. Dekorative Früchte, die zuerst rot und dann schwarz sind, besitzt *Hypericum androsaemum. Hypericum patulum*, das etwa 1 m hoch wird, ist ein immergrünes Gewächs.

Kalmus
(Acorus calamus)

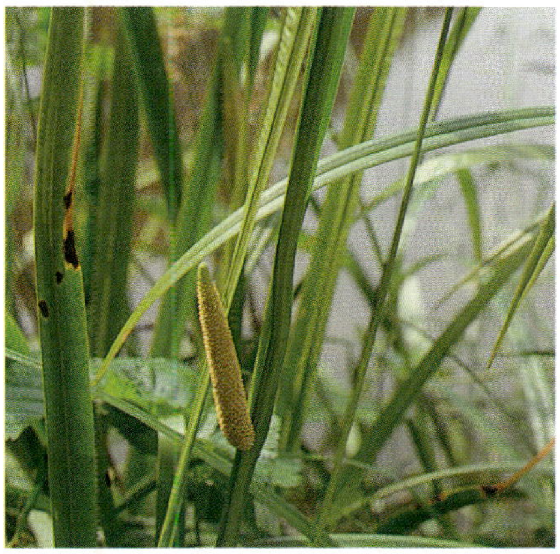

Kalmus paßt gut in die Röhrichtzone des Gartenteichs

Botanische Informationen, Wachstumsbedingungen, Kultur

Kalmus gehört zur Familie der Aronstabgewächse *(Araceae)*. Im 16. Jahrhundert wurde er aus Indien nach Mitteleuropa eingeführt und kommt nun wildwachsend in Sümpfen und an Teichrändern vor, wo er sich ausschließlich vegetativ vermehrt, da er erstens triploid (d.h. er besitzt 3 Chromosomensätze) und damit steril ist, und weil zweitens seine Früchte in unserem Klima nicht ausreifen würden. Am Rand des Gartenteichs sieht er mit seinen schwertförmigen Blättern und seinen seltsamen seitlich austreibenden Blütenkolben sehr attraktiv aus. Als Gartenformen gibt es den Japanischen Zwergkalmus *(Acorus gramineus)* und den panaschierten *Acorus calamus* 'Variegatus'.

Inhaltsstoffe, Wirkung, Verwendung

Der getrocknete Wurzelstock wird als Heilmittel für *Magen-* und *Darmerkrankungen* verwendet, da er einen hohen Gehalt an ätherischen Ölen, Bitterstoffen, Schleimstoffen und Gerbstoffen aufweist. Nach neueren Empfehlungen sollte Kalmuswurzel nur in Form von Fertigpräparaten verwendet werden, weil manche Unterarten des Kalmus eine krebserregende Substanz enthalten. Wegen des besonderen Duftes wird die Wurzel auch zur Parfüm- und Likörherstellung benützt.

Echte Kamille
(Matricaria chamomilla* syn. *Matricaria recutita)

Botanische Informationen, Wachstumsbedingungen, Anbau im Garten

Weil die Echte Kamille aus der Familie der Korbblütler *(Asteraceae)* eine Reihe von (Beinahe-) Doppelgängern hat, sollten Sie die vier Merkmale wissen, an denen man sie sicher erkennen kann:

Rezept für das bewährte Kamillen-Dampfbad

In einem Topf 3 gehäufte Eßlöffel Kamillenblüten mit 1 l kochendem Wasser übergießen. Kopf und Gesicht mit einem großen Tuch abdecken und dann 5 bis 10 Minuten die heißen Kamillendämpfe einatmen. Sehr wichtig: Anschließend ein Tuch um den Kopf binden und 20 Minuten entspannen.

Diese Anwendung empfiehlt sich besonders bei akutem, fließendem Schnupfen, weil in diesem Fall die austrocknende Wirkung der Kamille erwünscht ist. Das -Dampfbad ist weniger empfehlenswert bei Neigung zu chronisch trockener Nase.

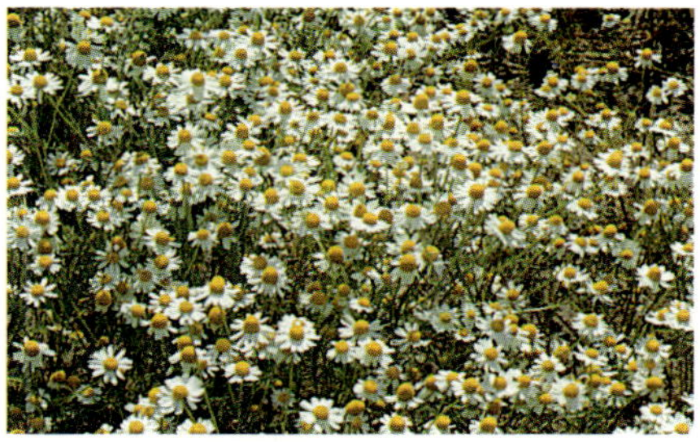

Die Echte Kamille gehört wohl zu den meistgebrauchten, bekanntesten und besterforschten Heilpflanzen

1) Die Pflanze riecht stark aromatisch.
2) Der Blütenboden, also das Innere der Blüte, ist hohl.
3) Gegen Ende der Blütezeit sind die Blütenblätter zurückgeschlagen.
4) Die Blätter sind in sehr feine Abschnitte gegliedert.

Die Kamille kommt wildwachsend an Wegrändern, in Getreidefeldern und auf Ödlandflächen vor, manchmal sogar mitten in der Stadt. Sie war eine Zeitlang ausgesprochen selten, scheint sich aber, ähnlich wie das Johanniskraut, mit den derzeitigen Umweltbedingungen recht gut zu arrangieren und breitet sich zunehmend wieder aus.

Sie ist eine einjährige Pflanze, benötigt im Garten einen sonnigen *Standort* und lehmig-sandigen, eher sauren *Boden*, der mit etwas Kompost vorbereitet wird. Die Aussaat erfolgt von April bis Mai in Reihen von etwa 30 cm Abstand. Die Pflänzchen werden auf 20 cm vereinzelt.

Für den Tee werden die frisch aufgeblühten Blütenköpfchen verwendet. Die beste Qualität, das heißt die meisten heilsamen Inhaltsstoffe, haben diese etwa 3 Tage nach dem Aufblühen. Zur äußeren Anwendung können eventuell die oberen Teile der Pflanze mit Blüten und Blättern geerntet werden. Das Trocknen muß sehr rasch und luftig im Schatten erfolgen.

Inhaltsstoffe, Wirkung, Verwendung

Der wichtigste Inhaltsstoff ist ein kompliziert zusammengesetztes, blau gefärbtes ätherisches Öl. Kamillentee – normale Zubereitung: 2 Teelöffel getrocknete Blüten mit 1/4 l Wasser überbrühen, 5 Minuten ziehen lassen – wird besonders bei akuten und chronischen *Magenbeschwerden* eingesetzt, sowie für Umschläge bei entzündeten Wunden oder auch zur Spülung entzündeter Schleimhäute im Vaginal- und Analbereich.

Römische Kamille
(Chamaemelum nobile* syn. *Anthemis nobilis)

Inhaltsstoffe, Verwendung

Die Römische Kamille hat meistens gefüllte Blüten, manchmal aber auch gar keine Zungenblüten. Sie enthält etwas mehr ätherisches Öl als die Echte Kamille sowie Bitterstoffe und Flavonoide. Die Anwendung ist die gleiche wie bei der Echten Kamille. Häufig wird auch das Mutterkraut *(Chrysanthemum parthenium)* „Römische Kamille" genannt, eine unverwüstliche, sich großzügig selbst aussäende Bauerngartenpflanze mit hellgrünem Laub, die früher ähnlich verwendet wurde wie der Rainfarn (Seite 96), vor allem auch als *Wurmmittel* und Abortivum.

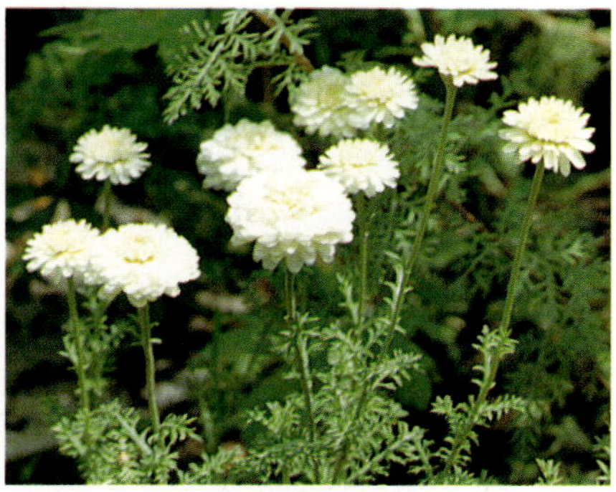

Hundertprozentig eindeutig ist es nicht, was man unter der „Römischen Kamille" versteht. Dies ist eine Sorte mit gefüllten Blüten

Anzumerken wäre, daß eine Haarspülung mit dem Tee aus der Römischen Kamille blondes Haar aufhellt und ihm einen besonders feinen Glanz verleiht.

Kapuzinerkresse
(Tropaeolum majus)

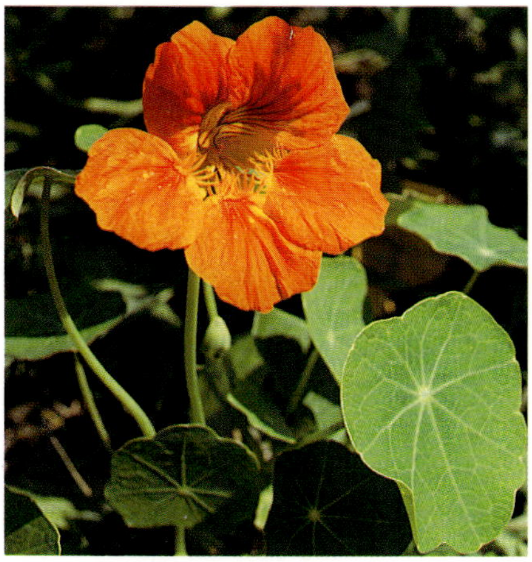

Vielfältig im Garten einzusetzen ist die Kapuzinerkresse, aber auch als Heilmittel und zur Verzierung von Rohkost ist sie sehr zu empfehlen

Botanische Informationen, Kultur, Verwendung

In ihrer Heimat Peru wurden die frischen Blätter der Kapuzinerkresse aus der Familie der Kapuzinerkressengewächse *(Tropaeolaceae)* seit altersher zur Behandlung infizierter Wunden verwendet. Die bakteriostatische, also desinfizierende Substanz in den frischen Blättern heißt Glucotropaeolin, welches sich zu Benzylsenföl umwandelt. Diese Wirksubstanz wird vom Körper gut resorbiert, so daß sich bei Infektionen der Atemwege und der ableitenden Harnwege frische Blätter oder Drogenextrakte bewähren. Kapuzinerkresse ist einjährig und wird ab Mai ausgesät. Sie gibt sich auch mit kargem *Boden* zufrieden, wenn sie nur genügend Sonne bekommt. Zudem kann sie im Garten sehr vielfältig eingesetzt werden, etwa zum Begrünen der Baumscheiben oder zum Beranken von Zäunen, Mauern und Balkonen. Die nicht rankende Sorte 'Nanum' eignet sich für eine etwa 30 cm hohe Hecke, wenn etwa alle 10 cm ein Samenkorn eingesetzt wird. Eine solche Kapuzinerkressen-Hecke bildet einen natürlichen Schneckenzaun ums Beet, denn die Kapuzinerkresse ist zwar anfällig gegen verschiedene Schädlinge, vor allem Erdflöhe, Blattläuse und Kohlweißlingsraupen, aber den Schnecken schmeckt sie nicht. Die jungen Blätter, und nach Geschmack auch die Blüten, können in Maßen als Salatgewürz verwendet werden. Die Früchte dienten früher als Kapernersatz.

Katzenminze
(Nepeta cataria)

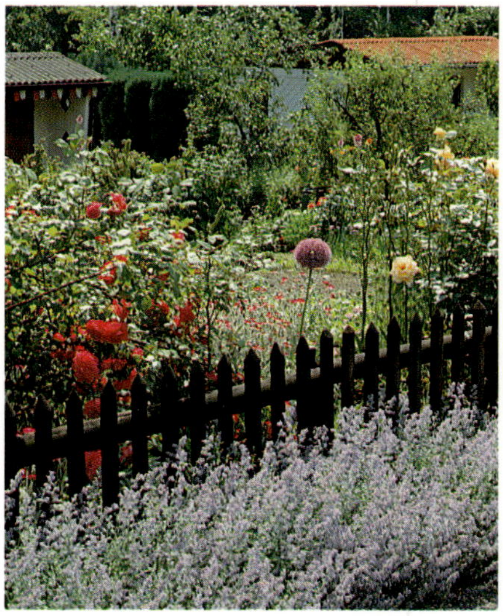

Zur Nachahmung empfohlen: die unverwüstliche Katzenminze als Wegrandbepflanzung

Botanische Informationen, Kultur

Katzenminze gehört zur Familie der Lippenblütler *(Lamiaceae)* und wird in verschiedenen Arten und Sorten mit unterschiedlicher Wuchsform und Höhe angeboten. Es handelt sich um eine bewährte Bauerngartenpflanze, die unter dem Drogennamen *Marum verum* wegen ihres Gehalts an dem seltsam riechenden Gamander-Kampfer auch als Heilpflanze verwendet wurde. *Lungenkrankheiten* und auch *Zahnweh* waren die Hauptanwendungsgebiete.

Im Garten sind die kriechenden Formen als Bodendecker auf sandigem, lockerem *Boden* oder als Beetrandbepflanzung geeignet. Im naturnahen Staudenbeet bilden die höheren Sorten mit ihren gedämpften, blaugrauen Farbtönen einen schönen Kontrast zu kräftig gefärbten Sommerblumen oder auch zu Rosen.

Katzenpfötchen
(Antennaria dioica)

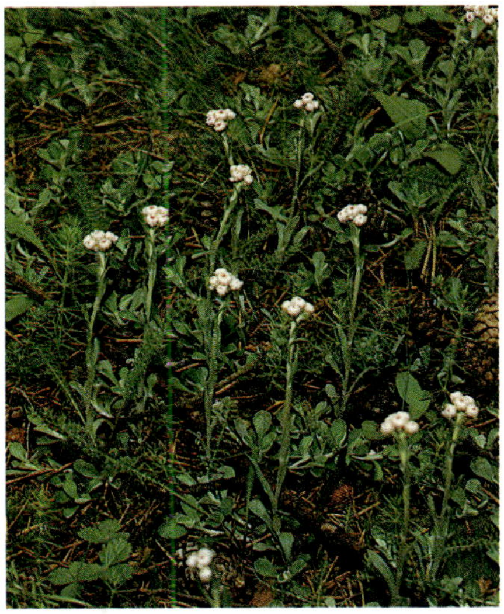

Auf einem sandigen Trockenhang fühlt sich das Katzenpfötchen am wohlsten

Botanische Informationen, Wachstumsbedingungen, Kultur

Wildwachsend kommt das niedrige Pflänzchen mit den silbergrauen, behaarten Blättern und den rosa Blüten aus der Familie der Korbblütler *(Asteraceae)* in Sandgebieten, auf Trockenrasen und in Kiefernwäldern vor. Im Garten paßt es gut in den naturnahen Steingarten. Die Zuchtsorte 'Rubra' mit ihren rosenroten Blütchen ist etwas stattlicher als die Wildform. Noch eine zweite Pflanze mit ähnlichen Ansprüchen, aber gelb blühend, nämlich die Sand-Strohblume *(Helichrysum arenarium)* wird manchmal Katzenpfötchen genannt. Beide sind Korbblütler *(Asteraceae)*.

Inhaltsstoffe, Verwendung

Medizinisch werden sie in gleicher Weise eingesetzt, nämlich als Schmuckdroge in Teemischungen. Auch ihre Inhaltsstoffe sind ungefähr identisch: Flavonoide, Gerbstoffe, etwas ätherisches Öl, Harz und Bitterstoffe. Das sind die Voraussetzungen für die Verwendung als harntreibendes Mittel bei Gicht und Rheuma sowie bei *Magen-* und *Darmbeschwerden*, vor allem gegen *Durchfall*.

Kerbel
(Anthriscus cerefolium)

Botanische Informationen, Anbau im Garten

Kerbel aus der Familie der Doldenblütler *(Apiaceae)* ist ein einjähriges Würzkraut, das nicht kälteempfindlich ist und deshalb schon ab März, wenn der Boden bereits aufgetaut ist, im Garten ausgesät werden kann. Bis Ende Mai sollte immer wieder nachgesät werden, Reihenab-

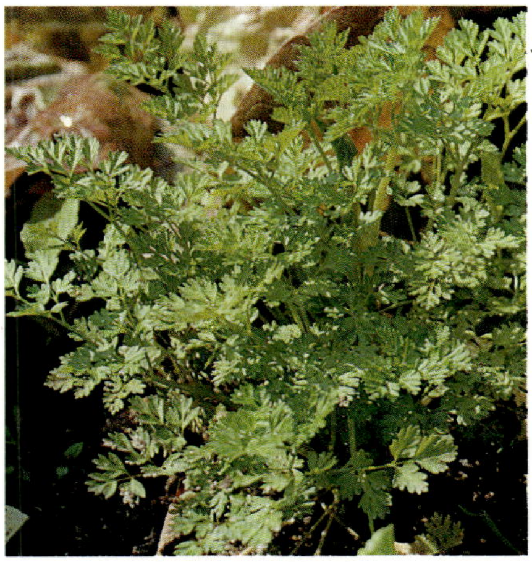

Kerbel sollte in keinem Garten fehlen. Auch in kühleren Klimabereichen bringt er reichlich seine hellgrünen Blättchen hervor

stand 20 cm, um ständig frische, junge Blätter ernten zu können. Etwa 8 Wochen lang können jeweils die frischen Blätter geerntet und für Salate, Kräuterbutter, Suppe und Quark verwendet werden. Kerbel liebt Sonne, gedeiht aber auch im Halbschatten. Der *Boden* sollte nahrhaft und eher feucht sein und wird mit Kompost vorbereitet. Bei Trockenheit im Sommer wird Kerbel stark von Blattläusen heimgesucht.

Der Frankfurter Stadtarzt Adam Lonitzer bezeichnet in seinem 1679 erschienenen Kräuterbuch den Kerbel als „Mußkraut", das heißt, daß die Pflanze in keinem Garten fehlen sollte.

Inhaltsstoffe, Wirkung, Verwendung

Vom Kerbel werden die frischen Blätter für Suppen, Soßen, zum Salat, für Kräuterbutter, zum Fisch und als Quarkgewürz verwendet. Das ätherische Öl Isoanethol ist der wichtigste Inhaltsstoff. Genau wie die anderen Blattgewürze aus der Familie der Doldenblütler ist Kerbel im Frühling ein guter Vitaminspender und macht Speisen bekömmlicher.

Knoblauch
(Allium sativum)

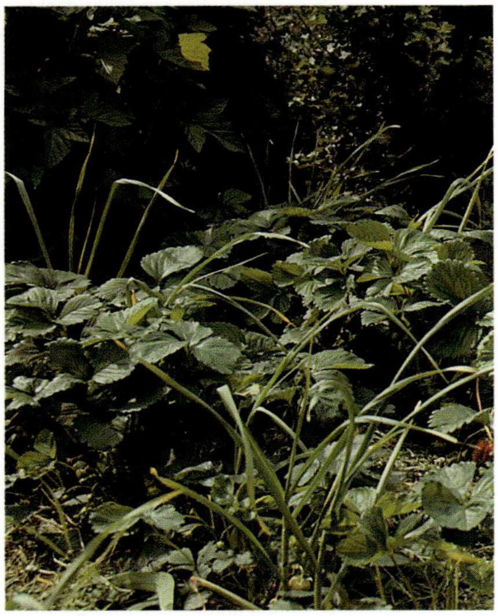

Erdbeeren bleiben in Mischkultur mit dem Knoblauch erstaunlich gesund

Botanische Informationen, Anbau im Garten

Knoblauch, Familie Liliengewächse *(Liliaceae)*, stammt aus Zentralasien und gehört zu den ältesten und bedeutendsten Gewürz-, Gemüse- und Heilpflanzen, vor allem in südlichen Ländern.

Knoblauch benötigt ein warmes Beet. Am besten werden die Nebenzwiebelchen, die sogenannten „Zehen", im April ins Beet gesteckt. Der *Boden* sollte bereits im Herbst vorher tiefgründig gelockert und mit Kompost oder organischem Dünger versorgt werden. Zu viel Stickstoff ist nicht empfehlenswert, aber eine gute Versorgung mit Kalium ist wichtig. Lehmiger oder sandiger *Boden* mit einem ungefähr neutralen pH-Wert (6,5 bis 7) ist am günstigsten. Bei sauren Böden wird kalkhaltiges Steinmehl oder Algenkalk ausgebracht. Knoblauch benötigt Wärme, deshalb wird er im Frühling mit Folie oder Pflanzhauben geschützt.

Inhaltsstoffe, Wirkung, Verwendung

Der Hauptwirkstoff des Knoblauchs, nämlich jene Substanz, die so umwerfend duftet, ist das schwefelhaltige ätherische Öl Allicin, das eine antibiotische Wirkung besitzt. Hinzu kommen die Vitamine A, B_1, Nikotinsäureamid (= B_3) und C sowie Rhodanverbindungen (= kleine organische Moleküle, die aus Kohlenstoff, Stickstoff und Schwefel bestehen), Fermente, durch die in den Geweben die Sauerstoffversorgung verbessert wird sowie Stoffe, die unseren männlichen und weiblichen Geschlechtshormonen ungemein ähnlich sind.

Alle diese Stoffe wirken im Sinne einer Blutdruckregulierung durch Erweiterung der Blutgefäße. Seine Wirkstoffe hemmen kurzfristig die Zusammenballung der Blutplättchen, was als Vorbeugung gegen *Thrombose* gelten kann. Die Durchblutung besonders der Kapillaren wird verbessert, was sich heilsam auf die Blutversorgung des Innenohrs, des Augenhintergrundes und der Herzkranzgefäße auswirkt. Schon allein diese insgesamt bessere Durchblutung „verjüngt" den gesamten Organismus, dazu kommt noch der Gehalt an Hormonen!

Nur leider, mit Verlaub, stinkt mancher Mensch, der ihn verzehrt. Jedoch fällt er nur dann unangenehm auf, wenn seine Kontaktpersonen keine Knoblauchfans sind. Sie möchten wissen, wie Sie den Geruch verhindern können? Geben Sie es auf! Knoblauch riecht nicht nur aus dem Magen, sondern auch aus der Lunge und aus allen Poren. Bei uns schätzt man ihn bedauerlicherweise nur in Form „garantiert geruchloser" Knoblauchpillen, so daß man leider heilsame Kuren mit frischem Knoblauch in die Urlaubszeit legen muß und sich nicht „unter die Leute" begeben darf. Die therapeutische Dosierung für frischen Knoblauch, um diätetische Maßnahmen zur Senkung des Cholesterinspiegels zu unterstützen, ist der Verzehr von 4 g frischem Knoblauch täglich.

Rezept für eine altchinesische Arznei gegen Sklerose (Verkalkung), die in fast der gleichen Zubereitung auch aus Bulgarien bekannt ist

350 g Knoblauch schälen, mit der Knoblauchpresse durchdrücken. 300 ml 96%igen Alkohol dazumischen. Das Gefäß verschließen und 10 Tage lang an einem kühlen Ort stehen lassen, dann durch ein Tuch pressen. Die Kur mit dieser Medizin verläuft so, daß am 1. Tag nach jeder der drei Mahlzeiten 1 Tropfen, am 2. Tag 2 Tropfen, am 3. Tag 3 Tropfen, und so weiter bis zum 10. Tag mit 10 Tropfen eingenommen werden. Dann wird umgekehrt abgebaut bis zu 3mal 1 Tropfen.

Rezept für pikant eingelegte Knoblauchzehen

Zutaten: 5 Knoblauchknollen, 1/2 l Weißwein, 100 ml Essig, 75 g Zucker, 2 Chilischoten, 1 Zweig Rosmarin, 1 Zweig Thymian, 1 Teelöffel weiße Pfefferkörner, 4 Lorbeerblätter, 2 Teelöffel Salz, 4 Eßlöffel Öl.

Die Knoblauchknollen zerteilen und die Zehen schälen, alle Zutaten außer dem Öl 3 Minuten kochen und über Nacht im geschlossenen Topf stehen lassen. Dann noch einmal 5 Minuten kochen und nach dem Erkalten in ein Glas füllen. Zuletzt das Öl darüber gießen.

Kohl, Weißkraut

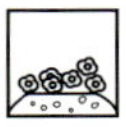

(Brassica oleracea* var. *capitata)

Botanische Informationen, Anbau im Garten

Botanisch betrachtet, gehört Kohl zur Gattung *Brassica,* die zahlreiche Nutzpflanzen hervorbringt, wie etwa Raps, Senf, Weiße Rübe und Chinakohl. Die Wildform des Kohls stammt von den Felsküsten um das Mittelmeer, aber auch an den roten Felsen von Helgoland blüht im Sommer goldgelb der Wilde Kohl.

Im Garten gilt Kohl als starkzehrendes Gemüse, benötigt also eine reichliche Düngerversorgung, vor allem viel Stickstoff. Kompost im Herbst ist die beste Vorbereitung, doch das genügt im allgemeinen nicht. Stallmist ist ideal, falls nicht erhältlich, sei ein organischer Volldünger empfohlen. Wenn die Kohlpflanzen zügig im Wachstum sind, empfiehlt sich eine Nachdüngung mit leicht verfügbarem Stickstoff, eventuell mit Blutmehl oder Brennesseljauche (Seite 21). Auch Kalk ist wichtig, denn Kohl braucht einen pH-Wert um 7,0. Lehmboden eignet sich am besten. Auf leichtem *Boden* muß im Sommer ausreichend gewässert werden.

Besonders wichtig ist die Sortenwahl, wobei vor allem zwischen Frühsorten, Sommersorten, Herbstsorten zur Sauerkrautherstellung und Spätsorten für die Lagerung zu unterscheiden ist.

Wenn Sie Ihre Kohlpflänzchen selbst heranziehen möchten, ist eine kohlherniefreie Erde (Kohlhernie: siehe unten) wichtig, das heißt, Sie sollten verpackte oder sterilisierte Gärtnererde verwenden. Frühe und mittelfrühe Sorten werden von Januar bis März unter Glas ausgesät, späte Sorten ab April ins Freiland; spätester Auspflanztermin ist die zweite Junihälfte. Kohl ist zwar nicht kälteempfindlich, aber vor allem die Frühsorten brauchen Schutz, da Frost den Kohl zum Schießen anregen kann.

Kohl braucht viel Platz, nämlich 50 x 50 cm pro Pflanze. Die Kulturdauer beträgt bis zu 100 Tage für raschwüchsigen Spitzkohl und bis zu 250 Tage für späten Lager-Weißkohl.

Leider ist das herrliche Gemüse sehr anfällig für Schädlinge und Krankheiten, wobei der Kohlweißling, dessen Raupen abgelesen werden können, noch am harmlosesten ist. Gegen ihn und andere fliegende Schädlinge, wie Kohlfliege und Kohldrehherzmücke, hilft am besten das Abdecken mit engmaschigen Gazenetzen. Empfohlen zur Schädlingsvorbeugung sei eine Mischkultur mit Sellerie. Blattläuse, Erdflöhe und Erdraupen können am ehesten durch Gießen oder Spritzen mit Wermut- oder Rainfarnbrühe (Seite 21) zurückgedrängt werden. Problematischer sind jedoch verschiedene Pilzerkrankungen, wie Kohlschwärze, Falscher Mehltau und Adernschwärze. Im naturnahen Garten bemüht man sich, vorbeugend günstige Kulturbedingungen herzustellen, und eventuell, ebenfalls vorbeugend, die Pflanzen mit Schachtelhalmtee (Seite 21) zu besprühen oder mit einem kieselsäurereichen Steinmehl anzustäuben.

Besonders schlimm sind aber zwei Bakterienkrankheiten, nämlich die Bakterienweichfäule, bei der das Innere junger Kohlköpfe schleimig stinkend wird, sowie vor allem die gefürchtete Kohlhernie, bei der am Wurzelhals knollenartige oder walzenförmige Auswüchse auftreten, die innen nicht hohl sind (wie beim ähnlich aussehenden Befall mit den Larven des Kohlgallrüßlers, bei dem im Inneren der Anschwellung beinlose, weiße Larven sitzen). Bekämpfung von Bakterienkrankheiten bei Pflanzen ist ein hoffnungsloses Unterfangen: Am besten die Pflanzen schnell wegwerfen, nicht kompostieren und mindestens vier Jahre warten, bis an derselben Stelle wieder Kohl angebaut wird.

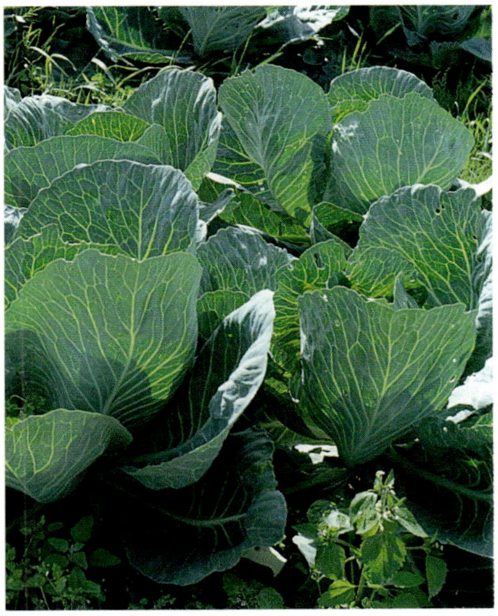

Wenn Weißkohl gut gedeihen soll, braucht er viel Platz, viel Dünger, viel Wasser, viel Sonne und viel Aufmerksamkeit

Inhaltsstoffe, Wirkung, Verwendung

Zu unrecht gilt das Weißkraut als Arme-Leute-Essen, und auch schwer verdaulich oder blähend ist es bei richtiger Zubereitung eigentlich nicht, vor allem wenn es fein geraspelt als Rohkost gereicht wird. Gleiches gilt auch für das hoch zu lobende Sauerkraut. Die Einschränkung „eigentlich" heißt, daß es wirklich Menschen gibt, die Kohl schlecht vertragen, was häufig auf eine fehlerhafte Darmflora zurückzuführen ist. Manche Menschen vertragen Kohl nur dann, wenn er wirklich gut durchgekocht ist. *Hildegard von Bingen* übrigens lehnte den Kohl und seine ganze Verwandtschaft generell ab. Falls Sie also ein Kohlproblem haben, befinden Sie sich in bester Gesellschaft!

Seine Inhaltsstoffe, nämlich Vitamine, Spurenelemente, Stärke, Ballaststoffe, etwas Bitterstoff und organische Säuren, sind nicht nennenswert besser als bei vielen anderen Gemüsen auch. Was ihn aber wirklich zum Heilmittel macht, ist der sogenannte „Anti-Ulcus-Faktor" (1950 in Amerika von Cheney gefunden und so genannt). Dieser Stoff, auch Vitamin U genannt, erklärt die jahrhundertealte Erfahrung der *Volksmedizin*, daß gequetschte Kohlblätter, die auf *Hautgeschwüre* gebunden werden, eine sehr heilsame Wirkung ausüben. Vor allem in Amerika wird Weißkrautsaft zur Behandlung von *Magengeschwüren* verwendet, wobei pro Tag 1 l Saft getrunken wird, jeweils eine Portion nach jeder Mahlzeit. Theoretisch könnte man den Saft selbst mit der Saftzentrifuge aus frischen gequetschten Kohlblättern herstellen, besser jedoch wird man für die Behandlung den Saft im Reformhaus oder in der Apotheke kaufen. Wird der Kohlsaft wegen seiner blähenden Wirkung schlecht vertragen, sollte dreimal am Tag eine Tasse Kümmeltee getrunken werden. Bei Magenproblemen ein altbewährtes Heilmittel der Volksmedizin, das nur empfohlen werden kann.

Die übrigen Verwandten des Kohls

Bis jetzt war nur vom Weißkraut die Rede, weil die anderen Sorten eigentlich nicht als „Heilpflanze" eingesetzt werden. Aber weil Vitamin C durchaus auch Heilwirkungen ausübt, sei berichtet, daß Brokkoli und Grünkohl so reich an diesem lebenswichtigem Vitamin sind, daß in einer schonend gedünsteten Portion (200 g) dieser beiden Kohlsorten der doppelte Tagesbedarf eines Erwachsenen enthalten ist (200 g roh enthalten ca. 285 mg, beim Dünsten gehen eventuell 50% verloren). Der Tagesbedarf eines Erwachsenen liegt bei 75 mg.

Königskerze,
Wollblume *(Verbascum* sp.)

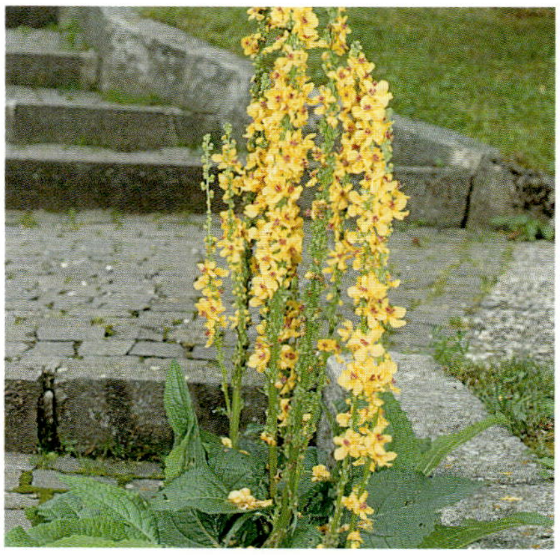

Wie schafft es die Königskerze, dieses prachtvolle Gewächs, aus Pflasterfugen oder sonstwie armseligem Boden in einem Jahr zu derartiger Stattlichkeit heranzuwachsen?

Botanische Informationen, Wachtumsbedingungen, Kultur

Von den neun Königskerzenarten, Familie Rachenblütler *(Scrophulariaceae)*, werden drei nahe verwandte Arten medizinisch genutzt, nämlich die Windblumen-Königskerze *(V. phlomoides)*, die Großblumige Königskerze *(V. densiflorum)* und die Kleinblütige Königskerze *(V. thapsus)*. Diese drei Arten sind typische Ödlandpflanzen, und vor allem lieben sie nährstoffreiche Schuttplätze.

Königskerzen sind zweijährige Pflanzen, das heißt sie werden im Frühsommer ausgesät, bilden eine Rosette, treiben im folgenden Jahr den Blütenstand und sterben dann ab. Wenn es der Königskerze in Ihrem Garten gefällt, wird sie sich auch selbst aussäen. Sie benötigt einen warmen, offenen Platz mit nährstoffreichem *Boden*, der aber durchaus steinig oder sandig sein darf. Die Blüten werden frühmorgens geerntet und in der Sonne getrocknet. Sie sind sehr empfindlich und sollten sorgfältiger angefaßt werden als ein rohes Ei.

Inhaltsstoffe, Verwendung

Die wichtigsten Inhaltsstoffe sind Schleimstoffe, Saponine und Flavonglycoside, was die Verwendung der Droge als *Hustenmittel* vor allem in Teemischungen nahelegt, beispielsweise gemischt mit Schlüsselblumenwurzel, Huflattichblättern und Eibischwurzel.

Koriander
(Coriandrum sativum)

Botanische Informationen, Anbau im Garten

Koriander gehört zu jener Gruppe von Doldenblütlern *(Apiaceae)*, bei denen die Früchte als Gewürz und Heilmittel verwendet werden. Er ist eine einjährige Pflanze, die im April an einem sonnigen Platz in Reihen ausgesät wird. Koriander ist ein Dunkelkeimer, was bedeutet, daß die Samen mit Erde bedeckt werden müssen. Der *Boden* sollte locker, kalkhaltig und unkrautfrei sein. Wie die meisten Doldenblütler läßt er sich viel Zeit mit dem Auflaufen.

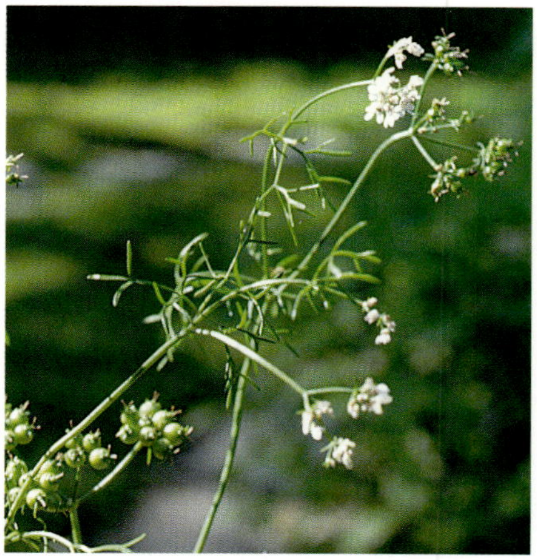

Einen recht eigenwilligen Duft bringt das Koriandergrün an die Speisen, aber wer einmal auf den Geschmack gekommen ist, möchte ihn nie mehr missen

Wenn die Früchte halbreif sind, werden die Pflanzen geerntet. Man hängt sie gebündelt zum Trocknen auf und schüttelt die nachgereiften Früchte jeweils auf einem weißen Papier ab.

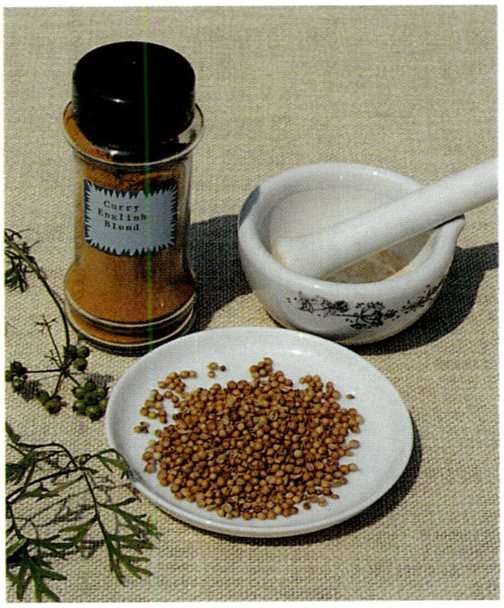

Getrocknete Korianderfrüchte passen besonders gut zu Curry. Nach Möglichkeit sollten sie im Mörser gequetscht werden

Inhaltsstoffe, Wirkung, Verwendung

Koriander gehört zu den klassischen „Weihnachtsgewürzen", beispielsweise für Spekulatius und Lebkuchen. Er macht mit seinen magenfreundlichen, ätherischen Ölen schwere Speisen bekömmlicher. Medizinisch betrachtet ist Koriander ein Karminativum. Genau so gut wie zu süßem Gebäck paßt er auch zu Soßen, Wurst und Fleisch, was in unserem Kulturkreis selten praktiziert wird, aber im Orient durchaus üblich ist. Kaum verwendet wird bei uns das Korianderlaub, das im antiken Griechenland wegen seines Geruchs Wanzenkraut genannt wurde. Für die Inder sind die scharfen Currygerichte ohne Koriandergrün undenkbar und auch in Portugal ist es unter dem Namen „Cilantro" sehr gebräuchlich. Die mexikanische *Küche* verwendet die Blätter ebenfalls gerne.

Kornelkirsche
(Cornus mas)

Botanische Informationen, Kultur

Die Kornelkirsche ist ein besonders empfehlenswerter Strauch aus der Familie der Hartriegelgewächse *(Cornaceae)* für die Gartenhecke oder als Solitär an einem etwas geschützten Platz. In wärmeren Lagen beginnt die Kornelkirsche bereits Ende Februar zu blühen.

Inhaltsstoffe, Wirkung, Verwendung

Die länglichen, roten Steinfrüchte enthalten die Vitamine A und C, organische Säuren und Pektine sowie einen bakteriostatisch wirkenden Stoff, der sich günstig auf eine gestörte Darmflora auswirkt. In Südosteuropa, einem Verbreitungsschwerpunkt der Kornelkirsche, wird der Saft aus den Früchten traditionsgemäß als Mittel gegen *Fieber* eingesetzt, ähnlich wie bei uns der Holundersaft. Die apart säuerlich schmeckenden Früchte können als Marmelade oder als Mus wie Preißelbeeren zubereitet und auch in gleicher Weise verwendet werden.

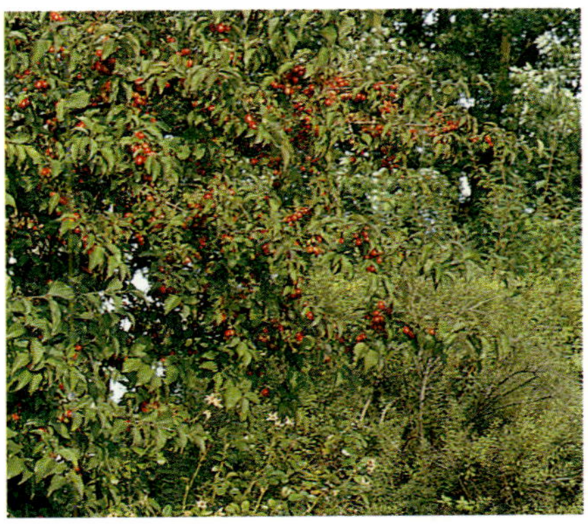

Schon im Vorfrühling blüht die Kornelkirsche, und wer Freude am ausdrucksvollen Geschmack von Wildfrüchten hat, sollte ein Mus oder Gelee aus ihren Früchten zubereiten

Rezept für ein kaltgerührtes Mus aus Kornelkirschen, das auch für andere Wildfrüchte gilt

Unter 1 kg gewaschene, entsteinte, gut zerkleinerte Kornelkirschenfrüchte werden 500 bis 750 g Kristallzucker eingerührt, bis der Zucker sich gelöst hat (etwa 15 Minuten). Mit dem Rührbesen wird 10 Minuten weitergerührt. Dann kann zum Würzen die abgeriebene Schale einer ungespritzten Zitrone sowie 1 Teelöffel Zimt oder Ingwerpulver zugefügt werden. In der Vollwertküche wird statt Zucker ein fester Blütenhonig verwendet. Das Mus in Gläser füllen, eventuell mit 1 Löffel Weingeist übergießen, gut verschließen, recht kühl stellen und bald verbrauchen.

Kresse
(Lepidium sativum)

Botanische Informationen, Anbau im Garten und im Zimmer

Die Garten-Kresse, Familie Kreuzblütler *(Brassicaceae)*, wurde von den Römern nach Mitteleuropa gebracht, wo sie gegen Skorbut und als Blutreinigungsmittel verwendet wurde.

Im Garten gehört die Kresse zu den unproblematischsten Gewächsen überhaupt. Wo nur ein bißchen Platz ist, wird eine Reihe oder eine Gruppe ab Ende März bis zum Herbst ausgesät: Bald darauf keimt sie und kann kurze Zeit darauf bereits geerntet und als Salat- oder Würzkraut zu Eiern und Quark verwendet oder aufs Butterbrot gestreut werden. Im Hochsommer bildet sie nur wenige Blätter aus und kommt gleich zum Blühen. Wenn im Sommer Kresse gewünscht wird, sollte daher ein schattiger Platz gewählt werden. Empfehlenswerte Sorten sind 'Extra Krause', 'Breitblättrige' und 'Großblättrige Neuheit'. Balkon- und Fensterbrettgärtner können sie in Schalen oder Kästen in feuchtem Sand oder in Sägemehl aussäen. Auch im Suppenteller auf Fließpapier oder in der Keimbox kann sie problemlos herangezogen werden. Hierfür eignet sich die 'Einfache' Kresse am besten.

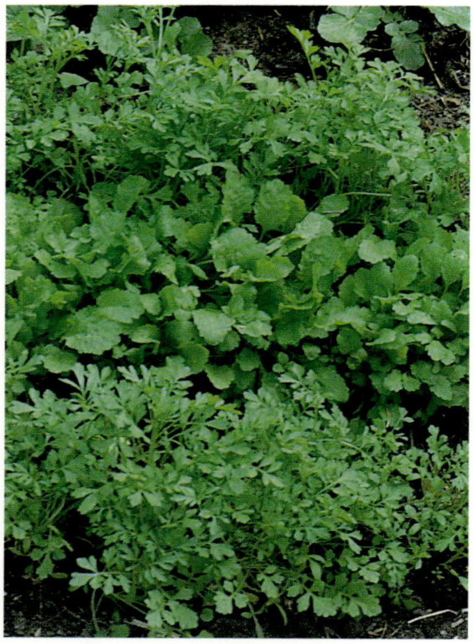

Wo ein bißchen Platz auf dem Beet ist, kann man Kresse säen. In der mittleren Reihe ist die 'Großblättrige Neuheit', in der oberen und unteren Reihe die 'Einfache' zu sehen

Inhaltsstoffe, Wirkung, Verwendung

Kresse zeichnet sich durch einen hohen Gehalt an scharfen Senfölglycosiden aus, die *verdauungsfördernd* und *entzündungshemmend* wirken. Dazu kommen Gerb- und Bitterstoffe sowie ein relativ hoher Kalium- und Calciumgehalt (550 bzw. 240 mg pro 100 g) sowie die Vitamine A und C.

Kresse sollte nie erhitzt und nicht einmal gehackt werden, da sonst die Würzigkeit verfliegt und die Bitterkeit bleibt. Auch eine Mischung mit anderen Kräutern ist nicht zu empfehlen.

Zur ergänzen wäre, daß Kresse nach der mittelalterlichen Signaturenlehre wegen ihrer schuppenförmigen Samenkapseln gegen schuppende Hautkrankheiten verwendet wurde. Der Begriff „Signaturenlehre" bedeutet, daß nach der Überzeugung der damaligen Zeit Gott in der Form der Pflanzenteile zum Ausdruck bringt, gegen welche Krankheiten die Pflanze helfen soll: Lungenkraut wegen seiner lungenförmigen Blätter gegen Lungenkrankheiten, Leberblümchen wegen seiner leberförmigen Blätter für die Leber usw.

Kümmel
(Carum carvi)

Botanische Informationen, Anbau im Garten

Kümmel gehört zur Familie der Doldenblütler *(Apiaceae)*. Verwendet werden vor allem seine Früchte, aber als Salatgewürz auch die frischen Blätter. Kümmelfrüchte wurden bereits bei Ausgrabungen prähistorischer Siedlungen gefunden, und er dürfte wohl das älteste Gewürz unseres Kulturkreises sein, das noch heute verwendet wird.

Im Garten wird Kümmel im April oder Mai ausgesät. Er ist ein Lichtkeimer, so daß die Samen kaum mit Erde bedeckt werden dürfen. Als zweijährige Pflanze bildet er im ersten Jahr eine Blattrosette aus, im zweiten Jahr erscheinen die Blütenstengel. Kümmel benötigt einen sonnigen Platz und tiefgründigen, nahrhaften, kalkhaltigen *Boden*, der gut mit Kompost vorbereitet werden sollte. Er muß stets feucht gehalten werden. Andere Doldenblütler in der Nachbarschaft oder als Vorkultur, also etwa Petersilie, Kerbel, Möhre oder Sellerie, stören ihn.

Geerntet werden die fast reifen Samendolden, die nachgetrocknet und dann auf ein Papier abgeschüttelt oder abgerebelt werden (sie halten unterschiedlich fest an ihren Stielen). Kümmelfrüchte werden stets gut verschlossen aufbewahrt.

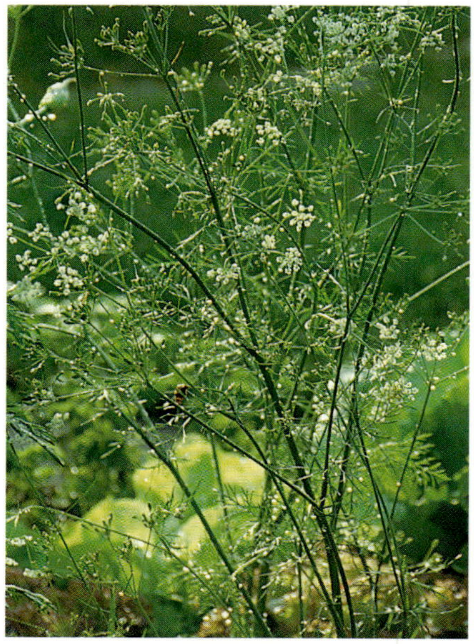

Einige Kümmelpflanzen im Garten spenden frisches, würziges Laub für Salat, aber vor allem reichlich die bekannten, aromatischen Früchte

Inhaltsstoffe, Wirkung, Verwendung

Die wichtigsten Inhaltsstoffe sind einige ätherische Öle, vor allem Carvon. Hinzu kommen etwas Gerbstoffe und Harz. Kümmel wird als Gewürz zur besseren Bekömmlichkeit bei blähenden Speisen verwendet, beispielsweise für Kohlgerichte oder Brot.

Rezept für Kümmeltee

1 gehäufter Teelöffel Kümmelfrüchte, die unmittelbar vor der Zubereitung in einem Mörser leicht gequetscht werden sollen, mit 1/4 l kochendem Wasser überbrühen, 10 Minuten ziehen lassen, abgießen, nach den Mahlzeiten lauwarm trinken.
Dieser Tee ist ein ausgezeichnetes Carminativum (= blähungstreibendes Mittel).

Kümmelfrüchte werden auch in Teemischungen für funktionale *Magen-* und *Darmbeschwerden*, besonders gegen Krämpfe, eingesetzt.

Rezept für einen von der Volksheilkunde gerne verwendeten Kümmelschnaps

20 g Kümmelfrüchte mit 100 ml 70%igem Alkohol übergießen, nach 2 Wochen absieben.
20 bis 25 Tropfen werden nach den Mahlzeiten in etwas lauwarmem Wasser eingenommen.

Kürbis
(Cucurbita pepo, C. maxima)

Botanische Informationen, Anbau im Garten

Die Heimat unserer heute hauptsächlich angebauten Kürbisarten ist Mittelamerika und die Südstaaten der USA, während der indische Flaschenkürbis, den bereits Plinius in seinen Schriften erwähnt, bei uns viel weniger gepflanzt wird. Er gehört zur Familie der Kürbisgewächse *(Cucurbitaceae)* und ist mit der Gurke und Melone verwandt.

Im Garten ist für den Kürbis ein sonniger Platz und sehr nährstoffreicher *Boden* wichtig. Häufig wird Kürbis auf dem Kompost angebaut, was sehr empfehlenswert ist, da die Pflanze durch die Verrottungsvorgänge im Kompost „warme Füße" bekommt. Mitte April werden je zwei bis drei Kürbiskerne in Töpfchen ausgesät und nach den Spätfrösten im Abstand von 1,00 bis 1,50 m im Freien ausgepflanzt, oder in der zweiten Maihälfte wird an Ort und Stelle ausgesät. Wenn Sie den Kürbis einfach wachsen lassen, kann sein Stengel bis zu 10 m lang werden, jedoch hält sich die Ernte dann in Grenzen. Deshalb wird nach der vierten Ranke der Haupttrieb gekappt, so daß sich die Pflanze verzweigt. Der Kürbis ist zweihäusig. Die großen gelben Blüten werden von Bienen bestäubt. Nach dem Fruchtansatz empfiehlt es sich, die Triebspitzen noch einmal zu kappen. Man läßt pro Pflanze ca. 8 Früchte ausreifen, die übrigens, botanisch betrachtet, riesige „Beeren" sind.

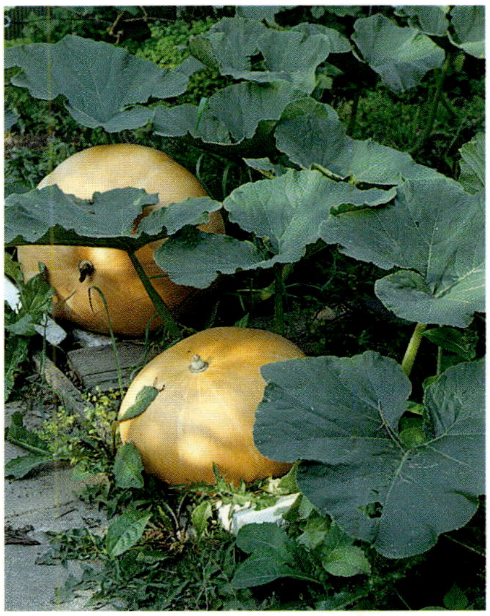

Sonne und nährstoffreicher Boden sind notwendige Voraussetzungen, wenn der Kürbis gut gedeihen soll

Inhaltsstoffe, Wirkung, Verwendung

Aus dem Fruchtfleisch wird ein delikates, süßsaures Kompott zubereitet. Die Kürbiskerne werden gerne in der Vollwertküche verwendet, beispielsweise zum Brotbacken. Sie schmecken sehr gut, wobei aber zu beachten ist, daß sie bis zu 50% Fett enthalten. Der Nährstoffgehalt von 100 g Kürbiskernen beträgt ca. 580 kcal.

In der *Volksmedizin* verwendet man das Fruchtfleisch roh, zu einem Brei zerkleinert, als Wundsalbe gegen *Krampfadern, Entzündungen* und *Geschwüre.* Vor allem aber die Kerne werden medizinisch genutzt. Kürbiskerne enthalten viel Öl, auch etwas ätherisches Öl, geringe Mengen eines Alkaloids, hormonähnliche Stoffe und Aminosäuren.

Besonders bewährt haben sich Kürbiskerne bei *Blasenschwäche.* Bei Prostatabeschwerden ist allerdings nur im Anfangsstadium mit einem gewissen Erfolg zu rechnen. 10 g Kürbissamen werden über den Tag verteilt eingenommen. Wegen des recht schwankenden Wirkstoffgehalts ist allerdings die Einnahme von Fertigpräparaten empfehlenswert.

Lauchkraut, Knoblauchsrauke
(Alliaria petiolata)

Botanische Informationen, Wachstumsbedingungen, Verwendung

Wildwachsend kommt dieser weiß blühende Kreuzblütler *(Brassicaceae)* im Halbschatten von Gebüschen vor, oft sogar mitten in der Stadt. Wenn Sie Spaß an Wildpflanzen haben, könnten Sie das Lauchkraut am Saum der Hecke oder

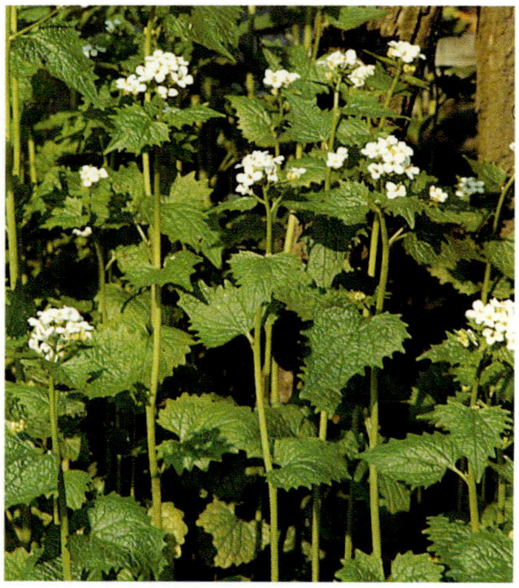

So sieht blühendes Lauchkraut aus, auch Knoblauchsrauke genannt. Die allerersten frisch austreibenden Blättchen im Frühling sind ein köstliches Salatgewürz

beim Gerätehäuschen ansiedeln. Es wird sich dann großzügig weiterhin von selbst aussäen. Die Pflanze mit den hellgrünen, nach Knoblauch duftenden Blättern besitzt im Garten einen großen Vorteil: Sie treibt sehr zeitig im Jahr aus und gehört somit zu den allerersten aromatischen Würzkräutern für Salate, die unser Garten hervorbringt. Dafür nehme ich gerne in Kauf, daß die Knoblauchsrauke auch einmal im Rosenbeet oder sonstwo aufgeht, wo ich es ihr nicht ausdrücklich gestattet habe.

Lavendel
(Lavandula angustifolia syn. L. officinalis)

Botanische Informationen, Anbau im Garten

Lavendel gehört zu jenen Lippenblütlern *(Lamiaceae)*, die uns mit ihren ätherischen Ölen verwöhnen. Lavendel repräsentiert in dieser Gruppe die elegante Note. Er wird deswegen vor allem im Hinterland der französichen Cote d'Azur feldmäßig zur Parfümherstellung angebaut, eine unvergleichlich zauberhafte Stimmung in blauer Einsamkeit mit flimmerndem Licht und duftendem Wind.

Lavendel ist eine ausdauernde Pflanze, die einen sonnigen, geschützten *Standort* braucht. In kalten Lagen ist Winterschutz mit Reisig nötig. Der *Boden* sollte durchlässig und kalkhaltig sein. Bei verfestigten und staunassen Böden ist eine Drainage mit Kies oder Steinscherben nötig. Ideale Plätze sind der Steingarten oder eine Randbepflanzung am Gemüse- oder Staudenbeet. In Mischkultur mit Rosen sollen diese weniger schädlingsanfällig sein; ein Umstand, der sich noch nicht bis zu meinen Blattläusen herumgesprochen hat, aber schön sieht die Kombination Rosen plus Lavendel aus. Nach der Blüte werden die Pflanzen ausgelichtet: Ältere Äste schneidet man bis zum Boden zurück.

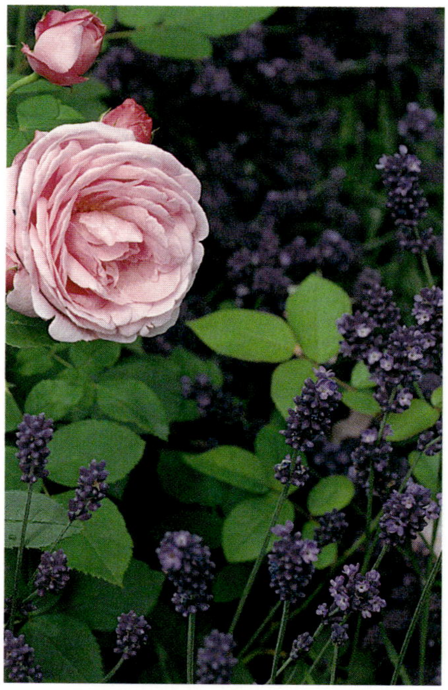

Zwei Blumenarten mit königlichem Duft: der Lavendel und die Rose

Inhaltsstoffe, Wirkung, Verwendung

Die wichtigsten Inhaltstoffe sind ätherische Öle, Cumarin und Harz. Die jungen Blättchen werden frisch für Gewürzmischungen, z. B. „Herbes de Provence" verwendet. Die Blüten erntet man in ganz jungem, kaum erblühtem Zustand am Vormittag nach dem Abtrocknen des Taus und trocknet sie sehr sorgfältig im Schatten und ohne künstliche Wärme. Lavendel wurde seit altersher als getrocknetes Sträußchen oder als Duftkissen in den Wäscheschrank gelegt, um Motten und Krankheiten fernzuhalten, und um der Wäsche einen angenehmen Duft zu verleihen. Aus den frischen Blüten kann auch „Duftwasser" als alkoholischer Auszug hergestellt werden (Seite 140).

Medizinisch verwendet werden die Blüten und das daraus gewonnene ätherische Öl. Lavendel ist als Arzneimittel leider ein wenig aus der Mode gekommen, weil der moderne Patient auf rasche Effektivität und nicht auf vertrauensvolles, geduldiges Anwenden setzt. Lavendel gehört zu jenen Pflanzen, die ausgleichend auf Funktionsstörungen des vegetativen Nervensystems wirken: daraus erklären sich die überaus zahlreichen Anwendungsbereiche in der traditionellen *Volksmedizin*. Unter anderem wird er in Teemischungen für *Herz-Kreislauf-Probleme* verwendet, was Petrus Andreas Matthiolus im 16. Jahrhundert „anhebende wasserseuch" (= Wassersucht) nennt und was auf Herzinsuffizienz beruht. Da Lavendel auch für Störungen bei der Funktion der *Verdauungsorgane* hilfreich ist, könnte er einen Ehrenplatz im Reich der Heilkräuter beanspruchen.

Heutzutage wird die freundliche Duftpflanze vor allem als Badezusatz verwendet und selbstverständlich auch für Parfüm.

Rezept für ein Lavendelbad, dessen Wirkstoffe sowohl durch die Haut als auch durch die Atmungsorgane ihre Wirksamkeit entfalten

60 g getrocknete oder 200 bis 300 g frische Lavendelblätter und -blüten in 1 l Wasser aufkochen, 10 Minuten zugedeckt ziehen lassen, mit oder ohne Kraut einem Vollbad zusetzen, Augen schließen, tief und ruhig atmen und dabei freundliche Gedanken fassen.

Außerdem macht sich die Aromatherapie (Seite 159) das Lavendelöl vor allem bei extremen Gemütszuständen und Streßsymptomen zunutze, wobei wieder die ausgleichende Wirkung des Lavendels auf Körper und Psyche zum Tragen kommt.

Lein, Flachs
(Linum usitatissimum)

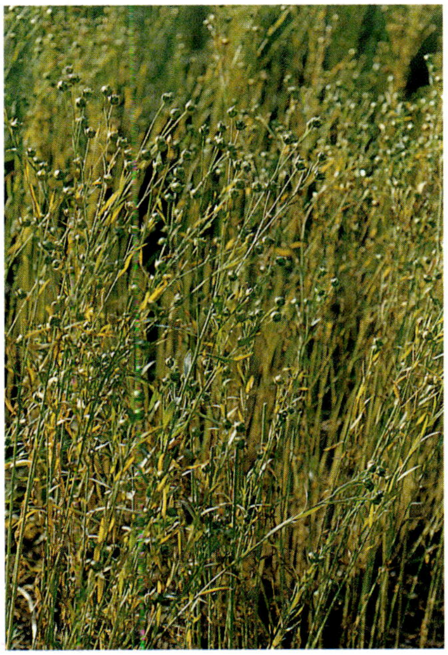

Die runden Fruchtkapseln enthalten den Leinsamen. Sein hoher Ballaststoffgehalt fördert den Stuhlgang, wobei auch noch der Schleimgehalt eine Rolle spielt

Botanische Informationen, Kulturbedingungen

Flachs ist eine der ältesten Kulturpflanzen und gehört zur Familie der Leingewächse *(Linaceae).* Früher hatte er vor allem große Bedeutung als Faserpflanze. Aus Leinöl werden Ölfarben hergestellt, weil es durch Verharzen leicht trocknet. Außerdem werden die Samen medizinisch verwendet.

Auch wenn Sie den Leinsamen zwar nützen, aber selbst nicht ernten wollen, paßt der zarte, einjährige Echte Lein mit seinen wasserblauen Blüten sehr gut ins naturnahe Blumenbeet. Auch auf magerem *Boden* gedeiht er gut. Noch weitere Leinarten werden als Gartenpflanzen angeboten, z. B. der gelb blühende Linum flavum und der rot blühende Linum grandiflorum.

Inhaltsstoffe, Wirkung, Verwendung

Medizinisch verwendet werden die schleimhaltigen Samen als ballaststoffreiches Gleitmittel bei chronischer Verstopfung. Leinöl enthält einen hohen Prozentsatz an mehrfach ungesättigten Fettsäuren, nämlich 26% bezogen auf 100 g Leinsamen, und gilt deswegen als besonders gesund zur Prophylaxe der *Arteriosklerose* und des *Herzinfarkts*. *Hildegard von Bingen* verwendete den Leinsamen nicht innerlich, sondern in verschiedenen Zubereitungen als Umschlag. Diese Anwendungsart ist in die *Volksmedizin* eingegangen, die Leinsamen zum Erweichen von Furunkeln und zur Heilung von Geschwüren nützte.

Liebstöckel
(Levisticum officinale)

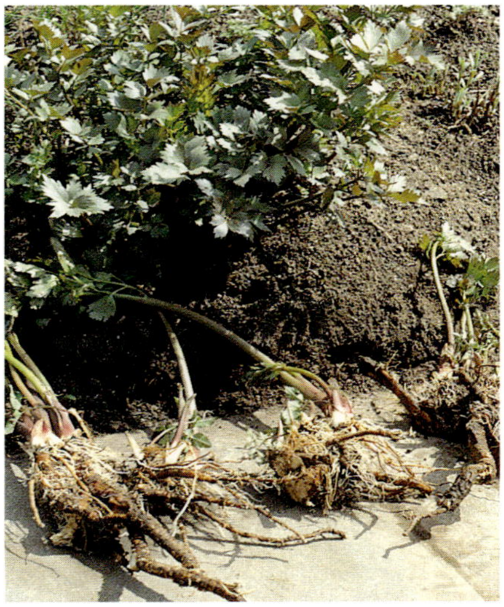

Das junge Laub des Liebstöckels ist ein kräftiges Gewürz. Die getrockneten Wurzeln können eingesetzt werden, wenn es um effektives Entwässern geht. Kein Dauergebrauch!

Botanische Informationen, Anbau im Garten

Die stattliche, ausdauende Pflanze gehört zur Familie der Doldenblütler *(Apiaceae)* und wird im Volksmund wegen des charakteristischen Geruchs auch „Maggikraut" genannt. Im Garten benötigt Liebstöckel einen sonnigen oder halbschattigen Platz sowie nahrhaften *Boden*. Das Pflanzloch wird mit Kompost und einem organischen Vorratsdünger versorgt. Die Pflanze selbst muß feucht gehalten werden. Blütentriebe werden herausgeschnitten, damit sich die Blätter stärker entwickeln können.

Inhaltsstoffe, Wirkung, Verwendung

Sowohl die Verwendung als Küchengewürz wie auch die medizinische Verwendung erfolgt aufgrund der kräftig nach „Maggi" duftenden, ätherischen Öle.

Der bekannte Würzextrakt mit inzwischen über hundertjähriger Geschichte ist zwar ein rein pflanzliches Produkt, enthält aber kein Liebstöckel.

Als Gewürz können die frischen Blätter für vielerlei Gerichte verwendet werden, aber Vorsicht: Liebstöckel ist ein vorlauter Bengel, der zartere Töne neben sich nicht aufkommen läßt. Auch Mitkochen kann dem Duft nichts anhaben, häufig entwickelt er sich dadurch erst richtig.

Medizinisch genutzt wird die getrocknete Wurzel. Wenn Sie das vorhaben, sollten Sie jedes Jahr zwei neue Pflanzen setzen, denn die Wurzeln sind im Herbst des zweiten oder dritten Jahres am zartesten und gleichzeitig am ergiebigsten. Ältere Wurzeln können zwar ebenfalls verwendet werden, sind aber recht zäh und holzig. Die Wurzeln werden im Herbst geerntet, gereinigt und rasch getrocknet. Sie werden nach dem Trocknen zerschnitten und müssen gut verschlossen aufbewahrt werden.
Wenn es um effektives Entwässern geht, wie etwa bei Gicht, Arthrose oder *Herzinsuffizienz*, ist ein Tee aus der Liebstöckelwurzel allein oder in Mischungen mit anderen entwässernden Teekräutern, beispielsweise Birkenblättern oder Löwenzahn, sehr zu empfehlen.

Rezept für eine Teemischung, die mir selbst als regelmäßige Herbstkur gute Dienste leistet

Liebstöckelwurzel, Löwenzahnwurzel und -kraut, zerquetschter Kümmel, Hagebuttenfrüchte mit Samen und Brennesselblätter zu gleichen Teilen gemischt. 1 bis 2 Teelöffel der Mischung mit 1/4 l kochendem Wasser übergießen, 10 Minuten ziehen lassen, abgießen, 4 bis 6 Wochen lang täglich 2 Tassen trinken.

Bei entzündlichem Rheuma kann statt der Brennesselblätter Weidenrinde (aus der Apotheke) verwendet werden.

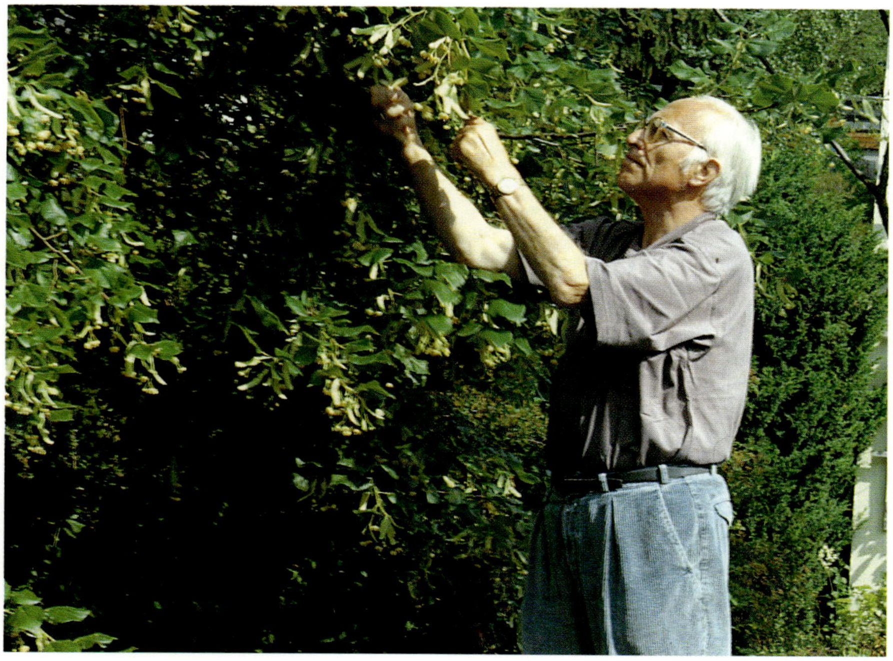

Linde
(*Tilia* sp.)

Botanische Informationen, Wachstumsbedingungen, Kultur

Zwei Lindenarten sind es, deren Blüten mitsamt dem auffälligen Hochblatt medizinisch genutzt werden: Die Sommerlinde *(T. platyphyllos)* mit ihren großen, dunkelgrünen Blättern (etwa 12 cm breit, 15 cm lang) und die Winterlinde *(T. cordata)*, mit kleinen, helleren Blättern (3 bis 10 cm lang und ebenso breit), die unterseits an der Mittelrippe rotbraun behaart sind. Sie gehören zur Familie der Lindengewächse *(Tiliaceae)*, die gemeinsam mit den Malven die Ordnung der Malvales bildet.

Wenn Sie Platz im Garten haben, ist die traditionsreiche, in Volksliedern besungene Linde ein ausdrucksvoller Hausbaum. Die Winterlinde ist klimatisch weniger anspruchsvoll, kommt auch in kälteren Lagen Mitteleuropas vor und gedeiht im Gebirge bis in 1500 m Höhe. Steiniger *Boden*, beispielsweise an einem Hang, macht den Linden nichts aus.

Inhaltsstoffe, Wirkung, Verwendung

Lindenblüten werden im eben erblühtem Zustand geerntet und getrocknet. Sie enthalten Schleimstoffe, etwas ätherisches Öl und Flavonglycoside. Lindenblüten werden, genauso wie Holunderblüten, als Tee bei *Erkältungskrankheiten* zur Anregung des Immunsystems und zum Schwitzen verwendet. Das Schwitzen gelingt am Nachmittag leichter als am Vormittag, weil dann die Körpertemperatur normalerweise höher ist.

Man erntet Lindenblüten kurz nach dem Aufblühen und setzt sie getrocknet als Erkältungstee ein

Rezept für einen Haustee zur Vorbeugung von Erkältungskrankheiten von Apotheker Mannfried Pahlow

Lindenblüten 20 g, Hagebutten 10 g, Heidelbeeren, getrocknet 10 g, Kamillenblüten 10 g.
1 gehäuften Eßlöffel dieser Mischung 1 Minute kochen, abseihen, mit Honig süßen, täglich 2 bis 3 Tassen trinken.

Lorbeer
(Laurus nobilis)

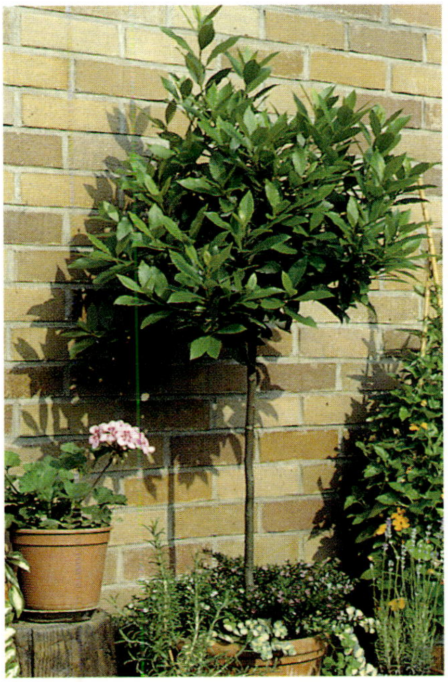

Lorbeer zieht man am besten im Blumentopf an einem geschützten Platz

Botanische Informationen, Kulturbedingungen

Dieser immergrüne Baum aus der Familie der Lorbeergewächse *(Lauraceae)* wächst in den Wäldern des Mittelmeergebiets und Vorderasiens und wird dort bis zu 15 m hoch. Er ist nicht winterhart, aber eine empfehlenswerte Kübelpflanze für Terrasse oder Balkon. Er muß stets feucht gehalten und öfter einmal mit lauwarmem Wasser abgespritzt werden, sonst vergilben die Blätter. Von Mai bis August wird Lorbeer einmal in der Woche gedüngt. Im Winter sollte der Baum in einem hellen, kühlen Raum (5 bis 10 °C) stehen und nur sparsam gegossen werden, aber so, daß der Wurzelballen nicht austrocknet. Im März schneidet man zu lange Triebe zurück.

Inhaltsstoffe, Wirkung, Verwendung

Als Gewürz geerntet und rasch getrocknet werden die jungen, aber voll ausgebildeten Blätter. Medizinisch genutzt wird das salbenartige Lorbeeröl aus den Früchten. Es ist wegen seiner antiseptischen, durchblutungsfördernden Wirkung Bestandteil von erweichenden Salben für *Geschwüre* und *Geschwülste* sowie von Salben gegen verschiedene *Hauterkrankungen*. Ebenfalls enthalten ist das Lorbeeröl in Massagecremes zur Behandlung von Sportverletzungen. Ein besonders wichtiger Anwendungsbereich ist die Tiermedizin: die sogenannte Eutersalbe gegen Verhärtungen und Entzündungen besteht aus reinem Lorbeeröl.

Löwenzahn
(Taraxacum officinale)

Botanische Informationen, Wachstumsbedingungen, Kultur

Sollte ich die Pflanze wählen, der ich meine allergrößte Hochachtung entgegenbringe, würde ich ohne Zögern den Löwenzahn nennen. Er gehört der am

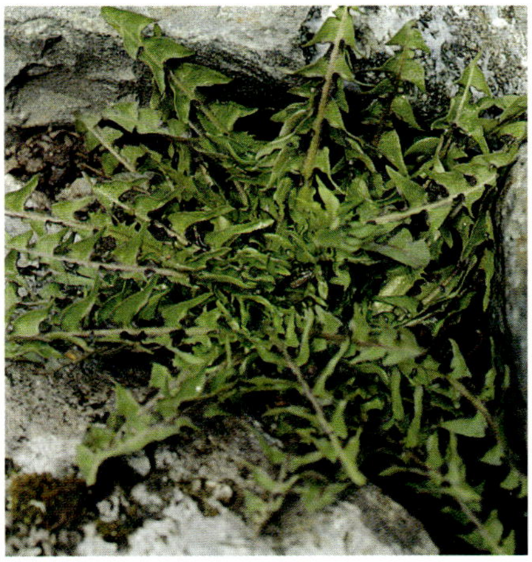

Beim Löwenzahn gibt es Formen mit sehr intensiv gelappten und solche mit fast ganzrandigen Blättern

höchsten entwickelten Pflanzenfamilie an, den Korbblütlern *(Asteraceae)*. Seine Fähigkeit, sich den unterschiedlichsten Bedingungen anzupassen, ist frappierend: feuchte Wiesen, Trockenrasen, schattige Plätze, pralle Sonne, Steinfugen, Weideland, auf dem er mit Vorliebe vom Vieh bis zum Boden abgefressen wird, Gartenbeete, begangene Wege, usw.. Und jedesmal sieht er, als Anpassung an die Gegebenheiten, ein wenig anders aus. Auf trockenen, mageren und sonnigen *Standorten* bildet er derbe Blätter mit Härchen als Verdunstungsschutz aus, dagegen sind seine riesigen Blätter in der gedüngten Wiese dunkelgrün, weich und saftig. Wird er abgefressen oder abgemäht, bildet er unverdrossen eine neue Rosette. Im Gebirge findet man ihn in Felsspalten. Nur das Meer ist ihm offenbar nicht recht geheuer, denn von den Küsten hält er sich fern. Seine Blüten sind in Wirklichkeit hochdifferenzierte Blütenstände aus kleinen Einzelblütchen, die sich aber zu einer funktionalen Einheit zusammenfügen. Sie öffnen und schließen sich im Tagesrhythmus, Bewegungen, die zusätzlich noch überformt werden von Witterungseinflüssen. Auch die zauberhaft schwebenden Schirmchen, an denen unten jeweils eine kleine Frucht hängt, werden nur bei schönem Wetter entlassen, wenn aufsteigende warme Winde den perfekten Schwebeapparat hochheben und wegtragen.

Auch für uns Menschen ist der Löwenzahn eine besonders wichtige Pflanze, vor allem in geistiger Hinsicht: Bei den meisten Kindern dürfte sich wohl der Begriff „Blume" exemplarisch am Löwenzahn herausbilden. Kurzum, nur Philister und Ignoranten werden diese wunderbare Pflanze, die noch dazu vielfältige Heilkräfte besitzt, „Unkraut" nennen.

Um Löwenzahn im Garten zu nutzen, gibt es zwei Möglichkeiten:

1) Er wächst gerne und reichlich in jedem Naturrasen, auf Baumscheiben oder am Heckensaum. Hier können bereits im Vorfrühling junge Blättchen als Salatdelikatesse oder zur *Frühjahrskur* (Seite 134) geerntet werden. Um zu verhindern, daß die Blätter zäh und bitter werden, sollten Sie die Löwenzahnpflanzen mit einem Brett oder einem Blumentopfuntersetzer zudecken. Dann werden sie zart, gelb und fleischig.

2) Löwenzahn ist auch eine Kulturpflanze und wird in einigen Sorten als Samen unter dem französischen Namen „Pissenlit" angeboten. In manchen Gegenden Süddeutschlands heißt er „Bettsaicher", was sozusagen die wörtliche Übersetzung aus dem Französischen ist und eine der Hauptheilwirkungen des Löwenzahns ausdrückt, nämlich den entwässernden Effekt.

Der Samen wird im gut mit Kompost vorbereiteten Gemüsebeet zwischen Mai und Juli im Reihenabstand von 35 bis 40 cm ausgesät. In der Reihe wird auf 20 cm Abstand vereinzelt. Im Herbst werden die Blätter zurückgeschnitten und die Wurzeln ausgegraben, ohne dabei den Vegetationspunkt zu verletzen. Die Wurzeln werden in einen breiten Eimer in lockeres Substrat eingeschlagen und leicht mit Erde bedeckt. Der Eimer wird anschließend zugedeckt und, ähnlich wie bei Chicoree, läßt man den Löwenzahn bei ca. 15 °C treiben.

Inhaltsstoffe, Wirkung, Verwendung

Löwenzahn gilt in der *Volks-* und in der *Schulmedizin* als bitterstoffreiches Tonikum (= Stärkungsmittel). Außer den Bitterstoffen enthält er enzymatisch wirkende Stoffe, Saponine, Gerbstoffe, *kreislaufwirksames Cholin* und, weil er häufig frisch verwendet wird, sei noch sein hoher Vitamingehalt gelobt.

Aus den zarten Blättern, egal ob von der Wildpflanze oder der Gartenform, wird Salat zubereitet oder sie werden in Butter gedünstet. Die *Volksmedizin* verwendet die jungen Blätter für eine entwässernde und regenerierende *Frühjahrskur* (Seite 134) und die Blüten zur Zubereitung einer honigartigen Latwerge (= Sirup oder süßes Mus aus Pflanzenteilen) gegen *Husten* und zur *Blutreinigung*.

Besonders empfehlenswert ist auch der Tee aus den Wurzeln und Blättern. In der Zeit, in der die Pflanze nicht blüht, also im zeitigen Frühjahr oder noch besser im Herbst, wird die Pfahlwurzel mit dem Blattschopf ausgestochen und gut gereinigt. Die Wurzel wird der Länge nach gespalten, und die Pflanzen auf einen Faden aufgezogen und zum Trocknen aufgehängt. Wenn sie fast trocken sind, werden sie zerschnitten und nachgetrocknet. Der Tee ist allein oder in Mischungen sehr vielfältig einzusetzen.

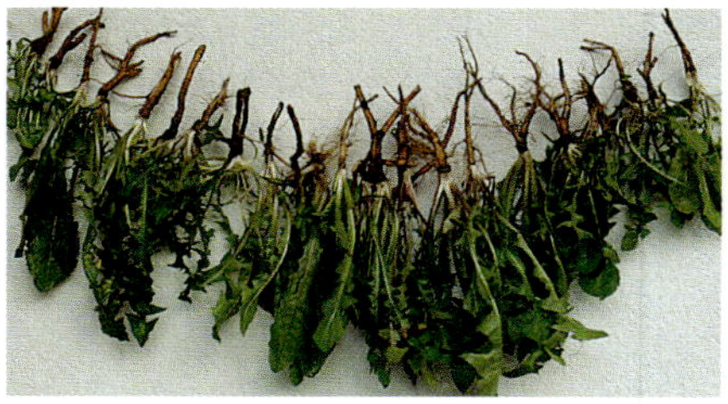

Rezept für den sogenannten „Wasserstoß" nach Sebastian Kneipp gegen kleine Nierensteine und Nierengrieß

1 1/2 l Löwenzahntee, der mit 2 Eßlöffeln der getrockneten Droge (Wurzeln und Kraut) hergestellt wurde, soll innerhalb von 20 Minuten getrunken werden. Nach dem Trinken des Tees soll der Patient auf und ab gehen, und zunächst den Harndrang unterdrücken. Die darauf folgende vehemente Wasserausscheidung nimmt bei einigem Glück kleine Nierensteine mit.

Lungenkraut
(Pulmonaria officinalis)

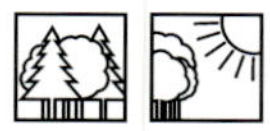

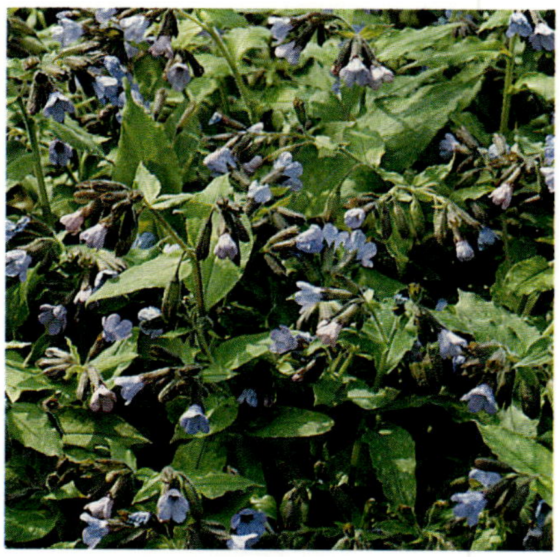

Schon im März beginnt das Lungenkraut hellrot zu blühen und mit zunehmenden Alter werden die Blüten zuerst violett und dann blau. Beachten Sie die weißlichen Flecken auf den Blättern

Botanische Informationen, Wachstumsbedingungen, Kultur

Wildwachsend kommt das Lungenkraut, Familie Rauhblattgewächse *(Boraginaceae)*, in Laubwäldern vor, besonders auf frischen, kalkhaltigen Böden.

Im Garten ist die Staude als Bodendecker im Lebensraum „Schattiger Gehölzrand" mit nahrhaftem, feuchtem und humosem *Boden* sehr zu empfehlen. Eindrucksvoll ist die Beobachtung, wie sich die Blüten vom hellen Rot im eben aufgeblühten Zustand kurz vor dem Verblühen zu Himmelblau färben. Ursache dafür ist die Veränderung des pH-Werts von der sauren zur basischen Reaktion, wobei sich der Blütenfarbstoff Anthocyan ähnlich wie Lackmus umfärbt. Die Sorte 'Azurea' mit ihren tiefblauen Blüten ist eine besonders beliebte Gartenform.

Inhaltsstoffe, Wirkung, Verwendung

In der *Volksmedizin* wurde jahrhundertelang ein Tee aus dem Lungenkraut als reizlinderndes *Hustenmittel* angewendet, was wegen seines Gehalts an Schleimstoffen, Saponinen, Kieselsäure und Gerbstoffen nicht falsch ist. Da die medizinische Wirkung nicht überzeugend ist, gehört das Lungenkraut nicht mehr zu den vom Bundesgesundheitsamt empfohlenen Heilpflanzen.

Das Lungenenkraut kann als Musterbeispiel für die sogenannte „Signaturenlehre" des Mittelalters und der beginnenden Neuzeit herangezogen werden. Nach dieser Lehre hat sich auch der große *Paracelsus* (1493-1541) gerichtet. Sie besagt, daß Gott im Erscheinungsbild der Pflanze zeigt, wogegen sie helfen soll. Das Lungenkraut mit seinen länglichen, „lungenförmigen" Blättern, die noch dazu weiße Flecken aufweisen, die wie „Tuberkuloseknoten" aussehen, sollte nach der Signaturenlehre folgerichtig bei Lungenkrankheiten helfen (Seite 158).

Mädesüß, Spierstrauch
(Filipendula ulmaria)

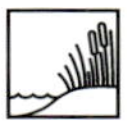

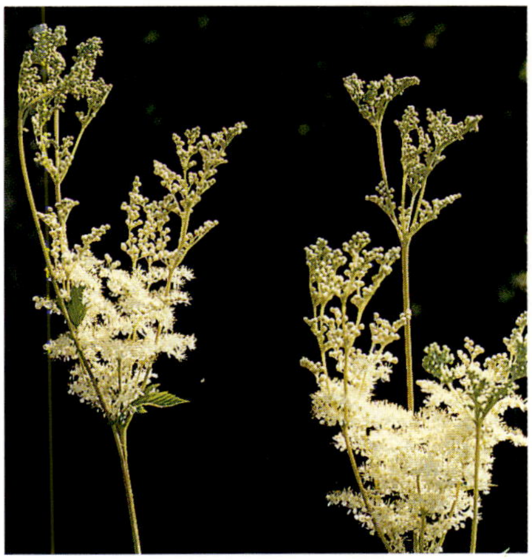

Im Garten ist der natürliche Standort für das Mädesüß, auch Spierstrauch genannt, der Rand des Gartenteichs

Botanische Informationen, Wachstumsbedingungen

Wildwachsend ist dieses Rosengewächs *(Rosaceae)* eine Charakterpflanze der Bachufer, Grabenränder und nassen Wiesen. Im Garten ist der ideale Platz für das Mädesüß der Rand des Gartenteichs.

Inhaltsstoffe, Wirkung, Verwendung

Medizinisch verwendet werden die getrockneten Blüten in Teemischungen, z. B. mit Holunder oder Lindenblüten, gegen Grippe und *rheumatische Beschwerden.* Falsch ist das nicht, denn die Pflanze enthält Salycilsäureverbindungen, also jenen Stoff, aus dem das Aspirin besteht (Seite 119). Gerbstoffe, Flavonglycoside und Schleim ergänzen die Wirkung. In der *Homöopathie* (Seite 152) gilt „Spirea ulmaria" als Urtinktur oder in niedrigen Potenzen als gutes Mittel gegen *Gelenkschmerzen* und *Ischias.*

Maiglöckchen
(Convallaria majalis)

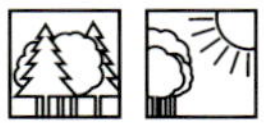

Botanische Informationen, Wachstumsbedingungen, Kultur

Wildwachsend findet man das Maiglöckchen aus der Familie der Liliengewächse *(Liliaceae)* in den Laubwäldern der gemäßigten Zonen Europas, Asiens und Nordamerikas. Auch im Garten ist der natürliche Platz unter Laubgehölzen, wo es sich durch Ausläufer ausbreitet und praktisch unverwüstlich ist. Außer der bekannten Wildform gibt es noch die weißblühende gefüllte Sorte 'Plena' sowie die rosablühende Sorte 'Rosea'. (Mir gefällt, ehrlich gesagt, die grazile und ausdrucksvolle Wildform am besten).

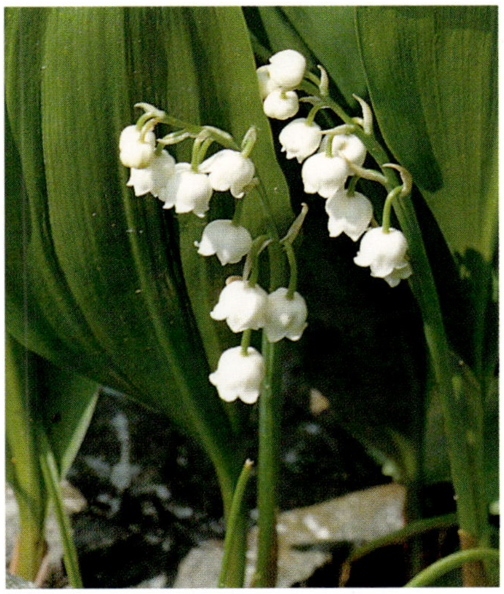

Das blühende Maiglöckchen ist im Garten ein niedlicher Frühlingsgruß, aber giftig und deshalb nicht zur Selbstmedikation geeignet

Inhaltsstoffe, Wirkung, Verwendung

Medizinisch verwendet und pharmazeutisch aufbereitet werden die oberirdischen Teile, die man während der Blütezeit sammelt. Die wichtigsten Inhaltsstoffe sind Herzglycoside, die ähnlich wie Digitalis wirken. Galenische Präparate aus dem Maiglöckchen gehören zu den wichtigsten Arzneimitteln bei chronischen *Herz-* und *Kreislauferkrankungen*. Selbstmedikation mit Maiglöckchen ist heute nicht mehr üblich und wegen der enormen *Giftigkeit* der Pflanze auf keinen Fall zu empfehlen, aber in früheren Zeiten galt das Maiglöckchen geradezu als Allheilmittel. Diese Tradition spielt vielleicht bei der Verwendung von pulverisierten Maiglöckchen in einigen Schnupftabakspezialitäten eine Rolle.

Maiglöckchen bringen verführerisch leuchtend rote Beeren hervor, die jedoch sehr giftig sind. Warnen Sie unbedingt rechtzeitig Kinder, die eventuell im Garten spielen.

Majoran
(Majorana hortensis* syn. *Origanum majorana)

Botanische Informationen, Anbau im Garten

Einjähriger Majoran, Familie Lippenblütler *(Lamiaceae)*, stammt aus dem östlichen Mittelmeergebiet. Im Mittelalter wurde er von den Benediktinern eingeführt und galt als Heilmittel gegen verschiedene Erkrankungen. Heute wird er vor allem als Gewürz verwendet.

Im Garten benötigt er einen warmen, sonnigen *Standort* und leichten, durchlässigen, kalkhaltigen, gut mit Nährstoffen versorgten *Boden*. Majoran kann ab Mai direkt ins Freiland ausgesät werden. Früher ernten können Sie, wenn Sie ihn im März auf der Fensterbank oder im warmen Gewächshaus aussäen. Er wird zweimal pikiert und nach den Eisheiligen wird jeweils ein Büschelchen aus 3 bis 5 Pflanzen im Abstand von 20 cm ins Freiland ausgepflanzt.

Nachdüngen mit Stickstoff, eventuell mit Brennesseljauche (Seite 21), verbessert die Ernte, besonders auf schlechtem Boden. Gerade Majoran ist ein Musterbeispiel dafür, daß die Nährstoffversorgung von Kräutern mit Gefühl erfolgen muß. Einerseits gilt: Von nichts kommt nichts, andererseits jedoch: Überdüngte Pflanzen bringen viel Blattwerk aber wenig Aroma.

Geerntet werden die jungen Blätter und die jungen Triebe, die vor der Blütezeit (= Juli) am aromatischsten sind. Sie werden frisch oder getrocknet verwendet.

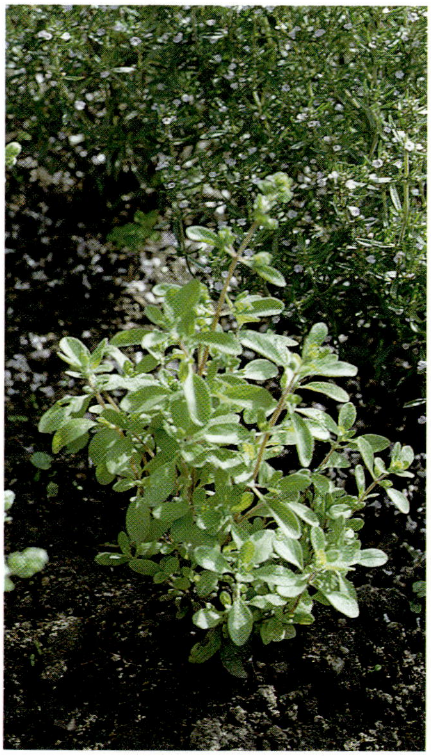

So ist der Majoran am aromatischsten: kurz bevor er blüht

Rezept für eine Schnupfensalbe nach Apotheker Mannfried Pahlow

1 Teelöffel getrockneten, pulverisierten Majoran mit 1 Teelöffel Weingeist übergießen, einige Stunden zugedeckt stehen lassen. Dann 1 Teelöffel frische, ungesalzene Butter dazugeben und die Mischung etwa 10 Minuten im Wasserbad erwärmen. Durch ein Taschentuch abseihen und abkühlen. Die Salbe ist nicht sehr haltbar, deswegen sollte nicht mehr hergestellt werden, als im Rezept angegeben ist.

Inhaltsstoffe, Wirkung, Verwendung

Wichtigster Inhaltsstoff ist das ätherische Majoranöl. Dazu kommen Bitter- und Gerbstoffe. Majoran dürfte wohl das wichtigste Gewürz zur Wurstbereitung und für deftige volkstümliche Gerichte sein, aber auch in der vegetarischen *Küche* wird Majoran gerne eingesetzt. Beim Kochen und beim Trocknen bleibt sein Aroma gut erhalten.

Schon als Gewürz entfaltet Majoran seine positiven medizinischen Wirkungen als *verdauungsförderndes, blähungs-* und *harntreibendes* Mittel. Besonders bei der Neigung zu Krämpfen im *Magen-Darm-Bereich* sollte Majoran regelmäßig verwendet werden. Die Aromatherapie empfiehlt ihn in der Duftlampe als beruhigend und erwärmend bei nervösen Spannungen sowie als *schleimlösend* bei Stirnhöhlenkatarrh. Die eben genannte Wirkung hat auch in der *Volksmedizin* Tradition: Eine selbst bereitete Majoransalbe ist besonders für Säuglinge zu empfehlen. Bei Blähungen wird dem Baby die Nabelgegend mit dieser Salbe leicht kreisend massiert, und zwar rechts unten am Bäuchlein beginnend und dann im Uhrzeigersinn. Das ist wichtig, weil der Dickdarm in dieser Richtung verläuft. Auch als Schnupfensalbe für Säuglinge hat sich diese Salbe, mit der man das Näschen innen und außen einreibt, bewährt.

In der Antike galt mit Majoran gewürzter Wein als Aphrodisiakum. Diese Anwendung hat die *Homöopathie* aufgegriffen und empfiehlt besonders für Frauen bei Störungen der Sexualität die Tinktur „Origanum majorana" in den Potenzen D_4 und D_6. *Geerntet* werden die jungen Blätter und die jungen Triebe, die vor der Blütezeit (= Juli) am aromatischsten sind. Sie werden frisch oder getrocknet verwendet.

Rezept für eingelegten Camembert

Nicht zu weicher Camembert wird in Scheiben geschnitten und in einer flachen Schüssel angerichtet. Aus 2 bis 3 Eßlöffeln Essig, 4 bis 5 Eßlöffeln Öl, einer Prise Salz, etwas frisch gemahlenem Pfeffer, kleingeschnittenen Schalotten mit Laub und Zwiebelchen sowie einer gehörigen Portion gehacktem Majoran wird eine Marinade bereitet und über die Camembertscheiben verteilt. Nach Geschmack kann die Marinade mit 2 bis 3 Eßlöffeln Wein verfeinert werden.

Malven (Gattungen *Malva* und *Althaea*)

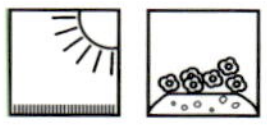

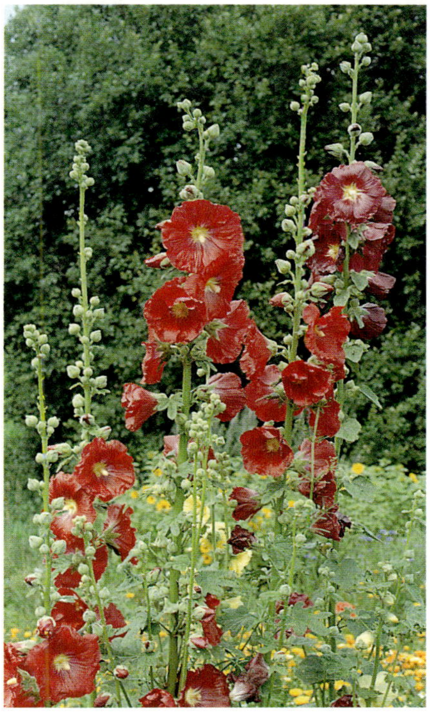

Die Stockrose oder Stockmalve hat eine lange Tradition im Bauerngarten. Sie sollte frei und sonnig stehen, sonst wird sie stark vom Malvenrost befallen

Botanische Informationen, Arten, Wachstumsbedingungen, Kultur

Zuerst sei ein wenig Ordnung in die Vielfalt der Malvenfamilie *(Malvaceae)* gebracht, um herauszuarbeiten, welche Arten für Ihren Garten geeignet sind.

In unserer Flora gibt es sieben wildwachsende Malvenarten (Gattung *Malva*), die früher medizinisch genutzt wurden. Außerdem dienten Malvenfrüchte zu einer Zeit, als Kinder noch von älteren Spielkameraden lernten, welche Pflanzen man essen kann und welche nicht, beim Vater-Mutter-Kind-Spiel traditionsgemäß als „Käselaibchen".

Die folgenden vier Wildmalvenarten sind eine Zierde für jedes Staudenbeet:

1) Die Rosen-Malve *(Malva alcea)*, auch Sigmarswurz genannt, ist eine ausdauernde Pflanze, die bis zu 1,20 m hoch wird und kalkhaltigen *Boden* liebt.

2) Die Moschus-Malve *(M. moschata)* wird etwa 80 cm hoch und ist eher für kalkarmen, sandigen oder lehmigen *Boden* geeignet.

3) Die Wilde Malve *(M. sylvestris)* ist seit der Jüngeren Steinzeit ein Kulturfolger des Menschen und kommt an nährstoffreichen, warmen Plätzen vor, vor allem an Wegrändern und in Unkrautfluren. Ihre getrockneten Blüten, manchmal auch das blühende Kraut, sind in Hustenteemischungen enthalten.

4) Die Blaue, auch Dunkelviolette oder Mauretanische Malve *(Malva sylvestris* ssp. *mauritiana)* ist eine Unterart der eben genannten Wilden Malve. Sie ist insgesamt stattlicher, hat größere Blüten und läßt sich gut kultivieren.

5) Die Stockrose oder Stockmalve *(Althaea rosea)* ist eine traditionsreiche, sehr dekorative Bauerngartenpflanze. Sie ist zweijährig und benötigt einen nahrhaften, vor allem auch lockeren *Boden*, in dem sich ihre kräftige Pfahlwurzel gut verankern kann. Sie wird im Frühsommer ausgesät. Im Herbst verpflanzt man die Rosette an den endgültigen *Standort*, der sonnig und zugfrei sein soll. Sie braucht organischen Volldünger oder Stallmist.

6) Der Echte Eibisch *(Althaea officinalis)*, eine beeindruckende Staude, wurde bereits auf Seite 49 beschrieben.

Zu ergänzen wäre noch, daß auch die beliebte Buschmalve oder Lavatere zur Familie der Malvengewächse gehört.

Die Gartenmalven werden leicht vom Malvenrost befallen, eine Pilzerkrankung, die sich durch weiße, später dunkelbraune Pusteln an der Blattunterseite bemerkbar macht. Die befallenen Blätter gleich abschneiden und vernichten. Vorbeugend empfiehlt sich die Behandlung mit Schachtelhalmbrühe (Seite 21).

Inhaltsstoffe, Wirkung, Verwendung

Geerntet und *getrocknet* werden die Blüten und Blätter der Wildmalvenarten, bei der Stockrose jedoch nur die Blüten.

Hauptwirkstoff ist der Pflanzenschleim, zu dem etwas ätherisches Öl und Gerbstoffe kommen. Malven sind in vielen Hustenteemischungen enthalten.

Rezept für eine Teemischung

Apotheker Mannfried Pahlow empfiehlt eine Teemischung aus Schlüsselblumenwurzeln mit Malven zu gleichen Teilen gemischt. 2 Teelöffel der Mischung mit 1/4 l kochendem Wasser überbrühen, nach 10 Minuten abseihen, 2 bis 3 Tassen täglich trinken.

Anzumerken wäre, daß der säuerlich schmeckende, gekaufte „Malventee“ von dem in den Tropen wachsenden Hibiscus sabdariffa stammt, also auch in die Familie der Malvengewächse gehört und als wichtigste Inhaltsstoffe verschiedene Fruchtsäuren besitzt.

Dieser rote Malventee eignet sich sehr gut zum Mischen mit anderen Teearten. Auch der bittere Geschmack mancher Heilpflanzen kann durch ihn überdeckt und ausgeglichen werden.

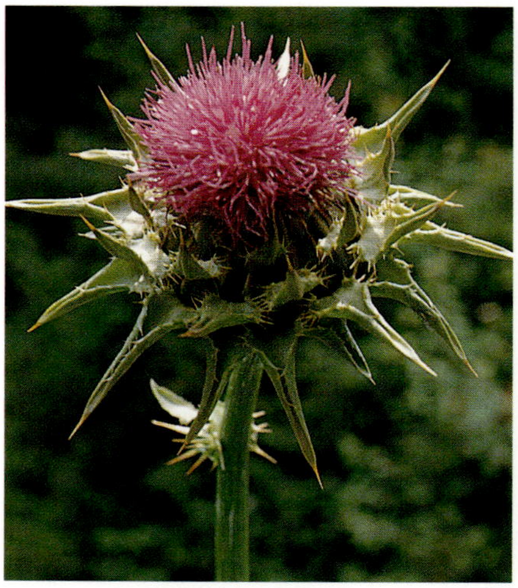

In warmen Klimalagen wird die stattliche Mariendistel durch reichliche Selbstaussaat ein Dauergast im Garten

Mariendistel
(Silybum marianum)

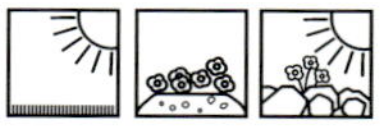

Botanische Informationen, Wachstumsbedingungen, Kultur

Wildwachsend kommt die Mariendistel, Familie Korbblütler *(Asteraceae)*, an Straßenrändern und auf Ödlandflächen im Mittelmeergebiet vor. Im Garten sieht sie an sonnigen *Standorten* mit trockenem, aber dennoch nährstoffreichem *Boden* sehr dekorativ aus. Einmal im Garten, sät sie sich gerne und reichhaltig selbst aus: Man schaut im Frühling, wo ein Pflänzchen aufgeht und verpflanzt es dahin, wo man es wünscht. Wenn Sie auf Nummer sicher gehen wollen, bringen Sie am besten einige Samenkörner im Beet aus und versetzen die Pflänzchen im Frühling.

Inhaltsstoffe, Wirkung, Verwendung

Der wichtigste Wirkstoff, das Silymarin, ist ein Flavonoid. Dazu kommen Bitterstoffe, ein ätherisches Öl, sowie Histamin, ein Stoff, der die Blutgefäße erweitert. Die Früchte werden für galenische Zubereitungen verwendet. Bei *Lebererkrankungen – Hepatitis, Fettleber, toxische Leberschäden* – wird von ganz erstaunlichen Heilerfolgen berichtet. Gerade dies ist ein bemerkenswerter Umstand, da die kranke Leber nur sehr schlecht auf Therapien anspricht. Untersuchungen scheinen zu belegen, daß die Wirkstoffe des Mariendistelsamens die Eiweißsynthese in der Leber anregen. Tee aus Mariendistelsamen wird zwar bisweilen empfohlen, dürfte aber nicht besonders effektiv sein, weil der Hauptwirkstoff Silymarin nicht wasserlöslich ist.

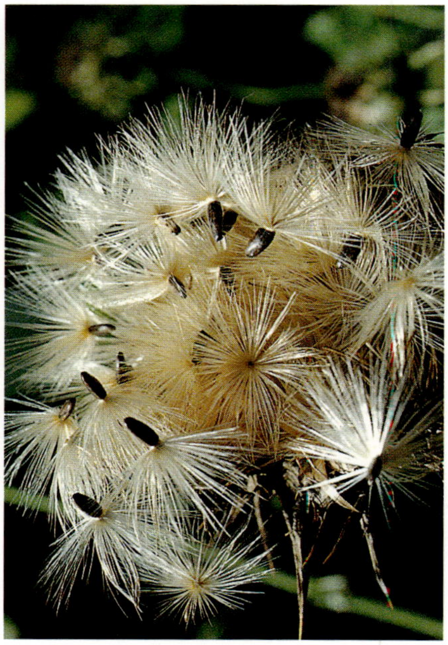

Das sind die Samen der Mariendistel, mit deren Hilfe von sensationellen Heilungen bei geschädigter Leber berichtet wird

Rezept für ein Hausmittel gegen Venenstauungen in den Beinen

Die Mariendistelpflanze zerquetschen, durch ein Tuch pressen und mit dem austretenden Saft die Beine einreiben.

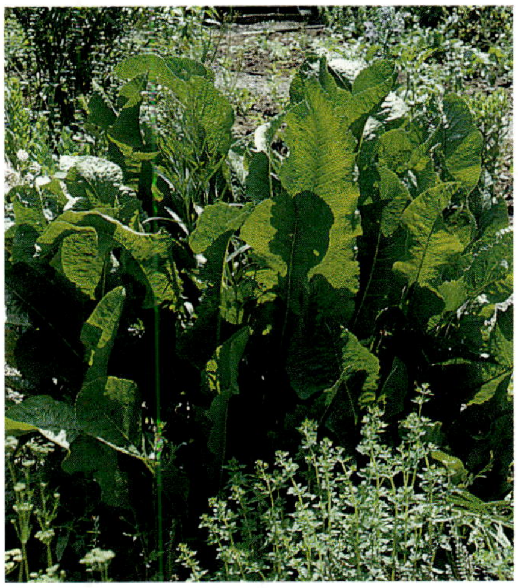

Wenn es nicht unbedingt lange, gerade Stangen sein müssen, ist diese Art des Meerrettich-Anbaus zu empfehlen

Meerrettich
(Armoracia rusticana)

Botanische Informationen, Anbau im Garten

Die Heimat des Meerrettichs, Familie Kreuzblütler *(Brassicaceae)*, dürfte das Wolga-Don-Becken sein, aber inzwischen kommt er nahezu weltweit verwildert in nährstoffreichen Unkrautfluren vor.

Für den Anbau im Garten gibt es zwei Kulturmöglichkeiten. Die erste ist arbeitsaufwendiger und erfordert mehr Sachkenntnis, kurzum es ist eine Methode für Profis:

Nahrhafter, lockerer, tiefgründiger *Boden*, der nicht zu sandig, aber auch nicht zu schwer sein sollte, wird im Herbst vor der Pflanzung gut zwei Spaten tief umgestochen. Anschließend wird er gut mit Kompost und organischem Volldünger oder Stallmist sowie mit einen kaliumhaltigen Steinmehl oder Holzasche versorgt. Im Frühjahr werden mit 80 cm Abstand Erddämme aufgehäuft. In diese Dämme werden Wurzelableger, sogenannte „Fechser" (aus dem Fachhandel) schräg im Abstand von 30 cm eingepflanzt. Bei hohen Ansprüchen an die Qualität müssen im Juni die Wurzeln aufgedeckt, die Seitentriebe vorsichtig entfernt, und die Wurzeln wieder mit Erde bedeckt werden. Im Herbst wird geerntet. Die Wurzeln bewahrt man in Sand eingeschlagen und kühl auf.

Die zweite Kulturmöglichkeit ist weniger schwierig, aber Sie können keine langen, dicken, geraden Stangen erwarten:

Am Zaun oder an der Hecke wird der Boden tiefgründig gelockert und gedüngt. Einige Fechser werden eingesetzt, anschließend läßt man die Pflanzen „wild" wachsen. Bei Bedarf wird ein Stück Wurzel ausgegraben.

Warnung: Meerrettich eignet sich nicht für eine Mischkultur. Geben Sie acht, daß Sie keine Wurzelteile in Ihre Beete bringen. die Pflanzen können kaum gejätet werden.

Inhaltsstoffe, Wirkung, Verwendung

Meerrettich oder Kren gehört zu jenen Kreuzblütlern, die besonders viel Sinigrin - so heißt ein scharfes Senfölglycosid - in ihrer Wurzel ansammeln.

Er wird als Gemüse oder Gewürz sowohl für feine als auch für deftig-volkstümliche Speisen verwendet. Neben seinem Gehalt an Senföl sind vor allem Mineralstoffe und reichlich Vitamin C zu nennen, weshalb er früher vor allem als vorbeugendes Mittel gegen *Skorbut* galt. Hinzu kommt eine antibiotisch wirkende Substanz. In seinen traditionellen Anbaugebieten, etwa bei Nürnberg, gibt es eine ganze Reihe volksmedizinisch bewährter Anwendungen, beispielsweise gemischt mit Honig gegen *Husten* oder äußerlich als Auflage gegen *rheumatische Beschwerden*. Dabei ist die durch das Senföl hervorgerufene Rötung oder gar Entzündung der Haut durchaus erwünscht, um die Durchblutung und damit den Heilungsprozeß zu fördern.

Rezept für eine Meerrettich-Sahne-Creme

100 ml süße Sahne cremig schlagen, 100 ml Joghurt und eine Prise Salz oder 1/2 Teelöffel gekörnte Brühe vorsichtig einrühren. 2 Eßlöffel frisch geriebenen Meerrettich mit etwas Zitronensaft beträufeln und in die Creme einrühren. In einem Schüsselchen anrichten, mit Schnittlauch oder geschnittenen Schalottenröhrchen bestreuen und mit gesalzenen Erdnüssen garnieren. Paßt zu Fisch, gekochtem Fleisch, Kartoffeln oder Getreidebratlingen.

Warnung: Kinder unter vier Jahren und Patienten mit Magen-Darm-Geschwüren oder Nierenentzündung sollten Meerrettich nicht essen!

Möhre
(Daucus carota)

Botanische Informationen, Anbau im Garten

Möhren gehören zu den Doldenblütlern *(Apiaceae)*, einer Pflanzenfamilie, die uns mit äußerst schmackhaften und gesunden Gemüsen und Gewürzen erfreut, die allerdings auch so gefährliche *Giftpflan-*

zen wie etwa den Gefleckten Schierling beinhaltet.
Sommermöhren werden im Freiland ab Mitte April ausgesät. Möhren aus der Juniaussaat können im November geerntet werden. Wintermöhren zum Einlegen haben eine etwas längere Entwicklungszeit und müssen in der ersten Maihälfte ausgesät werden.

Die Aussaat erfolgt bei Sommermöhren üblicherweise in Reihen mit etwa 15 cm Abstand, bei Wintermöhren mit 25 bis 30 cm. Falls Sie das schaffen, es ist allerdings nicht ganz einfach, sollten Sie so sparsam und gleichmäßig ausäen, daß Sie nicht ausdünnen müssen, denn das ist für das gesunde Gedeihen der Möhren günstig. Ausgesät wird 1 cm tief bei Sommer- und 3 cm tief bei Wintermöhren.

Möhren brauchen einen sonnigen *Standort* und, wenn nötig, Windschutz. Der *Boden* sollte locker und fruchtbar, aber keinesfalls frisch mit Stallmist gedüngt sein. Bei schlechtem Boden kann Blutmehl oder, falls Sie das nicht ablehnen, auch noch kurz vor der Aussaat sparsam Mineraldünger ausgebracht werden. Möhren dürfen nicht austrocknen, vertragen aber keine Staunässe. Sie brauchen lange Zeit, bis sie keimen, deshalb empfiehlt sich eine Markiersaat mit Radieschen, um sorgfältig zwischen den Reihen jäten zu können. Das eventuell nötige Ausdünnen und Unkrautjäten sollte abends erfolgen, anschließend muß gleich angegossen werden, damit sich der Boden um die jungen Möhrenwurzeln schließt.

Es gibt gut 20 verschiedene Möhrenschädlinge, von denen die Möhrenfliege am bekanntesten und problematischsten ist. Sie wird durch den Möhrenduft angelockt, der vor allem beim unvorsichtigen Ausdünnen oder beim Abbrechen von Blättern entsteht. Die Fliege legt ihre Eier an die jungen Möhren, und ihre Larve frißt Gänge in das Möhrenfleisch.

Im naturnahen, giftfreien Garten wird man vorbeugenderweise durch besonders sorgfältige Kulturmaßnahmen, durch Mischkultur mit Zwiebeln oder durch rechtzeitiges Überspannen des Beetes mit einem Insektennetz defensiv gegen die Möhrenfliege vorgehen.

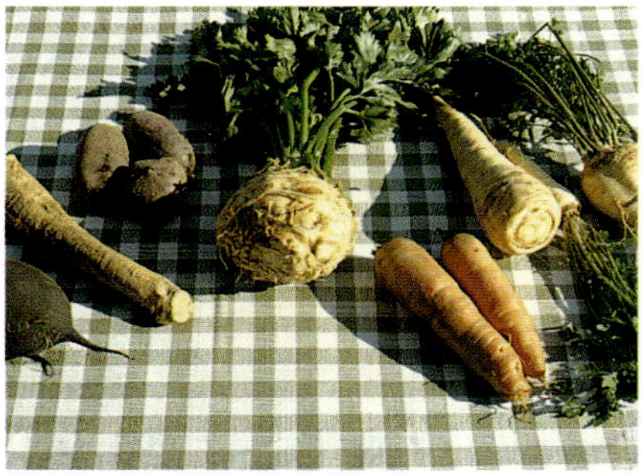

Eine Sammlung gesunder und heilkräftiger Wurzeln: Schwarzer Rettich, Meerrettich, Rote Bete, Sellerie, Karotten, Pastinak und Petersilie (von links nach rechts)

Inhaltsstoffe, Wirkung, Verwendung

Auch wenn die Möhre vor allem als Gemüse Verwendung findet, sollten doch ihre heilkräftigen Inhaltsstoffe nicht vergessen werden. Sie enthält Beta-Carotin, eine Vorstufe des Vitamin A, das für die Haut, für den Sehpurpur der Augen und für den Cholesterinspiegel wichtig ist. Dazu kommen die Vitamine B_1, B_2 und C, ätherische Öle und Flavonoide mit einer beruhigenden Wirkung auf den *Magen-Darm-Trakt* und einem günstigen Einfluß auf die Blutgefäßwände. Deshalb schreibt auch Matthiolus über die „Würkung der Mören", sie seien „lieblich zu essen, dem magen nützlich, treiben den harn, bringen lust zur speiss und zu den ehelichen wercken".

Im Sinne der Vollwertkost ist es selbstverständlich, daß die rohe Möhre wertvoller ist als die gekochte. Fein geraspelte, rohe Möhren vertragen meist auch empfindliche Patienten, denen gröbere Rohkost schwer im Magen liegt. Allerdings wird beim schonenden Dünsten der Möhren einer ihrer wichtigsten Inhaltsstoffe, das Provitamin A, nicht beeinträchtigt. Möhren sollten stets mit etwas Fett verzehrt werden, weil der Körper das Provitamin A dann besser aufnehmen kann.

Geradezu als Heilmittel kann die Möhre bei Brechdurchfall verwendet werden. Fein geriebene Möhre und Apfel, jede Stunde 1 Teelöffel voll gegessen, ist meistens das erste, was wieder „drinnen bleibt".

Falls Sie unter Sodbrennen leiden, können Sie versuchen, vor jeder Mahlzeit ein Likörglas voll Möhrensaft zu trinken. Häufig bessert sich im Laufe der Zeit dadurch die funktionelle Magenstörung mit Übersäuerung.

In der *Kinderheilkunde* hat die Möhre schon immer eine große Rolle gespielt. Eßstörungen bei Kindern bessern sich meistens, wenn sie mehrmals 1 bis 2 Eßlöffel Möhrensaft bekommen, vor allem vor den Mahlzeiten.

Nachtkerze
(Oenothera biennis)

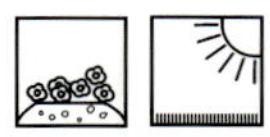

Botanische Informationen, Wachstumsbedingungen, Kultur

Pflanzen gelten als sehr bedächtig und deshalb hat man nur selten Gelegenheit, rasche Pflanzenbewegungen unmittelbar zu beobachten. Bei Nachtkerzen ist das möglich, denn sie öffnen abends kurz nach Sonnenuntergang ihre Blüten mit einer für Pflanzen nahezu einmaligen Schnelligkeit. Ein Blütenblatt nach dem andern klappt auf, der Griffel mit der vierlappigen Narbe neigt sich nach unten, und dann ist das „Wirtshaus zur Nachtkerze" geöffnet, worauf sich einige Nachtfalter, die schon Warteschleifen geflogen sind, auf den schönen, schwefelgelben Blumen niederlassen und Nektar trinken.

Seit Anfang des 17. Jahrhunderts gibt es in Europa wildwachsend die aus Nordamerika stammende Gewöhnliche Nachtkerze. Sie besiedelt Ödlandfluren, Böschungen, Hafenanlagen und ab der Mitte des 19. Jahrhunderts vor allem Bahndämme. Sie neigt außerordentlich stark zum Variieren und Bastardieren, so daß sich aus ihr in Europa einige neue Arten entwickelt haben. Die Nachtkerze zählt zur Familie der Nachtkerzengewächse *(Onagraceae)*, zu denen auch die Weidenröschen gehören.

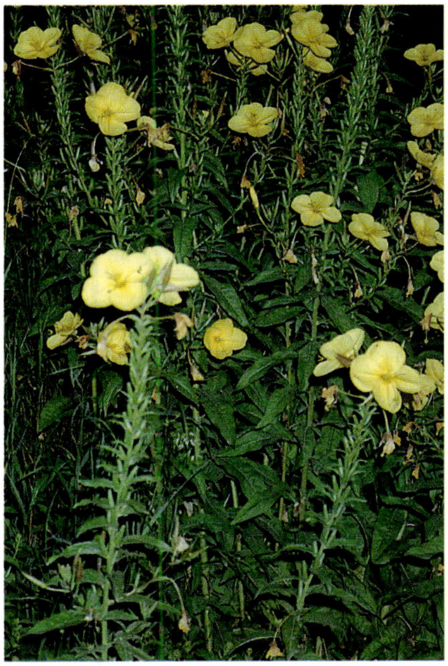

Nach Einbruch der Dunkelheit mit dem Blitzlicht fotografiert: frisch aufgeblühte Nachtkerzen

Die Wildform der Nachtkerze ist so schön, daß sie auch jeder Blumenrabatte zur Ehre gereicht. Als zweijährige Pflanze bildet sie im Sommer eine Rosette und erst im folgenden Jahr die Blütentriebe. Samen gibt es im Wildpflanzenfachhandel oder bei einem Spaziergang am Bahndamm. Von der Nachtkerze kennt man eine ganze Reihe von Züchtungen für den Garten. Sehr empfehlenswert für den Steingarten ist beispielsweise die Missouri-Nachtkerze, die 20 bis 30 cm hoch wird und wunderschöne, große Blüten hervorbringt.

Inhaltsstoffe, Wirkung, Verwendung

Die rübenförmigen Wurzeln der Gewöhnlichen Nachtkerze werden Rapontika, Rapunzel oder Speckwurzel genannt und wurden früher als Gemüse zubereitet. Wenn Sie Spaß an Wildgemüsen haben, ist das einmal einen Versuch wert.

Aus dem Samen wird ein Öl gewonnen, das reich an den ungesättigten Fettsäuren Linolsäure und Gamma-Linolensäure ist. Diese essentiellen Fettsäuren verringern die Anfälligkeit für den *Herzinfarkt* und wirken vorbeugend gegen *Thrombose* und *Arteriosklerose*, so daß die Nachtkerze derzeit von der Medizin mit einem gewissen Interesse betrachtet wird.

Oleander
(Nerium oleander)

Botanische Informationen, Kultur

Dieser aus dem Mittelmeergebiet stammende Strauch aus der Familie der Hundsgiftgewächse *(Apocynaceae)* gedeiht bei uns als Kübelpflanze. Ab Mai, mindestens bis Oktober, sollte er sonnig und luftig im Freien stehen, wobei ihm ein paar Minusgrade nichts ausmachen. Er braucht viel Wasser und muß jede Woche gedüngt werden. Wenn der Sommer kühl und verregnet ist, kommen vor allem gefüllte Sorten nicht zum Blühen. Im Winter soll er hell und kühl stehen und wird seltener gegossen.

Wirkung, Verwendung

Obwohl er so giftig ist, daß er in Indien „Horsekiller" (= Pferdemörder) heißt, ist er in der Hand des Arztes in der Form von standardisierten Präparaten und Kombinationspräparaten ein hervorragendes Arzneimittel, das bei *Herzerkrankungen* ähnlich verwendet wird wie Fingerhut und Maiglöckchen. Auch die *Homöopathie* setzt einen Extrakt aus den Blättern gegen eine ganze Reihe von Erkrankungen der Haut und des Darms ein.

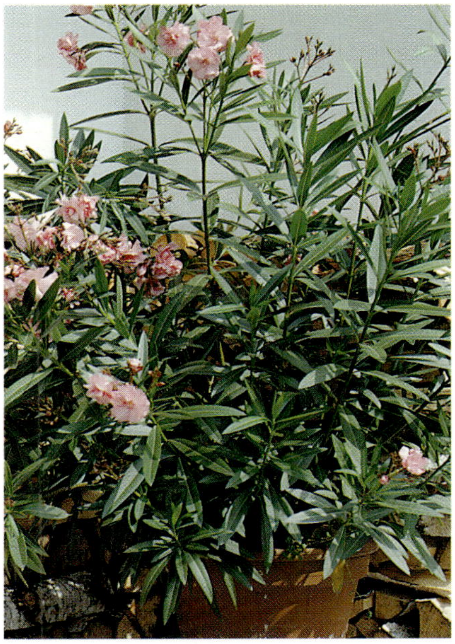

Viel Wasser, viel Sonne und frischen Wind an einem geschützten Platz, so mag es der Oleander, der in seiner Heimat Südeuropa in Flußauen wächst

Osterluzei
(Aristolochia clematitis)

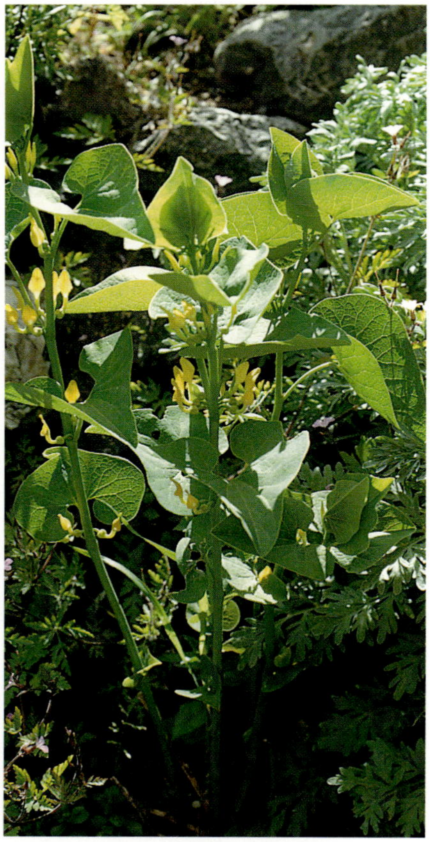

Die Osterluzei wurde früher sehr vielfältig eingesetzt, heute wegen ihrer Giftigkeit nicht mehr. Aber im Garten ist sie schon etwas Besonderes

Botanische Informationen, Wachstumsbedingungen, Kultur

Im Garten ist die Osterluzei etwas nicht Alltägliches. Sie ist wärmeliebend: Wahrscheinlich wurde sie mit der Einführung des Weinbaus nach Mitteleuropa eingeschleppt. Der ideale Platz für sie ist der warme Heckensaum; sie lehnt sich aber auch gerne an eine warme Mauer. Die Ökologie ihrer seltsamen Blüten ist frappierend. Die bestäubenden Kleininsekten werden so lange in einer bauchigen Ausbuchtung der Blüten eingeschlossen, bis die Arbeit getan ist.

Wirkung, Verwendung

Die Osterluzei gehört zu jener Gruppe von Pflanzen, der früher eine besonders hohe, sehr respektvolle Wertschätzung entgegengebracht wurde. Respekt und Vorsicht sind bei ihr freilich notwendig, denn sie ist giftig und gehört mit der ebenfalls giftigen, aber früher dennoch als Heilpflanze verwendeten Haselwurz *(Asarum europaeum)* zur Familie der Osterluzeigewächse *(Aristolochiaceae)*.

Aristolochia ist vom griechischen aristos (= sehr gut) und lochos (= Niederkunft) abgeleitet, was eine ihrer zahlreichen Heilanzeigen beschreibt. Seltsamerweise gilt sie auch heute noch in Ägypten, Griechenland, Nordamerika, Mexiko, Kolumbien und Westindien als wirksames Mittel gegen Schlangenbiß, eine offenbar jeweils authentische Erfahrung, die sich nicht durch gegenseitige Mitteilung verbreitet haben kann. *Hippokrates* verordnete Osterluzei gegen Brustfellentzündungen, *Hildegard von Bingen* gegen Verdauungsstörungen und *Paracelsus* gegen Krebs. In der *Volksmedizin* hat sich vor allem die Anwendung zur „Reinigung des Uterus" sehr lange gehalten, also als Abortivum. Auch die moderne Medizin verwendete eine Zeitlang intensiv die Osterluzei, wobei festgestellt wurde, daß ihre Wirkstoffe das *Immunsystem* anregen, besonders durch Vermehrung der weißen Blutkörperchen im Blutserum. In hoher Dosierung wurden jedoch bei Ratten an der Magenschleimhaut Polypen festgestellt (Forschungen der Firma Madaus), so daß die Aristolochia-Präparate vom Markt genommen wurden. Dies gilt auch für homöopathische Lösungen bis zu einer Verdünnung von D_{10}. Die *Homöopathie* verwendet derzeit Potenzen zwischen D_{12} und D_{30} zur Behandlung funktionaler Störungen der weiblichen Unterleibsorgane.

Pastinak
(Pastinaca sativa)

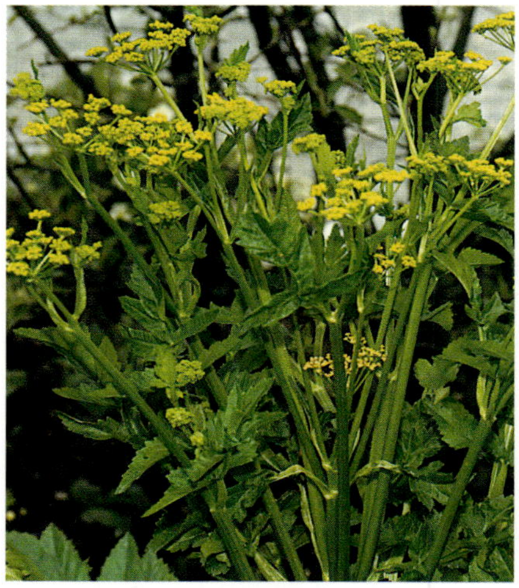

„Verwilderter" Pastinak in der Gartenhecke. Die weiße, angenehm süßlich schmeckende Rübe ist auf Seite 88 abgebildet

Botanische Informationen, Anbau im Garten

Pastinak, Familie Doldenblütler *(Apiaceae)*, ist ein Gemüse mit sehr alter Tradition. Seine weißlichen Rüben wurden im Mittelalter regelmäßig in den Gärten angebaut, aber bereits im späten Mittelalter von der ertragreicheren Möhre weitgehend verdrängt. Inzwischen ist der Pastinak an vielen Stellen verwildert und bildet oft an Straßenrändern und auf nährstoffreichen Ruderalflächen umfangreiche Bestände.

In der Rückbesinnung auf alte Traditionen bauen viele Gartenfreunde die würzige Wurzel wieder an. Bei der Kultur im Garten gelten etwa die gleichen Regeln wie bei den Möhren. Pastinak hat eine lange Kulturdauer, nämlich gut 200 Tage, aber die Rüben wachsen im Herbst am effektivsten und lassen sich, in Sand eingeschlagen, gut lagern. Er heißt auch „Moorwurzel", was darauf hindeutet, daß Pastinak auch auf Torfböden gut gedeiht.

Inhaltsstoffe, Wirkung, Verwendung

Die botanische und biochemische Verwandtschaft mit Liebstöckel, Möhre und Sellerie, vor allem bezüglich der ätherischen Öle, legen auch seine Heilanzeigen nahe: Er ist bei *Nieren-* und *Blasenleiden*, zur Entwässerung bei *Rheuma* sowie als *Carminativum* (= blähungstreibendes Mittel) wirksam.

Pastinak kann, wie die Möhre, als Gemüse gedünstet, aber auch roh geraspelt mit einer Salatmarinade zubereitet werden. Er ist kalorienarm (22 kcal/100 g), ballaststoffreich (etwa 12 g/100 g) und enthält eine gute Mischung aus Mineralstoffen (51 mg Calcium, 22 mg Magnesium und 469 mg Kalium pro 100 g) und Spurenelementen.

Petersilie
(Petroselinum crispum)

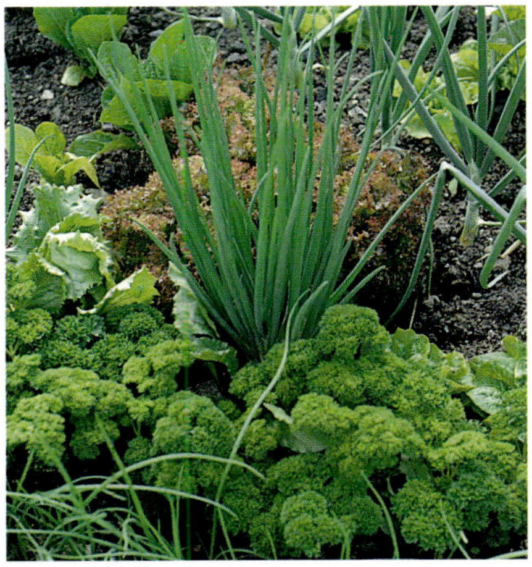

Petersilie eignet sich gut für die Mischkultur, besonders mit Zwiebeln oder Lauch. Ihr frisches Laub ist reich an Vitamin C und an Eisen

Botanische Informationen, Unterarten und Sorten

Je nach Verwendungszweck ist zwischen zwei Unterarten zu unterscheiden:

1) Schnittpetersilie *(Petroselinum crispum* ssp. *crispum)*, die in verschiedenen Sorten angeboten wird, z. B. 'Hamburger Schnitt' mit glatten Blättern und 'Mooskrause' sowie die sehr ertragreiche Sorte 'Sperlings Smaragd' mit krausen Blättern. Ob glattblättrige Petersilie, gleiche Kulturbedingungen vorausgesetzt, wirklich intensiver duftet als krausblättrige, wie oft behauptet wird, sei dahingestellt.

2) Wurzelpetersilie *(P. crispum* ssp. *tuberosum)* gibt es ebenfalls in verschiedenen Sorten, wobei kurzwurzelige, z. B. 'Kurze Dicke' auf schweren Böden und langwurzelige, z. B. 'Lange' auf leichten Böden zu empfehlen sind.

Anbau im Garten

Zu den wichtigsten Anbauregeln im Garten gehört die Erfahrung, daß Petersilie nie dahin gesät werden soll, wo im Vorjahr schon Petersilie war. Zu ergänzen wäre, daß auch Standorte anderer Doldenblütler, z. B. Möhren, Sellerie oder Dill zu meiden sind. Gute Vorkulturen sind Porree oder Zwiebeln. Petersilie braucht einen sonnigen oder halbschattigen Platz mit nahrhaftem, humusreichem, also gut mit Kompost versorgtem *Boden*, der am besten schon im Herbst vorbereitet wurde. Petersilie ist nicht kälteempfindlich, so daß ab März ausgesät werden kann. Der Reihenabstand sollte zwischen 10 und 15 cm liegen. Sie hat eine lange Keimzeit, weshalb sich eine Markiersaat mit Radieschen empfiehlt, um jäten zu können. Bei Wurzelpetersilie wird auf 10 cm Abstand in der Reihe vereinzelt.

Wenn Sie im Winter Petersilienlaub schneiden wollen, sollten die Wurzeln der Blattpetersilie in Kistchen oder Töpfe eingeschlagen werden. Wenn Sie die Gefäße hell und mäßig warm aufgestellt haben, treiben die Wurzeln aus und die Blätter können geerntet werden. Das klingt gut, aber ich selbst habe dabei immer Probleme mit Blattläusen.
Guten Erfolg habe ich mit dem Abdecken der Petersilie im Garten mit Folie oder, noch besser, mit stärkerem Vlies. Dann kann, allerdings sparsam, an frostfreien Wintertagen und im Frühling bis zum Auflaufen der nächsten Aussaat geerntet werden.

Inhaltsstoffe, Wirkung, Verwendung

Petersilie ist ein gesundes, sehr eisenhaltiges und Vitamin-C-reiches Gewürz, hat aber bei richtigem Einsatz auch durchaus ernstzunehmende Heilwirkungen. Der charakteristische Duft wird durch ein Gemisch aus ätherischen Ölen erzeugt. Zum Trocknen eignet sie sich schlecht, und selbst bei schonendem Einfrieren verliert sie an Aroma.

Petersilie wirkt *harntreibend* und damit „blutreinigend". Aber selbst bei einer so alltäglich gebrauchten Pflanze gilt die Aussage des weisen *Paracelsus* „Die Dosis macht's", denn früher sagte man: „Petersilie hilft dem Mann aufs Pferd, der Frau unter die Erd". Mit diesem Ausspruch wird auf die angeblich potenzsteigernde Wirkung des Petersiliensamens und die tatsächlich häufig tödlich verlaufenden Abtreibungsversuche mit einer Überdosis aus Petersiliensamen und Petersilienwurzel angespielt.

Tee aus Petersiliensamen und getrockneter Petersilienwurzel wird in der *Volksmedizin* noch heute wegen der stark entwässernden Wirkung gegen Gicht und Arthrose empfohlen. Allerdings reizt dieser Tee die *Nieren* und ist deshalb, wenn überhaupt, nur mit Einschränkung empfehlenswert.

Pfefferminze
(Mentha x piperita)

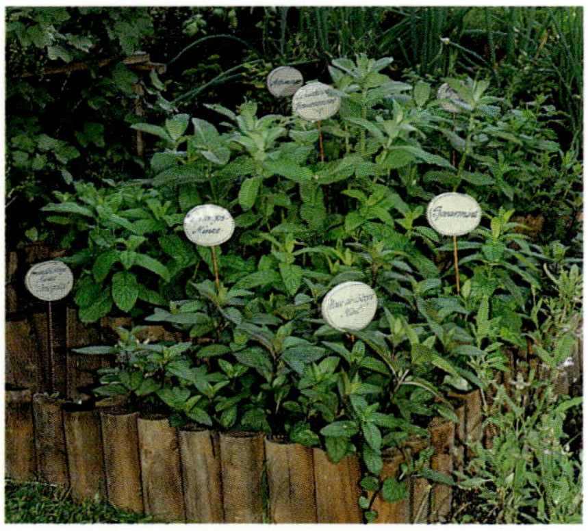

Nicht nur die Pfefferminze für Tee sollten Sie anbauen. Spearmint zum Würzen, Eau-de-Cologne-Minze als Duftpflanze, usw: Der Sammelleidenschaft sind kaum Grenzen gesetzt

Botanische Informationen, Arten und Sorten

Fünf Minzearten werden bereits im „Capitulare de Villis" Karls des Großen genannt, davon drei sozusagen „echte" aus der Gattung Mentha, Familie Lippenblütler *(Lamiaceae)*. Den „Pfeffer" entwickelten englische Züchter im 18. Jahrhundert durch konsequentes Kreuzen verschiedener Minzen. Diese englische Minze ist ein sogenannter Tripelbastard, der wahrscheinlich, vermenschlicht gesprochen, aus einem Dreiecksverhältnis zwischen *Mentha longifolia, M. rotundifolia* und *M. aquatica* hervorgegangen ist. Sie ist demnach auch nicht sortenecht, d. h., daß aus Samen gezogene Pfefferminze variiert, wobei nicht nur köstlich duftende, sondern auch schwach oder ordinär riechende Pflanzen aufgehen können. Die Vermehrung sollte deshalb vegetativ erfolgen, das heißt, Sie sollten vorgezogene Pflanzen kaufen oder, was auch sehr leicht geht, einen Wurzelausläufer oder ein Zweiglein erbitten, wenn Sie irgendwo eine gut duftende Sorte finden.

Für den Tee wird besonders die rot überlaufene, englische Sorte 'Mitcham' angebaut, aber auch die deutschen Landsorten 'Pfälzer', 'Thüringer' und 'Württemberger Pfefferminze' sind geeignet.

Von der Mentha suaveolens gibt es die 'Gewürzminze', 'Orangenminze', 'Apfelminze' und 'Ananasminze', lauter empfehlenswerte Spezialitäten, die beim derzeitigen Trend, Fleischgerichte und Süßspeisen mit frischen Gewürz-Minzen anzurichten, schon etwas Besonderes sind. Die scharfe Tee-Pfefferminze eignet sich dafür nicht so gut. Die englische *Küche* verwendet gerne Minzen und auch eine fertige Minzesoße, und zwar besonders die aus dem Kaugummi bekannte Spearmint *(Mentha spicata)*, vor allem für Hammelfleischgerichte.

Ergänzend zu nennen wären noch die Krauseminze, eine Unterart der Rundblättrigen Minze *(Mentha suaveolens)* mit einer über tausendjährigen Tradition als Teepflanze, sowie die Poleiminze *(Mentha pulegium)*, die, inzwischen sehr selten geworden, als Pionierpflanze an Ufern und auf Gänseangern vorkommt. Sie wurde im Altertum und Mittelalter gegen Ungeziefer eingesetzt (*pulex* = der Floh, im wissenschaftlichen Artnamen „pulegium" enthalten). Auch sie wird gerne in Teemischungen verwendet, beispielsweise in Griechenland (Seite 24).

Anbau im Garten

Die Pfefferminze ist eine ausdauernde Pflanze, die zum Wuchern neigt, was bei der Platzwahl beachtet werden sollte. Sehr „natürlich" sieht sie am Gartenteich aus, wo sie durch andere, ebenso ungestüme Pflanzen „gezähmt" wird. Für effektive Ernten wird das Beet an einem sonnigen oder halbschattigen Platz gut mit Kompost und etwas organischem Dünger vorbereitet. Der *Boden* muß nahrhaft, tiefgründig und stets feucht sein. Im Frühling werden die Pflanzen oder bewurzelten Stecklinge flach eingesetzt.

Geerntet werden die Blätter vor Blütebeginn. Bei Erkrankung der Pflanzen mit dem Pfefferminzrost, was sich durch rötliche Flecken auf den Blättern zeigt, werden die Pflanzen bis auf den Boden zurückgeschnitten. Der Neuaustrieb ist dann zunächst kräftig und gesund. Eventuell empfiehlt sich eine vorbeugende Behandlung mit Schachtelhalmtee (Seite 21).

Inhaltsstoffe, Wirkung, Verwendung

Der wichtigste Inhaltsstoff ist das ätherische Öl Menthol, das in guter Ware bis zu einem Anteil von 60% enthalten ist. Pfefferminztee fehlt wahrscheinlich in keiner Hausapotheke, um Übelkeit oder Bauchweh zu behandeln. Außerdem wirkt die Pfefferminze *galletreibend* und bei abnormen Gärungserscheinungen im Darm ausgleichend. Pfefferminze besitzt aber nicht die entzündungshemmende Wirkung der Kamille, so daß letztere bei *Gastritis* und *Magengeschwüren* günstiger wirkt.

Auch von der frischen Pfefferminze kann Tee zubereitet werden. In diesem Fall müssen allerdings, gewichtsmäßig betrachtet, viel mehr Blätter verwendet werden als von der getrockneten Droge. Ein kurzes Aufkochen ist nützlich, da sich bei bloßem Überbrühen das Wasser abkühlt und dann die gut geschützten Wirkstoffe nicht freigesetzt werden. Man läßt anschließend nur noch ganz kurz ziehen.

Pfefferminztee sollte man, wie andere Heilpflanzentees auch, nicht tagtäglich trinken. Kleinkinder und Säuglinge dürfen keinen Pfefferminztee erhalten, weil sie auf Menthol eventuell mit Erstickungserscheinungen reagieren.

Pfingstrose
(Paeonia officinalis)

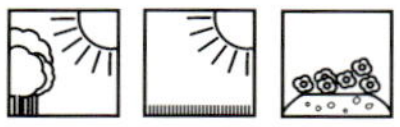

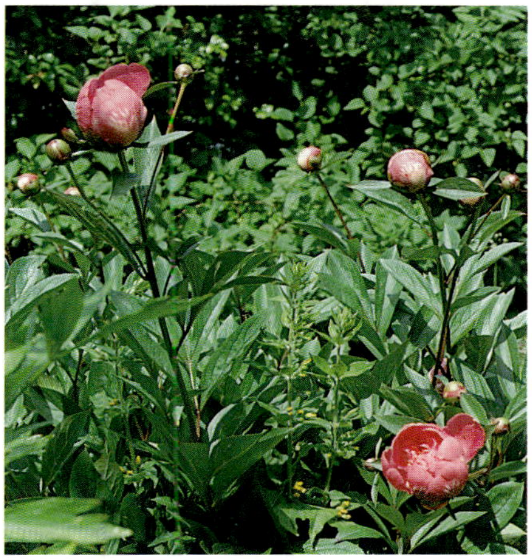

Dies ist keine Ziersorte der Pfingstrose, sondern es handelt sich um Paeonia officinalis, *die in der bäuerlichen Volksmedizin früher ungemein wichtig war*

Wachstumsbedingungen, Kultur, historische Verwendung

Wildwachsend kommt die Urform der Bauern-Pfingstrose aus der Familie der Hahnenfußgewächse *(Ranunculaceae)*, von der hier die Rede sein soll, in den Flaumeichenwäldern der Südalpen und lichten Wäldern anderer mediterraner Gebirge vor. Sie gehört zu den ältesten Kulturpflanzen, nicht nur wegen ihrer Schönheit, sondern vor allem auch als Heilpflanze. Der griechische Götterarzt Paion, so ist es überliefert, heilte mit ihr eine Schwertwunde des Gottes Pluto, die ihm Herkules geschlagen hatte. Deshalb erhielt die Pflanze den Namen Paeonie, abgeleitet von Paion.

Aus der bäuerlichen *Volksmedizin* war die Pfingstrose nicht wegzudenken. In Wein gesotten wurde die Wurzel gegen *Gelbsucht*, *Nierenleiden* und *Gicht* verwendet. Wegen der enormen *Giftigkeit* der Pflanze wird sie heute nur noch in homöopathischen Zubereitungen verwendet. In manchen Teesorten sind die schönen, roten Blütenblätter als Schmuckdroge enthalten, aber sogar davon rate ich Ihnen ab, wenn Sie selbst Tee mischen wollen.

Im Garten wird die Pfingstrose in zahlreichen Arten und Sorten gepflanzt, die größtenteils aus Ostasien stammen, wo sie ebenfalls eine lange Tradition hat. Je pompöser die Sorte ist, desto mehr Dünger braucht die Pflanze. Besonders empfehlenswert sind Arten und Sorten, die der ursprünglichen Wildform nahestehen. Die Pflanze paßt dann gut an den sonnigen Gehölzsaum, und Sie liegen damit voll im Trend moderner, naturnaher Gartengestaltung.

„Pimpinellen"

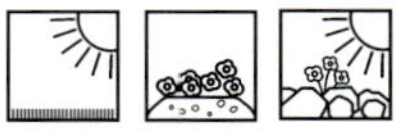

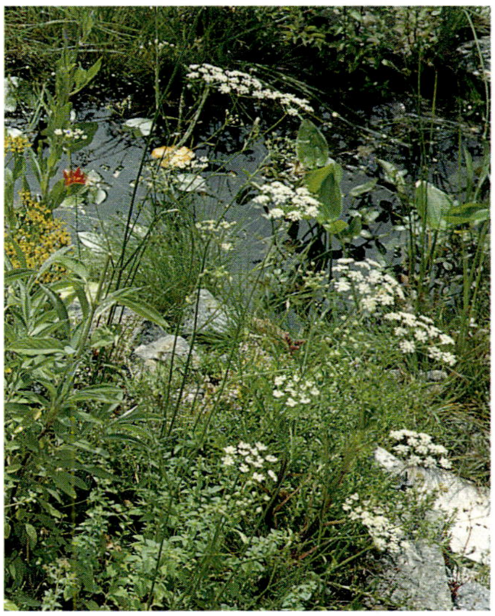

Dies ist die Echte Pimpinelle (Pimpinella saxifraga). *Man sieht deutlich, daß sie mit dem Anis (Seite 29) verwandt ist*

Botanische Informationen, Arten, Wachstumsbedingungen, Kultur

1) Kleine Pimpinelle
(Pimpinella saxifraga)

2) Große Pimpinelle
(Pimpinella major)

3) Kleiner Wiesenknopf
(Sanguisorba minor)

Drei verschiedene Pflanzenspezies werden Pimpinelle und, um die Verwirrung komplett zu machen, im Volksmund auch „Bibernelle" genannt. Nur zwei sind „echt", gehören also zur Gattung Pimpinella. Sie sind Doldenblütler *(Apiaceae)*. Die Kleine Pimpinelle kommt wildwachsend in sonnigem Magerrasen, an Wegrändern und in lichten Kieferwäldern vor. Die Große Pimpinelle wächst in nährstoffreichen Wiesen und Weiden vor allem im Bergland.

Beide Pflanzen haben eine lange Tradition als Heilkräuter. Sie werden allerdings heutzutage im Garten nur noch selten angebaut. Die Kleine Pimpinelle kann aber gut im abgemagerten Gartenrasen, im Steingarten oder auf der Kräuterspirale angesiedelt werden. Samen gibt es im Wildkräuter-Fachhandel. Sie ist eine ausdauernde und robuste Pflanze, die nicht viel Pflege braucht.

Ein Engel soll angesichts einer drohenden Pestepedemie im Mittelalter vom Himmel gerufen haben: „Esset die Pimpinelle, dann sterbet ihr nit so schnelle." Ich bin mir so gut wie sicher, daß dieser Engel nicht den Kleinen Wiesenknopf *(Sanguisorba minor)* aus der Familie der Rosengewächse *(Rosaceae)* gemeint hat, der heutzutage in den Staudengärtnereien mit stupender Hartnäckigkeit als „Pimpinelle" verkauft wird.

Als Wildpflanze wächst der Kleine Wiesenknopf etwa auf den gleichen *Standorten* wie die echte Kleine Pimpinelle, manchmal sind sie sogar unmittelbare Nachbarn. Im Garten kann er im Beet oder im Steingarten angesiedelt werden. Er liebt lockeren, kalkhaltigen Boden und kann ab April ins Freiland ausgesät werden.

Wie kommt es nun zu dieser für Botaniker sehr ärgerlichen Verwirrung, wo doch die Systematiker viel Mühe darauf verwenden, Pflanzen in die richtige Pflanzen-Familien-Schublade zu stecken? Die echte Pimpinelle und der Kleine Wiesenknopf haben praktisch das gleiche Laub, nur daß die Blätter der Pimpinelle aromatisch duften, die des Wiesenknopfs jedoch ein wenig nach Gurke. Hier zeigt sich wieder einmal die Großzügigkeit volkstümlicher Verwendung: In der *Volksmedizin* wird das, was gleich aussieht, auch in gleicher Weise benützt.

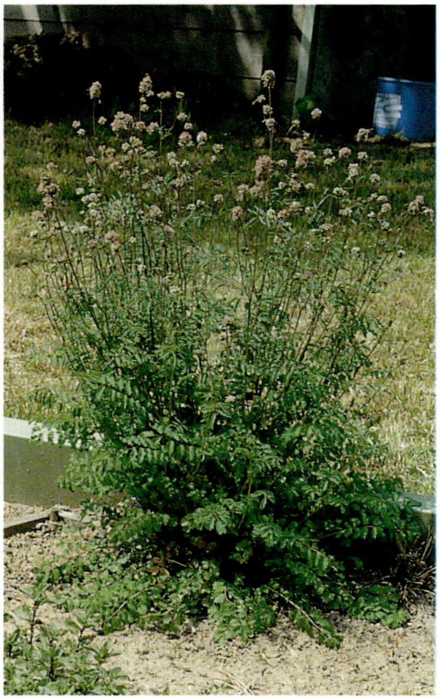

Der Kleine Wiesenknopf (Sanguisorba minor). *Er wird üblicherweise ebenfalls „Pimpinelle" genannt*

Anzumerken wäre, daß der Anis mit den beiden echten Pimpinellen verwandt ist, denn er gehört ebenfalls zur Gattung Pimpinella.

Der Vollständigkeit halber: In feuchten Wiesen wächst auch noch der Große Wiesenknopf *(Sanguisorba officinalis)* mit fast schwarzen Blütenköpfchen, dessen Wurzelstock eine blutstillende Wirkung besitzt und besonders in Osteuropa viel verwendet wird.

Inhaltsstoffe, Wirkung, Verwendung

Die Wurzeln der beiden echten Pimpinellen gelten als heilkräftig. Auszüge aus diesen sowie die getrocknete Droge sind auch heute noch Bestandteile mancher *Husten-* und *Asthmaarzneien.* Auch als Gurgeltee bei Halsentzündungen sei Pimpinellenwurzel empfohlen, vor allem gemischt mit Kamille und Salbei. Ihre Blättchen schmecken würzig und können in Kräutermischungen verwendet werden.

Nun zum Kleinen Wiesenknopf, also jener Pflanze, die heutzutage meistens „Pimpinelle" genannt wird:

Er enthält ein wenig Gerbstoffe und hat einen leichten „Gurkengeschmack", was mir persönlich bei einem „Gewürz" nicht genügt, denn von einem solchen erwarte ich eigentlich den Duft ätherischer Öle. Eine Eigenschaft des Kleinen Wiesenknopfs ist allerdings sehr zu loben:
Er bleibt auch im Winter grün und kann selbst bei Schnee und Frost als frisches und wohl auch vitaminhaltiges Grün für die *Küche* geerntet werden.
So hat sein Anbau im Garten durchaus einen Sinn, jedoch hätte er es verdient, daß er mit seinem richtigen Namen, „Kleiner Wiesenknopf", angesprochen wird.

Portulak

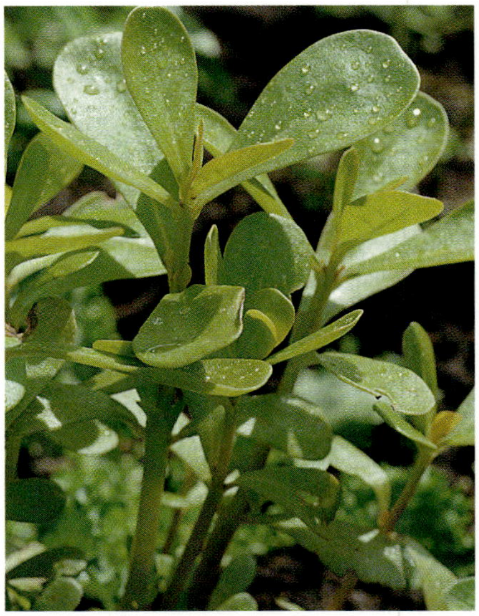

Sommer-Portulak ist wärmeliebend und gedeiht auch auf sandigem Boden

Botanische Informationen, Arten, Anbau im Garten

1) Sommer-Portulak
(Portulaca oleracea* ssp. *sativa)

2) Winter-Portulak
(Montia perfoliata* oder *Claytonia perfoliata)

Die beiden Portulakarten, die bei uns so selten angebaut werden, daß man unter Umständen sogar Probleme hat, Samen zu bekommen, bilden mit ihren Unterarten die Familie der Portulakgewächse *(Portulacaceae)*, die mit über hundert Arten in den Tropen und Subtropen verbreitet ist.

Sommer-Portulak kommt wildwachsend in wärmeren Tieflagen und Weinbergen vor, wo er auch an Wegrändern und in Pflasterfugen wächst. Die gezüchtete Gartenform unterscheidet sich von der Wildform durch aufrechten Wuchs und etwas größere Blätter. Sommer-Portulak ist eine einjährige Pflanze und benötigt im Garten einen geschützten Platz. Der *Boden* muß warm, durchlässig und möglichst sandig sein. Eine leichte Düngung mit Kompost ist empfehlenswert. Die Aussaat erfolgt ab der zweiten Maihälfte, am besten in kleinen Reihen. Der Samen wird nicht mit Erde bedeckt. Zuerst werden die Spitzen der Haupttriebe geschnitten, dadurch verzweigt sich die Pflanze und bringt mehr Ertrag.

Winter-Portulak, auch Winter-Postelein genannt, ist ebenfalls einjährig. Er braucht humusreichen, nicht zu trockenen *Boden*, der gut feucht gehalten werden muß. Er eignet sich als zweite Tracht. Eventuell wird die Bodenqualität mit etwas Kompost aufgewertet. Die Aussaat erfolgt ab Ende Juli bis Ende August, eventuell auch im März. Auch Winter-Portulak wächst nach, wenn man ihn nicht zu tief abschneidet. Ab Ende September werden die Pflanzen mit Folie geschützt. Die beiden Portulakarten sind hervorragende Lückenfüller, weil sie, ähnlich wie Kresse, nicht viel Platz brauchen.

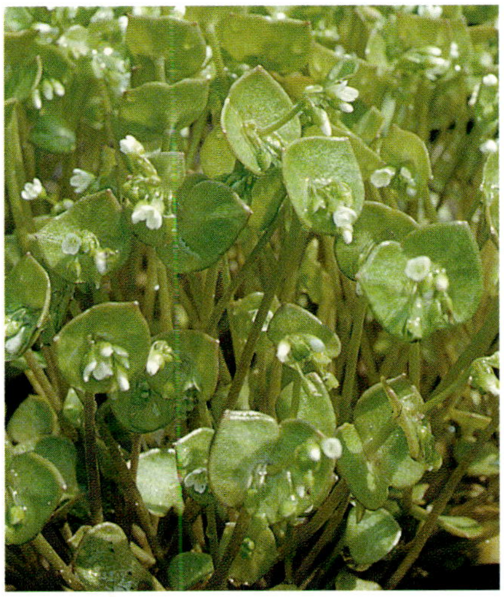

Winter-Portulak oder Postelein kann mitsamt den Blütchen gegessen werden. Beide Portulak-Arten sind besonders für die salzsparende Diätküche sehr zu empfehlen

Inhaltsstoffe, Wirkung, Verwendung

Mit ihrem leicht salzigsäuerlichen Geschmack bringen beide Portulakarten eine besondere Note in Salate oder kalte Soßen. Ab dem Beginn der Neuzeit war Portulak ein wichtiges Heilmittel. So schreibt Tabernaemontanus (1520-1590), er mache „wackelhaftige Zähne" wieder fest. Dies ist ein Hinweis darauf, wie reich an Vitamin C die bescheidenen Pflanzen sind, denn offenbar wurde Portulak gegen *Skorbut*, eine ehedem seuchenartig auftretende Vitamin-C-Mangelkrankheit, eingesetzt. Noch zu erwähnen bleibt der hohe Vitamin A- und Mineralstoffgehalt, was schon am salzigsäuerlichen Geschmack zu erkennen ist.

Quecke
(Agropyron caninum)

Botanische Informationen, Wachstumsbedingungen

Beschimpfen Sie mich bitte nicht, wenn ich jetzt das Lob der Quecke singe, die Sie vielleicht vergeblich mit Feuer und Schwert, will sagen, mit Wut und Hacke, zu bekämpfen versuchen (ich übrigens auch). Die Quecke gehört zur Familie der Süßgräser *(Poaceae)*. Der Name „Quecke" ist vom indogermanischen Wort „quick" für „lebendig" abgeleitet, womit die quicklebendige Unverwüstlichkeit dieser Grasart treffend beschrieben ist.

Inhaltsstoffe, Wirkung, Verwendung

Ihr verhaßter, kriechender Wurzelstock wird seit langem wegen seines Gehalts an Saponinen und Schleimstoffen als Heilmittel in Teemischungen bei *Entzündungen* der ableitenden Harnwege, zur „Blutreinigung" bei *Hautkrankheiten* und als auswurfförderndes *Hustenmittel* verwendet. Wegen des relativ hohen Stärkegehalts wurden früher in Notzeiten in armen Gegenden die Wurzeln auf den Äckern gesammelt und mit dem Brotgetreide zu Mehl vermahlen.

Wenn Sie einen Hund oder eine Katze besitzen, möchte ich Ihnen die Queckenwurzel als eine besonders gute und nierenstärkende Futterbeigabe sehr ans Herz legen (Seite 143).

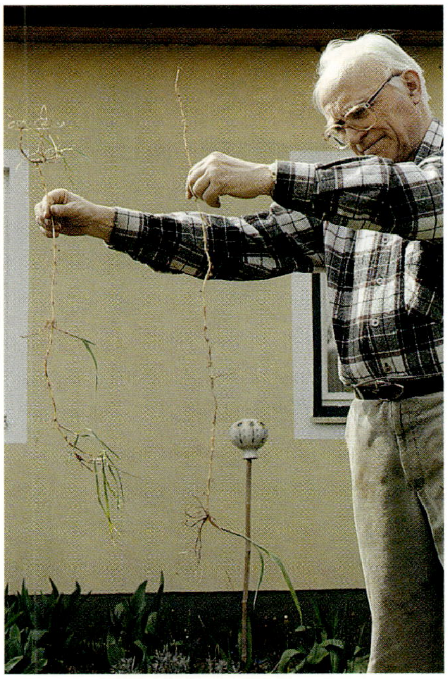

Da staunt der Gartenfreund: meterlange Queckenausläufer!

Quitte
(Cydonia oblonga)

Botanische Informationen, Kultur

Die Quitte ist ein Rosengewächs *(Rosaceae)* und demnach mit Äpfeln, Birnen, Kirschen und Pflaumen verwandt. Der legendäre Apfel des Paris ist wahrscheinlich in Wirklichkeit eine Quitte gewesen, und die goldenen Äpfel der Hesperiden, die auf dem Zeustempel von Olympia dargestellt sind, ebenfalls.

Die Quitte ist ein Strauch oder kleiner Baum, der am liebsten sandigen, lockeren, tiefgründigen *Boden* mag. Wegen ihrer großen, hellroten oder weißrosa Blüten ist sie auch als Zierstrauch geeignet. Das Quittenbäumchen ist zwar winterhart, aber dennoch wärmeliebend und sollte deshalb einen geschützten Platz bekommen. Die Quittenfrüchte werden vor dem ersten Frost geerntet und sollten in einem kühlen Raum nachreifen.

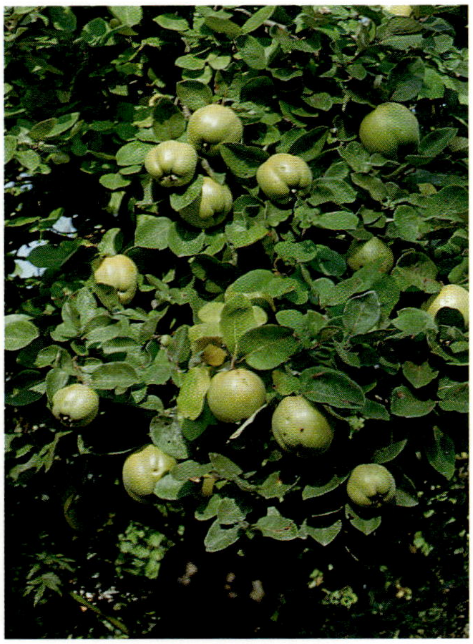

Früher wurde die Quitte vielfältig als Heilpflanze eingesetzt. Heute wird aus ihr Konfekt oder ein besonders schmackhaftes Gelee zubereitet

Inhaltsstoffe, Wirkung, Verwendung

Die Quitte ist seit Menschengedenken als Heilpflanze im Gebrauch. *Hildegard von Bingen* assoziiert den Quittenbaum mit der Klugheit und empfiehlt die gebratenen oder gekochten Früchte als Auflage bei Geschwüren. Tee aus ihren großen, schönen Blüten wurde jahrhundertelang gegen *Husten* verwendet. Besonders Eisen-Quittensaft war um die Jahrhundertwende eine sehr gebräuchliche Medizin gegen die Bleichsucht junger Mädchen, einer damaligen Modekrankheit, die durch einseitige Ernährung sowie durch Bewegungs- und Sauerstoffmangel zustande kam. Kurzum, es handelte sich um etwas Ähnliches wie die heutige Magersucht. Ein frisches Quittenmus, genauso zubereitet wie Apfelmus, lindert Entzündungen der *Magen-* und *Darmschleimhaut*. Diese freundliche Wirkung ist in erster Linie dem hohen Pektingehalt zu verdanken, der die Quitte auch für moderne, zuckersparende Geleezubereitungsmethoden interessant macht.

Auch die kleinen Zierquitten *(Chaenomeles* sp.*)*, die besonders dankbare Frühlingsblüher im Garten sind, können in gleicher Weise für Mus oder Gelee verwendet werden, sind aber etwas herb.

Rainfarn
(Chrysanthemum vulgare)

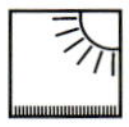

Botanische Informationen, Wachstumsbedingungen, Kultur

Falls der Rainfarn wildwachsend in Ihrem Garten vorkommt, haben Sie wahrscheinlich einen sandigen *Boden*. Mit den Farnen hat er botanisch nichts zu tun, sondern er gehört zur Familie der Korbblütler *(Asteraceae)*. Im Bauerngarten hat der Rainfarn vor allem in einer krausblättrigen, aromatischeren Sorte eine lange Tradition. Bereits im „Capitulare de Villis" Karls des Großen wird er unter dem Namen „tanacitam" aufgeführt.

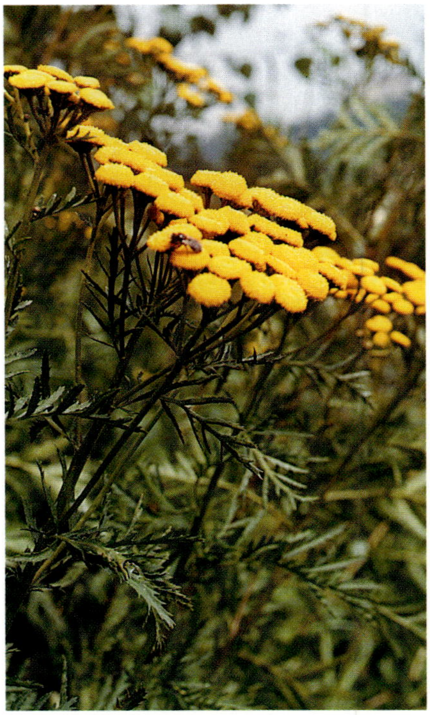

Wildwachsender Rainfarn wurde früher bei Mensch und Vieh gegen Darmparasiten verwendet. Das legt auch seine Verwendung zur Bekämpfung von Gartenschädlingen nahe

Wirkung, Verwendung

Früher wurde Rainfarn bei Mensch und Vieh viel verwendet, vor allem gegen *Würmer*. Außerdem gehörte er zur Gruppe der sogenannten Emmanagoga, worunter Mittel zu verstehen sind, die bei ausbleibender Monatsregel verwendet wurden. Heute wird Rainfarn medizinisch nicht mehr gebraucht, weil durch ihn schon tödlich verlaufene Vergiftungen verursacht wurden, allerdings scheint es verschiedene Rassen mit etwas unterschiedlichen Inhaltsstoffen zu geben.

Sehr empfehlenswert ist jedoch ein Tee aus dem getrockneten blühenden Kraut zur Bekämpfung von Pflanzenschädlingen, besonders bei Zimmer- und Balkonpflanzen (Seite 21).

Rettich
(Raphanus sativus)

Botanische Informationen, Sorten, Anbau im Garten

Rettiche, Familie Kreuzblütler *(Brassicaceae)*, gibt es in zahlreichen Sorten mit weißer, rötlicher oder schwarzer Haut.

Rettich liebt mittelschweren *Boden*, der nicht frisch mit Stallmist gedüngt und nicht frisch gekalkt sein soll. Er darf weder zu naß noch zu trocken sein. Bei allen Bedingungen der goldene Mittelweg.

In geschützter Lage kann ab Ende Februar unter Folie ausgesät werden, aber Vorsicht: Frost fördert das Schießen ebenso wie Wärme, Trockenheit und die langen Tage im Sommer. Sommerrettiche werden ab Anfang April ausgesät, Herbst- und Winterrettiche von Ende Juni bis Mitte August. Der Reihenabstand beträgt 25 bis 30 cm, die Saattiefe im Frühjahr 2 cm, später 3 cm.

Als Vorkultur sollten im Jahr vorher keine Kohlsorten oder andere Kreuzblütler am selben Platz gewesen sein. Rettich eignet sich ausgezeichnet zur Mischkultur, besonders mit Erbsen, Möhren, Petersilie, Mangold und Spinat.
Rettich ist auf Seite 88 abgebildet.

Inhaltsstoffe, Wirkung, Verwendung

Ist es Zufall oder kommt es vom häufigeren Rettichverzehr, daß es in Süddeutschland laut Statistik weniger Gallenblasenentzündungen gibt als in Norddeutschland, wo der Rettich nicht so beliebt ist? Er gehört zu jenen Kreuzblütlern, die wegen ihrer ätherischen Senfölglycoside scharf schmecken. Bereits die Sklaven, die die Pyramiden bauten, erhielten außer Zwiebeln und Knoblauch nachgewiesenermaßen Rettiche – seine Heimat ist Vorderasien –, was sicher dazu beigetragen hat, daß die Arbeiter die häufigen, schrecklichen, seuchenartigen *Magen-* und *Darminfektionen*, die unter den ungesunden Lebensbedingungen immer wieder auftraten, wenigstens einigermaßen überstanden haben.

Die meisten scharfen Inhaltsstoffe besitzen die schwarzen Winterrettiche, weshalb die Kneippwerke diese für ihren beliebten Rettichsaft verwenden. Dieser wird zur „blutreinigenden" *Frühjahrskur* und zur Unterstützung von *Leber-* und *Galleleiden* empfohlen. In seinen Hauptanbaugebieten kennt die *Volksmedizin* eine Reihe von Arzneien, die aus dem Rettich gewonnen werden, beispielsweise Auszüge mit Honig oder Zucker gegen Erkältungskrankheiten.

Ringelblume
(Calendula officinalis)

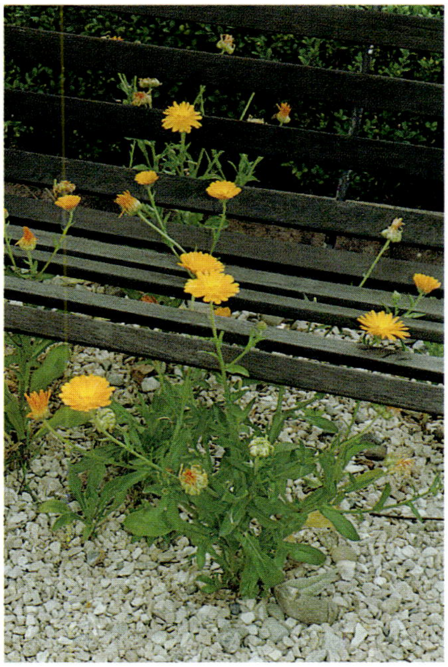

Die Ringelblume vermehrt sich durch Selbstaussaat und geht dann im Garten an den allerseltsamsten Stellen auf

Botanische Informationen, Sorten, Anbau im Garten

Die Ringelblume ist eine einjährige Pflanze aus der Familie der Korbblütler *(Asteraceae)*. Einmal ausgesät, hält sie dem Garten durch fleißige Selbstaussaat die Treue. Sie verliert jedoch im Laufe der Jahre an Blütengröße, Farbe und Fülle. Wenn Sie edlere Gartenformen wünschen, sollten Sie immer einmal wieder neu aussäen, z. B. die Sorten 'Bells Orange', 'Gitana Gelb' oder 'Pacific Prachtmischung'. In trockenen Jahren wird sie von verschiedenen Pilzen befallen, was vor allem an der Fleckigkeit der Blätter zu erkennen ist. Befallene Pflanzen sollte man etwa eine Handhoch über dem Boden abschneiden. Der Neuaustrieb ist dann zunächst gesund. Kranke Pflanzenteile werden selbstverständlich nicht für medizinische Zubereitungen irgendeiner Art verwendet!

Ringelblumen haben im Garten einen großen ökologischen Wert. Sie sind die Lieblingsblumen der Schwebfliegen, die gelbgestreift als Wespen oder Bienen maskiert auftreten, aber nicht stechen. Die Larven einiger Schwebfliegenarten helfen uns im giftfreien Garten bei der Dezimierung der Blattläuse. Deshalb eignen sich Ringelblumen gut für den Rand der Rosenbeete oder Bohnenpflanzungen.

Inhaltsstoffe, Wirkung, Verwendung

Die Blüten enthalten ätherisches Öl, Flavonoide, Bitterstoffe und Carotinoide. Bei der letztgenannten Stoffgruppe handelt es sich um Vorstufen des Vitamin A, die für die Behandlung schlecht heilender *Wunden* und *Ausschläge* eine große und wissenschaftlich neu bestätigte Bedeutung besitzen. Dazu kommen noch Substanzen der Saponingruppe.

Saponine haben eine „seifenähnliche Wirkung", und darauf ist die „aufweichende und zerteilende" Wirkung der Ringelblume zurückzuführen, also das Auflösen und Verflüssigen von zähem Eiter und dickem Sekret. Harze, die man schon an der Klebrigkeit der Stiele und der Blätter spürt, sowie Bitterstoffe und organische Säuren ergänzen die Wirkstoffpalette.

Verwendet werden vor allem die Blüten, die an einem sonnigen Tag gegen Mittag geerntet werden. Die Blüten werden einige Male kräftig geschüttelt, damit Käferchen, die sich bisweilen in den Blüten aufhalten, herausfallen. Für den Tee trocknet man sorgfältig die ganzen Blumen oder nur die äußeren Zungenblüten und bewahrt sie fest verschlossen und dunkel auf.

In der *Küche* können die getrockneten Blütenblätter als preiswerter Safranersatz für mediterrane Gerichte, etwa den „Risotto milanese", verwendet werden.

Ringelblumenblüten werden oft Teemischungen als Schmuckdroge zugesetzt. Sie wirken *entzündungshemmend,* leicht *krampflösend* und *galletreibend,* sie werden deshalb gerne in Teemischungen gegen funktionale Störungen des *Magen-Darm-Trakts* eingesetzt.

Häufiger als die innere ist die äußere Anwendung in Form von Umschlägen mit dem Tee gegen Entzündungen. Ringelblumenspiritus kann in der gleichen Weise angesetzt und verwendet werden wie Arnikaspiritus (Seite 31). Die häufigste Anwendungsart ist jedoch die Ringelblumensalbe. Häufig liest man in Rezepten für Ringelblumensalbe, man müsse die frischen Ringelblumen mit sehr heißem Schweinefett „überprasseln". Das ist leider ein ziemlich sicheres Mittel, wichtige Wirkstoffe zu zerstören.

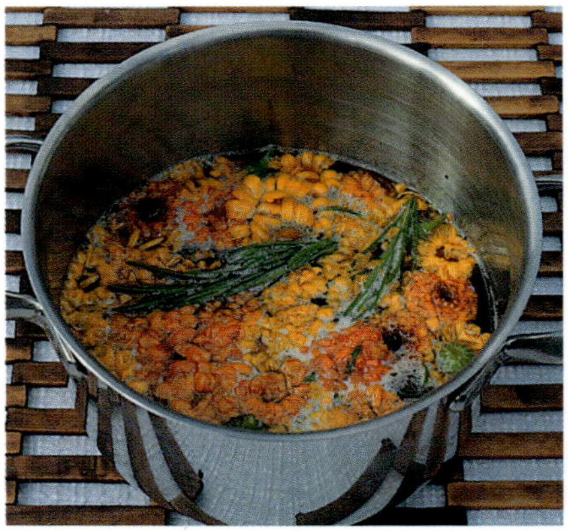

Rezept für eine Ringelblumensalbe mit Schweinefett, die eine lange Tradition hat und etwas modernisiert wurde

Zwei Handvoll frische Ringelblumenblüten werden in 1/2 kg zerlassenem, etwa 60 °C heißem Schweineschmalz eingerührt. Diese Temperatur (keinesfalls heißer!) sollte etwa 3 Stunden lang gehalten werden. Alle 10 Minuten wird umgerührt. Soll die Salbe für Unterschenkelgeschwüre (hauchdünn!) verwendet werden, läßt man 3 Eßlöffel Eichenrinde (aus der Apotheke) mit ausziehen. Am Schluß absieben, in kleine Gläser füllen, den Vorrat im Tiefkühlschrank aufbewahren. Um der Salbe einen angenehmen Duft zu verleihen, können Sie je ein Zweiglein Lavendel und Rosmarin dazugeben.

Falls Sie dem Schweinefett als Salbengrundlage nichts abgewinnen können, verwenden Sie am besten Lanolin oder Eucerin aus der Apotheke. Diese Fette können Sie aber nicht unmittelbar im Topf erhitzen, sondern nur ganz vorsichtig im Wasserbad.

Rosmarin
(Rosmarinus officinalis)

Botanische Informationen, Wachstumsbedingungen, Kultur

Rosmarin gehört zur Familie der Lippenblütler *(Lamiaceae)* und ist eine ausdauernde, immergrüne Pflanze, die wildwachsend in der sogenannten Macchia vorkommt, einer Lebensgemeinschaft dorniger Sträucher und duftender Kräuter im Mittelmeergebiet. Er ist nicht frosthart, kann aber in warmen Lagen mit gutem Winterschutz an die Hauswand oder in den Steingarten gepflanzt werden. Der *Boden* muß durchlässig sein und wird, wenn nötig, mit grobem Sand gemischt. Gedüngt wird einmal im Jahr mit Kompost.

Es hat sich jedoch als günstiger erwiesen, Rosmarin im Blumentopf zu kultivieren. Jungpflanzen gibt es in der Gärtnerei. Rosmarin kann aber auch gut durch Stecklinge vermehrt werden, wofür im Sommer ein 10 bis 15 cm langes Zweiglein abgebrochen und in feuchte Gartenerde eingetopft wird. In der Vegetationszeit ist es empfehlenswert, die Pflanze etwa alle drei Wochen mit Flüssigdünger zu versorgen. Rosmarin ist zwar eine Pflanze trockener *Standorte*, aber dennoch darf der Wurzelbereich nicht austrocknen. Das gilt auch für den Winter, den er hell und kühl, aber frostfrei verbringen möchte.

Geerntet werden die Blätter vor oder nach der Blütezeit. Beim Trocknen und auch beim Mitkochen bleibt der sehr kräftige Duft erhalten.

Inhaltsstoffe, Wirkung, Verwendung

Sein wichtigster Inhaltsstoff ist ein kräftig duftendes, ätherisches Öl. Dazu kommen

Rezept für eine Teemischung, die munter macht

Brombeerblätter, Rosmarin und Melisse zu gleichen Teilen gemischt. Diese Teemischung hat sich vor allem bei niedrigem Blutdruck sehr bewährt. Wenn Sie in einer depressiven Stimmung sind, können Sie noch einen Teil Johanniskraut untermischen.

Gerbstoffe, etwas Flavonoid und organische Säuren.

Rosmarin hat seit dem Altertum eine besondere Bedeutung im Brauchtum, als Zaubermittel für die Liebe, für Schönheit und Lebenskraft, als Küchengewürz, sowie in der Medizin als Stärkungsmittel (Tonikum).

In der *Küche* sollte Rosmarin als gesundes Gewürz für mediterrane Gerichte gezielt, aber sparsam eingesetzt werden. Zucchini mit ihrem wenig ausgeprägten Eigengeschmack gewinnen beispielsweise durch Rosmarin sehr. Häufig muß man sich erst an das intensive Aroma gewöhnen.

Als Tee nach dem Essen getrunken, wirkt Rosmarin verdauungsfördernd und als Carminativum. Zahlreiche Beschwerden, so weit sie mit niedrigem Blutdruck einhergehen, wie etwa vasomotorische *Kopfschmerzen*, eventuell sogar *Migräne*, psychophysische Schwächezustände und Rekonvaleszenz nach Krankheiten übersteht man mit Rosmarintee besser.

Rosmarinwein hat eine lange Tradition als *Herztonikum*, für das 150 g frische Rosmarinblätter 10 Tage lang in 1 l starken, trockenen Rotwein eingelegt werden. 2 bis 3 kleine Gläser am Tag sind die empfohlene Dosierung. An dieser Stelle sei eine dringende *Warnung* ausgesprochen: Alkoholgefährdete Patienten dürfen Alkohol nicht einmal in geringster Menge zu sich nehmen, auch nicht in Form einer ansonsten empfehlenswerten Arznei.

Ebenfalls eine tonisierende Wirkung hat das Rosmarinbad aus fertigen Badezusätzen oder, selbstgemacht, indem eine Handvoll getrockneter Rosmarinblätter in 2 l Wasser gekocht und dem Badewasser zugesetzt werden. Ein Rosmarinbad macht munter und ist deshalb nicht vor dem Schlafengehen zu empfehlen.

Zum Einreiben bei akuten rheumatischen Beschwerden, Verspannungen oder Sportverletzungen ist verdünnter Rosmarinspiritus empfehlenswert. Einreibungen mit alkoholischen Lösungen sollten aber nicht über längere Zeit gebraucht werden, weil die Haut zu sehr austrocknet.

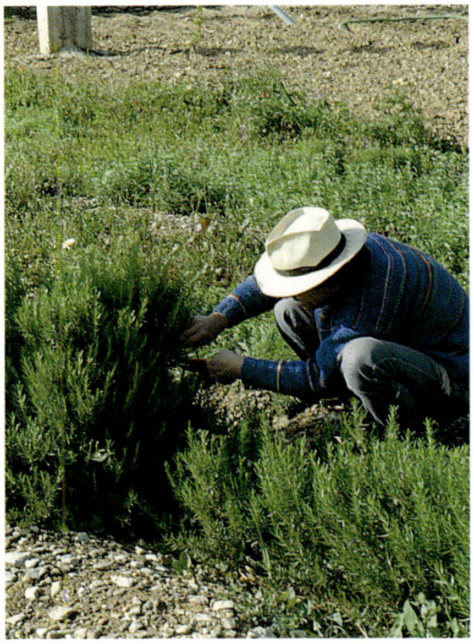

Rosmarinernte auf Amorgos (Griechenland) kurz vor der Blütezeit: üppigerer Wuchs, gesündere Sträucher und viel mehr ätherische Öle als hierzulande

Sadebaum
(Juniperus sabina)

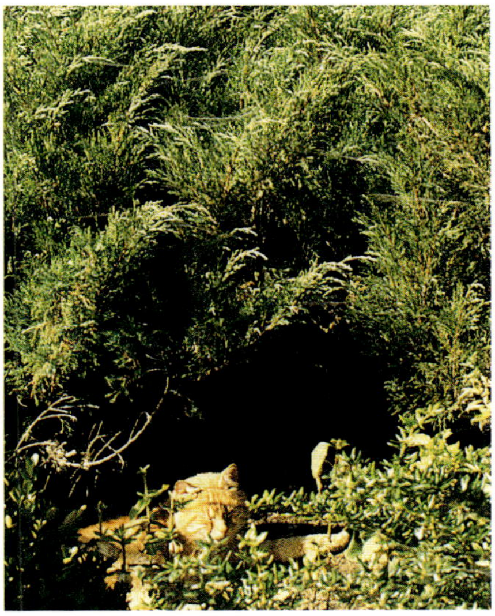

Der Sadebaum (obere Bildhälfte) hat eine lange Tradition als Gartengehölz. Im Text erfahren Sie, warum nur mit großem Vorbehalt zu seiner Anpflanzung geraten werden kann

Botanische Informationen, Wachstumsbedingungen, Kultur

Wildwachsend findet man den Sadebaum an heißen, trockenen Hängen der inneren Alpentäler, in der Hohen Tatra und in den Karpaten. Vielleicht haben Sie dieses Nadelgehölz aus der Familie der Zypressengewächse *(Cupressaceae)* als Zierstrauch im Garten (ich auch), obwohl der Sadebaum mit seinem unregelmäßigen, ausgebreiteten Wuchs nicht unbedingt eine Zierde ist. Zudem stinkt er wegen seines Gehalts an den ätherischen Ölen Sabinol und L-Sabinen, wenn man ein Zweiglein zerreibt, weshalb er auch Stinkwacholder heißt. Außerdem bildet er das Winterquartier für den Birnengitterrost, einer Pilzerkrankung, die bei starkem Befall einen Birnbaum gehörig schwächen kann. Obwohl also eigentlich mehr gegen als für ihn spricht, hat er eine lange Tradition als Bauerngartenpflanze.

Wirkung, Verwendung

Wofür der Sadebaum früher unter anderem verwendet wurde, ist in einem alten englischen Gedicht zu erfahren:

„She's gone to the garden gay to put of the savintree, but for a'that she could say or do the babie wouldn't die".
Übersetzt:
„Sie ging in den Garten, um vom Sadebaum zu nehmen, aber sie konnte sagen oder machen, was sie wollte, das Baby wollte nicht sterben".

Diese schockierende Schilderung verschweigt allerdings, daß wegen der großen *Giftigkeit* des Sadebaums bei diesem Abtreibungsverfahren oft nicht nur der Fötus, sondern auch die Mutter gestorben ist.

Der Sadebaum wurde auch zur Ungezieferbekämpfung verwendet. Eine Abkochung aus seinen Zweigspitzen galt bei Mensch und Vieh als eine Art allerletzter Appell an die Lebensgeister, wenn alles andere versagte. Die Verwendung des Sadebaums als Arznei ist nicht mehr zeitgemäß, und vor einer Selbstmedikation wird dringend gewarnt.

Die *Homöopathie* verwendet einen Auszug aus den Zweigspitzen des Sadebaums als Mittel gegen Warzen, gegen Blasenreizungen und bei Störungen der Menstruation.

Salbei
(Salvia officinalis)

Botanische Informationen, Anbau im Garten, Arten und Sorten

Salbei, Familie Lippenblütler *(Lamiaceae)*, kommt in Mitteleuropa wildwachsend in fünf Arten vor, die aber zu Gewürz- und Heilzwecken nicht weiter geeignet sind.

Der Garten-Salbei wird bei uns als Gewürzkraut, als Heilpflanze oder als Zierstaude gepflanzt. Er ist ein Halbstrauch, und obwohl er aus dem Mittelmeergebiet stammt, ist er bei uns einigermaßen winterhart, allerdings sollte er einen geschützten, sonnigen *Standort* erhalten und in kälteren Lagen Winterschutz bekommen. Der ideale Platz ist der Steingarten oder die Krone der Kräuterspirale. Der *Boden* muß durchlässig und etwas kalkhaltig sein. Schwere Böden werden mit grobem Sand gemischt und etwas aufgekalkt.

Salbei kann im Frühling leicht durch Stecklinge oder durch Absenker vermehrt werden. Er neigt stark zum Bastardieren, so daß er bei Anzucht aus Samen häufig nicht sortenecht kommt. Eine wichtige Pflegemaßnahme ist das Zurückschneiden von verwelkten Blütenständen und von Trieben mit vergilbtem Laub unmittelbar nach der Blütezeit, um den Neuaustrieb zu fördern.

Zahlreiche sehr empfehlenswerte Salbeiarten und -sorten finden sich häufig als Zierpflanzen in Gärten. Etwas zierlicher und auch etwas empfindlicher als der eben besprochene Garten-Salbei ist die von ihm abstammende Sorte 'Variegata' mit weiß-rot-grün-buntem Laub. Eine mehr als tausendjährige Tradition hat der Muskateller-Salbei *(Salvia sclarea)*, der im Mittelalter als Zutat zu fad schmeckendem Wein gebräuchlich war. Die großblättrige, eindrucksvolle Pflanze ist in der Staudenrabatte durchaus empfehlenswert. Eine besonders langlebige Staude ist der Muskateller-Salbei allerdings meistens nicht. Im Blumenbeet kommt *Salvia x superba* besonders als größere Gruppe oder Fläche gut zur Geltung. Große rosa oder violette Hochblätter besitzt der Scharlach-Salbei *(Salvia horminum)*, der ebenfalls für Rabatten gut geeignet ist. Eine der beliebtesten und häufigsten Einjahresblumen für den Garten ist der großblütige, leuchtend signalrote Pracht-Salbei *(Salvia splendens)*.

Geerntet werden die Blätter des Garten-Salbei vor der Blütezeit. Sie bewahren auch beim Trocknen und Mitkochen ihr Aroma.

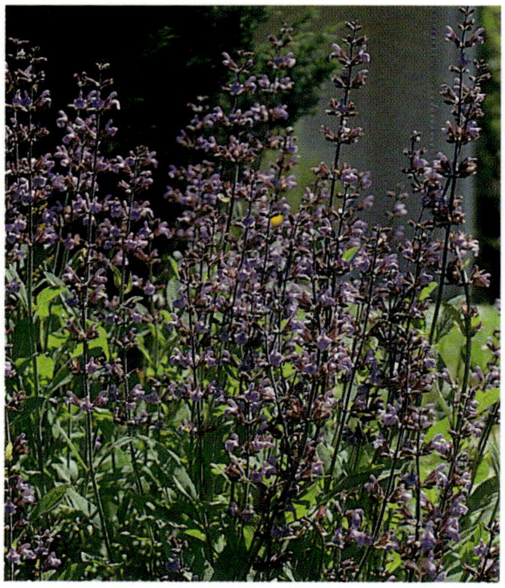

Der Echte Salbei kann als Zier- und Heilpflanze verwendet werden

Inhaltsstoffe, Wirkung, Verwendung

Ätherisches Öl, Gerbstoffe und Bitterstoffe prägen den Geschmack der Blätter und sind auch für ihre Anwendung verantwortlich.

In der *Küche* gilt der Salbei als gesundes Gewürz für dunkles Fleisch oder Eintopfgerichte und Hülsenfrüchte. In der antiken Medizin stand er im Ruf, ein Allheilmittel zu sein, was auch sein Name Salvia = Heil oder Rettung ausdrückt.

Als Heilwirkung sollte seine zusammenziehende (= adstringierende) und *desinfi-*

zierende Wirkung im Mittelpunkt stehen, weswegen seine Blätter im Mittelalter zum Zähneputzen verwendet wurden. Bei Zahnfleischbluten und zum Gurgeln bei Halsentzündung ist Salbeitee heute noch das Mittel der Wahl. Auch Inhalationen mit Salbeitee sind bei trockener *Nasenschleimhautentzündung* angenehmer und heilsamer als etwa die austrocknende Kamille. Schlecht heilende Wunden und Geschwüre schließen sich oft überraschend schnell durch Bäder oder Umschläge mit Salbeitee. Die innere Anwendung sollte, wenn überhaupt, nur sehr überlegt und in Rücksprache mit dem Arzt erfolgen, denn bei Überdosierung und Dauergebrauch wirkt Salbei womöglich giftig. Deshalb ist die oft empfohlenen Anwendung des Tees gegen Schweißausbrüche in den Wechseljahren, was regelmäßiges Trinken über einen längeren Zeitraum nötig machen würde, nicht empfehlenswert. Das aus dem Salbei hergestellte Homöopathikum „*Salvia officinalis*" könnte in der 2. Potenz (D_2) eventuell gegen Schweißausbrüche eingesetzt werden.

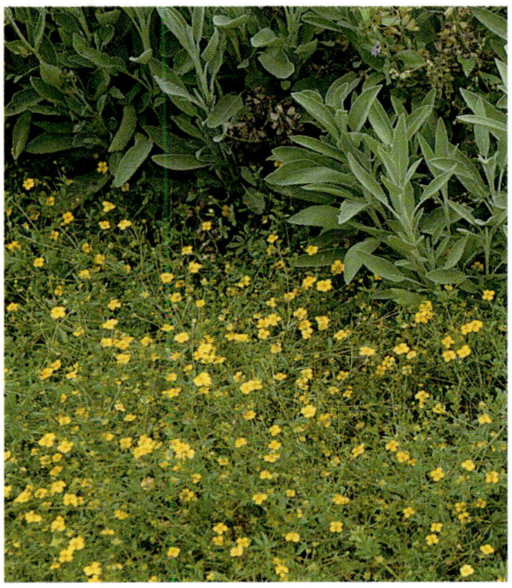

In diesem Stadium sollten die Blätter und Triebspitzen des Salbei für Würz- und Heilzwecke geerntet werden. Im Vordergrund eine weitere Gerbstoffdroge: die Blutwurz (Potentilla erecta) *die ebenfalls zum Gurgeln verwendet werden kann*

Sanddorn
(Hippophae rhamnoides)

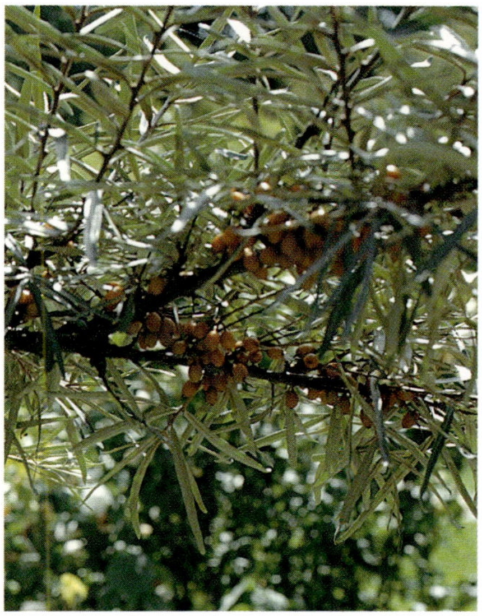

Zur Ernte von Sanddornfrüchten braucht man gute Handschuhe und eiserne Entschlossenheit

Botanische Informationen, Wachstumsbedingungen, Kultur

Wildwachsend und bestandbildend kommt der Sanddorn aus der Familie der Ölweidengewächse *(Eleagnaceae)* im Pioniergebüsch auf den Schotterflächen der Voralpenflüsse vor. Ehe sein hoher Vitamin-C-Gehalt bekannt war (200 bis 1200 mg pro 100 g), wurde der sparrige Strauch wegen seiner kräftigen Bewurzelung zur Befestigung von Dünen an der Nord- und Ostsee und zur Bepflanzung von Böschungen verwendet.

Wenn Ihr *Boden* sandig ist und Sie womöglich eine steinige Böschung bepflanzen wollen, wäre der Sanddorn genau das Richtige, allerdings muß der *Standort* sonnig sein. Sanddorn ist zweihäusig, so daß Sie ein Pärchen brauchen, wenn Sie Beeren ernten wollen. Letzteres, nämlich die Ernte der orangeroten Früchte, ist an dem schrecklich dornigen Strauch allerdings ein bisher nur unbefriedigend gelöstes Problem: Handschuhe und langärmelige Jacke! Besonders geduldige Beerenfreunde schneiden die ärgerlicherweise leicht matschenden Früchte mit der Schere ab und lassen sie auf ein Tuch oder Papier fallen, weniger geduldige frieren die Zweige mit den Beeren ein und klopfen diese dann im gefrorenen Zustand herunter.

Falls Sie sich diese Arbeit sparen wollen und falls Sie einigermaßen nahe am Waldrand wohnen, dürften Sie Besuch von Fasanen bekommen, die Ihnen die Mühe der Ernte abnehmen.

Inhaltsstoffe, Verwendung

Außer dem schon erwähnten hohen Vitamin-C-Gehalt wären noch Provitamin A, Vitamine der B-Gruppe sowie Vitamin E zu nennen. Wenn irgend möglich, sollte Sanddorn, eben um die hervorragenden Inhaltsstoffe optimal zu erhalten, nicht gekocht werden, sondern die zerkleinerten Beeren mit Zucker oder festem Honig kalt gerührt und das Mus bald verzehrt werden. Zubereitungen aus dem Sanddorn gibt es in guter Qualität in Reformhäusern und Naturkostläden.

Sauerampfer
(Rumex acetosa)

Botanische Informationen, Wachstumsbedingungen, Kultur

Wildwachsender Sauerampfer ist eine Wiesenpflanze, die in ganz Eurasien und Nordamerika wächst. Er gehört zur Familie der Knöterichgewächse *(Polygonaceae)* und ist demnach mit dem Buchweizen und dem Rhabarber verwandt. Die Gartenform des Saueramp-

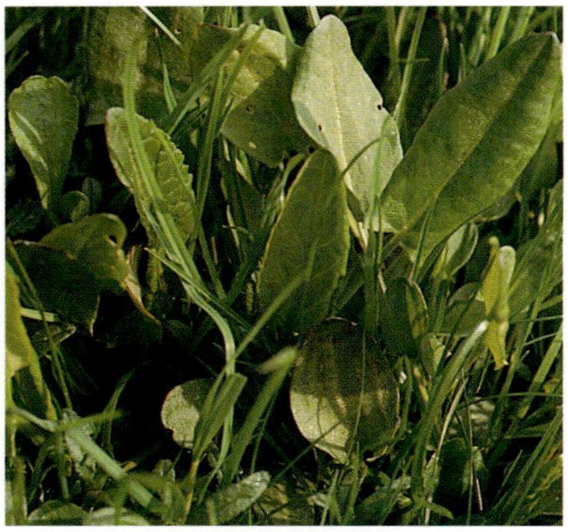

Sauerampfer aus der Gartenwiese: höchst erfrischend im Frühling, aber mit Vorsicht zu genießen

fers *(R. acetosa* var. *hortensis)* hat größere, zartere Blätter. Er ist ausdauernd und kann im Frühling ausgesät werden, aber es gibt in manchen Gärtnereien auch vorgezogene Pflanzen. Eine oder einige wenige Pflanzen sind für den vernünftigen Gebrauch ausreichend, denn die Inhaltsstoffe sind etwas problematisch, wie noch zu erörtern sein wird.

Sauerampfer braucht im Beet einen sonnigen oder halbschattigen Platz. Der *Boden* muß humusreich und tiefgründig sein, damit die lange, kräftige Pfahlwurzel genügend Spielraum hat. Ein- oder zweimal im Jahr wird mit Kompost gedüngt. Ganz wichtig ist, daß der Boden immer feucht gehalten wird, sonst wird der Ampfer stark von Erdflöhen befallen, was an den durchlöcherten Blättern zu erkennen ist. Die Blütenstengel müssen immer rechtzeitig ausgebrochen werden. *Geerntet* und nur frisch verwendet werden die jungen Blätter. Ältere Blätter sind zäh und bitter.

Inhaltsstoffe, Wirkung, Verwendung

Sauerampfer hat ähnliche Inhaltsstoffe wie der mit ihm verwandte Spinat, wobei die Vitamine A und C sowie Mineralstoffe und Oxalsäure hervorzuheben wären. Er hat eine lange Tradition als Frühlingsgemüse, Salat und Suppenwürze. In manchen Gegenden, wie etwa der Rhön und ihrem Umfeld, wird man kaum einen Garten ohne Sauerampfer finden und ein Frühling ohne Sauerampfersuppe wäre dort undenkbar. Nicht nur die einheimische volkstümliche *Küche*, sondern vor allem auch die feine französische *Küche* verwendet den Sauerampfer gerne.

Sebastian Kneipp hielt große Stücke auf ihn zur *Frühjahrskur* und verwendete Sauerampfer gegen Skorbut und als appetitanregende Krankenkost. Wegen seines Gehalts an giftiger Oxalsäure sollte er roh nur sparsam verwendet werden, und Personen mit der Neigung zu Oxalatnierensteinen oder Patienten mit erhöhtem Harnsäurespiegel sollten ihn lieber ganz meiden. Kurzum, für ihn gilt Ähnliches wie für Spinat und Rhabarber. Bei der Zubereitung von Sauerampfer empfiehlt es sich, stets Milch zu verwenden, durch deren Calciumgehalt die Oxalsäure in eine unlösliche Form umgewandelt wird.

Die *Volksmedizin* kennt zahlreiche Anwendungen aus dem Sauerampfer, zum Beispiel gequetschte Blätter auf schlecht heilende Wunden zu binden, Preßsaft aus den Blättern zur „blutreinigenden" *Frühjahrskur* einzunehmen sowie den Tee aus getrockneten Blättern und Wurzeln als belebendes Tonikum zu trinken.

Schabziegerklee
(Trigonella caerulea)

Botanische Informationen, Anbau im Garten, Verwendung

Schabziegerklee ist eine Art Geheimtip bei Liebhabern von Biokost. Falls Sie in Ihrem Garten das Ausgefallene lieben, und falls Sie selbst Brot backen oder vielleicht gerne Würzmischungen für Kräuterkäse herstellen, dann wäre der blau blühende Schabziegerklee aus der Familie der Schmetterlingsblütler *(Fabaceae)* vielleicht etwas für Sie. Er ist mit dem schon beschriebenen Bockshornklee (Seite 38) nahe verwandt. Die seltsam riechende Pflanze wird etwa 1/2 m hoch, ist etwas wärmeliebend und nimmt mit jedem Boden vorlieb.

Geerntet werden die langen Schoten. Die darin enthaltenen Samen verwendet man als Gewürz. Schabziegerklee-Samen für Würzzwecke gibt es in Reformhäusern und in Naturkostläden zu kaufen.

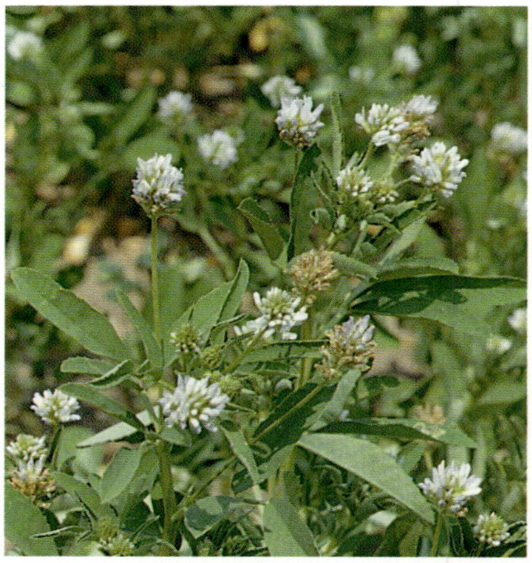

Schabziegerklee: ein Geheimtip zum Würzen von Brot und Käse für Liebhaber von Biokost

Schafgarbe
(Achillea millefolium)

Botanische Informationen, Wachstumsbedingungen, Kultur

Die Schafgarbe gehört zur Familie der Korbblütler *(Asteraceae)* und ist eine Kulturfolgerin des Menschen, die vor allem Wiesen besiedelt. Es gibt mehrere

Unterarten, die sich an fette oder magere, sandige oder kalkhaltige, steinige oder lehmige *Standorte* angepaßt haben, und sie wächst ganz gewiß auch in Ihrem Rasen. Schafgarbe meidet eigentlich nur staunasse Böden.

Ob Sie die wilde Schafgarbe in Ihr Beet pflanzen, ist sehr zu überlegen: ihre Wurzeln reichen bis zu 70 cm tief, und außerdem wuchert sie, wenn auch in Maßen.

Von *Achillea millefolium* gibt es einige Ziersorten für die Staudenrabatte, z. B. 'Rosea' mit rosaroten, 'Purpurea' mit dunkelroten und 'Bicolor' mit weißen und rosa Blüten.

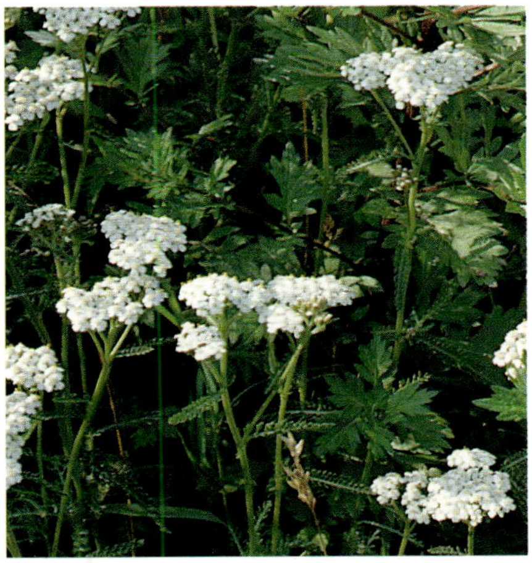

Schafgarbe: wahrscheinlich schon von den Germanen zum Blutstillen benutzt

Die Gartenformen werden nicht als Heilpflanzen verwendet, wohl aber die Pflanzen, die in Ihrem Rasen wachsen (eventuell Düngung oder Herbizide beachten, aber letztere verwenden Sie ja ohnehin nicht).

Inhaltsstoffe, Wirkung, Verwendung

Hauptwirkstoff der Schafgarbe ist ein ätherisches Öl mit dem Namen Chamazulen (= der Wirkstoff der Kamille). Dazu kommen Bitter- und Gerbstoffe.

Vom zeitigen Frühjahr an können Sie junge, frische Blättchen zur *Frühjahrskur* ernten. Kleingeschnitten im Salat schmecken sie herzhaft und leisten wegen ihres hohen Magnesiumgehalts sogar einen Beitrag zur Vorbeugung von Erkrankungen der *Herzkranzgefäße*.

Außerdem können Sie eine Gruppe von Schafgarbenpflanzen zur Blüte kommen lassen (sieht schön aus!) und trocknen. Der Tee aus den Triebspitzen mit Blüten wird ähnlich verwendet wie Kamillentee, also gegen *Magenbeschwerden*, als *Karminativum,* als Mittel zur *Galleanregung* und gegen *Darmkrämpfe*. Weil Schafgarbe die Durchblutung des Kleinen Beckens fördert, wird sie auch in der Frauenheilkunde als Tee gegen funktionale *Unterleibsbeschwerden* eingesetzt.

Lange Tradition hat die Schafgarbe in der Volkmedizin als blutstillendes Mittel, beispielsweise als Erste Hilfe bei Verletzungen auf Wanderungen - gequetschte Blättchen auf die Wunde binden - oder als Tee bei blutenden Hämorrhoiden und bei zu starker Periode.

Scharbockskraut, Feigwurz
(Ranunculus ficaria)

Wachstumsbedingungen

Daß Sie sich darüber freuen, wenn das Scharbockskraut Sie ungebetenerweise im Garten besucht, wage ich nicht zu erwarten. Es gilt als lästiges Unkraut, aber eigentlich ist es besser als sein Ruf. Genaugenommen kann doch nichts passieren: Es breitet sich höchstens auf feuchten Böden unter Sträuchern aus,

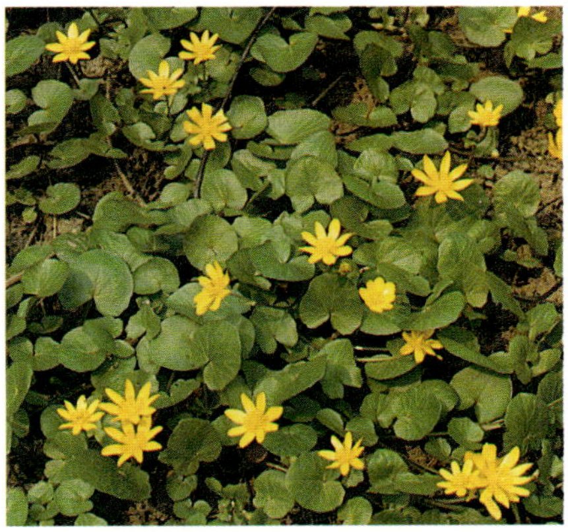

Das Scharbockskraut zeigt im Namen Scharbock = Skorbut seine historische Verwendung zur Behandlung der Vitamin-C-Mangelkrankheit Skorbut

und bald nach dem Verblühen der goldgelben Blüten ziehen sich die Blätter zurück. Die Blüten sind von März bis Anfang Mai eine reiche Nahrungsquelle für Bienen und Hummeln.

Botanische Informationen, historische Verwendung

Früher gehörten die frischen Blätter des Scharbockskrauts, vor der Blüte geerntet, zu den ganz wichtigen Heilpflanzen gegen Skorbut, der auch „Scharbock" genannt wurde. Das spricht für den hohen Vitamin-C-Gehalt der Pflanze, nicht aber für ihre Verwendung heutzutage. Wir haben es glücklicherweise nicht mehr nötig, unseren Vitamin-C-Bedarf mit einem giftigen Hahnenfußgewächs *(Ranunculaceae)* zu decken, sondern bekommen auch im Winter und Frühling wohlfeil, was das Herz an frischem Obst und Gemüse begehrt. Dafür sollten wir bisweilen einen Gedanken des Dankes zum Himmel oder zu den freundlichen Erdgeistern oder vielleicht sogar zu unserem Wirtschaftssystem senden, wäre da nicht, gerade was das Obstangebot anbelangt, die Ausbeutung der Dritten Welt.

Schlehe
(Prunus spinosa)

Botanische Informationen, Wachstumsbedingungen, Kultur

Angenommen, Sie wohnen auf dem Land und weiterhin angenommen, Sie besitzen ein großes Grundstück, das Sie vielleicht mit einem lebenden Zaun, der als Vogelschutzhecke konzipiert sein soll, abgrenzen möchten, dann könnte ich Ihnen zur Verwendung der Schlehe aus der Familie der Rosengewächse *(Rosaceae)* raten. Der ungemein dornige Strauch paßt gut mit Haselnuß, Wildrose, Kornelkirsche, Holunder und Weißdorn zusammen, lauter Gehölze, die hervorragendes Wildobst liefern. Schlehen beginnen sehr zeitig im Jahr zu blühen, nämlich je nach Lage ab März. Sie sind dann über und über weiß umhüllt, so daß man von den Trieben und Zweigen kaum noch etwas sieht. Die Blüten enthalten besonders viel Blütenstaub, der den Bienen als eiweißreiche Nahrung sehr willkommen ist.

Schlehen wachsen auf jedem Boden, der einigermaßen kalkhaltig ist, und sind außerordentlich widerstandsfähig, auch gegen Trockenheit und Streusalz, was von Interesse sein könnte, wenn Sie eine Lärm-Sicht-Windschutzhecke zur Straße hin pflanzen wollen. Schlehen vertragen jeden Schnitt, allerdings sind ihre Wurzeln, wie das bei einem typischen Pioniergehölz üblich ist, sehr eroberungsfreudig. Für kleinere Gärten sind sie deshalb völlig ungeeignet.

Inhaltsstoffe, Wirkung, Verwendung

Die Schlehenfrüchte enthalten Gerbstoffe, Fruchtsäuren, Vitamin C und eine Blausäureverbindung. Sie sehen wie rundliche kleine Pflaumen aus und haben

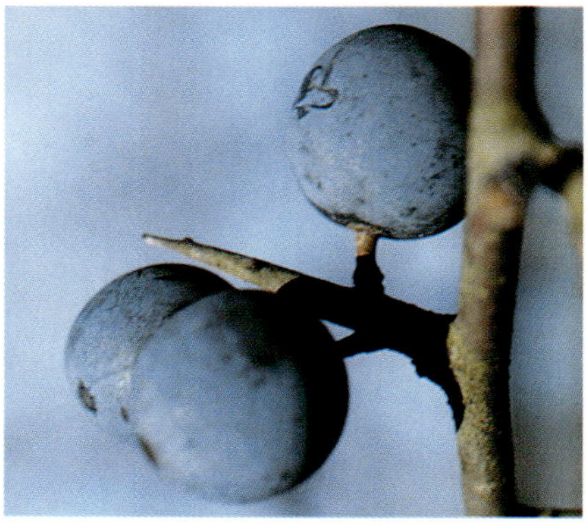

Der Schlehenstrauch in der Gartenhecke ist nur für große Gärten anzuraten. Ein Mus aus seinen Früchten schmeckt delikat und gilt (leider) als appetitanregend

einen vergleichsweise großen Stein. Roh sind sie ungenießbar, aber köstlich als Mus, Saft, Marmelade oder Schlehenwein, nachdem die Früchte Frost bekommen haben. Schlehensaft oder Schlehenmus – beides gibt es zu kaufen – sind ein altbewährtes Mittel bei *Appetitlosigkeit* von Kindern.
Getrocknete Schlehenblüten empfiehlt *Sebastian Kneipp* als „unschuldigstes Abführmittel".

Schlüsselblume
***(Primula* sp.)**

Botanische Informationen, Wachstumsbedingungen, Kultur

Zwei Arten wildwachsender Schlüsselblumen aus der Familie der Primelgewächse *(Primulaceae)* werden medizinisch eingesetzt. Die Hohe Schlüsselblume *(Primula elatior)* hat hellgelbe Blüten und wächst in Laubwäldern und Auwäldern. Im Garten bevorzugt sie einen halbschattigen Platz unter Laubgehölzen. Der *Boden* sollte nährstoffreich und feucht sein, außerdem darf er ruhig etwas sauer sein. Die Frühlings-Schlüsselblume *(Primula veris)*, auch Arznei-Schlüsselblume genannt, hat dottergelbe Blüten mit fünf orangeroten Schlundflecken. Sie wächst in der Natur auf Kalkmagerrasen und in sehr lichten Wäldern. Im Garten braucht sie einen sonnigen Platz und kalkhaltigen Boden.

Bitte graben Sie Schlüsselblumen nicht in der Natur aus, weder für Arzneizwecke noch für die Ansiedlung im Garten. Schlüsselblumen sind teilweise geschützt, das heißt, ein Handstrauß darf gepflückt werden, aber die Wurzelstöcke dürfen nicht entfernt werden. Vorgezogene Pflanzen gibt es in Spezialgärtnereien für Wildstauden.

Inhaltsstoffe, Wirkung, Verwendung

Schlüsselblumenblüten werden mit dem Kelch gesammelt und getrocknet. Die Wurzelstöcke haben eine mehrfach stärkere Wirkung. Blüten und Wurzelstöcke werden in der *Volksmedizin* vor allem in *Hustenteemischungen* eingesetzt. Die moderne pharmakologische Forschung konnte den *sekretlösenden* Effekt aufgrund des hohen Saponingehalts erklären und bestätigen. Wegen der *harntreibenden* und *beruhigenden* Wirkung wird Schlüsselblumentee außerdem bei *Gicht*, *Rheuma*, *Migräne* und *Schlafstörungen* verwendet.

Rezept für eine Hustenteemischung nach Apotheker Mannfried Pahlow

Schlüsselblumenwurzel 30 g, Anisfrüchte 10 g, Fenchelfrüchte 10 g, Huflattichblätter 10 g.
2 Teelöffel mit 1/4 l kochendem Wasser überbrühen, 10 Minuten ziehen lassen, abgießen, mit Honig süßen.

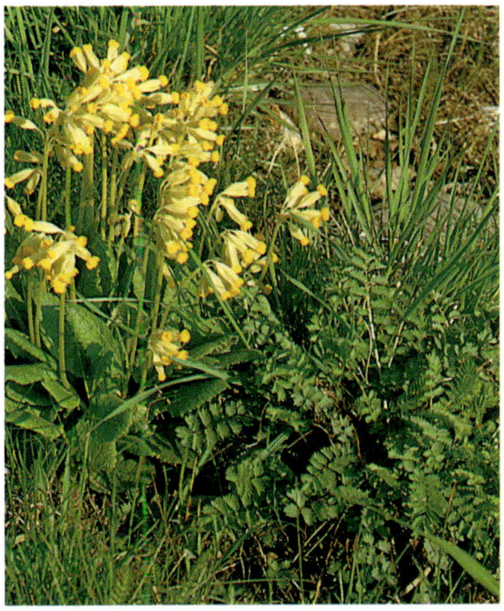

Dies ist die Echte Schlüsselblume, die kalkhaltigen Boden braucht. Rechts von ihr der Kleine Wiesenknopf, oft „Pimpinelle" genannt

Schnittlauch
(Allium schoenoprasum)

Botanische Informationen, Anbau im Garten

Diese ausdauernde Staude aus der Familie der Liliengewächse *(Liliaceae)* fehlt wohl in keinem Garten. Große Ansprüche an den *Boden* stellt der Schnittlauch nicht, aber der Wurzelbereich sollte stets feucht genug sein. In trockenen Lagen ist ein halbschattiger *Standort*, bei ausreichender Feuchtigkeit ein sonniger Platz empfehlenswert. Vor dem Pflanzen ist eine Versorgung des Pflanzlochs mit Kompost sowie bei schlechterem Boden auch mit Hornspänen angezeigt. Gedüngt wird im Frühling ebenfalls mit Kompost sowie bei saurem Boden mit einem kalkhaltigen Steinmehl. Wenn der Schnittlauch wirklich oft geerntet wird, braucht er ab und zu eine Kopfdüngung mit Stickstoff, eventuell mit Brennesseljauche oder einem gekauften Flüssigdünger. Die sehr empfehlenswerten neuen Sorten mit stärkeren, raschwüchsigen Blattröhren, die sozusagen zwischen herkömmlichen Schnittlauchsorten und Schalotten stehen, brauchen etwas mehr Stickstoffdüngung als die älteren Sorten mit dünnen Röhren. Diese neuen Sorten eignen sich auch gut zum Eintopfen im Herbst und Ziehen auf der Fensterbank.

Inhaltsstoffe, Wirkung, Verwendung

Die röhrigen Blätter des Schnittlauchs enthalten Vitamin C, Mineralstoffe und vor allem Knoblauchöl.

Schnittlauch wird ausschließlich frisch verwendet. Bei jeder Art der Konservierung verliert und verändert er sein Aroma, genau wie seine sonstige Verwandtschaft aus der Gattung Allium, also Lauch, Zwiebeln und Knoblauch.

Im Mittelalter galt Schnittlauch als Medizin für Jugend und Schönheit, was gar nicht so falsch sein mag, weil allen Mitgliedern der Gattung Allium eine verjüngende Wirkung zugeschrieben wird. Wenn man immer wieder liest, er senke den Blutdruck, ist das wohl ein wenig hochgegriffen. Bei hohem Blutdruck sollten Sie wenig Salz essen, sich viel bewegen, Ihr Gewicht mit fleischarmer Vollwertkost kontrollieren, sich möglichst wenig Streß aufhalsen und dieses Gesundheitsmenü regelmäßig mit Schnittlauch würzen. Dann wird sich Ihr Blutdruck und Ihr Cholesterinspiegel vielleicht regulieren.

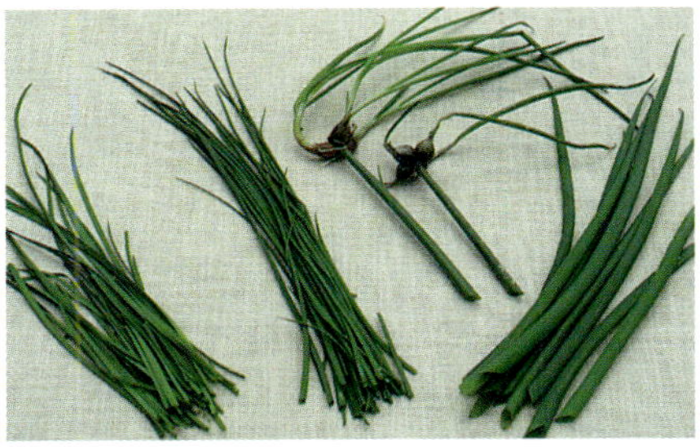

Würziges Grünzeug aus der Gattung Allium: sehr empfehlenswerter Knoblauch-Schnittlauch mit schmalen, flachen Blättern, „ganz normaler" Schnittlauch, Etagenzwiebel, auch Ägyptische Zwiebel oder Schlangenlauch genannt, sowie eine moderne Schnittlauchzüchtung mit stärkeren Röhren (von links nach rechts)

Schöllkraut
(Chelidonium majus)

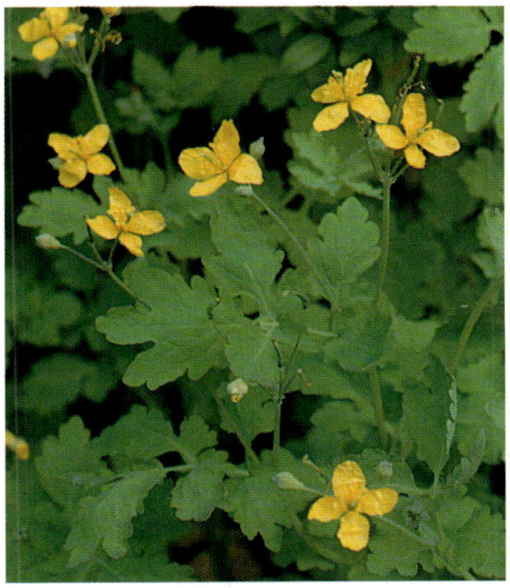

Das Schöllkraut in der Gartenhecke ist giftig, hat aber eine lange Tradition in der Heilkunde

Botanische Informationen, Inhaltsstoffe, Verwendung

Vielleicht wächst dieses gelbblühende Mohngewächs *(Papaveraceae)* mit dem orangeroten Milchsaft in Stengeln und Blättern als Wildpflanze unter Ihrer Hecke. Die Pflanze besitzt eine Reihe interessanter Inhaltsstoffe, darunter das Alkaloid Chelidonin, das die glatte Muskulatur entspannt, also die Muskeln von beispielsweise *Magen*, *Darm*, *Gallenblase* und *Uterus*, deren Betätigung nicht unserem Willen unterliegt. Ein weiteres Alkaloid steht dem Opium nahe, so daß es beruhigend wirkt, und ein drittes Alkaloid ist ein Zellgift, so daß die innere

Verwendung des Schöllkrauts große Sachkenntnis und Vorsicht erfordert. Einige spasmolytische (= krampflösende) Medikamente enthalten die Wirkstoffe in genau eingestellter Dosierung. Grober Unfug ist das in manchen Kräuterbüchern empfohlene Bestreichen der Augenlider mit dem Milchsaft des Schöllkrauts zur angeblichen Verbesserung der Sehschärfe. Wegen der stark ätzenden Wirkung sind Entzündungen der Augenlider oder, wenn der Saft ins Auge gerät, gar ernste Schädigung des Auges zu befürchten.

Die *volksmedizinische* Empfehlung, mit dem Milchsaft besonders hartnäckige *Warzen* zu bestreichen, hilft ausgezeichnet. Es hilft ebenso gut wie das Darüberkriechen lassen einer schwarzen Nacktschnecke oder das Gesundbeten, und Sie müssen nicht einmal daran glauben. Bei den durch Viren erzeugten Warzen spielt die Psyche selbst dem aufgeklärtesten Realisten ernste Streiche: die Schulmedizin versagt häufig, fauler Zauber hingegen hilft. Über dieses Phänomen ist schon oft, zwar mit Kopfschütteln, aber durchaus glaubwürdig, berichtet worden.

Anzumerken wäre allerdings, daß bei Warzen (und anderen einschlägigen Erkrankungen) umgekehrt auch sehr häufig die Schulmedizin hilft und der faule Zauber versagt.

Schwarzkümmel
(Nigella sativa)

Botanische Informationen, Anbau im Garten

Drei Kümmelarten werden bereits im „Capitulare de Villis" genannt. Zwei davon sind Doldenblütler *(Apiaceae)*, nämlich „careium", der gewöhnliche Gewürzkümmel (Seite 76) sowie „ciminum", der Kreuzkümmel *(Cuminum cyminum)*, dessen Früchte sehr aromatisch schmecken und duften. Kreuzkümmel wird ganz oder gemahlen vor allem in orientalischen und indischen Gerichten verwendet. Der dritte Kümmel im „Capitulare", der „git", ist der hier zu besprechende Schwarzkümmel, ein Hahnenfußgewächs *(Ranunculaceae)*. Schwarzkümmel gehört zur selben Gattung wie die „Jungfer im Grünen" *(Nigella damascena)*, eine einjährige Gartenblume mit langer Tradition als Bauerngartenpflanze.

Verwendung

Vom Schwarzkümmel werden die schwarzen, dreikantigen Samen verwendet, früher auch bei uns, heute noch besonders in Nordafrika und den östlichen Mittelmeerländern. Dort dienen sie vor allem als Brotgewürz, aber auch sonst als Pfefferersatz. In größerer Menge genossen könnte Schwarzkümmel giftig sein.

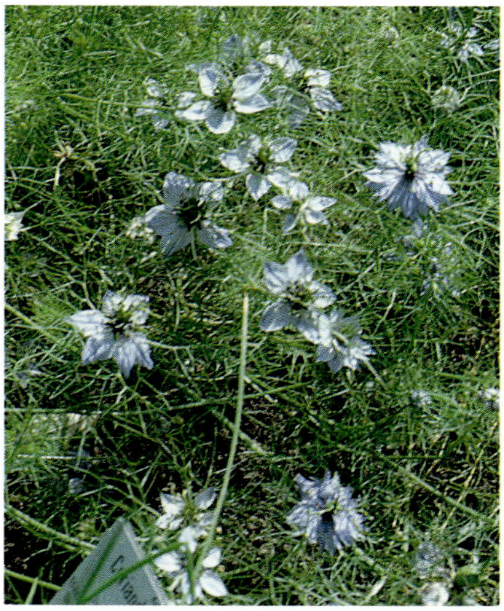

Schwarzkümmel ist nicht mit dem Echten Kümmel verwandt. Etwas attraktivere Gartenformen der Gattung Nigella *werden „Braut im Grünen" genannt und als Zierpflanzen verwendet*

Seerose
(Nymphaea alba)

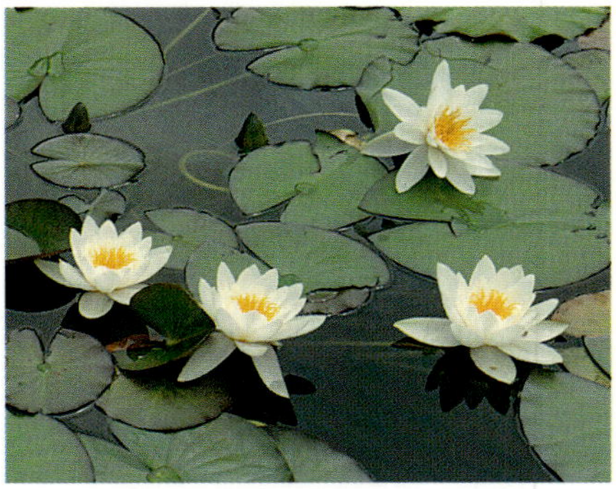

Wird heute nicht mehr als Heilpflanze eingesetzt: die Seerose

Botanische Informationen, historische Verwendung

Weil heutzutage der Teich ein wichtiges Gartenthema ist, sei aus historischem Interesse die „Königin des Gartenteichs", die Weiße Seerose, als ehemalige Arzneipflanze gewürdigt. Sie ist ein Hahnenfußgewächs *(Ranunculaceae)* und allein schon deswegen giftig und zu keiner Art der Selbstmedikation geeignet.

Sie galt in früheren Zeiten seit dem Altertum als Anti-Aphrodisiacum. So empfiehlt beispielsweise Plinius ihre Anwendung zur Beruhigung, wenn man wegen sexueller Phantasien nicht schlafen könne, und die Asketen und Eremiten in Ägypten verwendeten sie, um ihr Leben ohne Frauen besser aushalten zu können.

Seidelbast
(Daphne mecereum)

Botanische Informationen, Wachstumsbedingungen, Kultur

Wildwachsend kommt der Seidelbast, Familie Seidelbastgewächse *(Thymelea-*

ceae), in lichten Laub- oder Mischwäldern vor, besonders auf kalkhaltigem Untergrund. Genau wie die drei anderen Daphne-Arten steht er unter *Naturschutz*. Ähnliche Bedingungen wie in der Natur, also Sonne im Frühling, Halbschatten oder Schatten im Sommer und kalkhaltigen Boden, braucht er auch im Garten. Ab Ende Februar oder im März beginnt er zu blühen, also zu einer Zeit, in der im Garten noch nicht viel Farbiges geboten wird. Das spricht dafür, ihn anzupflanzen. Wegen seiner großen *Giftigkeit* ist das allerdings zu überlegen, vor allem wenn Kinder in den Garten kommen. Bereits 10 bis 15 der verlockend leuchtend roten Beerenfrüchte können tödlich sein.

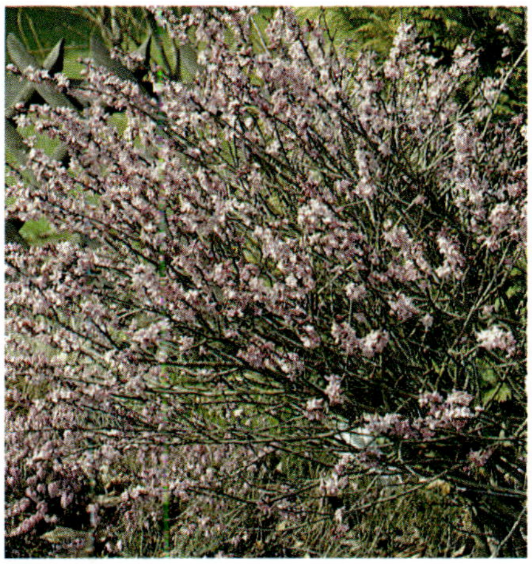

Wunderschön im Vorfrühling: der giftige Seidelbast

Wirkung, Verwendung

Genau wie zahlreiche andere Giftpflanzen wurde Seidelbast früher in der *Volksmedizin* vielfältig angewendet. Heute wird ein bewährtes Homöopathikum aus der Rinde des Seidelbasts bei Ekzemen, krustigen Ausschlägen, Gürtelrose und auch bei offenen Beinen empfohlen. Aber auch dabei ist Vorsicht geboten, und eine Selbstmedikation ist nicht angezeigt.

Sellerie
(Apium graveolens)

Botanische Informationen, Sorten, Anbau im Garten

Der wildwachsende Sellerie, ein Doldenblütler *(Apiaceae)*, wächst auch bei uns in Mitteleuropa auf salzhaltigen, feuchten Böden, vor allem an der Nord- und Ostsee.

Für den Garten gibt es drei Unterarten:

1) Knollen- oder Wurzelsellerie
(Apium graveolens* var. *rapaceum)

Er bildet eine dicke Knolle, die als Gemüse oder Salat zubereitet wird. Wenn er ausreichend gut ernährt wird, können Sie auch von ihm laufend etwas Laub zum Würzen schneiden.

2) Bleich- oder Stangensellerie
(Apium graveolens* var. *dulce)

Bei ihm werden die Stengel als Gemüse verwendet.

3) Schnittsellerie
(Apium graveolens* var. *secalinum)

Er besitzt besonders aromatisches, zum Würzen gedachtes Laub.

Alle Selleriesorten brauchen nährstoff- und humusreichen, nicht zu leichten Boden. Sie gehören zu den Starkzehrern und benötigen neben Kompost noch einen Vorrats-Volldünger ins Pflanzloch und dessen Umfeld. Im Sommer wünscht Sellerie eine sogenannte Kopfdüngung, wobei er durchaus nichts gegen einen mineralischen Dünger hat. Falls Sie nur auf organisches Düngen schwören, können Sie sich mit Brennesseljauche (Seite 21) behelfen, sollten aber bedenken, daß diese vor allem Stickstoff, aber kaum Kalium und Natrium sowie kein Chlor enthält - alle drei Elemente sind Leibspeisen des Sellerie. Was er gerne mag: Im Sommer alle drei Wochen das Kochwasser von Salzkartoffeln oder einem salzigen Gemüsesud in der Gießkanne mit 5 l Wasser auffüllen und dann den Wurzelbereich des Sellerie damit gießen. Da fühlt er sich wie daheim an der Meeresküste.

Beim Anbau im Garten kann er ab März unter Glas oder im Kistchen ausgesät werden. Außerdem gibt es Jungpflanzen in der Gärtnerei. Ab der zweiten Maihälfte kommen die vorgezogenen Pflanzen ins Freiland. Knollensellerie wird mit 30 bis 50 cm Abstand gepflanzt, Schnittsellerie mit 10 bis 15 cm Abstand von Pflanze zu Pflanze in der Reihe, bei mindestens 30 cm Reihenabstand. Bleichsellerie wird in 20 bis 30 cm tiefe Furchen gepflanzt. Drei Wochen vor der Ernte wird angehäufelt, damit die Stengel bleichen. Sellerie eignet sich gut zur Mischkultur mit Rotkraut oder Wirsing.

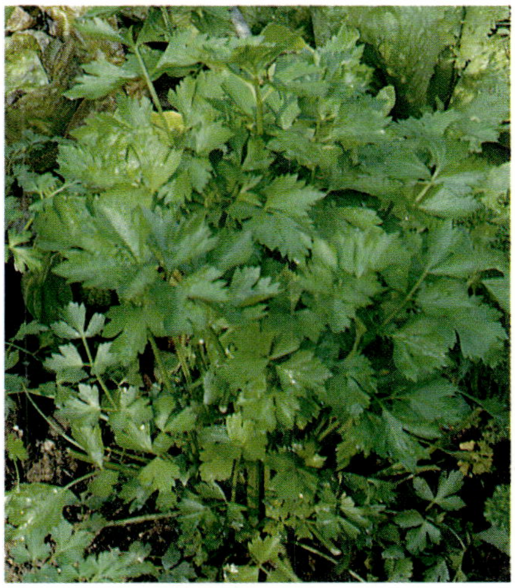

Wenn Sie gerne Sellerielaub als Gewürz einsetzen, sollten Sie Schnittsellerie pflanzen. Sein Laub ist ergiebiger als das vom Knollensellerie und kann kontinuierlich geerntet werden.
Knollensellerie ist auf Seite 88 abgebildet

Rezept für Selleriesalz

Sellerieknolle fein zerkleinern, rasch und luftig trocknen (Dörrapparat oder Backröhre, 45 °C), Sellerieblätter trocknen, zerreiben, beides mischen und mit Salz verrühren. An einem eher warmen, trockenen Ort aufbewahren.

Inhaltsstoffe, Wirkung, Verwendung

Der charakteristische Duft des Sellerie wird von dem ätherischen Öl Apiin erzeugt. Dazu kommt ein besonders hoher Gehalt an Mineralen und Spurenelementen sowie die Vitamine A, C und E. Er gilt als besonders gesundes, vollwertiges Gemüse und kann nicht nur gedünstet, sondern auch roh als Salat gegessen werden.

Medizinisch wäre seine entwässernde Wirkung hervorzuheben, die gut im Selbstversuch zu beobachten ist, was kurmäßig bei *Arthrose*, *Nierenschwäche* oder *hohem Blutdruck* ausgenützt werden kann. Die früher sprichwörtlich behauptete Wirkung als Aphrodisiakum wird heute rundweg angezweifelt. Ich traue es ihm durchaus zu, schon allein wegen seines hohen Gehalts an Vitamin E.

Senf
(Brassica* und *Sinapis)

Botanische Informationen, Inhaltsstoffe, Kultur

Ich glaube zwar nicht, daß Sie Ihren Senf für die bekannte Gewürzpaste selbst im Garten anbauen, aber inzwischen war schon so oft von Senfölglycosiden die Rede, daß wir auf die eigentliche, namengebende Stammpflanze nicht ganz verzichten wollen. Im Garten wird sie allenfalls als empfehlenswerte Gründüngung gesät. Zum Bereiten von Würzpaste kann man auf gekaufte Senfkörner zurückgreifen.

Der von Südosteuropa bis Westasien wildwachsende Schwarze Senf *(Brassica nigra)* wird inzwischen weltweit kultiviert. Milder als dieser ist der ebenfalls häufig angebaute Weiße Senf *(Sinapis alba)*, der aus dem östlichen Mittelmeergebiet stammt.

Wirkung, Verwendung

Senfpaste und Senfkörner gehören zu den beliebtsten und auch gesündesten Gewürzen, besonders wenn es um die bessere Verdaulichkeit fetter Speisen geht. Bisweilen heißt es: „Nur wer nicht recht würzen kann, greift zum Senf." Das stimmt nicht, aber ein bißchen Gefühl gehört schon dazu.

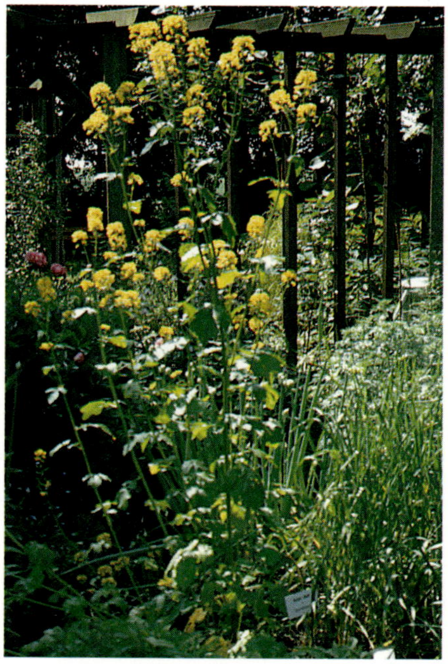

Senf (obere Bildhälfte Mitte) gehört zu den ältesten Gewürzen und ist im Garten auch als Gründüngung zu empfehlen

Rezept für den Senfumschlag

100 g pulverisierte Senfsamen mit lauwarmem Wasser zu einem dicken Brei verrühren, in ein Baumwoll- oder Leinensäckchen füllen und 10 Minuten lang auf die schmerzende Stelle legen.

Mit dem Volksnamen „Weißer Senf" wird häufig auch die Eruka bezeichnet, ein kresseähnlich schmeckendes, empfehlenswertes Salatgemüse (Seite 52).

Von beiden Senfarten verwendet man die ganzen Samenkörner zum Einlegen von Gurken, für Sülze, Sauerbraten oder Fischmarinaden. Zur Senfherstellung werden die gemahlenen und entölten Samen verwendet.

In der *Volksmedizin* hat der Senfumschlag eine lange Tradition bei allen Indikationen, bei denen eine starke Durchblutung der Haut erwünscht ist, beispielsweise bei *Hexenschuß*, *Bronchitis* oder *Rippenfellentzündung*.

Silberdistel
(Carlina acaulis)

Botanische Informationen, Wachstumsbedingungen, Kultur

Wildwachsend kommt die attraktive Pflanze aus der Familie der Korbblütler *(Asteraceae)* auf steinigen Kalk-Magerrasen vor. Wegen ihrer Seltenheit steht sie inzwischen unter *Naturschutz*.

Im naturnahen Garten paßt die Silberdistel in den Steingarten oder auf die Krone der Kräuterspirale. Sie heißt auch

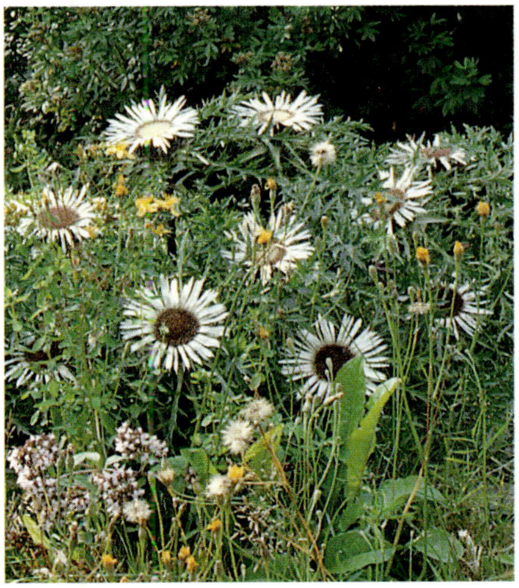

Die Silberdistel steht unter Naturschutz. Exemplare für den eigenen Garten daher bitte nicht am Wildstandort ausgraben!

Wetterdistel, weil bei feuchter, kühler Luft die silberglänzenden Hüllblätter den Blütenstand verschließen.

Historische Verwendung

Die *Volksmedizin* verwendete früher die pulverisierte Wurzel - 1/2 Eßlöffel mit Honig verrührt - gegen Fieber, Wassersucht und chronischen Bronchialkatarrh.

Silberkerze
(Cimicifuga racemosa)

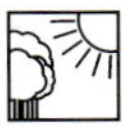
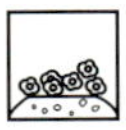

Botanische Informationen, Kultur, Verwendung

Die aus Nordamerika stammende attraktive, weißblühende Staude mit Wildpflanzencharakter eignet sich für den Lebensbereich schattiger Gehölzrand. Ihr anderer Name „Wanzenkraut" zeigt an, daß man sie früher auch zum Vertreiben von Wanzen verwendete. Außer der offiziellen Spezies, von der hier die Rede ist, gibt es noch andere Gartenstauden aus der Gattung *Cimicifuga.*

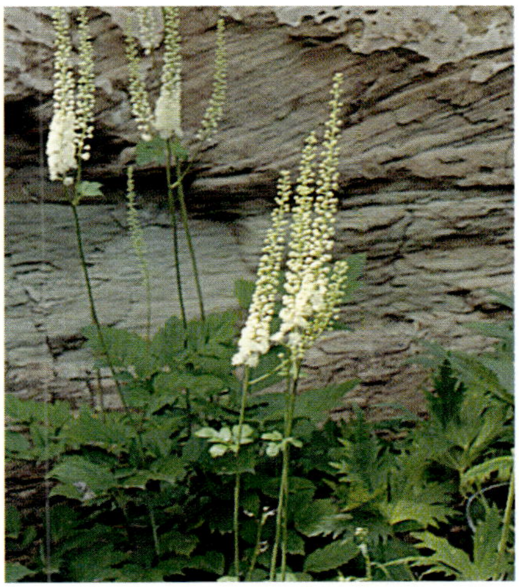

Die Silberkerze ist eine ausdrucksvolle Zierstaude.
Medizinisch verwendet wird der Wurzelstock

Medizinisch wird ihr Wurzelstock genutzt, aber als giftiges Hahnenfußgewächs *(Ranunculaceae)* ist die Silberkerze zur Selbstmedikation nicht geeignet. Sie ist in Form verschiedener galenischer Zubereitungen im Handel. Sie wird bei leichteren Beschwerden der Wechseljahre verordnet. Auch bei Zyklusstörungen der Frau ist sie einen Versuch wert.

Einjährige Sonnenblume
(Helianthus annuus)

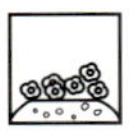

Botanische Informationen

Die Einjährige Sonnenblume gehört zur Familie der Korbblütler *(Asteraceae)*, deren gemeinsames Merkmal der zusammengesetzte Blütenstand ist, wobei die Körbchen oder Köpfchen aus vielen spiralförmig angeordneten Einzelblüten zusammengefügt sind. Die äußeren Blüten, auch Zungenblüten oder Strahlenblüten genannt, übernehmen die Aufgabe, bestäubende Insekten anzulocken. Sie sind derart auf ihre Aufgabe als Schauapparat spezialisiert, daß sie im Laufe der Evolution geschlechtslos geworden sind und weder Staubbeutel noch Griffel besitzen, weswegen sie keine Samen bilden können. Die Scheibe des Blütenstandes bilden dagegen kleine, unscheinbare Blütchen. Man nennt sie ihrer Form nach auch Röhrenblüten. Sie sind zwitterig und fruchtbar, das heißt, sie bringen die Samen hervor.

Mexiko dürfte die Urheimat der Sonnenblume sein. Bei den Inka im Andengebiet galt die große, gelbe Blume mit den nahrhaften, wohlschmeckenden Früchten als Symbol für den Sonnengott.

Arten, Sorten, Anbau im Garten

In unseren Gärten wird die Einjährige Sonnenblume nachweislich seit 1596 kultiviert. Mit der Zeit entstanden viele Sorten mit unterschiedlichen Eigenschaften, die der besseren Übersicht halber in drei Gruppen eingeteilt werden:

Hohe, ungefüllte, großblumige Sorten.

Hohe, großblumige, gefüllte Sorten.

Mittelhohe und niedrige, vielblumige Sorten.

Diese bieten den Vorteil, daß die Blütezeit länger dauert, weil sich immer wieder neue Blüten öffnen.

Bei den gefüllten Sorten bestehen die Blumen (fast) nur aus unfruchtbaren Zungenblüten. Ich möchte Sie hiermit persönlich bitten, in Ihrem Garten ungefüllte Sorten zu bevorzugen, weil nur diese Nektar und Pollen für die Insekten spenden.

Alle Sonnenblumen brauchen im Garten einen sonnigen Platz und einen gut gedüngten, humusreichen *Boden* sowie viel Wasser.

Inhaltsstoffe, Wirkung, Verwendung

Die Einjährige Sonnenblume ist nicht nur eine schöne, sondern auch eine sehr nützliche Pflanze, so daß sie in Nordamerika, Rußland, auf dem Balkan, in Spanien und inzwischen auch in sommerwarmen Gebieten Mitteleuropas feldmäßig angebaut wird. Aus den Samen wird das sehr gesunde Sonnenblumenöl gewonnen, das 63% ungesättigte Fettsäuren sowie 50 mg Vitamin E in 100 g Samen (Tagesbedarf etwa 12 mg) und etwas Vitamin A enthält.

Kochen und Backen mit Sonnenblumenkernen ist ein gesunder, allerdings kalorienreicher Vollwertgenuß (583 kcal pro 100 g). In ihrer Heimat werden die Blumenblätter, also die Zungenblüten der Sonnenblume, getrocknet und als Tee gegen Grippe eingesetzt, so ähnlich wie bei uns der Holunder.

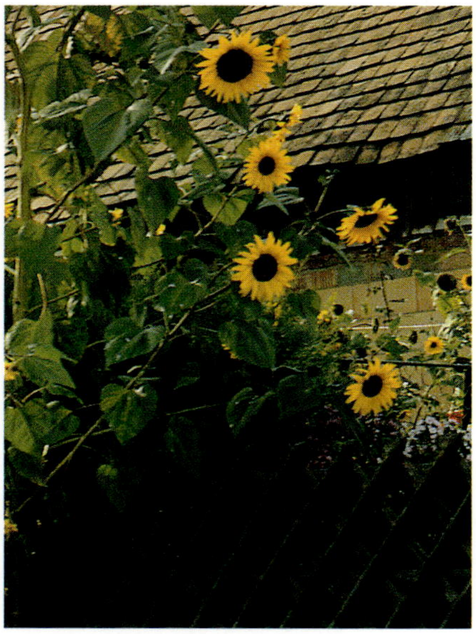

Haushoch in nur einem Jahr: die Sonnenblume. Bei uns Zierpflanze, in ihrer Heimat Mittelamerika auch Heilpflanze

Roter Sonnenhut
(Echinacea purpurea)

Schmalblättriger Sonnenhut
(E. angustifolia)

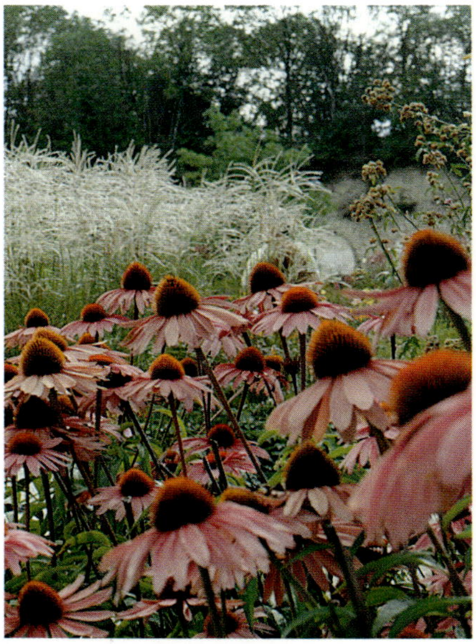

Der alkoholische Auszug aus dem Roten Sonnenhut gehört zur Zeit zu den besonders häufig eingesetzten Arzneien.

Botanische Informationen, Anbau im Garten

Die beiden Sonnenhutarten aus der Familie der Korbblütler *(Asteraceae)* sind sehr empfehlenswerte Zierstauden für den Garten. Sonnenhut nimmt mit so gut wie jedem *Boden* vorlieb, Hauptsache, dieser ist nährstoffreich. Das bedeutet, Sie sollten ihn einmal im Jahr mit Kompost und einer kleinen Portion Hornspänen verwöhnen. Er steht gerne in der Sonne, aber zur Not geht auch Halbschatten. Mit dem Roten Sonnenhut leisten Sie einen guten Beitrag zur ökologischen Aufwertung Ihres Gartens, denn die Schmetterlinge mit ihren langen Rüsseln sind Spezialisten für den Besuch und die Bestäubung der schmalen Röhrenblüten.

Inhaltsstoffe, Wirkung, Verwendung

Roter Sonnenhut enthält die *bakteriostatisch* wirkenden (= die Vermehrung der Bakterien unterbindenden) Stoffe Echinacin und Echinacosid (letzteres nur in der Wurzel von E. angustifolia). Dazu kommt ein für die medizinische Wirkung mitverantwortliches Polysaccharid (= stärkeähnlicher Stoff), sowie Bitterstoffe, Harze und ein ätherisches Öl.

Es hat schon etwas für sich, daß immer einmal eine bestimmte Heilpflanze „in Mode" kommt. Sie wird dann wissenschaftlich untersucht, so daß man über ihre Wirkungen gut Bescheid weiß. Wenn sie gar noch exotisch ist, und wenn sie vor allem bei den Azteken und Inka eine lange Tradition besitzt, hat sie veritable Chancen, massenhaft verwendet zu werden (massenhaft sowohl auf Menschenmassen als auch auf die verkaufte und konsumierte Arzneimenge bezogen). Da zeigt sich dann die Kehrseite der Medaille. Die Patienten erwarten Wunder von der Wunderpflanze, die diese nicht vollbringen kann. Nicht, daß es keine Wunder gäbe in der Pflanzenmedizin, aber sie sind rar und man kann sie nicht erzwingen.

Dennoch ist der Sonnenhut ein ernstzunehmendes Medikament zur Aktivierung des *Immunsystems* und somit zum Vorbeugen und Heilen von *grippalen Infekten.* Für die Tropfen und Tabletten werden die Wurzeln, für manche Präparate auch das blühende Kraut verwendet.

Im Handel sind alkoholische Auszüge aus der Pflanze, Tabletten, ein Homöopathikum sowie eine Wundsalbe. Der alkoholische Auszug kann auch selbst hergestellt werden (Seite 140).

Spargel
(Asparagus officinalis)

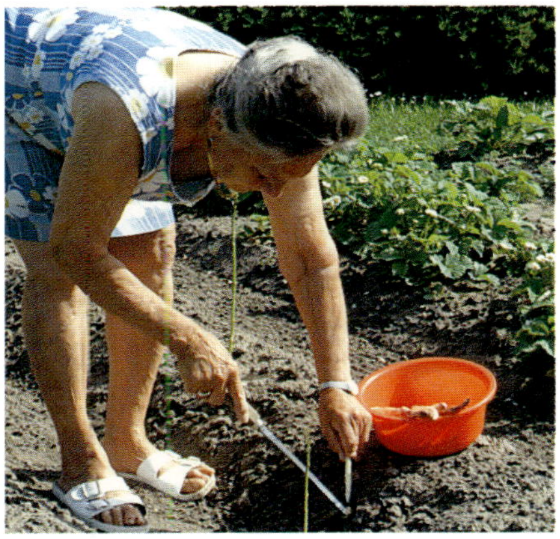

Sehr vorsichtig werden die Spargelstangen geerntet: köstlicher Lohn für viel Mühe beim Anbau

Botanische Informationen, Anbau im Garten

Das delikate Gemüse aus der Familie der Liliengewächse *(Liliaceae)* verlangt beim Anbau im Garten viel Zuwendung und Kompetenz. Spargelanbau im Garten ist etwas für Fortgeschrittene. Hier können daher nur die wichtigsten Grundzüge vermittelt werden, jedoch unter Verzicht auf manche Feinheiten, auf die es unter Umständen ankommen kann.

Der *Boden* sollte sandig und etwas lehmhaltig sein, humusreich und tiefgründig locker, am besten 50 bis 60 cm tief gelockert, mit einer reichlichen organischen und mineralischen Vorratsdüngung. In Nord-Süd-Richtung werden 30 bis 40 cm tiefe und 50 cm breite Gräben angelegt. In diese werden die einjährigen Jungpflanzen gesetzt und an Stäbe angebunden. Im Laufe des zweiten Jahres werden die Gräben allmählich mit Erde angefüllt. Im April des dritten Jahres werden 30 cm hohe Erddämme um die Pflanzen gehäufelt. In diesen Dämmen können die jungen Stengel hochwachsen und im Juni geerntet werden. Nach der Ernte wird das Beet eingeebnet und wieder gedüngt. Im Herbst wird das Spargelkraut abgeschnitten und, wegen der Spargelfliege, am besten verbrannt. Gut 12 Jahre lang kann nun in jedem Sommer geerntet werden, wenn Sie gut düngen und jeweils wieder schöne Dämme bauen.

Inhaltsstoffe, Wirkung, Verwendung

Schon der wissenschaftliche Artname „officinalis" zeigt, daß Spargel eine im Deutschen Arzneibuch (DAB) verzeichnete Pflanze mit therapeutischem Effekt ist. Unter seinen zahlreichen Inhaltsstoffen wären Glycoside, organische Säuren, Cholin, Vitamine und Mineralstoffe zu nennen.

Besonders seine nierenanregende und damit entwässernde, sowie seine leicht abführende Wirkung machen ihn zu einem beliebten und empfehlenswerten *„Blutreinigungsmittel"*. Ein anderer Umstand jedoch ist ärgerlich: Alle paar Jahre kommen Präparate mit Spargelwirkstoffen als Schlankheitsmittel in Mode. Das ist im Grunde reine Augenwischerei, denn schlank macht leider nur das, was man nicht ißt, und nicht das, was man, wie auch immer, einnimmt.

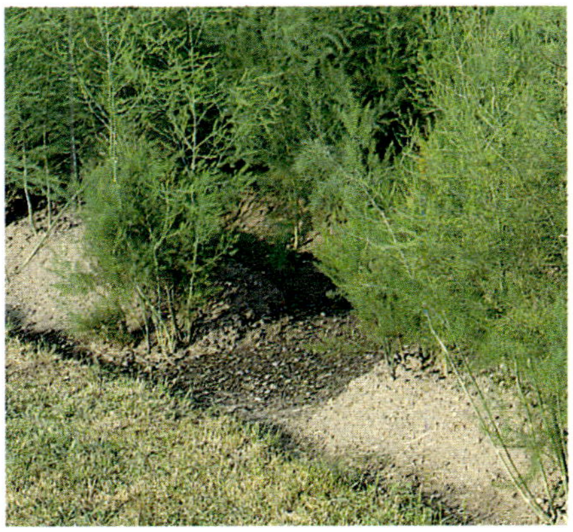

Spargel im Sommer: Jetzt sammelt die Pflanze Energie für die Ernte im kommenden Frühling

Spitzwegerich
(Plantago lanceolata)

Botanische Informationen, Wachstumsbedingungen

Drei wichtige Wegericharten gibt es in unserer Flora:

1) Spitzwegerich
(Plantago lanceolata)

Er hat schmale, dunkelgrüne Blätter und braune, knopfartige Blütenstände. Auf ihn ist in diesem Kapitel unser Augenmerk gerichtet.

2) Mittlerer Wegerich
(Plantago media)

Er hat etwas breitere, zähere, hellere Blätter und längliche, rosa Blütenstände. Mittlerer Wegerich wurde früher in manchen Gegenden für Frühlingssuppen und Grüne Soßen verwendet.

3) Großer Wegerich, Breitwegerich
(Plantago major)

Er hat große, ovale, gestielte Blätter und wächst auf verfestigten Böden. Wenn Sie einen Vogel (im Käfig) haben, können Sie ihm als Delikatesse in Maßen die langen Fruchtstände verabreichen.

Zu ergänzen wäre, daß die drei erwähnten Arten zur kleinen Familie der Wegerichgewächse *(Plantaginaceae)* gehören.

Im Garten lassen Sie den Spitzwegerich am besten in der naturnahen Wiese wild wachsen. Falls Sie kein Freund solcher an sich empfehlenswerter „Ökoschlamperei" sind, können Sie einige Wildpflänzchen ins Beet setzen. Die Bodenbeschaffenheit spielt so gut wie keine Rolle.

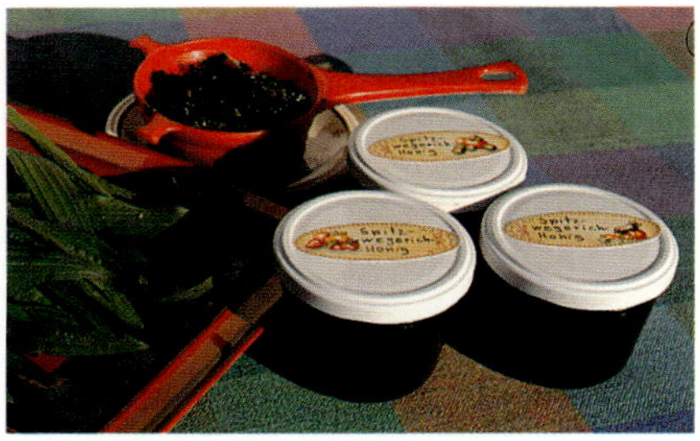

Rezept für Spitzwegerichhonig

Zwei Handvoll Spitzwegerichblätter waschen und gut abtropfen lassen, in der Küchenmaschine zerkleinern und sofort in 1/2 kg etwa 60 °C warmen Honig einrühren. 10 Minuten lang umrühren, in kleine Gläser absieben. Am 1. Tag der Erkältung alle 2 Stunden 1 Teelöffel einnehmen. Falls die Krankheit länger dauert, alle 4 Stunden. Kleinkinder bekommen 1/2, Säuglinge 1/4 Teelöffel. Sagen Sie bitte nicht, der Honig habe durch das Erwärmen seinen Wert verloren! Er soll in diesem Fall als Trägersubstanz für die Wirkstoffe des Spitzwegerichs fungieren. Im übrigen sollte man die Sache mit dem Erhitzen des Honigs ohnehin nicht so eng sehen, man gibt ihn schließlich in den heißen Tee und in der Vollwertküche ist er das wichtigste Süßmittel - auch in gekochten Speisen und im Gebäck.

Inhaltsstoffe, Wirkung, Verwendung

Die frischen Blätter können während der gesamten Vegetationszeit geerntet werden. Sie enthalten Schleime, Gerbstoffe mit adstringierender Wirkung und das Glycosid Aucubin, ein pflanzliches Antibiotikum.

Wegen der großartigen Kombination seiner Inhaltsstoffe kann Spitzwegerich zu einer „blutreinigenden" *Frühjahrskur* verwendet werden (Seite 134). Sein Hauptanwendungsgebiet, auch von der *Schulmedizin* anerkannt, sind jedoch die *Erkältungskrankheiten,* so daß er in einer ganzen Reihe galenischer Zubereitungen enthalten ist. Wenn Sie ihn für Tee trocknen wollen, bitte rasch und luftig, denn falls er schwarz wird, ist er wertlos. Ich selbst verwende ihn vor allem als Auszug mit Honig. In dieser Form hat er sich bei Erkältungskrankheiten aller Art bewährt, bei jung und alt, akut und chronisch, sowie lindernd bei Keuchhusten.

Indisches Springkraut
(Impatiens glandulifera)

Botanische Informationen, Verwendung

Nicht wahr, das haben Sie nicht gewußt, daß diese einjährige Riesenpflanze aus der Familie der Springkrautgewächse *(Balsaminaceae)*, die sich so aggressiv ausbreitet, wo sie einmal Fuß gefaßt hat, als Heilpflanze genutzt wird! Aber die von dem englischen Arzt Edward Bach entwickelte Bach-Blütentherapie (Seite 161), die besonders bei jungen Leuten sehr gut ankommt, verwendet unter anderem das Indische Springkraut. Die Bach-Blütentherapie empfiehlt einen Extrakt aus dem Springkraut für ungeduldige, leicht reizbare Menschen, denen langsam arbeitende Mitmenschen ganz ungemein auf den Geist gehen.

Zur Aussaat im Garten - alles andere besorgt die Pflanze selbst - möchte ich Ihnen eigentlich nicht raten, es sei denn, Sie wären ein solch wutentbrannter Willensmensch, wie eben beschrieben. Dann sollten Sie vielleicht eine freundschaftliche Beziehung zu „Ihrer" Bach-

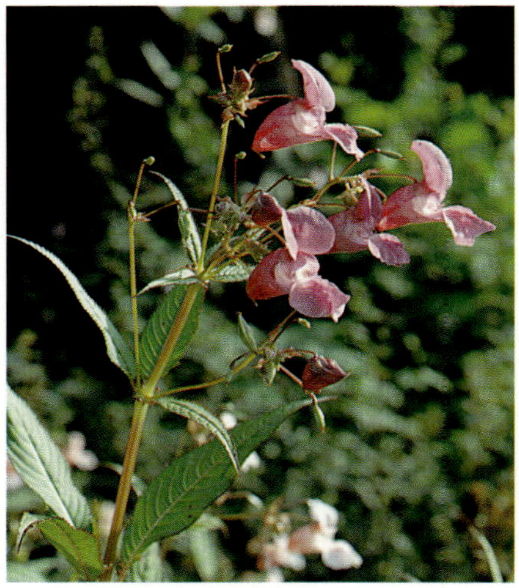

Attraktive Zierpflanze, aufdringliches Ärgernis oder wertvolle Bach-Blüten-Pflanze? Auf den Standpunkt kommt es an

Pflanze aufnehmen, was Sie allerdings heutzutage auch in fast jeder Flußaue können, wo sich das Springkraut teilweise hemmungslos ausbreitet.

Stiefmütterchen
(Viola tricolor)

Botanische Informationen, Wachstumsbedingungen, Kultur

Gemeint sind hier nicht die beliebten Garten-Stiefmütterchen, die aus einer Kreuzung des wilden Feldstiefmütterchens, von dem hier die Rede sein soll, mit anderen Arten der Gattung *Viola* hervorgegangen sind. Die Stiefmütterchen gehören zur Familie der Veilchengewächse *(Violaceae)*. Vielleicht wächst das gelblich oder auch mehr violett blühende Pflänzchen in einer seiner Unterarten als Wildpflanze in Ihrem Garten. Falls nicht, können Sie Samen im Wildpflanzen-Fachhandel kaufen.

Gesammelt und getrocknet wird das blühende Kraut.

Inhaltsstoffe, Wirkung, Verwendung

Die Pflanze enthält Saponine, Flavonoide, Salicylsäure sowie Gerb- und Bitterstoffe.

In der *Volksmedizin* wird seit langer Zeit der Tee aus dem Stiefmütterchen als Umschlag sowie innerlich zur „Blutreinigung", gegen *Husten* und, besonders bei Kindern, zur Behandlung von *Hautleiden* eingesetzt. Auch bei Akne sollte Stiefmütterchentee zur Unterstützung der vom Arzt verordneten Therapie getrunken und die entzündeten Hautstellen mit diesem Tee betupft werden. Um den Stoffwechsel und die Ausscheidung durch die Nieren anzuregen, kann Stiefmütterchen mit Schachtelhalm sowie Löwenzahnwurzel und -kraut gemischt werden.

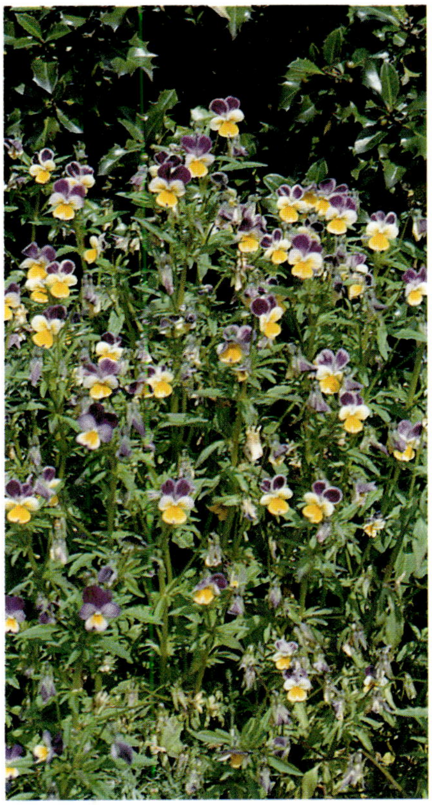

Das Acker-Stiefmütterchen hat eine lange Tradition als „Blutreinigungsmittel", besonders bei Hautkrankheiten der Kinder

Süßdolde
(Myrrhis odorata)

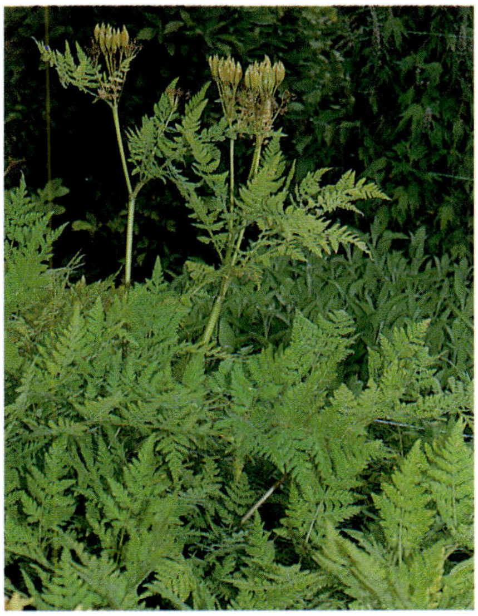

Etwas Besonderes: die Süßdolde mit ihren aromatischen Früchten

Botanische Informationen, Anbau im Garten

Diese Gewürzpflanze aus der Familie der Doldenblütler *(Apiaceae)* mit dem farnähnlich aussehenden Laub wird selten in den Gärten gepflanzt. Das ist schade. Sie braucht einen warmen, möglichst halbschattigen Platz in einem Beet mit nahrhaftem *Boden*. Im Frühling wird die ausdauernde Pflanze mit Kompost und, auf schlechten Böden, mit etwas organischem Volldünger versorgt.

Inhaltsstoffe, Verwendung

Die Blätter und Früchte schmecken leicht süßlich und der Duft, der durch ihre ätherischen Öle erzeugt wird, erinnert an Anis und, wie schon der wissenschaftliche Gattungsname nahelegt, auch an Myrrhe. Allerdings ist die echte Myrrhe aus botanischer Sicht etwas ganz anderes, nämlich das Harz eines subtropischen Strauches.

Die Süßdolde wird als Tee oder Gewürz verwendet und ist dann medizinisch betrachtet ein Karminativum. Sie gehört zu jenen wenigen Pflanzengewürzen aus unserem Garten, deren Blätter und junge Früchte auch zu Süßspeisen passen, beispielsweise zu einem Obstsalat. Man kann sie klein schneiden oder die Speisen mit den attraktiven Blättchen verzieren. Aber auch Feingemüse bekommen durch das Würzen mit Süßdoldenblättchen eine noch elegantere Note. Oder naschen Sie einfach ein paar junge Samenschoten der Pflanze! Der Atem wird dadurch wunderbar frisch.

In der englischen *Küche* ist die Süßdolde viel verbreiteter als bei uns. Die weichgekochte Wurzel wird älteren Menschen zur Verbesserung der Verdauung empfohlen. Feingehackte Blättchen werden einem Kompott aus Stachelbeeren, Roten Johannisbeeren oder Rhabarber zugefügt.

Thuja, Lebensbaum
(Thuja occidentalis)

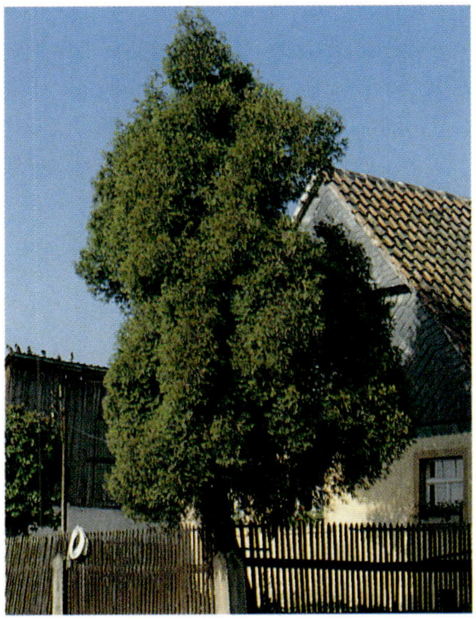

Eine der wenigen Koniferen mit Tradition im Bauerngarten: die Thuja

Botanische Informationen, Inhaltsstoffe, historische Betrachtung

Vielleicht haben Sie die ernste Thuja als Solitär oder Sichtschutzhecke in Ihrem Garten. Sie gehört zur Familie der Zypressengewächse *(Cupressaceae)* und ist demnach mit dem schon besprochenen Sadebaum (Seite 99) verwandt. Thuja enthält das giftige ätherische Öl Thujon, das auch im Wermut (Seite 122) enthalten ist, weshalb sich dieser für den Dauergebrauch nicht eignet.
Die Triebspitzen der Thuja wurden früher, ähnlich wie beim Sadebaum, als häufig für Fötus und Mutter tödliches Abortivum verwendet.

Die Thuja hat, genau wie viele andere Giftpflanzen auch, eine lange und interessante Tradition in der Medizingeschichte. Die nordamerikanischen Indianer, der bekannte Arzt der Antike *Theophrast*, *Samuel Hahnemann*, Urheber der Homöopathie sowie *Rudolf Steiner*, Begründer der anthroposophischen Bewegung, haben sich eingehend mit dem geheimnisvollen Baum beschäftigt. Die *Homöopathie* verwendet die Tinktur aus Thuja gegen bestimmte Arten von *Warzen* und *Hautschäden,* vor allem am After und den Genitalien.

Thymian
(Thymus vulgaris)

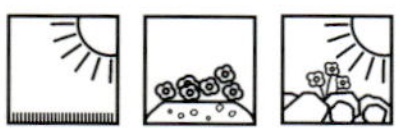

Botanische Informationen, Arten und Sorten, Wachstumsbedingungen, Anbau im Garten

In unserer einheimischen Flora gibt es in Trockenrasengesellschaften einige wildwachsende Thymianarten, Familie Lippenblütler *(Lamiaceae)*, die ziemlich ähnlich aussehen, aber in der Qualität

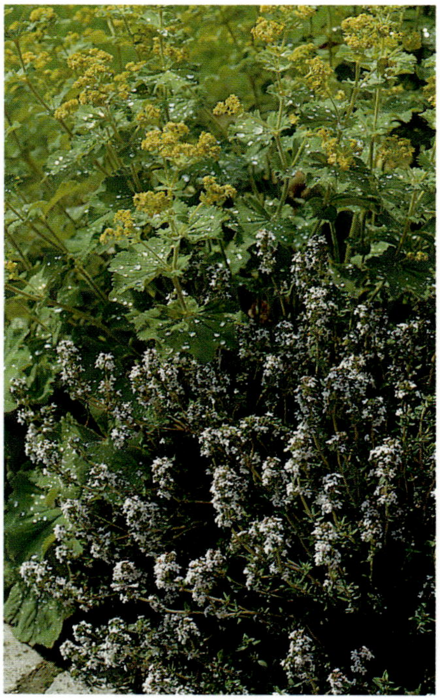

Wenn der Thymian weiterhin als Gewürz geerntet werden soll, muß er gleich nach dem Verblühen zurückgeschnitten werden, damit er neu austreibt

und Intensität des Duftes recht variabel sind. Als Arznei-Thymian hat der ziemlich häufige *Thymus pulegioides* eine lange Tradition, auch zum Vertreiben von Flöhen (pulex = Floh).

Gartenthymian, von dem hier vor allem die Rede sein soll, stammt aus dem Mittelmeergebiet. Außer diesem ganz normalen Halbsträuchlein mit den schmalen, auch wintergrünen Blättern, gibt es verschiedene Sorten, z. B. 'Citriodorus' mit Zitronenduft, dicht wachsenden Polsterthymian für den Steingarten, beispielsweise 'Minor' mit karminroten Blüten sowie 'Snowdrift' mit weißen Blüten und hellgrünen Blättern. Außerdem gibt es Zierformen mit verschiedenfarbigen Blättern, nämlich den weißrandigen 'Variegatus', den goldgetupften 'Dorne Valley' und 'Fragrantissimus' mit blaugrünen Blättern.

Im Garten muß berücksichtigt werden, daß Thymian eine typische Pflanze trockener *Standorte* ist. Ideale Plätze für ihn müssen voll sonnig sein, etwa im Steingarten, auf der Kräuterspirale oder am Beetrand.

Der *Boden* sollte mager sein und muß entweder mit Sand oder feinem Kies gemischt werden. Er braucht keinen Kalk und keine Düngung.

Eine wichtige Pflegemaßnahme: Abgeblühte Blütenstände und verwelkte Zweiglein müssen sorgfältig zurückgeschnitten werden. Der wärmeliebende Thymian ist etwas kälteempfindlich und sollte deshalb einen Winterschutz erhalten.

Die Zweigspitzen des Thymians können frisch und sparsam als Gewürz verwendet werden. Zum Trocknen für Tee oder zum Würzen erntet man sie vor der Blüte.

Inhaltsstoffe, Wirkung, Verwendung

Thymian enthält eine Mischung aus ätherischen Ölen, von denen besonders das Thymol zu nennen wäre. Dazu kommen etwas Gerbstoffe, Glycoside und Harz.

Als Gewürz wird Thymian dann verwendet, wenn Fleisch-, Fisch- oder vegetarische Gerichte den zugleich kräftigen und melancholischen Duft eines Sommerabends am Mittelmeer haben sollen. Auch als Sträußchen, das mitgekocht und vor dem Servieren entfernt wird, würzt er die Speise und sorgt außerdem für deren Bekömmlichkeit.

Ein *wichtiger Hinweis* besonders für Vegetarier und Menschen, die wenig Fleisch essen: Thymian ist jene Pflanze, die den höchsten Eisengehalt hat. Das gilt selbstverständlich auch für das getrocknete Kraut.

In der *Volksmedizin* und auch in der *Schulmedizin* wird Thymian sehr vielfältig eingesetzt. Sein Hauptinhaltsstoff Thymol, der heute als Bestandteil von Arzneimitteln auch künstlich hergestellt wird, hat *bakteriozide* und *fungizide* Eigenschaften. Das heißt, Thymol kann Bakterien und krankheitserregende Pilze abtöten. Deshalb sind Bäder oder Umschläge aus Thymiantee hilfreich bei schlecht heilenden *Wunden* und *Geschwüren*. Auch *Hildegard von Bingen* empfahl ihn bei Krankheiten wie den eben erwähnten, beispielsweise bei faulenden Geschwüren und sogar bei Lepra. Wegen seiner fungiziden Wirkung sind Fuß- oder Handbäder eine effektive Unterstützung der ärztlichen Therapie bei der Behandlung von Pilzerkrankungen.

Rezept
für ein Fuß- oder sonstiges Bad

10 g getrockneten Thymian mit
1 l Wasser überbrühen,
15 Minuten ziehen lassen,
mit 10 l Wasser vermischen.
Für Vollbäder werden 100 g
Thymiankraut benötigt.

Rezept für eine „Latwerge" (= Mus) als Erste Hilfe gegen Husten

In einem Mörser 1 Teelöffel getrockneten Thymian pulverisieren, mit 1 Teelöffel Marmelade verrühren, langsam essen, lange im Mund behalten.

Topinambur
(Helianthus tuberosus)

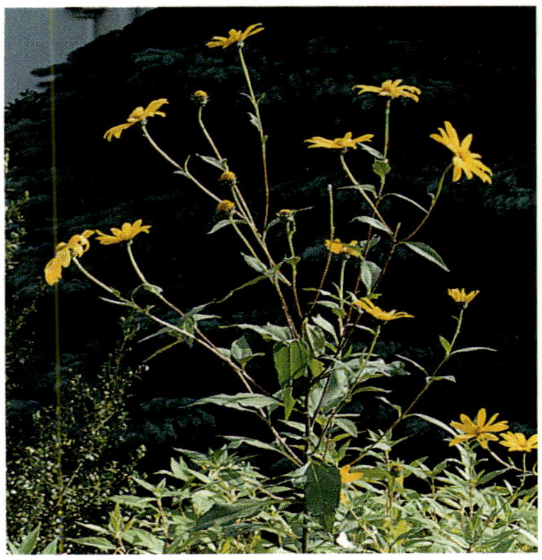

Topinambur oder die ausdauernde Sonnenblume braucht viel Wasser, viele Nährstoffe und viel Sonne

Botanische Informationen, Anbau im Garten, Sorten

Topinambur, auch Erdbirne genannt, ist eine ausdauernde Sonnenblumenart aus der Familie der Korbblütler *(Asteraceae)*.

Häufig steht Topinambur als Zierstaude im Garten und „sie wächst wie Unkraut", klagt mancher Gartenfreund. Wegen ihrer Vermehrungsfreudigkeit setzt man diese Pflanze am besten nicht ins Stauden- oder Gemüsebeet, sondern als Hecke am Zaun entlang oder sonst an einen sonnigen Platz, der etwas abseits gelegen sein sollte. Topinambur braucht viel Wasser und nahrhaften *Boden* und wird mit Kompost und einem organischen Volldünger versorgt, wobei es vor allem auf Kalium und Phosphor ankommt. Wird sie mit Stickstoff überdüngt, blüht sie schlecht und ihre Knollen faulen.

Wenn Sie Topinambur nicht nur als Zierpflanze, sondern für den Verzehr anbauen möchten, rate ich Ihnen zu den Sorten 'Gute Gelbe' oder 'Bianca' mit weißen Knollen. Die roten Knollen anderer Sorten sind zäher und nicht so schmackhaft.

Man möchte es fast nicht glauben, aber ihre unterirdischen Knollen waren im 17. Jahrhundert hier in Mitteleuropa als Nahrungsmittel bekannter und beliebter als die Kartoffeln. Kaum in Europa eingetroffen und verwendet, erwarb Topinambur sich den Ruf, potenzsteigernd zu wirken. Ob sie diese Wirkung auch heute noch ausübt, kann ich leider nicht sagen.

Topinambur hat jedoch gegenüber der Kartoffel einen entscheidenden Nachteil: Sie läßt sich nur sehr begrenzt lagern, allenfalls in feuchtem Torfmull hält sie sich einige Wochen. Am besten ist es, man holt die Topinamburknollen nach Bedarf aus dem Garten, was auch im Winter bei frostfreiem *Boden* möglich ist. Eine zweite Konservierungsmöglichkeit ist das Einfrieren. Die Knollen werden hierfür in Scheiben geschnitten, blanchiert und portionsweise eingefroren. Während der Blütezeit sollten die Topinamburknollen nicht geerntet werden.

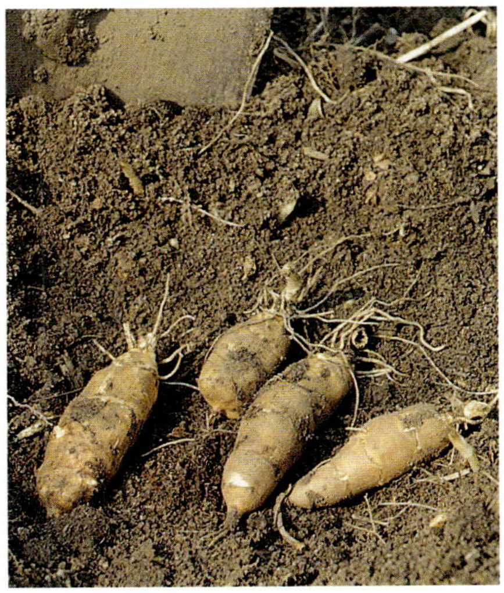

Im Herbst, Winter und Frühling können die nahrhaften Topinamburknollen geerntet werden

Inhaltsstoffe, Wirkung, Verwendung

Die Topinamburknollen sind ein vitamin- und mineralstoffreiches Gemüse. Außerdem enthalten sie einen eigenartigen Stoff namens Inulin. Und eben dieser macht Topinambur für die Diabetiker-Diätküche interessant. Es handelt sich dabei um eine Stärkeart, die erstmals im Alant, der wissenschaftlich Inula heißt, gefunden wurde, daher der Name Inulin. Inulin darf nicht mit dem Hormon Insulin verwechselt werden, das im Zuckerhaushalt des Körpers eine lebenswichtige Rolle spielt. Dieses Hormon wird in den Inselzellen der Bauchspeicheldrüse gebildet – daher der Name Insulin – und fehlt beim Diabetiker mehr oder weniger, was zur Folge hat, daß überschüssiger Traubenzucker nicht aus dem Blut weggeschafft wird.

Inulin aus der Topinambur (sowie auch aus anderen Korbblütlern) baut sich im Körper nicht zu Traubenzucker, sondern zu Fruchtzucker ab, der bekanntlich für Diabetiker als Diätzucker verwendet wird. Topinambur kann roh geraspelt als Salat, als Gemüse gedünstet oder in Fett gebacken werden. Der Geschmack erinnert am ehesten an einen etwas süßlichen Kohlrabi. 180 g rohe geschälte Topinamburknollen entsprechen bei der Berechnung für die Diabetikerdiät einer Broteinheit (= 20 g Weißbrot). Ergänzend sei noch gesagt, daß die jungen, sehr calciumreichen Blätter wie Spinat zubereitet werden können und auch so ähnlich schmecken.

So weit, so gut, nur leider hat das ganze einen Haken: Der menschliche Körper besitzt kein Enzym, das Inulin spalten kann. So wird die Topinambur unverdaut durch Magen und Dünndarm durchgeschleust, bis sie schließlich im Dickdarm ankommt. Dort stürzt sich ein Heer von Bakterien auf die nahrhafte Speise und zerteilt das große Inulinmolekül in kleine Fruchtzuckerteilchen. Leider funktioniert das nicht sang- und klanglos, sondern unter heftiger Gasentwicklung, kurzum: Topinambur erzeugt bei vielen Menschen heftige Blähungen. Man muß es eben ausprobieren, denn nicht jeder Organismus reagiert gleich intensiv. Oftmals gewöhnt sich auch ein mitteleuropäischer Darm an die amerikanische Speise.

Noch eine Schikane ist zu melden: Im Frühling enthält die Topinambur neben dem Inulin auch Traubenzucker.

Zum Schluß noch ein Lob für die Topinambur: Sie ist eine ausgezeichnete Bienenweide.

Tripmadam
(Sedum reflexum)

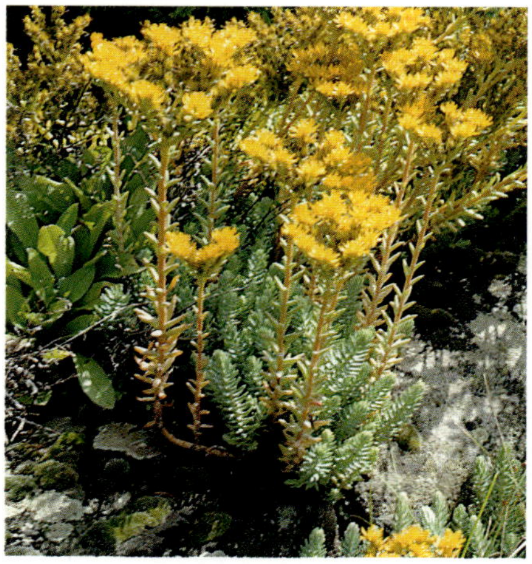

Die Jungtriebe der Tripmadam schmecken zwar nicht besonders ausdrucksvoll, sind aber ein hübscher, eßbarer Schmuck für Salate und kalte Platten

Botanische Informationen, Wachstumsbedingungen, Kultur

Aus der Familie der Dickblattgewächse *(Crassulaceae)* stammt die Felsenfetthenne, wie die Pflanze auch heißt. Sie kommt wildwachsend in sonnenexponierten Pioniergesellschaften auf Felsköpfen, in lichten Laubwäldern mit felsigem Untergrund, auf Mauerkronen und an Dämmen vor. Damit ist eigentlich schon vorgezeichnet, wo und wie sie im Garten gepflanzt werden soll, nämlich in den Steingarten, an Trockenmauern oder auf die Kräuterspirale. Sie wünscht einen humusarmen, möglichst kalkfreien Boden.

Inhaltsstoffe, Wirkung

Von ihren nicht eben bedeutenden Inhaltsstoffen wären Schleim- und Gerbstoffe sowie Iso-Zitronensäure zu nennen, die den leicht säuerlichen Geschmack der Blätter erzeugt. Blättchen und Triebspitzen können als Gewürz für Salate, Soßen oder Suppen verwendet werden. Ich schaue die Tripmadam im Steingarten gerne an, aber, ganz ehrlich, in den Speisen sind mir ausdrucksvollere Kräuter lieber.

Wohlriechendes Veilchen
(Viola odorata)

Schon im März - daher auch der Name Märzveilchen - erfreut das bescheidene, aber intensiv duftende Pflänzchen den Natur- und Gartenfreund. Im Brauchtum und als Symbolpflanze spielt es seit der Antike eine wichtige Rolle.

Inhaltsstoffe, Wirkung, Verwendung

Das Veilchen enthält Salicylsäure, Saponine und Schleimstoffe. Deshalb haben seine Blätter und Blüten als Tee und in anderen Zubereitungsarten eine lange Tradition, werden allerdings heute kaum noch verwendet. Als Hausmittel gegen

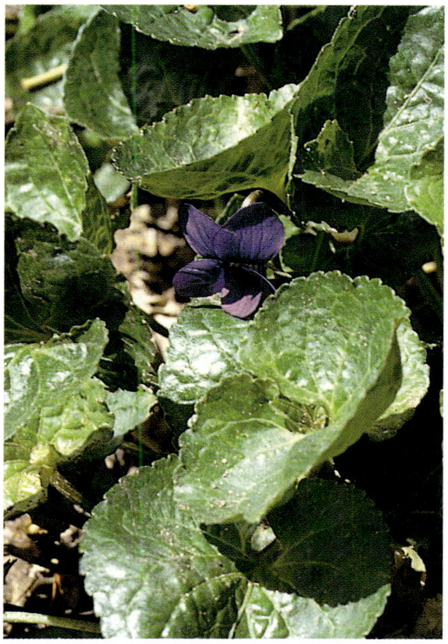

Oft besungen und früher als Heilpflanze intensiv genutzt: das Wohlriechende Veilchen

Keuchhusten und *Bronchitis* von Kindern kochte man früher aus Veilchenblüten mit einer konzentrierten Zuckerlösung den damals sehr beliebten blauen Veilchensirup. Außerdem waren Veilchenpastillen gegen *Erkältungskrankheiten* und auch als Nascherei besonders bei Kindern sehr beliebt. Die Wurzeln wirken stark abführend und erzeugen einen heftigen Brechreiz, so daß sie medizinisch bei Vergiftungen eingesetzt werden.

Vogelknöterich
(Polygonum aviculare)

Botanische Informationen, Wachstumsbedingungen

Das robuste, trittfeste und anspruchslose Pflänzchen aus der Familie der Knöterichgewächse *(Polygonaceae)* wächst vielleicht bei Ihnen in einer Pflasterfuge. Es begleitet den Menschen als Kulturfolger bereits seit der Jüngeren Steinzeit.

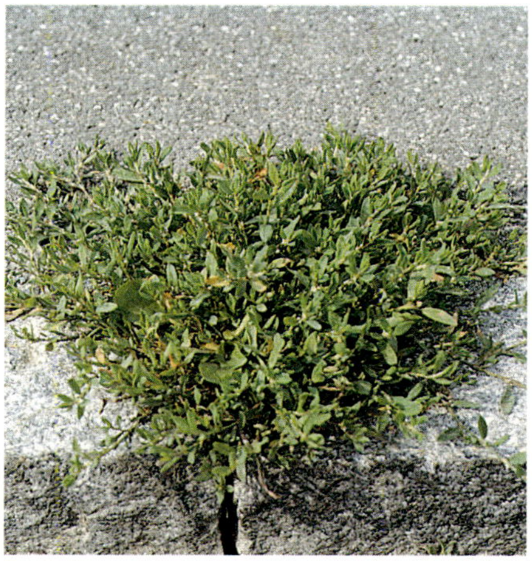

Nimmt mit einer Pflasterfuge vorlieb: der Vogelknöterich

Inhaltsstoffe, Verwendung

Wie der Name schon sagt, ist das blühende Kräutlein eine sehr gesunde Delikatesse für Käfigvögel. Besonders wegen des hohen Kieselsäuregehalts bekommt Ihr Piepmatz ein sehr schönes, glänzendes Federkleid. Die alten Kräuterbücher berichten viel Lobenswertes über den Vogelknöterich als Heilmittel gegen *Husten*, zur *Blutreinigung*, bei *Rheuma*, *Gicht* und *Nierenleiden*. Weil er vor allem im ländlichen Bereich gut bekannt war, wurde das blühende Kraut in der bäuerlichen *Volksmedizin* gerne getrocknet und als Tee verwendet. Die schulmedizinisch ausgerichtete *Kräuter-Heilkunde* empfiehlt hingegen als Kieselsäuredroge vor allem den Acker-Schachtelhalm.

Vogelmiere, Hühnerdarm
(Stellaria media)

Botanische Informationen, Wachstumsbedingungen

Viele Gartenfreunde verfolgen dieses Wild(un)kraut in den Beeten mit Feuer und Hacke. Ersteres ist nicht übertrieben: Es gibt tatsächlich tragbare Gasbrenner, mit denen derartig unerwünschte Pflänzchen niedergebrannt werden. Es gibt zwar eine Reihe wirklich ärgerlicher Gartenunkräuter, aber die Vogelmiere gehört nicht dazu. Man kann sich mit ihr arrangieren, indem man eben jätet, wo sie es zu toll treibt. Aber eigentlich sollte man sich sogar freuen, wenn das Pflänzchen im Garten wächst, denn es zeigt nährstoffreichen, humosen, feuchten, lockeren, garen *Boden* an, also alles, was des Gärtners Herz begehrt.

Sebastian Kneipp führte das in der *Volksmedizin* früher schon verwendete Kräutlein aus der Familie der Nelkengewächse *(Caryophyllaceae)* in die Pflanzenheilkunde ein. Einen Tee aus der Vogelmiere oder den mit Honig gekochten Preßsaft empfahl er besonders gegen *Bronchitis* und als schleimlösend bei *Lungenkrankheiten*. Diese Wirkung ist dem Saponingehalt zuzuschreiben, aber auch der Kaliumgehalt ist beachtlich. Da die Vogelmiere bereits in den Beeten wächst, wenn Teile des Gartens noch unter Schnee liegen, gehört sie zum allerersten vitaminhaltigen Grünzeug aus dem eigenen Garten für den Salat oder die Suppe.

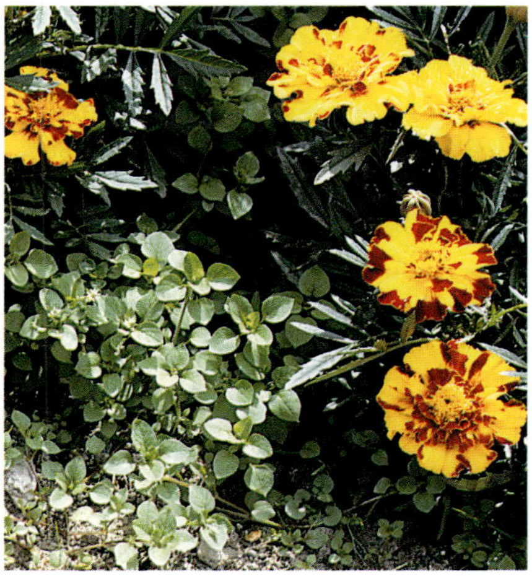

Das Jäten der Vogelmiere kann nervtötend sein, aber es gibt viel schlimmere Unkräuter

Wacholder
(Juniperus communis)

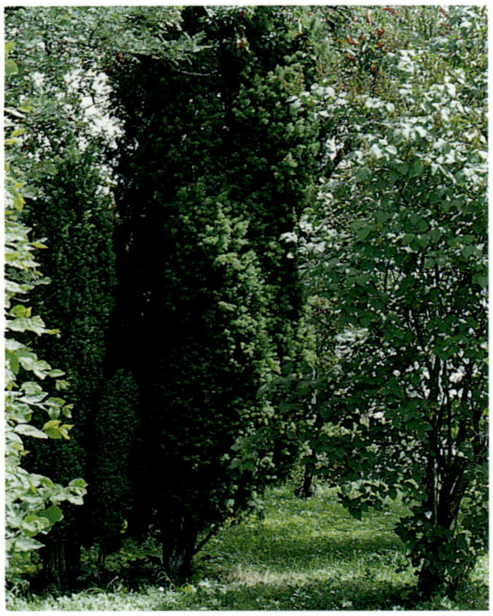

Der Wacholder, ein ernster Geselle inmitten beschwingter Laubgehölze

Botanische Informationen, Wachstumsbedingungen, Kultur

Dieses immergrüne Nadelgehölz aus der Familie der Zypressengewächse *(Cupressaceae)* kommt wildwachsend in Asien und Europa an solchen Stellen vor, an denen die Lebensbedingungen für die meisten anderen Nadelgehölze zu dürftig sind. Saure Sandböden, steinige Kalkböden, nasser oder trockener Untergrund, Ton oder Torf sowie Beweidung durch Schafe stören ihn nicht, und er wächst von der Meeresküste bis ins Hochgebirge.

Für den Garten bedeutet das, daß Sie ihn auf jedem *Boden* pflanzen können, nur sonnig sollte der *Standort* sein. Wacholder ist zweihäusig und daraus folgt, daß Sie ein Pärchen brauchen, wenn die weiblichen Sträucher die charakteristischen blauen Beeren hervorbringen sollen, die eigentlich umgewandelte Zapfen sind. Allerdings ist die Ernte von Wacholderbeeren eine recht stachelige Angelegenheit.

Inhaltsstoffe, Wirkung, Verwendung

Wacholderbeeren enthalten ein Gemisch nadelbaumspezifischer ätherischer Öle, die hautreizend und durchblutungsfördernd wirken. Außerdem sind sie ein bekanntes und bewährtes Diuretikum, das heißt, sie regen heftig die Nieren an. Dies ist bei der Verwendung als Gewürz in der üblichen Dosierung oder in einer Teemischung zur Behandlung von Gicht oder Rheuma durchaus erwünscht, kann aber im Übermaß zu Nierenreizungen führen. *Sebastian Kneipp* empfiehlt eine *Frühjahrskur* zur „Blutreinigung" mit Wacholderbeeren. Bei dieser soll man die Dosis von zunächst 3 mal 1 bis zu täglich 3 mal 25 Wacholderbeeren steigern und die Beeren kauen. Diese Anwendung ist so drastisch, daß sie nur nach Rücksprache mit dem Arzt angewendet werden sollte.

Waldmeister
(Galium odoratum)

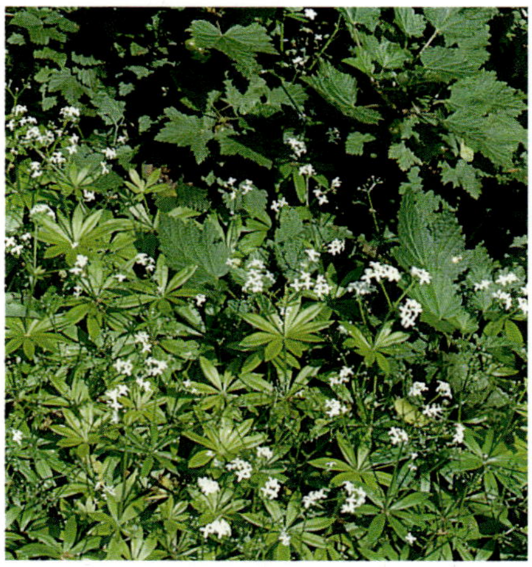

Waldmeister mag es im Frühling sonnig, im Sommer darf es auch schattig sein

Botanische Informationen, Wachstumsbedingungen, Kultur

Das duftende, weiß blühende Frühlingskraut aus der Familie der Krappgewächse *(Rubiaceae)* kommt wildwachsend häufig in Buchenwäldern vor. Damit ist auch die Kultur im Garten vorgezeichnet: humusreicher, eher feuchter *Boden*, im Frühling sonnig, später im Jahr kann es auch schattig sein. Unter Laubgehölzen ist Waldmeister ein idealer Bodendecker. Der *Boden* sollte mit Laubkompost vorbereitet werden. Jungpflanzen oder Samen gibt es im Wildkräuter-Fachhandel, aber der Waldmeister ist in der Natur so häufig, daß wohl auch gegen das Abzwicken eines Ablegers im Wald nichts einzuwenden ist.

Inhaltsstoffe, Wirkung, Verwendung

Der wichtigste Inhaltsstoff des Waldmeisters ist das Cumaringlycosid, das beim Anwelken der abgeschnittenen, eben aufblühenden Triebe das Cumarin abspaltet und für den charakteristischen Waldmeisterduft verantwortlich ist. Dieser Duft würzt auch die beliebte Maibowle, die bereits im Jahre 854 von einem Benediktinermönch zum ersten Mal nach folgendem Rezept beschrieben wird: 10 Stengel auf 1 l Wein, 1 Stunde ziehen lassen, Pflanzen herausnehmen. Ein solcher Maiwein, schreibt Hieronymus Bock Anno 1539, „soll das hertz erfrewen". Da hat er nicht ganz unrecht, weil Cumarin, volkstümlich ausgedrückt, das Blut „verdünnt". Deswegen werden Teemischungen mit cumarinhaltigen Pflanzen medizinisch verwendet, um einer Verengung der *Herzkranzgefäße* vorzubeugen.

Auch bei Leberstauungen und krampfartigen Zuständen im Bauch bewährt sich der Waldmeister. Überdosierung oder Dauergebrauch kann unangenehme *Nebenwirkungen*, etwa Kopfweh oder Schwindel, auslösen oder die Wirkung anderer Medikamente stören. In jedem Fall den Arzt fragen!

Walnuß
(Juglans regia)

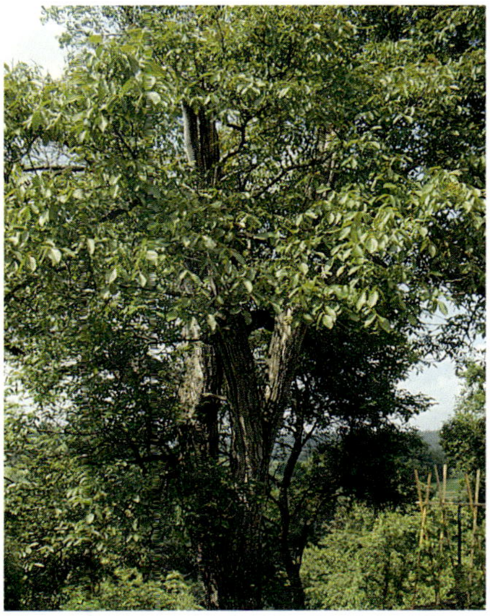

Die Walnuß: ein Baum für wärmere Klimalagen

Botanische Informationen, Wachstumsbedingungen, Kultur

Wenn Sie in einer Region mit einigermaßen warmem Klima wohnen, könnten Sie einen Walnußbaum, Familie Walnußbaumgewächse *(Juglandaceae)*, als Hausbaum in Ihren Vorgarten pflanzen.

Inhaltsstoffe, Wirkung, Verwendung

Die wichtigsten Inhaltsstoffe sind große Mengen an Gerbstoff mit einer stark adstringierenden Wirkung (in den getrockneten Blättern ca. 10%, weshalb Walnußblätter beim Kompostieren sehr langsam verrotten). Dazu kommen Flavonoide sowie der walnußspezifische Wirkstoff Juglon, der gegen Pilzerkrankungen der Haut wirksam ist.

Medizinisch werden die im Juni gesammelten und getrockneten Blätter eingesetzt. Innerlich wird der Tee aus den Blättern in der *Volksmedizin* gegen starke Durchfälle verwendet. Gebräuchlicher ist jedoch die äußere Anwendung in Form von Umschlägen oder Bädern bei Hauterkrankungen wie *Akne* oder *Ekzemen,* am besten gemischt mit Kamille. Hilfreich ist auch ein Sitzbad bei *Hämorrhoiden* und Fußbäder zur unterstützenden Therapie bei *Pilzerkrankungen.* Das in der Walnuß enthaltene Juglon färbt die Haut braun, weswegen sie in manchen Kosmetika enthalten ist.

Weide
(*Salix* sp.)

Botanische Informationen, Kultur im Garten, Arten und Sorten

Vielleicht haben Sie eine Weide als Ziergehölz im Garten. Wenn nicht, wäre es empfehlenswert, zumal es Weiden in sehr unterschiedlichen Größen und Wuchsformen gibt. Die an Artenzahl beachtlich umfangreiche Gattung *Salix* (= Weide) bildet mit den Pappeln die Familie der Weidengewächse *(Salicaceae)*. Im Garten ist, ökologisch und auch optisch betrachtet, eine männliche Weide empfehlenswerter, denn sie ist es, die im zeitigen Frühling die pollenreichen Kätzchen hervorbringt. Sie bilden eine lebenswichtige Eiweißnahrung für die Bienen und bieten außerdem die Möglichkeit, legal einen Weidenkätzchen-Osterstrauß aus dem eigenen Garten zu bekommen, denn aus der Natur dürfen Weidenkätzchen nicht entnommen werden.

Für den Garten gibt es eine unübersehbare Fülle von Sorten und Hybriden, nämlich mit baumförmigem, strauchförmigem oder kriechendem Wuchs, mit weißer, gelber, grüner, grauer oder roter Rinde, mit hängend, bandförmig, geschlängelt oder zickzackförmig wachsenden Zweigen, usw., usw.. Wegen einer Bastardierung sogar über Artgrenzen hinweg stellen auch die wildwachsenden Weiden bei der Bestimmung selbst versierte Botaniker vor bisweilen unlösbare Aufgaben.

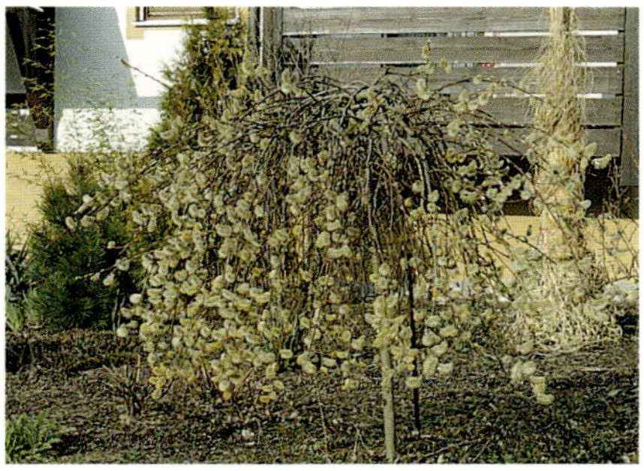

Weiden gibt es in allen nur denkbaren Größen, also auch für den Minigarten

Inhaltsstoffe, Wirkung, Verwendung

Als Heilmittel ist vor allem die Weidenrinde berühmt. Es ist nicht anzunehmen, daß Sie die Rinde, wenn Sie diese als Tee gegen Rheuma verwenden wollen, von Ihrer eigenen Gartenweide ernten, sondern daß Sie sie vielmehr in der Apotheke kaufen. Aber einmal versuchshalber auf einem Stückchen Weidenrinde kauen, das sollten Sie probieren. Der charakteristische, bittere und leicht säuerliche Geschmack kommt von der enthaltenen Salicylsäure. Dieser Stoff, aus dem das Aspirin besteht, wurde vor knapp über 100 Jahren in der Weidenrinde entdeckt. Die Weide, Gattungsname *Salix*, war die namensgebende Taufpatin der Salicylsäure. Weitere wichtige Inhaltsstoffe sind Gerbstoffe und Glycoside.

Die *Volksmedizin* setzte Tee und Abkochungen aus der Weidenrinde sowie pulverisierte und mit Honig oder Marmelade verrührte Weidenrinde zum Fiebersenken ein, also wie heutzutage das Aspirin. Ansonsten wurde Weidenrinde gegen Durchfälle und äußerlich als

Umschlag gegen *Entzündungen* angewendet. Aspirin enthält den Wirkstoff der Weidenrinde und gehört zu den bewährtesten und hilfreichsten Medikamenten, besonders zum Fiebersenken. Auch zum Stillen von Schmerzen und gegen Rheuma sowie neuerdings zur Förderung der Durchblutung, besonders vorbeugend gegen den *Herzinfarkt*, wird Aspirin verwendet. Leider hat dieses Medikament einen Schönheitsfehler: Manchen Menschen schlägt es ganz ungemein auf den Magen, was bis zu Magengeschwüren und Magenblutungen führen kann. Also Vorsicht!

Rezept für eine Teemischung gegen rheumatische Beschwerden nach Apotheker Mannfried Pahlow

Schafgarbenkraut, Ackerschachtelhalm, Weidenrinde, Birkenblätter, Löwenzahnwurzel und -kraut zu gleichen Teilen gemischt.
Dieser Tee entwässert, stabilisiert das Bindegewebe, wirkt leicht schmerzstillend und ist entzündungshemmend. 3 Tassen pro Tag sind die richtige Dosis.

Kleinblütiges Weidenröschen

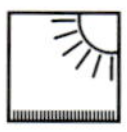
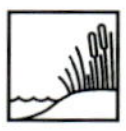

***(Epilobium* sp.)**

Botanische Informationen, Verwendung

Wahrscheinlich haben Sie schon von der hochgerühmten Heilkraft eines Tees aus dem Kleinblütigen Weidenröschen, Familie Nachtkerzengewächse *(Onagraceae)*, bei Prostataleiden gehört (alle jene, denen der Tee nicht geholfen hat, lassen es meistens nicht wissen). Diese Pflanze, oder besser gesagt, diese Gruppe von Weidenröschenarten mit kleinen Blüten, wird weder in älteren noch gar in schulmedizinisch seriösen Heilpflanzenbüchern erwähnt. Möglicherweise ist das Weidenröschen da und dort in der *Volksmedizin* verwendet worden. Den Siegeszug der Pflanze hat jedoch Maria Treben mit einer wortgewaltigen Kampagne in ihrem Buch „Gesundheit aus der Apotheke Gottes" in Gang gesetzt. Man kann für oder gegen die inzwischen verstorbene Laienheilkräuterkundlerin sagen, was man will, ein großes Verdienst kommt ihr zu: Sie hat die bis vor etwa 40 Jahren in Lethargie darniederliegende Heilkräuter-Volksmedizin wieder wachgerüttelt.

Nun wieder zum Weidenröschen: Das Schmalblättrige Weidenröschen *(Epilobium angustifolium)* mit seinen großen, rosenroten Blüten wächst häufig auf Waldschlägen. Dieses ist jedoch nicht gemeint, könnte aber durchaus Heilwirkungen besitzen, was noch zu untersuchen wäre. Wenn man botanisch genau ist - die *Volksmedizin* ist es nicht -, muß berichtet werden, daß es mehrere Arten von Weidenröschen mit kleinen Blüten gibt. Eines davon könnte als Wild(un)kraut in Ihrem Garten wachsen, vor allem wenn der Boden sandig ist. Es breitet sich üppig aus, indem es großzügig haarige Samen um sich streut. Auch dieses Weidenröschen ist nicht gemeint. Das botanisch „echte" Kleinblütige Weidenröschen *(Epilobium parviflorum)* heißt auch Bach-Weidenröschen, was seinen *Standort* kennzeichnet. Seine Blüten sind übrigens gar nicht so klein, wie man dem Artnamen entnehmen möchte. Diese Pflanze können Sie am Rande des Gartenteichs ansiedeln. Samen gibt es im Wildkräuterfachhandel. Falls Sie etwas Samen von Wildstandorten entnehmen möchten, müßten Sie

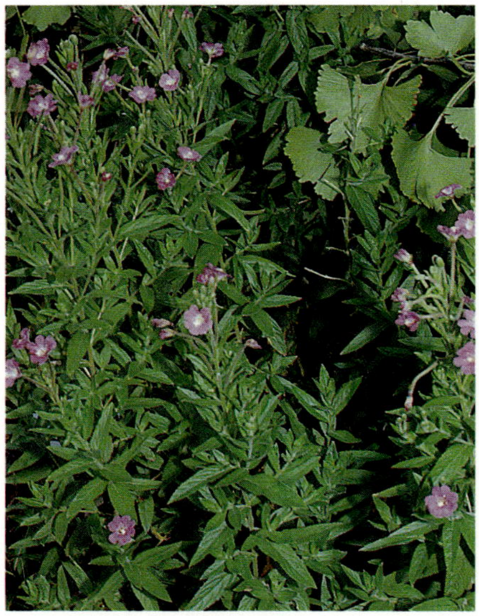

Das Kleinblütige Weidenröschen hat nicht so kleine Blüten wie der Name nahelegt. Hier rechts im Bild die Blätter einer zweiten Pflanze, die ebenfalls fast als Modedroge bezeichnet werden könnte: der Ginkgo

genaue Artenkenntnis besitzen, denn Verwechslungen mit anderen Weidenröschenarten sind nicht ausgeschlossen.

Gesammelt und getrocknet wird das blühende Kraut. Der Tee soll, wie schon gesagt, gegen Entzündungen und altersbedingte Vergrößerungen der Prostata sowie bei *Blasen-* und *Nierenleiden* helfen. Wissenschaftliche Beweise für diese Behauptung gibt es nicht. Experimentell wurde lediglich eine leicht entzündungshemmende Wirkung nachgewiesen.

Weinraute

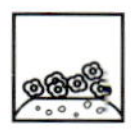
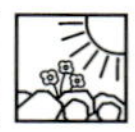

(Ruta graveolens)

Botanische Informationen, Anbau im Garten

Die Weinraute gehört zur Familie der Rautengewächse *(Rutacea)* und ist mit dem Diptam (Seite 45) sowie mit den

Orangen- und Zitronenbäumen verwandt. Und ein wenig nach Zitrone riecht die Raute auch.

Es handelt sich um eine ausdauernde, unten etwas verholzende Staude. Sie ist sehr wärmeliebend und braucht im Garten volle Sonne, wenn sich ihr Aroma richtig entwickeln soll. Außer dem Rand des Gemüsebeets sind der Steingarten oder die Kräuterspirale ideale Plätze, aber auch als Zierstaude in der Blumenrabatte ist die ausdrucksvolle Pflanze eine wahre Zierde. Im Mittelalter wurde ihr apartes Blatt in stilisierter Form in zahlreichen Adelswappen als Emblem verwendet. Der *Boden* sollte mager, durchlässig und steinig sein. Zur Düngung genügt im Frühling ein Schäufelchen Kompost. Als Pflegemaßnahme wird sie im Herbst etwas zurückgeschnitten und angehäufelt. In rauhen Gegenden sollte die Weinraute im Winter mit Reisig geschützt werden.

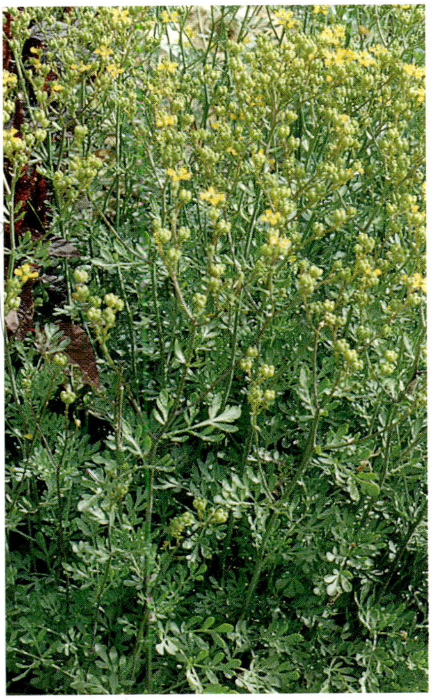

Die Weinraute empfehle ich Ihnen als apartes Gewürz und als ausdrucksvolle Staude

Inhaltsstoffe, Wirkung, Verwendung

Die wichtigsten Inhaltsstoffe sind ätherische Öle, Cumarin und das Flavonoid Rutin. Schon im „Capitulare de Villis" ist sie genannt und wurde sogar bei Pestepidemien eingesetzt, was wohl für die immunaktivierende Wirkung ihrer ätherischen Öle sprechen dürfte. Die Weinraute ist, sparsam verwendet, ein sehr interessantes, magenstärkendes Gewürz, das Salaten eine besondere Note gibt. Wegen ihrer uterusanregenden Wirkung wurde die Weinraute früher als sogenanntes Emmanagogum benutzt, also zur Auslösung der Monatsregel. Dies ist ein wichtiger Grund, warum Schwangere die Weinraute meiden müssen.

Weißdorn
(*Crataegus* sp.)

Botanische Informationen, Wachstumsbedingungen, Kultur

Zwei Weißdornarten, nämlich der Eingriffelige *(C. monogyna)* und der Zweigriffelige *(C. laevigata)*, sowie zahlreiche Unterarten werden medizinisch genutzt. Wenn Sie die Möglichkeit haben, in der naturnahen Gartenhecke, eventuell als lebender Zaun, auch den Weißdorn mitzuverwenden, folgen Sie einer guten alten Tradition, denn er heißt auch Hagedorn, und das Wort „Hag" bedeutet Zaun. Sie sollten dann allerdings die unterschiedlichen Bedürfnisse der beiden Arten kennen und ein wenig respektieren. Der Eingriffelige Weißdorn braucht Sonne und eher trockenen, kalkhaltigen *Boden*. Der Zweigriffelige Weißdorn benötigt nährstoffreichen Lehmboden, der auch sauer sein kann. Gerne wächst er sogar auf einem Boden mit Staunässe. Weißdorn gehört zur Familie der Rosengewächse *(Rosaceae)*. Seine Blüten riechen etwas seltsam, und zwar nach Trimethylamin, weswegen sich im allgemeinen die Bienen nicht um ihn reißen. Aber ökologisch ist er dennoch sehr wertvoll, weil er eine Vielzahl von Insekten anlockt sowie Vögeln Nistgelegenheit und Nahrung bietet.

Geerntet und *getrocknet* werden die Blüten und jungen Blätter für Tee, unter Umständen auch die Früchte, ebenfalls für Tee.

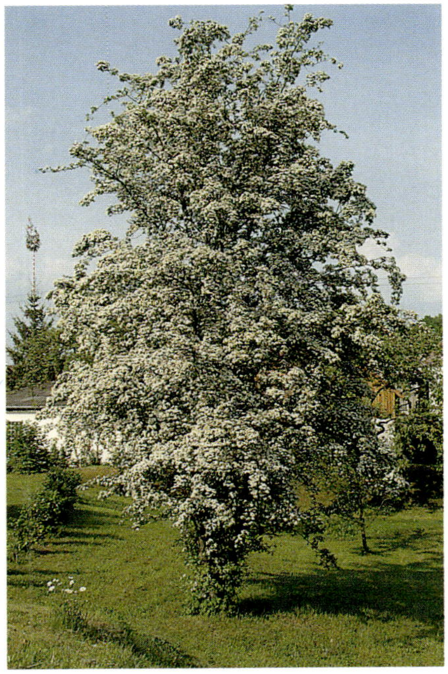

Welch ein schöner Weißdorn als Solitär im großen Garten!

Inhaltsstoffe, Wirkung, Verwendung

Nicht allzuviele Pflanzen genießen den Vorzug, sowohl in der Naturheilkunde als auch in der *Schulmedizin* Anerkennung zu finden. Dem Weißdorn wird diese Ehre zuteil. Er enthält cholinartige Stoffe, die eine Erweiterung der Gefäße bewirken. Flavone und Flavonole steigern die Leistung des *Herzmuskels*. Die enthaltenen Purinkörper wirken sich günstig auf den Kreislauf aus. Triterpenkarbonsäuren fördern die Duchblutung des Herzmuskels und des Gehirns. Offensichtlich bewirken diese Inhaltsstoffe in ihrer vorteilhaften Kombination die besondere Wirksamkeit.

Weißdorn gehört heute zu den am häufigsten verwendeten Heilpflanzen. Im Vordergrund steht die günstige Beeinflussung von Altersherzbeschwerden. Die *Durchblutungsförderung* des Herzmuskels wurde wissenschaftlich eindeutig nachgewiesen. Weißdorn steigert die Leistung des Herzmuskels durch Harmonisierung der Calciumkonzentration in den Zellen, was bei den elektrischen Vorgängen in den Nerven eine entscheidende Rolle spielt. Von der Durchblutungsförderung profitiert auch das Gehirn, wodurch die Merkfähigkeit verbessert und die Lebensfreude sowie die geistige Leistungsfähigkeit gesteigert werden.

Angewendet wird der Weißdorn besonders bei einem Gefühl der Herzenge als Vorbote einer beginnenden Angina pectoris, bei nachlassender körperlicher Leistungsfähigkeit, bei *Herzmuskelschwäche* nach Infektionskrankheiten und zur vorbeugenden Kräftigung des Herzens, um den Herzinfarkt zu vermeiden. Freilich sollte, wie so oft bei den Heilpflanzen, die Betonung auf Vorbeugung liegen.

Weißdorn als Tee oder bei stärkeren Beschwerden als Fertigpräparat, ist auch als Langzeitmittel und im Dauergebrauch unbedenklich.
Rezept für einen herzstärkenden Tee Seite 62.

Die *Homöopathie* verwendet eine Tinktur aus den reifen Früchten, die in Form der Urtinktur oder den Potenzen D_2 und D_3 gegen *Herzbeschwerden* verwendet werden.

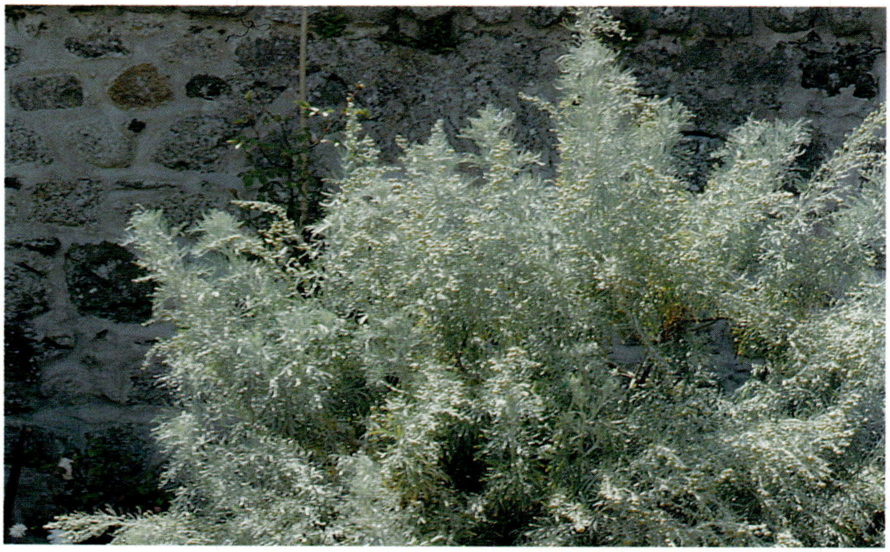

Dies ist ein besonders herrlicher Wermut in einem britischen Burggarten

Wermut
(Artemisia absinthium)

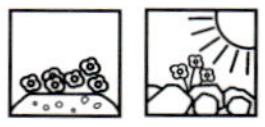

Botanische Informationen, Wachstumsbedingungen, Kultur

Wermut gehört zur Familie der Korbblütler *(Asteraceae)* und ist das bitterste und leidenschaftlichste Mitglied der Gattung *Artemisia*. Er stammt aus Südosteuropa und kommt heute wildwachsend, oder besser gesagt verwildert, in Mitteleuropa auf sonnigen Ödlandflächen und im Umkreis von Burgruinen vor.

Er ist eine ausdauernde, ausladende Staude, die im Garten viel Platz braucht. Wermut sollte in der vollen Sonne stehen.
Der *Boden* muß locker und durchlässig sein. Schwerer oder saurer Boden wird mit Kalksteinen gelockert.

Geerntet und *getrocknet* werden die Zweigspitzen des Wermuts, wenn er eben zu blühen beginnt.

Anzumerken wäre, daß sich eine Wermutbrühe (Seite 21) im giftfreien Garten gegen allerlei Schädlinge bewährt. Dies ist eine uralte Erfahrung, denn seit altersher wird Wermut in verschiedenen Anwendungsformen gegen Ungeziefer empfohlen, z. B. das Tragen einer Socke mit Wermutkraut unter dem Hemd gegen Flöhe oder das Ausräuchern der Stube oder des Stalls mit Wermutrauch gegen Fliegen.

Inhaltsstoffe, Wirkung, Verwendung

Wermut enthält Bitterstoffe, vor allem das Absinthin, die ätherischen Öle Thujon, Thujol und Phellandren, sowie Gerbstoffe. Er darf nur in geringen Mengen, nicht langfristig und keinesfalls während der Schwangerschaft verwendet werden. Auch für Kinder taugt Wermut nicht. Bei Mißbrauch schlägt er aufs Nervensystem und erzeugt sogar Halluzinationen, was sich die sogenannten „Wermut-Brüder", Experten ihres Fachgebietes, zunutze machen. Kurzum, Wermut plus Alkohol hat stärkere Wirkung als ein alkoholisches Getränk allein, und das gilt auch für den Wein sowie für den Schnaps namens Absinth.

Rezept für einen Tee gegen akute Magenbeschwerden und Probleme mit der Gallenblase nach Apotheker Mannfried Pahlow

Wermut, Pfefferminze und Tausendgüldenkraut zu gleichen Teilen gemischt, aber ohne Zucker und Honig.

Seine besten Heilwirkungen zeigt der Wermut bei akuten *Magenbeschwerden*, beispielsweise „verdorbenem Magen", sowie Schmerzen und Völlegefühl nach zu üppigem Essen. Auch die sogenannte Verdauungsschwäche mit *Appetitlosigkeit* und Blähungen ist ein Einsatzbereich für das bittere Kraut. Bei *Gallenblasenerkrankungen* hat Wermut ebenfalls eine lange Tradition. Patienten mit Gallensteinen oder Magen-Darmgeschwüren sollten Wermuttee nicht verwenden.

Wermuttee verstärkt die Menstruation und lindert damit die Schmerzen.

Wiesenschaumkraut
(Cardamine pratensis)

Botanische Informationen, Wachstumsbedingungen

Wenn Sie in Ihrem Garten ein Stück Rasen, das nicht ständig begangen wird, nach und nach zur Wiese aufwachsen lassen, besucht Sie wahrscheinlich neben anderen Wildkräutern auch das Wiesenschaumkraut. Damit dürfen Sie vor allem dann rechnen, wenn Ihr Boden eher feucht und sauer ist.

Inhaltsstoffe, Wirkung, Verwendung

Wiesenschaumkraut ist verwandt mit den verschiedenen Kressearten, und wie viele andere Kreuzblütler auch, enthält es Senfölglycoside. Diese üben eine wohltuende Reizwirkung auf den *Magen* aus und regen *Leber* und *Nieren* an.

Die jungen Rosetten werden wie Kresse verwendet, das heißt, sie können im zeitigen Frühling für Salate, Suppen und allerlei Speisen mitgenutzt werden. Besonders auf dem Land ist früher das Sammeln des Wiesenschaumkrauts im Frühling weitverbreitet gewesen. Experimentieren Sie doch ein wenig mit Ihren Wildkräutern! Sie bringen ganz neue Geschmacksnoten an die Speisen und Ihr Wohlbefinden wird steigen!

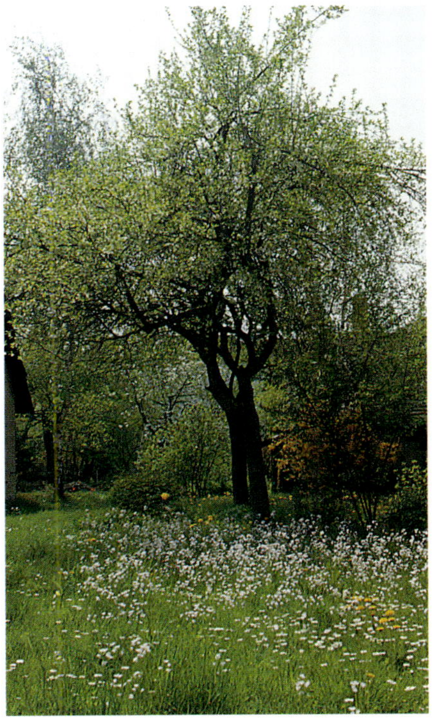

Blühendes Wiesenschaumkraut ist ein freundlicher Frühlingsgruß in der naturnahen Gartenwiese. Noch ehe es zu blühen beginnt, können seine kresseähnlichen Rosetten als Salatkräuter geerntet werden

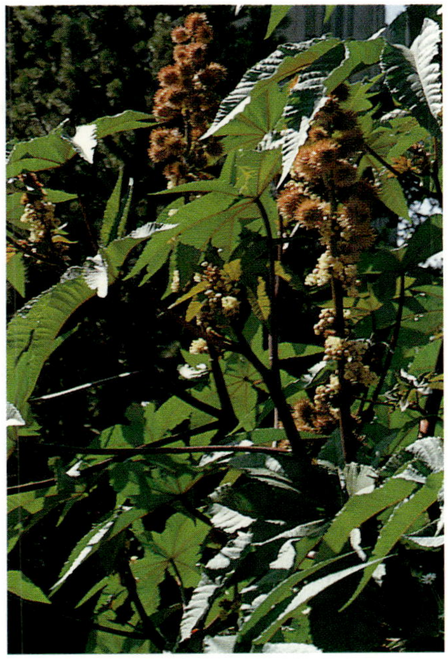

Wunderbaum heißt der Ricinus mit seinem zweiten Namen. Die Geschwindigkeit, mit der er wächst, ist tatsächlich fast ein Wunder

Wunderbaum
(Ricinus communis)

Botanische Informationen, Kultur

Diese aus den Tropen stammende Pflanze aus der Familie der Wolfsmilchgewächse *(Euphorbiaceae)* wird in ihrer Heimat um 12 m hoch. Bei uns wird der Rizinus im Kübel oder im sonnigen Staudenbeet einjährig gezogen und wächst unwahrscheinlich schnell, was bedeutet, daß er gut gedüngt werden muß. Im Beet wird die Pflanzgrube tiefgründig gelockert und mit Kompost und rasch verfügbarem, organischem Dünger, am besten Pferdemist, versorgt. Gut paßt er mit anderen, etwas exotischen Gewächsen zusammen, beispielsweise mit Canna oder Yucca, aber auch konventioneller Sommer-Blumenflor bringt ihn gut zur Geltung.

Inhaltsstoffe, Wirkung, Verwendung

Außer dem optischen Vergnügen können Sie vom Rizinus nichts gewinnen. Die Samen enthalten das hochgiftige Eiweiß Ricin, so daß 2 bis 10 der schön glänzenden Samen für einen Menschen tödlich wirken. Falls Kinder den Garten besuchen, ist äußerste Vorsicht geboten! Aus dem Samen wird durch Wasserdampfdestillation das völlig giftfreie Rizinusöl gewonnen, ein dünndarmwirksames, drastisches Abführmittel, das 2 bis 4 Stunden nach der Einnahme zur Darmentleerung führt.

Wurmfarn
(Dryopteris filix-mas)

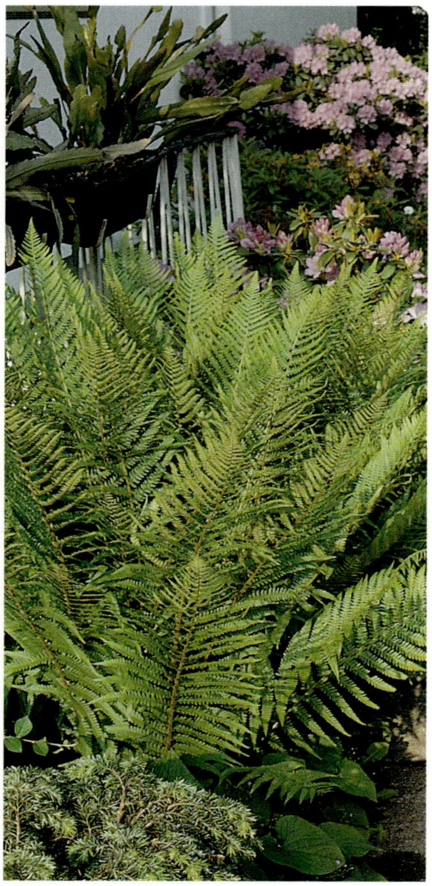

Botanische Informationen, Wachstumsbedingungen, Kultur

Auf der Nordseite von Gebäuden oder im Lebensbereich „schattiger Gehölzsaum", wo sonst eigentlich keine andere offizinelle (= im DAB verzeichnete) Pflanze hochkommt, können Sie den Wurmfarn, Familie Tüpfelfarne *(Polypodiaceae)* ansiedeln. Besondere *Bodenansprüche* stellt er nicht, außer daß er nicht zu trocken stehen darf.

Inhaltsstoffe, Wirkung, Verwendung

Wie der Name bereits sagt, hat Wurmfarn eine lange Tradition als Wurmmittel. Sein Wurzelstock enthält den Stoff Phloroglucin, der die Muskulatur von Bandwürmern lähmt, die dann mit einem Abführmittel vertrieben werden können. Wurmfarn ist jedoch in höherer Dosierung giftig, so daß vor Selbstmedikation gewarnt wird. Heute stehen synthetische Wurmmittel zur Verfügung, die weniger riskant sind. Aber, falls Sie auf dem Land wohnen und einen Hofhund besitzen, ist getrockneter Wurmfarn eine ideale Einstreu in der Hundehütte. Flöhe können den Wurmfarn nämlich nicht riechen, weshalb er früher auch im Bettstroh mitverwendet wurde. Außerdem kenne ich Imker, die auf getrocknetes Wurmfarnkraut im Bienenstock zum Fernhalten der Varroa-Milbe schwören (nicht zur Bekämpfung bereits befallener Stöcke!).

Auf der Nordseite des Hauses oder im schattigen Gehölzsaum wächst der Wurmfarn am liebsten

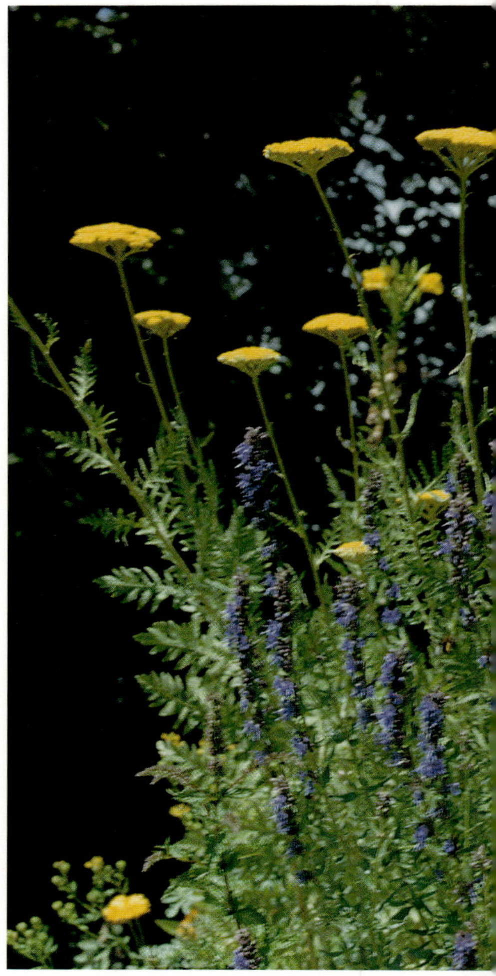

Ysop ist ein kräftiges Gewürz, kann aber auch gut als Zierstaude eingesetzt werden

Ysop
(Hyssopus officinalis)

Botanische Informationen, Anbau im Garten

Ysop gehört zu den Lippenblütlern *(Lamiaceae)* und kommt in wärmeren Gegenden Mitteleuropas als Burggartenflüchtling wildwachsend in der Umgebung von Burgruinen vor, und dies immerhin mehr als 400 Jahre nach dem Tod Kaiser Maximilians I., der als der letzte Ritter gilt. Er ist eine ausdauernde,

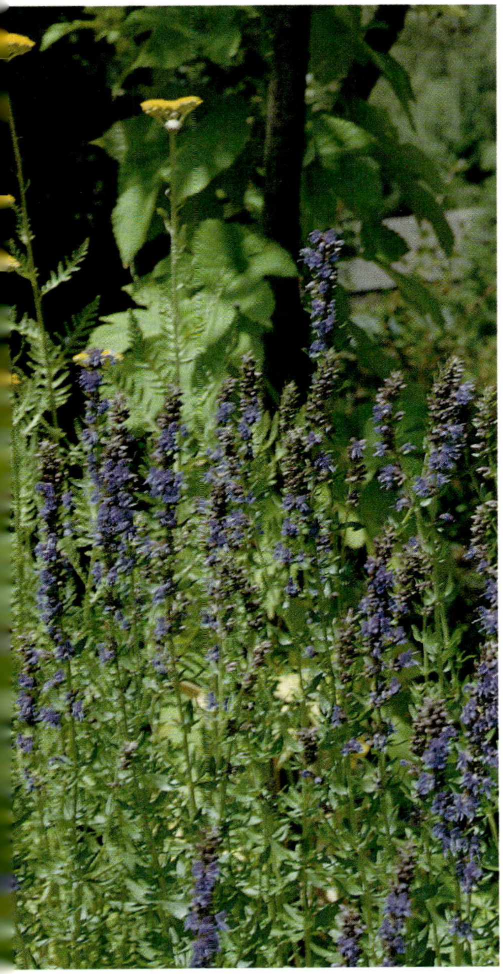

unten etwas verholzende Pflanze. Im Garten braucht er einen sonnigen Platz mit durchlässigem, steinigem, kalkhaltigem *Boden*. Ideale Plätze sind der Steingarten, die Kräuterspirale oder auch das Staudenbeet. Ysop ist eine sehr gute Bienenweide. Im Frühling wird er mit etwas Kompost gedüngt. *Geerntet* und als Gewürz verwendet werden die frischen Triebspitzen. Abgeblühte Blütenstände sollten abgeschnitten werden, dann treibt die Pflanze neu aus. In rauhen Lagen ist ein Winterschutz empfehlenswert.

Inhaltsstoffe, Wirkung, Verwendung

Ysop enthält ätherisches Öl, Bitter- und Gerbstoffe, organische Säuren und den Farbstoff Hyssopin.

Als Gewürz sorgt er für gute Bekömmlichkeit auch von schwer verdaulichen Speisen, weil er anregend auf die Drüsen des gesamten Verdauungstraktes wirkt. Vor allem, wer zu Verkrampfung von *Magen* und *Darm* neigt, sollte sich seiner gesunden Würzkraft bedienen. In Kräutermischungen für Salate, Kräuterbutter oder Fisch fügt er sich besonders gut ein. Wenn es um die Würzkraft geht, lohnt sich das Trocknen von Ysop eigentlich nicht, aber wegen seiner krampflösenden Wirkung wird er auch medizinisch genutzt, nämlich als Bestandteil mancher Blasenteemischungen.

Ysop gehört zu den wirklich altehrwürdigen Kultur- und Kultpflanzen. Daran sollte man bisweilen denken, wenn man im Garten die dunkelblau-dunkelgrüne Staude betrachtet oder seine würzig-bittere Kraft schmeckt. „Entsündige mich mit Ysop, wasche mich, daß ich rein werde, daß ich weiß werde wie Schnee" heißt es im 51. Psalm.

Zaubernuß
***(Hamamelis* sp.)**

Botanische Informationen, Kultur, Arten, Verwendung

Vor allem drei Zaubernußarten aus der Familie der Zaubernußgewächse *(Hamamelidaceae)* sind es, die bei uns in Mitteleuropa in Parks und Gärten gepflanzt werden. Die erste wird auch medizinisch genutzt, während die beiden anderen vor allem als Ziersträucher zu empfehlen sind.

1) Virginische Zaubernuß
(Hamamelis virginiana)

Aus Nordamerika stammt die Virginische Zaubernuß, deren streng duftende, kleine, gelbe Blüten zwischen dem gelben Herbstlaub nicht besonders auffallen.

Als wichtigster Inhaltsstoff wäre Gerbstoff zu nennen, außerdem Flavonglycoside und etwas ätherisches Öl. Extrakte oder Destillate aus frischen Zweigen werden in Form von Salbe oder Gesichts- und Rasierwasser zur Straffung der Haut kosmetisch verwendet oder in Heilsalben und Extrakten gegen Hämorrhoiden, Krampfadern und Hautentzündungen eingesetzt.

2) Die Lichtmeß-Zaubernuß
(Hamamelis mollis)

Sie zeigt mit ihrem deutschem Namen den zeitigen Blühtermin des Strauchs an.

3) Die Japanische Zaubernuß
(Hamamelis japonica)

Sie beginnt sogar meistens schon im Januar zu blühen. Ihr Wuchs ist breit und bizarr, und im Herbst färbt sich ihr Laub schön rot. Sie ist sehr resistent gegen abgasbedingte Luftverschmutzung.

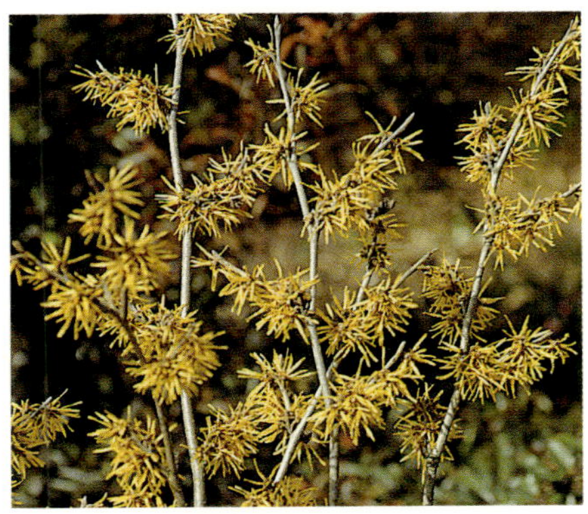

Zauberhaft blüht die Lichtmeß-Zaubernuß schon im Spätwinter. Hier die empfehlenswerte Sorte 'Westerstede'

Zitronenmelisse
(Melissa officinalis)

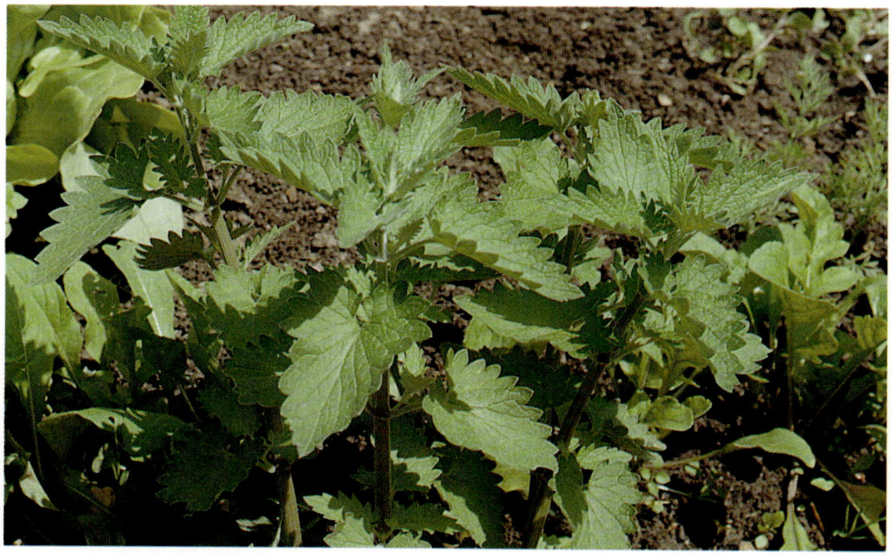

Fast wie eine Brennessel sieht diese Sorte der Zitronenmelisse aus

Botanische Informationen, Anbau im Garten

Die Zitronenmelisse gehört, wie viele unserer besten Gewürz- und Heilpflanzen, zur Familie der Lippenblütler *(Lamiaceae)*. Die Melisse ist eine ausdauernde Pflanze, die einen warmen, halbschattigen oder sonnigen Platz bevorzugt. Der *Boden* sollte humos und tiefgründig locker sein. Das Pflanzloch wird mit Kompost und auf schlechteren Böden mit einem organischen Vorratsvolldünger versorgt. Jedes Jahr im Herbst oder Frühling erhält die Pflanze etwas Kompost. Bei der Zitronenmelisse kommt es, wie bei den anderen Blattgewürzen, beim Düngen auf das richtige Maß an. Zu viel Dünger ergibt riesige, aber wenig aromatische Pflanzen; zu wenig Dünger ergibt kümmerliche Pflanzen mit kleinen, oft fleckigen Blättern.

Die Blätter und Triebspitzen werden vor der Blütezeit geerntet und frisch als Gewürz verwendet oder für Tee getrocknet. Um den ganzen Sommer hindurch ernten zu können, wird die Pflanze vor der Blütezeit zurückgeschnitten. Sie können die Melisse aber auch als Bienenweide zum Blühen kommen lassen: „meli" heißt Honig und „melissa" heißt Biene. Allerdings: Ich habe noch nie eine Biene an einer Melisse gesehen, jedoch viele, viele Hummeln.

Inhaltsstoffe, Wirkung, Verwendung

Die Inhaltsstoffe der Melisse sind zart und dezent. Von den ätherischen Ölen seien vor allem Citral und Citronellal genannt, die den typischen Duft erzeugen. Gerb- und Bitterstoffe sind Ursache für die gute Magenverträglichkeit.

Als Gewürz paßt Zitronenmelisse vor allem zu Salaten, kalten Soßen, Quark und anderen Käsesorten. Sie sollte nie mitgekocht werden. Auch das Trocknen der Pflanze zu Gewürzzwecken lohnt sich nicht. Etwas besser wird das Aroma beim Einfrieren erhalten. Besonders gut eignet sie sich zum Herstellen von Gewürzessig (Seite 138).

Als Heilpflanze darf man sich der freundlichen Pflanze besonders bei nervösen *Herzbeschwerden*, bei *Unruhe*, *Schlaflosigkeit* und nervösen *Magenstörungen* anvertrauen, wenn man keine überzogenen Hoffnungen auf ihre Wirksamkeit setzt. Auch für den Dauergebrauch ist sie gut geeignet.

Sehr beliebt als Heilmittel zur äußeren und inneren Anwendung ist auch der alkoholische Auszug, Melissengeist genannt, der sich besonders zum Einreiben von Nacken und Schläfen bei Kopfweh oder zum Einnehmen bei nervösen Magen- und Darmbeschwerden oder *Herzrhythmusstörungen* bewährt hat. Nicht vergessen werden sollte, daß es sich dabei um 70%igen Alkohol handelt, so daß Sie keinesfalls nach dem Motto „Viel hilft viel" verfahren sollten. Für Menschen mit einem Alkoholproblem ist Melissengeist absolut tabu. Diese Aussage gilt für alle alkoholischen Essenzen und Tinkturen!

Rezept für einen Tee bei Einschlaf- und Durchschlafstörungen

Melissenblätter, Hopfenzapfen und Johanniskraut zu gleichen Teilen mischen, abends 2 Tassen mit Honig gesüßt trinken, bei Durchschlafstörungen zusätzlich 1 große Tasse dieses Tees in einer Thermosflasche neben das Bett stellen. Dieser Tee eignet sich auch für Kinder, die vor lauter Temperament nicht schlafen gehen wollen. Statt des Johanniskrauts wird in diesem Fall Fenchelsamen empfohlen.

Zwiebel
(*Allium* spec.)

Botanische Informationen, Arten und Sorten, Anbau im Garten

Die Zwiebel gehört, genau wie Schnittlauch, Knoblauch und Gemüselauch, zu den Liliengewächsen *(Liliaceae)*. Zwiebeln werden im Garten in einer ganzen Reihe von Arten und Sorten gepflanzt, über die wir uns zunächst einen Überblick verschaffen sollten:

1) Saatzwiebel oder Steckzwiebel *(Allium cepa)*, kurzum „die ganz normale" Zwiebel. Von ihr gibt es Sorten in verschiedenen Farben und Formen.

2) Schalotten *(A. ascalonicum)* sind kleine Zwiebeln mit viel, eher feinem Laub, das meistens mitverwendet wird.

3) Silberzwiebeln *(A. cepa)* leiten sich von der gewöhnlichen Zwiebel ab. Durch sehr dichtes Aussäen oder Pflanzen entstehen kleine, runde Zwiebeln zum Einlegen in Essig.

4) Die Stengelzwiebel oder Winterheckzwiebel *(A. fistolosum)* ist eine ausdauernde Pflanze, deren Laub schon sehr zeitig im Jahr geerntet und wie Schnittlauch verwendet werden kann.

5) Die Luftzwiebel *(A. cepa* var. *viviparum)*, auch Ägyptische Zwiebel oder Etagenzwiebel genannt, ist eine ausdauernde Pflanze, deren Laub geerntet und ebenfalls wie Schnittlauch verwendet werden kann. Außerdem können Sie die Zwiebelchen, die sich ab Anfang Juni oben an den Stengeln bilden, ernten.

Beim Anbau im Garten werden die Saatzwiebeln ab Anfang Februar im Gewächshaus ausgesät, die Sämlinge pikiert und im April ausgepflanzt. Die Freilandaussaat ist ab Mitte März möglich. Steckzwiebeln werden im April anschließend 4 cm tief eingepflanzt (Reihenabstand 25 cm, Abstand in der Reihe 20 cm).

Alle Zwiebelarten brauchen einen sonnigen, geschützten Platz. Sie vertragen zudem keine ständige Nässe, müssen aber bei Trockenheit rechtzeitig gegossen werden, da sie sonst ihr Wachstum einstellen. Zwiebeln sind Mittelzehrer, das heißt, sie stellen an den *Boden* mittlere Nährstoffansprüche. Schon im Herbst sollte Kompost oder Mist (sparsam!) gut eingearbeitet werden. Zu viel Stickstoff ist schädlich. Die Zwiebel ist eine gute Mischkulturpflanze, vor allem in Kombination mit Doldenblütlern (Möhre, Pastinak, Petersilie usw.). Vorratszwiebeln müssen vor dem Einlagern gut getrocknet werden. Die ausdauernden Zwiebelarten brauchen einen Winterschutz aus Reisig oder Folie.

Zwiebeln werden von einer Reihe von Schädlingen und Krankheiten heimgesucht. Der häufigste Schädling ist die Zwiebelfliege. Beim Befall wird das Laub vorzeitig gelb und stirbt ab. Wenn Stengelälchen an der Pflanze fressen, entstehen mißgebildete, gedrehte Blätter. Beim Befall mit einem der Schädlinge werden die Pflanzen sofort entfernt und die übrigen mit Wermut- oder Rainfarnbrühe gespritzt und gegossen (Seite 21). Falschen Mehltau erkennt man an gelblichen Flecken. Um diese Pilzkrankheit zu vermeiden, ist eine vorbeugende Kräftigung der Pflanzen mit Schachtelhalmbrühe ratsam.

Inhaltsstoffe, Wirkung, Verwendung

Die Zwiebel enthält neben dem charakteristisch duftenden ätherischen Öl eine Schwefelverbindung, die uns „zu Tränen rührt", und eine andere Schwefelverbindung, die das Wachstum von Bakterien hemmt, weshalb die Zwiebel immer wieder zur *Darmentgiftung* empfohlen wird. Organische Säuren, Vitamine sowie eine herzwirksame Substanz ergänzen sich mit der „verjüngenden" Wirkung, die schon beim Knoblauch (Seite 72) beschrieben wurde, fast schon zu einem Universalmittel. Die bäuerliche Volksmedizin wäre ohne die zahlreichen Hausmittel, die aus der Zwiebel gewonnen werden, undenkbar. Die moderne natürliche *Heilkunde* empfiehlt vor allem den Zwiebelsaft. Bei Darmentzündungen und der Neigung zu Darmblutungen sollte die Zwiebel und auch der Knoblauch gemieden werden. Da sie die Magensäurebildung anregt, sollten Menschen mit Neigung zu übersäuertem Magen, Sodbrennen und Magengeschwüren auf die Zwiebel verzichten.

Als Gewürz besitzt sie in frischer, gedünsteter oder gebratener Form Universaleigenschaften, so daß im Volksmund die Redensart gilt: „Zwiebeln passen zu allem, außer zum Grießbrei".

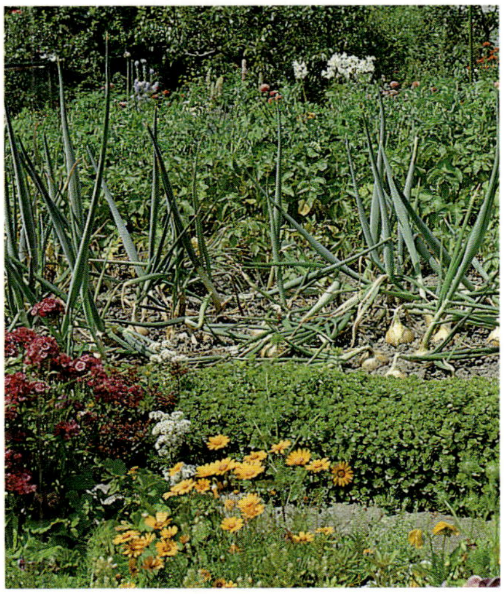

Zwiebeln gibt es in zahlreichen Sorten für verschiedene Standorte und unterschiedliche Verwendung

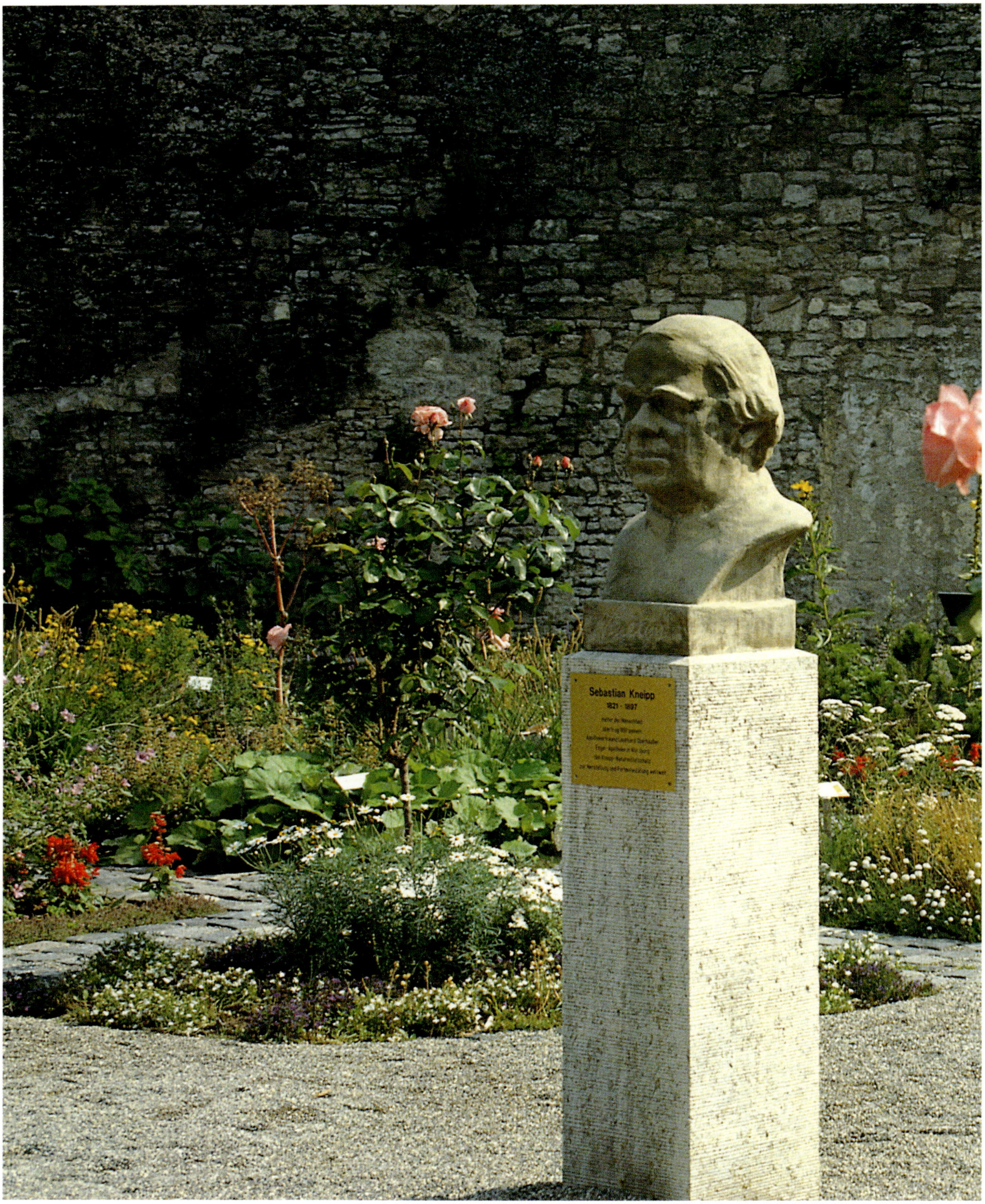
Sebastian Kneipp
1821 - 1897

Rein pflanzlich – keine Gewähr für Ungefährlichkeit

Intensität der Wirkung am Beispiel von herzwirksamen Heilpflanzen

Eine Hexe soll es gewesen sein, die den englischen Arzt William Withering um 1775 auf die Heilwirkung des Fingerhuts aufmerksam gemacht hat. „Hexe" nannte man sie deshalb, weil es ihr immer wieder gelang, Menschen mit lebensgefährlicher Wassersucht zu heilen, und zwar durch Fingerhutblätter in vorsichtiger Dosierung. Withering, einer der berühmtesten Ärzte seiner Zeit, begann daraufhin mit der wissenschaftlichen Untersuchung des Fingerhuts. Seine Veröffentlichungen bilden bis heute die Grundlage der pharmazeutischen Verwendung dieser giftigen Pflanze. Inzwischen füllt die Literatur über den Fingerhut eine ganze Bibliothek, und doch gibt es immer noch offene Fragen.

Eine zweite, ebenfalls giftige Pflanze, nämlich das Maiglöckchen, wird nachweislich bereits seit dem Mittelalter bei Herz- und Kreislauferkrankungen eingesetzt. Der Botaniker Otto Brunfels schreibt um die Wende zum 16. Jahrhundert, „Meyenblümleinwasser" helfe, Herz, Sinne und Hirn zu stärken.

Eine dritte herzwirksame Pflanze ist das Herzgespann. Die ausdrucksvolle Pflanze kann man zwar nicht als giftig bezeichnen, doch ihr Einsatz will gut überlegt und wohl dosiert sein. Für den Dauergebrauch ist das Herzgespann nicht geeignet.

Wenn es nötig ist, das Herz auf lange Sicht oder womöglich für immer etwas mehr zu stärken, wäre der Weißdorn als Tee oder in Form eines Medikaments zu empfehlen. Auch bei höherer Dosierung sind Nebenwirkungen nicht bekannt, was aber nicht heißen soll, er sei unwirksam, denn immerhin wird er auch von der Schulmedizin anerkannt.

Noch etwas milder wirkt die Zitronenmelisse. Ihr Einsatzbereich ist nervöse Unruhe mit leichten funktionalen Herzrhythmusstörungen. Auch unruhigen Kindern, z. B. dem sogenannten „Zappelphilipp", kann der Tee bedenkenlos gegeben werden.

Forte- und Mite-Pflanzen

Nach der Intensität ihrer Wirksamkeit unterscheidet die Pflanzenheilkunde zwei Klassen von Heilpflanzen: Die Forte- und die Mite-Pflanzen.

Forte-Pflanzen wirken rasch, mit vorhersagbarem Effekt und oft ziemlich drastisch. Ein Beispiel: Wenn Sie einen Tee aus Sennesblättern (z.B. Bekunistee) trinken, sollten Sie dafür sorgen, daß Sie etwa 8 Stunden später möglichst nicht allzu weit von einer Toilette entfernt sind, denn Ihre Darmtätigkeit wird durch die Droge aufs heftigste angeregt.

Forte-Pflanzen sind nur ausnahmsweise, und nur mit genauer Anleitung, zur Selbstmedikation geeignet. Bei vielen kommt eine Selbstmedikation überhaupt nicht in Frage, weil es sich um ausgesprochene Giftpflanzen handelt. Um sicher zu gehen, werden bei vielen dieser Pflanzen die Wirkstoffe in pharmazeutischen Werken entzogen und in Form galenischer Präparate mit genau eingestelltem Wirkstoffgehalt in den Handel gebracht. Der Ausdruck „galenische Präparate" bezeichnet die Art der Darreichungsform, also etwa Tabletten, Tinkturen, Säfte oder Salben. Die therapeutische Breite dieser Pflanzen ist gering, das heißt, die vorgeschriebene Dosis darf nicht unter- und schon gar nicht überschritten werden. Unter den herzwirksamen Kräutern gehören in die Gruppe der Forte-Pflanzen Maiglöckchen und Fingerhut, aber auch die Tollkirsche, Mutterkorn, Schlafmohn, Osterluzei und Eisenhut sind Forte-Pflanzen.

Mite-Pflanzen wirken langsamer und sanfter. Oft dauert es eine Zeitlang, bis sich ihre Wirkung im Organismus entfaltet. Manchmal haben sie zunächst geradezu die gegenteilige Wirkung: Johanniskraut, das beispielsweise antidepressiv wirkt, erzeugt in der ersten Behandlungswoche häufig Müdigkeit, macht aber bei längerer Behandlung frisch und aktiv. Die sanften Kräuter sind demnach nichts für ungeduldige Patienten. Sie wirken weniger unmittelbar, sondern eher im Sinne einer Anregung der Selbstheilungskräfte. Die Schulmedizin bezeichnet einen derartigen Effekt als „unspezifische Reizwirkung". Das erklärt auch, warum nicht jeder Mensch gleich gut auf solche Heilpflanzen anspricht. Aber hierdurch sollte sich der Patient nicht entmutigen lassen, sondern eine andere Pflanze oder Pflanzenkombination ausprobieren.

Zu den Mite-Pflanzen gehören alle jene freundlichen Helfer, die man in der Kräuter-Hausapotheke hat oder haben sollte: Kamille für Magenbeschwerden, Salbei zum Gurgeln, Johanniskraut gegen depressive Verstimmungen, Fenchel gegen Blähungen, Ringelblumen in Form einer entzündungsheilenden Salbe, Beifuß zur Galleanregung usw.

Daß diese Pflanzen mild wirken, heißt aber nicht, daß sie wirkungslos sind und

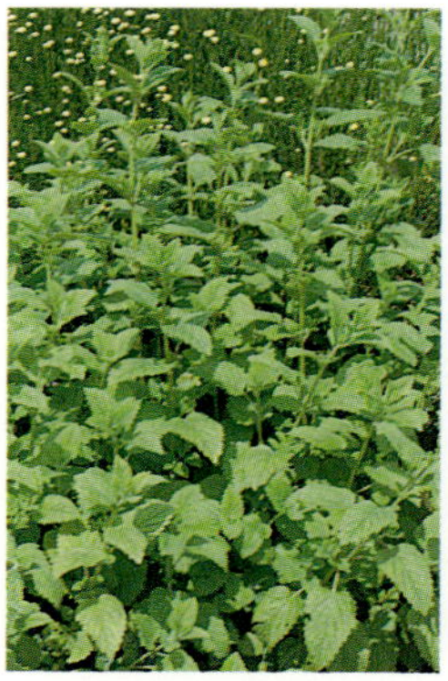

Zitronenmelisse

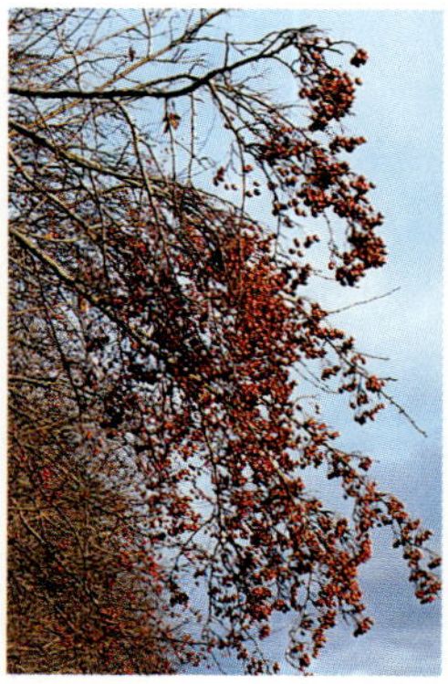

Weißdorn

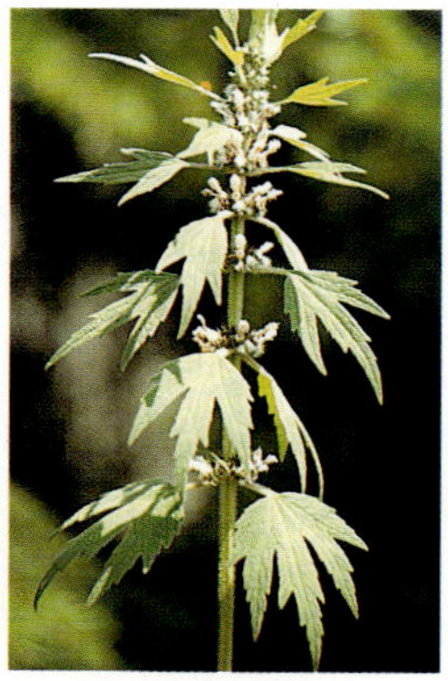

Herzgespann

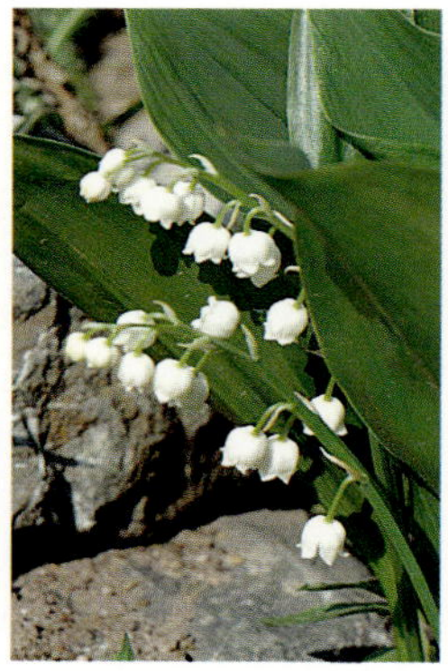

Maiglöckchen

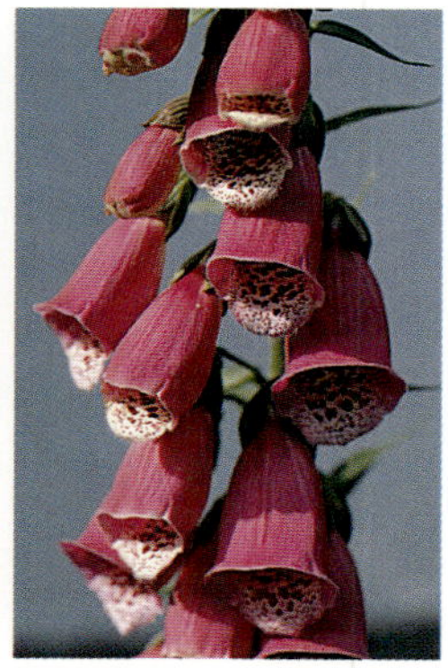

Fingerhut

nicht giftig
zur Selbstmedikation
geeignet

giftig!
zur Selbstmedikation
nicht geeignet!

nur dem helfen, der daran glaubt. Freilich sollte man keine zu hohen Ansprüche an diese Pflanzen stellen: Gravierende organische Erkrankungen sprechen in der Regel nicht auf Mite-Pflanzen an, sondern ihr Einsatzbereich ist vorwiegend die große Fülle funktionaler Beschwerden, unter denen der Betroffene ernsthaft leidet, bei denen aber der Einsatz starker Mittel nicht gerechtfertigt ist.

Auch bei Mite-Pflanzen gilt: Beachten Sie die Nebenwirkungen

Sogar die Anwendung milder Pflanzen ist nicht immer „völlig unbedenklich". Auch sie sind echte Heilmittel, die bei falschem Einsatz, im Dauergebrauch oder bei Überdosierung unangenehme Nebenwirkungen haben können. So sollte beispielsweise Kamillentee wegen seiner austrocknenden Wirkung – die bei der rinnenden Nase durchaus erwünscht ist – nicht für Augenspülungen verwendet werden. Mite-Pflanzen müssen meistens nicht so genau dosiert werden: Ob Sie 2 Tassen oder auch mal 5 Tassen trinken – wenn Ihnen der Tee schmeckt und gut bekommt – ist nicht entscheidend. Im Fachjargon ausgedrückt: Mite-Pflanzen haben eine große therapeutische Breite.

Umgekehrt haben die Forte-Pflanzen, wie schon betont, eine sehr enge therapeutische Breite; sie müssen sehr genau dosiert werden.

Mittelstarke Wirkung

Zu ergänzen wäre, daß es auch noch eine Reihe Pflanzen gibt, die zwischen Mite- und Forte-Pflanzen anzusiedeln sind. Für die herzwirksamen Kräuter wäre hier das Herzgespann zu nennen, mit dem man sich zwar nach menschlichem Ermessen nicht vergiften kann, und das in vernünftiger therapeutischer Dosierung anregend wirkt, aber bei Überdosierung Schlappheit und Benommenheit erzeugen kann. Auch Holunder, Arnika, Huflattich und Beinwell wären in diese Gruppe einzuordnen.

Teezubereitung und das Herstellen von Teemischungen

Regeln und Ausnahmen

Für die Zubereitung von Kräutertee gibt es einige Grundregeln, die jedoch, wie das bei Regeln so üblich ist, ihre Ausnahmen haben.

Tee aus getrockneten Blättern und Blüten wird folgendermaßen zubereitet:

2 gehäufte Teelöffel der zerkleinerten Droge werden mit 1/4 l kochendem Wasser überbrüht. (Eine Randbemerkung zum Begriff „Droge": Droge bezeichnet im Apothekerjargon allgemein getrocknete Pflanzenteile.) Nach dem Überbrühen wird das Gefäß zugedeckt, dann muß der Tee 5 bis 15 Minuten ziehen. Je intensiver der Duft einer Pflanze ist, also beispielsweise bei Pfefferminze, Holunderblüten oder Kamille, desto leichter verflüchtigen sich die Inhaltsstoffe, und

desto wichtiger ist es, daß der Tee nicht zu lange zieht oder nach dem Abgießen offen herumsteht. Das ist nicht nur entscheidend für den Geschmack, sondern die meisten Aromastoffe, beispielsweise ätherische Öle, sind gleichzeitig die entscheidenden Wirkstoffe und sollten sich nicht ungenutzt verflüchtigen. Eine Ausnahme für die beschriebene Zubereitungsart bildet die Mistel.

Für Misteltee werden 2 Teelöffel der zerkleinerten Droge mit 1/4 l Wasser kalt angesetzt, nach 12 Stunden abgesiebt und auf Trinktemperatur erwärmt. Warnung: Misteltee sollte nie überbrüht werden, weil sonst bestimmte Giftstoffe in den Tee übergehen würden.

Tee kann allgemein auch aus frischen Blättern und Blüten zubereitet werden. In diesem Fall muß gewichtsmäßig die 5- bis 10fache Menge im Vergleich zu getrockneten Pflanzen verwendet werden, da frische Pflanzen bis zu 90% Wasser enthalten. Es empfiehlt sich, den Tee mit den frischen Pflanzen kurz aufzukochen, weil er sich beim bloßen Überbrühen der ziemlich voluminösen frischen Pflanzenmenge zu sehr abkühlen würde.

Empfehlenswert ist beispielsweise eine Kur mit frischen Brennesseln zur „Blutreinigung":

Sechs Wochen lang täglich 1/2 bis 1 l Tee trinken, wobei 4 bis 6 knapp 20 cm lange, frische Triebe verwendet werden.

Bei rheumatischen Beschwerden oder Anfälligkeit für Infektionskrankheiten ist eine Kur aus frischen Holunderblüten einen Versuch wert:

Drei mittelgroße Blütenstände mit 1/2 l Wasser aufkochen, 5 Minuten ziehen lassen, nach und nach trinken.

Tee aus getrockneten *Früchten* wird in der Regel überbrüht, aber manche Arten werden auch kalt angesetzt und zum Sieden erhitzt.

Dazu einige Beispiele:

Hagebuttentee schmeckt am besten, wenn 2 gehäufte Teelöffel getrocknete Früchte mit 1/4 l kaltem Wasser übergossen, zum Sieden erhitzt, 10 Minuten lang gekocht und dann abgegossen werden.

Die intensiv duftenden Samenfrüchte von Kümmel, Anis und Fenchel werden vorteilhafterweise vor der Zubereitung etwas gequetscht, am besten in einem Mörser, dann mit kochendem Wasser überbrüht - 2 Teelöffel mit 1/4 l - und anschließend etwa 10 Minuten ziehen lassen.

Tee aus Wurzeldrogen wird kalt angesetzt und dann gleich oder nach einer gewissen Wartezeit zum Sieden erhitzt.

Dazu einige Beispiele:

Beim Löwenzahn wird meistens eine Mischung aus der getrockneten Wurzel und dem Kraut verwendet. Man setzt 2 Teelöffel der geschnittenen Droge mit 1/4 l kaltem Wasser an, erhitzt zum Sieden und siebt dann ab.

Auf die gleiche Art wird Engelwurztee zubereitet, man läßt ihn jedoch nur 2 Minuten ziehen.

Für Baldrianwurzeltee wird die Droge kalt angesetzt (2 gehäufte Teelöffel auf 1/4 l Wasser), 10 bis 12 Stunden stehen lassen, wobei mehrmals umgerührt werden sollte. Dann auf Trinktemperatur erwärmen und abgießen.

Bei der Zubereitung von Teemischungen wird die Droge im allgemeinen überbrüht.

Teemischungen: Selbst mischen oder kaufen?

Keine Frage: Teemischungen nach eigenem Geschmack zusammenzustellen macht Spaß. Das gilt besonders für Hausteemischungen, die nicht in erster Linie zur Behandlung von Krankheiten eingesetzt werden, sondern als schmackhaftes, gesundheitsförderndes Getränk dienen. Besonders, wenn der Durst von Kindern gelöscht werden soll, sind Teemischungen eine unübertrefflich gesunde Alternative zu Limonaden und auch zu den meisten Säften, denn Obst sollte im Sinne der Vollwertkost möglichst nicht als Saft, sondern mitsamt Pektin und anderen Ballaststoffen unverarbeitet und frisch gegessen werden. Für selbstbereitete Tees spricht die Tatsache, daß fertige Instant-Teemischungen für Kinder fast immer zu viel Zucker enthalten.

Hausteemischungen für jung und alt

Als Grundlage für Hausteemischungen können getrocknete Brombeerblätter verwendet werden; Hagebutten und Fenchelfrüchte dazumischen: Schon ist ein wohlschmeckender, bekömmlicher Tee entstanden. Vor allem im Sommer kann noch zusätzlich gekaufter Malventee *(Hibiscus sabdariffa)* dazugemischt werden, um ein besonders erfrischendes, säuerliches Teegetränk zu erhalten, das mit Honig gesüßt und mit Zitronensaft aufgewertet werden kann und gekühlt besonders gut schmeckt.

Ein innerlich erwärmender, schmackhafter Haustee für Erkältungszeiten wäre folgende Mischung:

Brombeerblätter, Hagebutten, Fenchelfrüchte und Holunderblüten zu gleichen Teilen gemischt.

Ein empfindlicher Magen reagiert freundlich auf die Kombination Brombeerblätter, Fenchelfrüchte und Kamillenblüten. Hat der Magen nervöse Marotten, dann könnte noch die Zitronenmelisse hinzugefügt werden. Sollte immer einmal die Gallenblase zwicken, ohne daß ein ernsthafter organischer Befund vorliegt, kann Beifuß beigemischt werden; wenn der Tee die Nieren durchspülen soll, getrocknetes Brennesselkraut.

Wenn Sie die Wirkungen und den Geschmack der Pflanzen kennen, können Sie bekömmliche, schmackhafte, das Wohlbefinden hilfreich unterstützende Hausteemischungen für die ganze Familie leicht selbst herstellen.

Einige Beispiele für Hausteemischungen

Ich begegnete einmal einem kräuterkundigen, österreichischen Landwirt, der mir erzählte, er habe immer eine kleine Kanne dabei, in der er seine Hausteekräuter sammle. Ich war erstaunt, welch interessante Kombination er zusammenstellte! Es war gerade Sommer und er erzählte mir, daß er manche Kräuter schon im Frühling gesammelt habe und manche aus dem Garten entnehme. Der fertige Tee enthielt etwa zu gleichen Teilen folgende Pflanzen:

Brennesselkraut, Frauenmantel, Johanniskrautblüten, Zitronenmelisse, Pfefferminze, Ringelblumenblüten, Schafgarbe, Schlüsselblumenblüten, Thymian, Waldmeister und Wegwarte.

Von den Inhaltsstoffen her betrachtet, erhält mit diesem Tee jedes Organ einen freundlichen „Schubs", und das ist es eigentlich, was man von einem guten Haustee erwartet. Seither lasse ich mir diesen Tee in der Apotheke mischen, und er ist in der eigenen Familie sehr beliebt. Natürlich trinken wir ihn nicht jeden Tag, denn Abwechslung macht das Leben süß!

Folgende Hausteemischung wirkt anregend und belebend. Sie ist besonders für Menschen mit niedrigem Blutdruck empfehlenswert:

Brombeerblätter, Zitronenmelisse, Rosmarin und Beifuß zu gleichen Teilen gemischt.

Sehr magenfreundlich ist folgender Haustee:

Löwenzahnwurzel und -kraut, Pfefferminzblätter, Hagebuttenfrüchte und Hibiskusblüten zu gleichen Teilen gemischt.

Der nächste Haustee wirkt kräftig entwässernd und ist damit zur „blutreinigenden" Frühjahrskur sowie zur Unterstützung der Therapie bei Arthrose, Gicht und Krampfadern geeignet:

Löwenzahnwurzeln und -kraut, Brennesselkraut, Ackerschachtelhalm und Hagebutten mit Samen zu gleichen Teilen gemischt.

Noch einmal: Hausteemischungen werden in erster Linie gegen den Durst und wegen der notwendigen Flüssigkeitszufuhr getrunken, so wie andere Leute Bier, Limonade, Saft oder Cola trinken. Umso besser, wenn der Haustee zusätzlich noch ein wenig den speziellen Gesundheitsbedürfnissen angepaßt ist.

Teemischungen als Medizin

Deutschland gilt als ein Land mit vielen, womöglich allzuvielen Vorschriften. Deshalb darf als Heilmittel nicht jede x-beliebige Teemischung verkauft werden, die sich irgend jemand irgendwann ausgedacht hat, und die ihm vielleicht selbst einmal gut geholfen hat. Die Richtlinien, die das Bundesgesundheitsministerium für Teemischungen erlassen hat, seien an einigen Beispielen aufgezeigt. Variationsmöglichkeiten sind vorhanden, aber die Grenzen sind doch ziemlich eng gesteckt.

Beginnen wir mit zwei Teemischungen zur Beruhigung und zum Schlafen. Diese müssen auf 100 Gramm Teemischung folgende Drogen enthalten:

Baldrianwurzel (20-40 g), Hopfenzapfen (20-30 g), Melissenblätter (20-30 g)

oder:

Baldrianwurzel (30-40 g), Melissenblätter (15-40 g), Passionsblumenkraut (10-20 g), Pfefferminzblätter (10-30 g)

Diesen Kombinationen dürfen folgende weitere Kräuter zugefügt werden, und zwar maximal jeweils bis zu 5%, also bis zu 5 g (auf 100 g Teemischung bezogen):

Anis, Fenchel, Kümmel, Hagebuttenschalen, Ringelblumenblüten, Kamillenblüten, Schafgarbenkraut, Pomeranzenblüten oder Süßholzwurzeln, und sonderbarerweise auch Rosmarinblätter, die als sprichwörtlich belebend wirken (aber was sind schon 5%).

Die Zubereitungsempfehlung:

1 Eßlöffel mit 150 ml siedendem Wasser überbrühen,
10 bis 15 Minuten ziehen lassen, durchsieben, vor dem Schlafengehen eine Tasse trinken.
150 ml entsprechen einer normalen Tasse oder etwas mehr als 1/8 l.
Das ist ein ziemlich konzentrierter Tee.

Nun noch zwei Beispiele für Magenteemischungen, wobei die im folgenden angegebenen Drogen in der Mischung mindestens 70% ausmachen müssen:

Angelikawurzel (10-25 g),
Schafgarbenkraut (15-30 g),
Tausendgüldenkraut (10-25 g),
Wermutkraut (10-25 g)

oder:

Enzianwurzel (10-30 g),
Löwenzahn (10-35 g),
Tausendgüldenkraut (10-25 g),
Wermutkraut (10-25 g)

Weiterhin gibt es Magenteemischungen, die als Hauptbestandteile Schafgarbenkraut, Melissenblätter und Pomeranzenschale enthalten. Als Nebenbestandteile, wieder bis zu je 5%, dürfen unter anderem Anis, Basilikum, Fenchel, Kornblumenblüten, Ringelblumenblüten oder Salbei enthalten sein.

Drittens seien noch an zwei Beispielen die wichtigsten Variantionsmöglichkeiten bei Hustenteemischungen erläutert.
Den Hustenreiz lindert folgende Mischung:

Fenchel (10-25 g),
Spitzwegerichkraut (25-40 g),
Süßholzwurzel (25-35 g),
Thymian (10-40 g)

Dazu dürfen, wieder je bis zu 5%, unter anderem Eibischblätter, Hagebuttenschalen, Lungenkraut und Malvenblüten kommen.

Bei grippalen Infekten mit Fieber wäre folgende Mischung zu empfehlen:

Holunderblüten (20-40 g),
Lindenblüten (20-40 g),
Weidenrinde (20-30 g)

Durch den Anteil an Weidenrinde enthält diese Mischung Salicylsäure, also natürliches „Aspirin", so daß sich der Tee auch für eine Schwitzkur eignet. Statt Weidenrinde können auch Mädesüßblüten genommen werden. Zusätzlich, wieder zu je 5%, können unter anderem Brombeerblätter, Fenchel, Hagebuttenschalen, Schwarze Johannisbeerblätter oder Süßholzwurzel verwendet werden. Wieder wird eine konzentrierte Zubereitung empfohlen:

1 Eßlöffel der getrockneten Mischung mit 150 ml kochendem Wasser überbrühen, 10 Minuten ziehen lassen, mehrmals am Tag eine Tasse trinken.

Nebenwirkungen sind bei diesen Mischungen im allgemeinen nicht zu erwarten, es sei denn, jemand reagiert allergisch auf das in Anis und Fenchel enthaltene ätherische Öl Anethol. Außerdem sind manche Menschen gegen Bitterstoffe empfindlich und reagieren darauf mit Kopfschmerzen.

Gesundheitstee: fertig abgepackt oder mischen lassen?

Fertige Teemischungen, die als Heilmittel im Handel erhältlich sind, gibt es von verschiedenen Firmen für die unterschiedlichsten Gesundheitsstörungen. Sie sind nach den eben exemplarisch beschriebenen Richtlinien zusammengestellt. Wenn Sie selbst Mischungen erfinden wollen, sind Sie an diese Vorgaben selbstverständlich nicht gebunden, denn nicht nur diese Kombinationen sind heilkräftig. Zu beachten wäre freilich, daß nicht etwa Pflanzen mit gegenteiliger Wirkung verwendet werden.

Damit sind wir bei der Frage: Warum überhaupt mischen und nicht Einzelpflanzen verwenden? In vielen Fällen ist tatsächlich die Einzelpflanze von Vorteil, aber Kräuter können sich in ihrer Wirkung auch gegenseitig unterstützen. Im Tee ist dann auch eine größere Vielfalt an Inhaltsstoffen enthalten und die Chance ist größer, daß genau jener Wirkstoff dabei ist, der dem kranken Organismus den heilenden Anstoß gibt. Ein zweiter, vielleicht noch wichtigerer Grund für Mischungen ist dann gegeben, wenn beispielsweise bei chronischen Erkrankungen über einen längeren Zeitraum hinweg stark wirkende Pflanzen verwendet werden sollen, also Forte-Pflanzen oder solche, die ihnen nahe kommen. Außerdem sollten die meisten Pflanzen nicht über eine längere Zeit täglich verwendet werden – nicht einmal Pfefferminztee oder Kamillentee –, und erst recht nicht Johanniskraut, Salbei, Weidenrinde, Waldmeister oder Wacholder. In Teemischungen sind die stark wirkenden Inhaltsstoffe in der gebotenen Verdünnung gegeben. Noch einmal: Mit Brombeerblättern kann bei Mischungen nichts falsch gemacht werden. Brombeerblätter haben eine Vielzahl an Inhaltsstoffen, aber alle in geringer

Menge. Deshalb bieten sie allen anderen Kräutern stets freundliche Unterstützung.

Die Pflanzen für die Teemischungen müssen nicht unbedingt selbst angebaut oder gesammelt werden, sondern Ihr Apotheker mischt nach Ihren Angaben den Tee und berät Sie auch gerne. Meistens macht das keine Probleme, denn das Angebot an getrockneten Teekräutern ist sehr umfangreich. Aber manche Heilpflanzen werden mit Sicherheit in den nächsten Jahren im Zuge der wissenschaftlichen Untersuchungen aus dem Handel genommen werden. Manche Pflanzen, die zeitweise geradezu Modedrogen waren, wie etwa Huflattich oder Immergrün, sind inzwischen nicht mehr im Handel, nicht etwa, weil sie wirkungslos wären, sondern weil sie bei mißbräuchlicher Verwendung nicht ungefährlich sind. Wenn Sie solche Pflanzen dennoch verwenden wollen, sollten Sie erstens pharmakologisch etwas vorgebildet sein und zweitens müssen Sie diese Drogen selbst sammeln oder anbauen.

Kräuter rund ums Jahr durch richtiges Konservieren

Gartenfrisch auf den Tisch

Gartenfrische Kräuter sind selbstverständlich ideal als Würzkräuter, für Salate und Wurzelgemüse geeignet. Im frischen Zustand bleibt vor allem das hitzeempfindliche Vitamin C voll erhalten. Besonders Vitamin-C-reich sind:

Petersilie 166 mg/100 g,
Meerrettich 114 mg/100 g,
Fenchelkraut 93 mg/100 g,
Gartenkresse 60 mg/100 g,
Brunnenkresse 51 mg/100 g

Empfohlen wird eine Vitamin-C-Aufnahme von 75 mg pro Tag. Demnach spricht viel für die Verwendung von frischen Kräutern.

Im Winter sollten einige Kräuter, zumindest Schnittlauch und Petersilie, in Schalen auf der Fensterbank gezogen werden. Zum Keimenlassen im Keimgerät – zur Not geht auch ein Suppenteller mit einem feuchten Papiertaschentuch – eignen sich besonders gut Gartenkresse, Rettich und Eruka.

Manche Kräuter eignen sich für keine Art der Konservierung und sollten dehalb nur frisch verwendet werden.

Die Rede ist vor allem von Boretsch, Gartenkresse, Portulak, Barbarakraut und Schnittlauch. Außer Schnittlauch sind aber auch die anderen Vertreter der Gattung Allium, also beispielsweise Lauch, Zwiebeln und Knoblauch nicht konservierbar, weil sie weitgehend ihren charakteristischen Duft verlieren und oft bitter werden.

Frühjahrskur mit Gartenwildkräutern

Schon im März hält es der echte Gartenfreund nicht mehr in seinen vier Wänden aus. Er wartet ungeduldig auf die ersten

Ein Butterbrot täglich mit kleingeschnittenem Löwenzahn ist die am unproblematischsten herzustellende Frühjahrskur

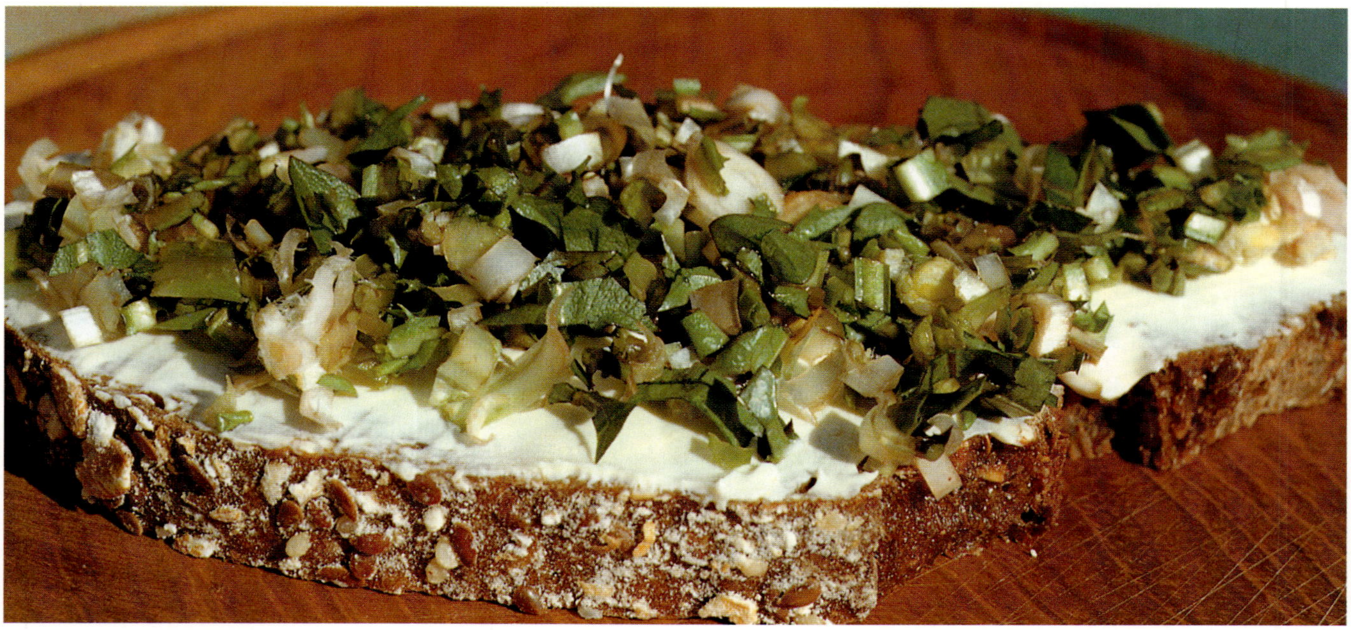

blühenden Krokusse und ersehnt die ersten zarten Triebe der Wildgemüse. Wir wissen es alle, er wartet nicht umsonst. Da und dort quält sich bereits ein Löwenzahn ans Licht. Er wird geerntet, indem man ihn so tief unten abschneidet, daß die Rosette beisammen bleibt. Dann wird er gewaschen und klein geschnitten. Er schmeckt außerordentlich delikat auf einem Brot mit Butter oder Quark. Auch wenn Sie nicht vorhaben, ein Vegetarier zu werden, sind während der Frühjahrskur ein vegetarisches Abendessen an allen Tagen und zwei bis drei Vollwerttage pro Woche durchaus förderlich für die Gesundheit.

Ein französischer Trick

Der Löwenzahn bleibt nicht lange so zart wie die „Erstlinge". Bald wird er grün und bitter. Weil eine Frühjahrskur mindestens 4 Wochen dauern soll, muß ein Trick angewendet werden, um den Löwenzahn recht zart zu halten. Wo zwei, drei oder mehr Löwenzahnpflanzen im Rasen beisammen stehen, wird daher eine Blumenschale, ein Brett oder ein Eimer über die Pflanzen gelegt. Diese Abdeckung bleibt zwei bis drei Wochen auf den Löwenzahnpflanzen liegen. Das Zudecken ist ein Trick, um die Löwenzahnpflanzen zart, gelb, jung und fleischig zu erhalten. Die zarten Löwenzahnpflanzen können nun für den Frühlingssalat verwendet werden. Pro Person werden für die Frühjahrskur zwei bis drei Pflanzen gewaschen und geputzt.

Noch mehr Frühlingskräuter

Um den Frühlingssalat noch vollwertiger zu gestalten, werden zusätzlich zarte Blättchen der Schafgarbe, junge Triebe des Gänseblümchens, einige Spitzwegerichblätter und - wegen der Würze - einige Blättchen vom Giersch oder Geißfuß geerntet.

Tabelle über den Vitamin-C-Gehalt verschiedener Obstsorten (nach „Der Praktische Gartenratgeber", Heft 1/1990)

Apfelsorte	Vitamin-C-Gehalt in 100 g Fruchtfleisch
Berlepsch	31 mg
Berner Rosenapfel	11 mg
Schöner von Boskoop	20,6 mg
Elstar	8 mg
Glockenapfel	16 mg
Golden Delicious	8 mg
Goldparamäne	18,1 mg
Gravensteiner	7,8 mg
James Grieve	6,8 mg
Klarapfel	15,3 mg
Ontario	20,6 mg
Winterrambur	15 mg
Zum Vergleich einige andere wichtige Obstarten:	
Birne	5 mg
Süßkirsche	9 mg
Pflaume	5 mg
Rote Johannisbeere	36 mg
Schwarze Johannisbeere	189 mg
Erdbeere	62 mg

Der Vitamin-C-Gehalt der verschiedenen Sorten wurde während einiger Jahre unter annähernd gleichen Bedingungen gemessen. Die Angaben schwanken je nach Pflege, Reifezustand und Witterungsbedingungen und stellen deshalb nur Durchschnittswerte dar

Diese fünf Kräuter wäscht man und schneidet sie recht fein, damit die Familie nicht unbedingt merkt, was ihr da serviert wird, denn bei dem Ansinnen, Gänseblümchen oder Giersch zu essen, läßt der eine oder andere Göttergatte recht spitze Bemerkungen fallen. Inzwischen wurde außerdem ein schöner Salat vorbereitet - Kopfsalat, Endivien, Rapunzel, Weißkraut, Sellerie oder was die Familie sonst noch gerne ißt - und eine gute Salatmarinade angemacht. In diese Marinade werden die fünf feingeschnittenen Wildkräuter eingerührt, und diese Soße wird dann über den vorbereiteten Salat verteilt. Mindestens vier- bis fünfmal in der Woche sollte eine solche Rohkost serviert werden.
Eine bessere Frühjahrskur läßt sich kaum vorstellen!

Fortgeschrittene Heilkräuterfreunde werden es bei diesen fünf Kräutern nicht bewenden lassen, sondern auch sonst noch dieses oder jenes Pflänzchen als Salat-, Gemüse- oder Suppenwürze verwenden. Vogelmiere, junge Brennesselspitzen, junge Birkenblättchen, Taubnesselblättchen, Sauerampfer, zarter Klee und vor allem die Knoblauchsrauke können noch zusätzlich für den Frühlingssalat verwendet werden.

Die Frühjahrskur mit den genannten Kräutern ist deshalb so günstig, weil die meisten Gesundheitsstörungen, die der Winter mit sich bringt, durch sie behandelt und gebessert werden können.

Kräuter trocknen

Trocknen ist eine klassische Methode der Konservierung, bei der bestimmte Regeln beachtet werden müssen. Die Kräuter sollen nicht in feuchtem Zustand geerntet werden. Ganz besonders sorgfältig muß zum Beispiel bei Holunderblüten, Brennesselkraut und Königskerzenblüten darauf geachtet werden, daß die geernteten Pflanzenteile wirklich nicht feucht sind, wenn sie zum Trocknen aufgelegt werden. Beim Trocknen dürfen die Pflanzen ihre Eigenfarbe nicht verlieren. Ist die getrocknete Droge schwarz oder braun verfärbt, dann ist sie wertlos.

Blätter und *Blüten* sollen vor dem Trocknen nicht gewaschen werden. Die Kräuter werden auf weißem Papier an einem warmen, luftigen Platz ausgebreitet oder sie werden zu Sträußen gebündelt und im Schatten aufgehängt. Künstliche Wärme in der Backröhre bei 45 °C oder im Dörrapparat ist für manche Kräuter empfehlenswert. Das Trocknen im Mikrowellenherd habe ich noch nicht praktiziert, aber es soll gute Ergebnisse bringen. Die Kräuter dürfen jedoch nur in sehr dünner Lage in den Herd gebracht werden, weil sie im frischen Zustand 70 bis 90% Wasser enthalten, das beim Anschalten der Mikrowelle augenblicklich verdunstet.

Manche Gewürze verlieren beim Trocknen stark an Aroma, vor allem die *Blätter* der Doldenblütler, wie etwa Dill oder Petersilie, während die meisten Lippenblütler, beispielsweise Oregano, Majoran, Salbei, Thymian und Minzen, ihren Duft gut bewahren.

Bezüglich der Aufbewahrung getrockneter Würz- oder Teekräuter scheiden sich die Geister: Manche Fachleute bestehen auf luftdicht verschlossenen Schraubgläsern, was für das Aroma sicher gut ist.

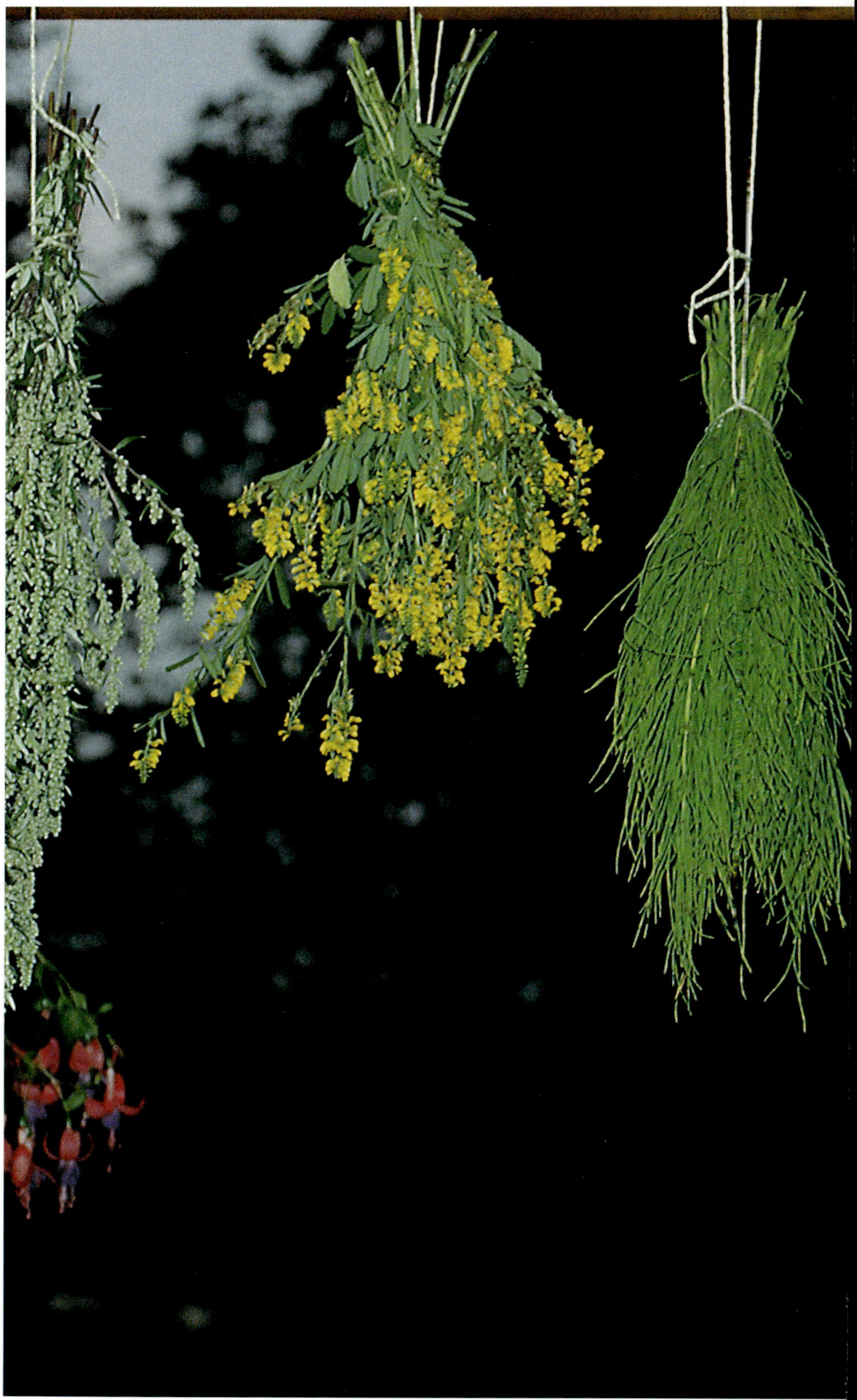

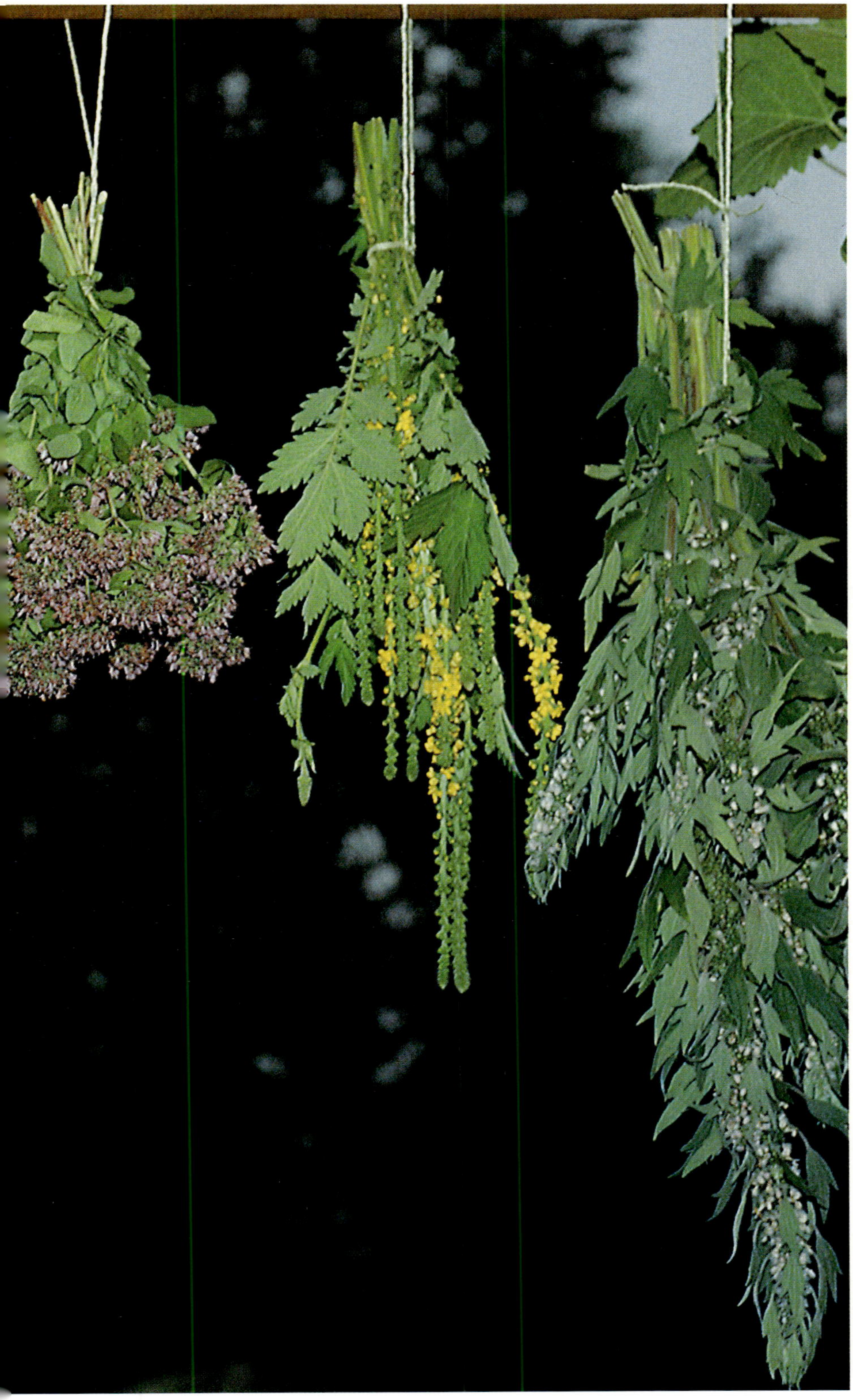

Andererseits führt dann die kleinste Spur Feuchtigkeit zum Schimmeln oder Muffigwerden. In der bäuerlichen Tradition werden die Kräuter bevorzugt in Papiertüten oder Leinensäckchen aufbewahrt. Mittelweg: Kräuter in Gläser füllen und mit Pergamentpapier und Gummiring verschließen.
Zur Haltbarkeit getrockneter Tee- und Gewürzkräuter wäre folgendes zu sagen: Trocknen Sie nicht mehr als Sie voraussichtlich innerhalb eines Jahres brauchen! Vor allem Drogen mit hohem Gehalt an ätherischen Ölen beginnen schon nach einem halben Jahr an Wert zu verlieren.

Wurzeln werden gewaschen, gut abgetropft, gespalten, mit der Nadel auf einen Faden gezogen und luftig aufgehängt. Wenn sie fast trocken sind, werden sie abgenommen, fein zerschnitten, nachgetrocknet und in Schraubgläsern luftdicht aufbewahrt. Wurzeldrogen müssen deswegen gut verschlossen aufbewahrt werden, weil sie häufig recht anfällig für Vorratsschädlinge sind.
Größere, saftige Früchte, wie etwa Hagebutten, werden vor dem Trocknen zerschnitten, kleinere Früchte, beispielsweise Weißdorn, im ganzen möglichst rasch getrocknet.
In der Pflanzenheilkunde verwendet man einige Drogen als Pulver oder zerkleinert und zerquetscht sie vor einer Weiterverarbeitung . Das geschieht am besten im Mörser, einem höchst empfehlenswerten Gerät auch für den Hausgebrauch.
Beispiel: Jemand in Ihrer Familie bekommt plötzlich Husten. Quetschen Sie 1/2 Teelöffel Fenchelsamen im Mörser, rühren Sie die zerdrückten *Samen* mit etwas Honig oder Marmelade an und lassen Sie diese hilfreiche Medizin langsam im Mund zergehen. Eine solche mit Honig oder Marmelade angerührte, zerkleinerte Pflanzendroge hat den schönen alten Namen „Latwerge".

Tiefkühlen: Die schonendste Methode für Vitamine und Aroma

Zur Vorbereitung wäscht man die Kräuter, läßt sie gut abtropfen und zupft dann die *Blätter* von den Stielen. Anschließend werden sie leicht zerdrückt oder zerrieben im Gefrierbeutel schockgefroren. Bei einer anderen Methode können Sie die fein geschnittenen Kräuter in die Würfelschale des Gefrierfachs geben, mit kaltem Wasser übergießen und rasch einfrieren. Die Eiswürfel werden im Gefrierbeutel aufbewahrt und beim Kochen kurz vor dem Ende der Garzeit dem Gericht beigegeben. Für geeiste Drinks können Minzeblätter oder Triebspitzen im Ganzen in Eiswürfel eingefroren und dem Getränk zugesetzt werden. Ein besonders dekorativer Partyknüller: In Eiswürfel eingefrorene Minzeblütenstände oder himmelblaue Boretschblütchen.

Herstellen von Kräuteressig

Essig eignet sich gut zum Konservieren mancher flüchtiger Düfte. Estragon-Essig ist am bekanntesten, aber auch Zitronenmelisse, Rotes Basilikum, Weinraute, Salbei und Eberraute eignen sich zum Konservieren in Essig. Auch andere Mischungen ergeben ebenfalls einen vortrefflichen Würzessig. 2 – 3 Scheiben Zitrone oder 2 bis 3 Eßlöffel Himbeeren oder Brombeeren mit den Kräutern in Essig eingelegt, sind besonders delikat.

Die Kräuter und auch die *Früchte* werden in einer weithalsigen Flasche mit einem guten Wein- oder Obstessig übergossen. Dann läßt man sie 2 bis 3 Wochen ziehen. Wenn der Essig in der Küche verwendet wird, kann er vor Gebrauch abgesiebt werden, die Kräuter können aber auch in der Flasche bleiben.

Die halbreifen Fruchtstände mancher Doldenblütler, vor allem Dill sowie Kerbel oder Kümmel, können ebenfalls in Essig eingelegt werden und haben als Würze beim Einmachen von Gurken oder anderem Gemüse eine lange Tradition.

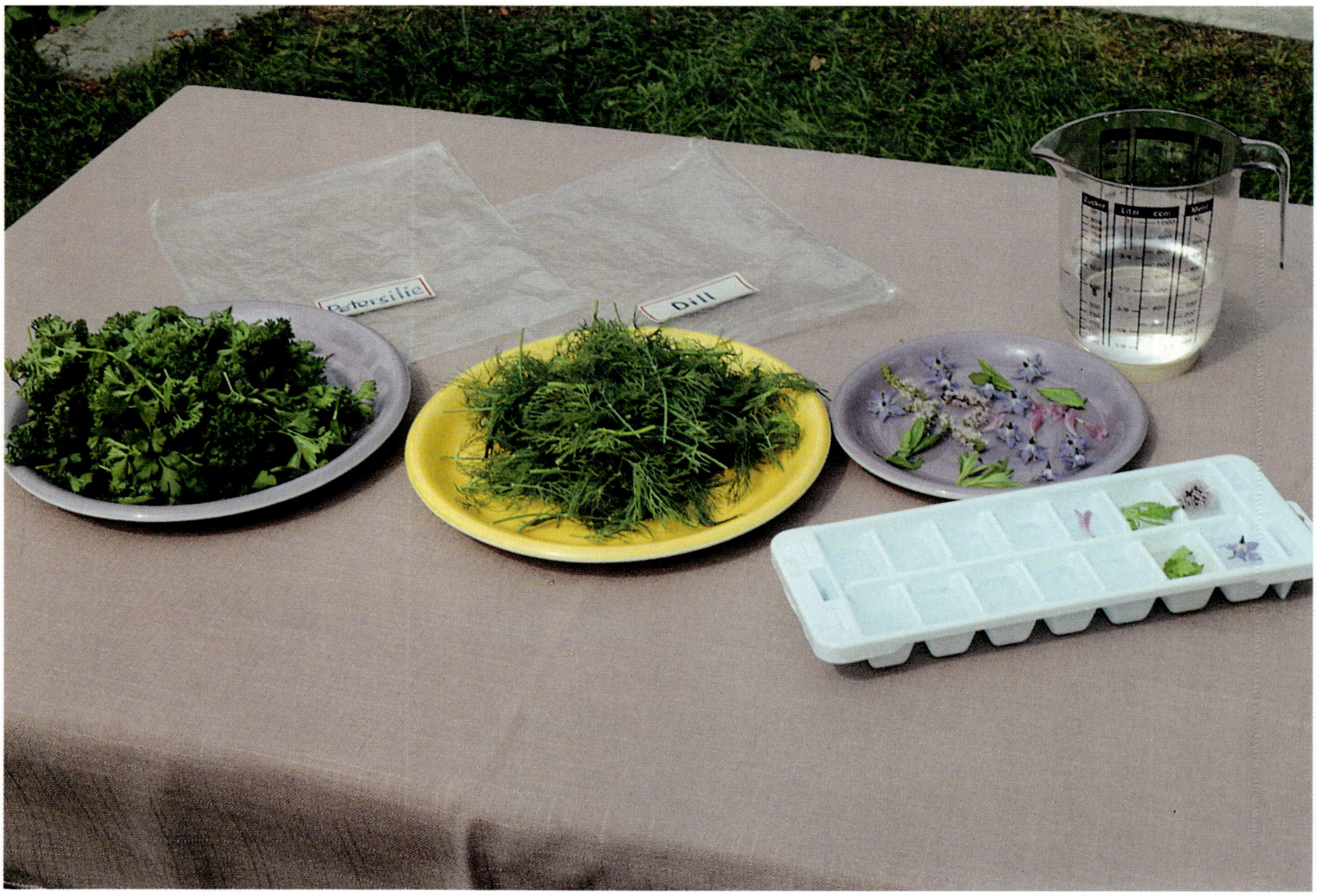

Bild links:
Eiswürfel mit Boretschblüten, Minze-Triebspitzen oder Minzeblütchen als Party-Gag. Blattgewürze werden locker in Gefrierbeutel eingefüllt und dann eingefroren

Bild unten:
Salzkräuter: nicht die modernste Art der Konservierung, aber sehr zu empfehlen

Konservieren von Gewürzkräutern mit Salz

Einsalzen ist eine altmodische, aber vom Duftergebnis her gar nicht schlechte Methode. Gut bewährt hat es sich, die gemischten Würzkräuter – Petersilie, Sellerie, Estragon, Liebstöckel, Bohnenkraut, Majoran usw. – zusammen mit verschiedenen Wurzelgemüsen, wie etwa Sellerie, Möhren, Petersilie, Pastinak oder Liebstöckel durch den Fleischwolf zu drehen. Beim Hacken mit den Drehmessern der Küchenmaschine erhält man eine ungleichmäßige Zerkleinerung. Eine feste Paprikaschote und eine frische, entkernte Peperonifrucht geben der Mischung Pfiff. Ich selbst verwende für die Salzkräuter keine Zwiebeln, keinen Schnittlauch und keinen Lauch, weil diese Gemüse bitter werden können.

Die zerkleinerten Kräuter und Gemüse werden mit Salz gemischt, wobei auf 4 Gewichtsteile Kräutermischung 1 Gewichtsteil Salz kommt. Dann wird die Mischung in kleine Gläser abgefüllt. Sie ist auch ohne Kühlung den ganzen Winter haltbar und eignet sich besonders gut für Salatmarinaden. Bei Suppe oder Gemüse wird die Würze erst am Schluß zugesetzt. Beachten Sie den Salzgehalt und salzen Sie die Speisen nicht unnötig zusätzlich!

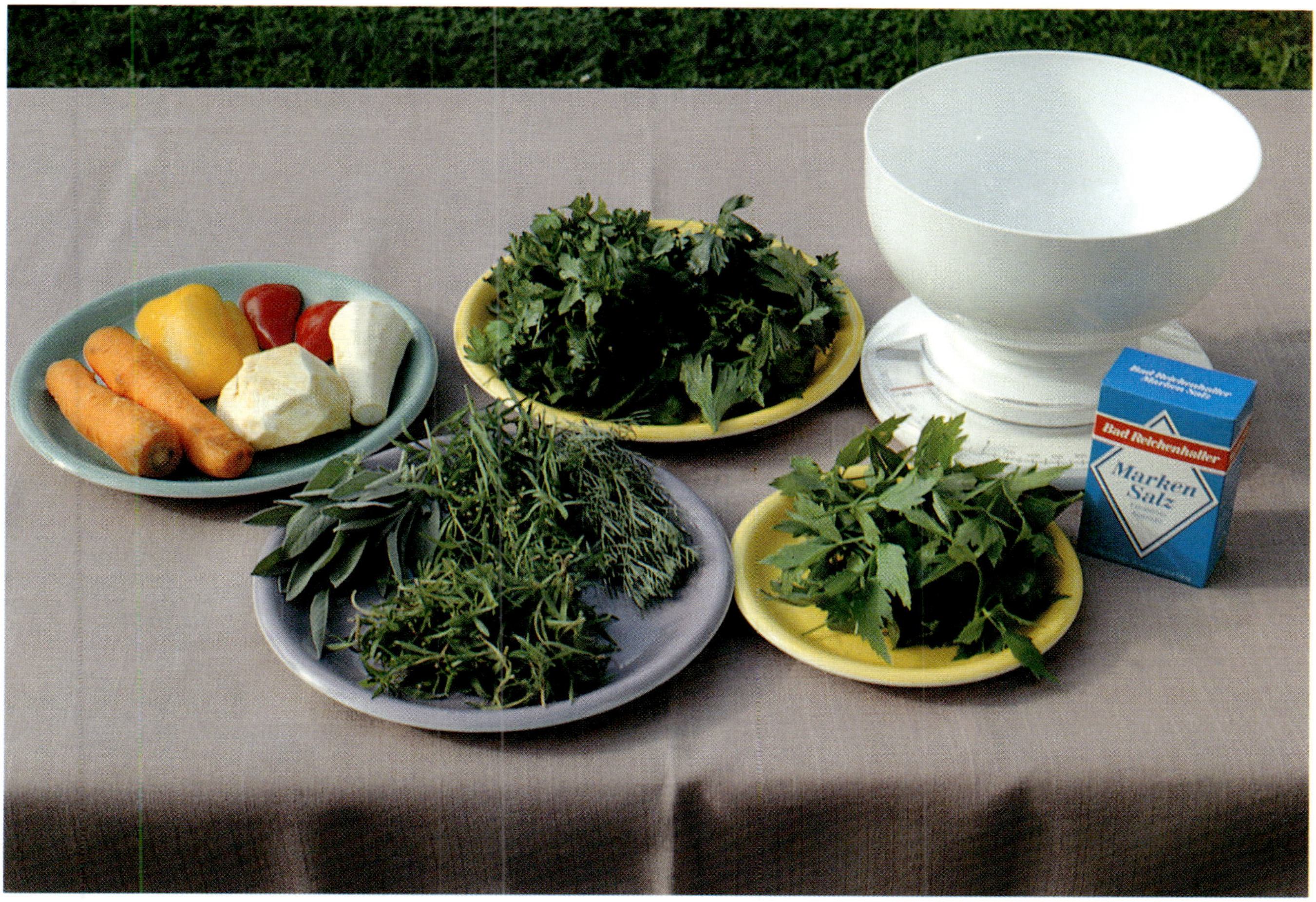

Kräuter in Öl einlegen

Manche Kräuter geben ihre Wirkstoffe und ihren Duft gerne an Öl ab. Für Würzzwecke können Sie sich ein Sortiment aus verschiedenen kaltgepreßten Ölen mit unterschiedlicher Kräutereinlage herstellen, wobei vor allem die meisten Lippenblütler – Thymian, Rosmarin, Rotes Basilikum, Oregano und Salbei – ihre ätherischen Öle gerne mit dem Speiseöl vermischen. Die Kräuter werden gezupft oder nicht zu fein geschnitten und in einer Flasche aus hellem Glas so weit mit dem Öl bedeckt, daß es ein Fingerbreit über den Kräutern steht. Die letzte Anweisung muß ganz besonders beachtet werden, sonst beginnt der Ansatz zu schimmeln und ist wertlos. Anschließend wird das Öl drei Wochen lang in die Sonne gestellt und alle drei Tage geschüttelt. Am Schluß gießt man die Mischung durch ein Sieb und preßt die Rückstände ab.

Bei der Herstellung von Kräuteröl muß man sich darüber klar sein, daß es nur recht begrenzt haltbar ist. Auch bei der Herstellung von Johanniskrautöl für medizinische Zwecke (Seite 68) wird oft darüber geklagt, daß dieses kostbare Rotöl sehr rasch ranzig wird. Durch eigenes Ausprobieren hat sich gezeigt, daß beim Ansetzen des Öls mit zerkleinerten Pflanzen die Haltbarkeit wesentlich besser gewährleistet ist, als wenn die Blüten und Blätter im Ganzen verwendet werden.

Ausziehen der Wirkstoffe mit Alkohol

Alkohol ist ein gutes Lösungsmittel für manche ansonsten flüchtigen Düfte und Wirkstoffe. Köstlich duftet zum Beispiel Lavendelspiritus, der verdünnt zum Einreiben verwendet werden kann. Für den Ansatz eine helle, weithalsige Flasche locker mit frischen Lavendelblüten füllen und mit 70%igem Alkohol bedecken. Anschließend läßt man ihn drei Wochen an einem warmen, hellen Platz ziehen.

In der gleichen Weise wird mit Rosmarinzweiglein, Ringelblumen und Gartenarnika (anstelle der unter Naturschutz stehenden, wildwachsenden Arnika) verfahren. Wenn diese alkoholischen Auszüge zum Einreiben verwendet werden sollen, verdünnt man sie mit Wasser (mindestens im Verhältnis 1:10). Die Behandlungsdauer sollte allerdings nur kurz sein, da Alkohol stark austrocknend auf die Haut wirkt.

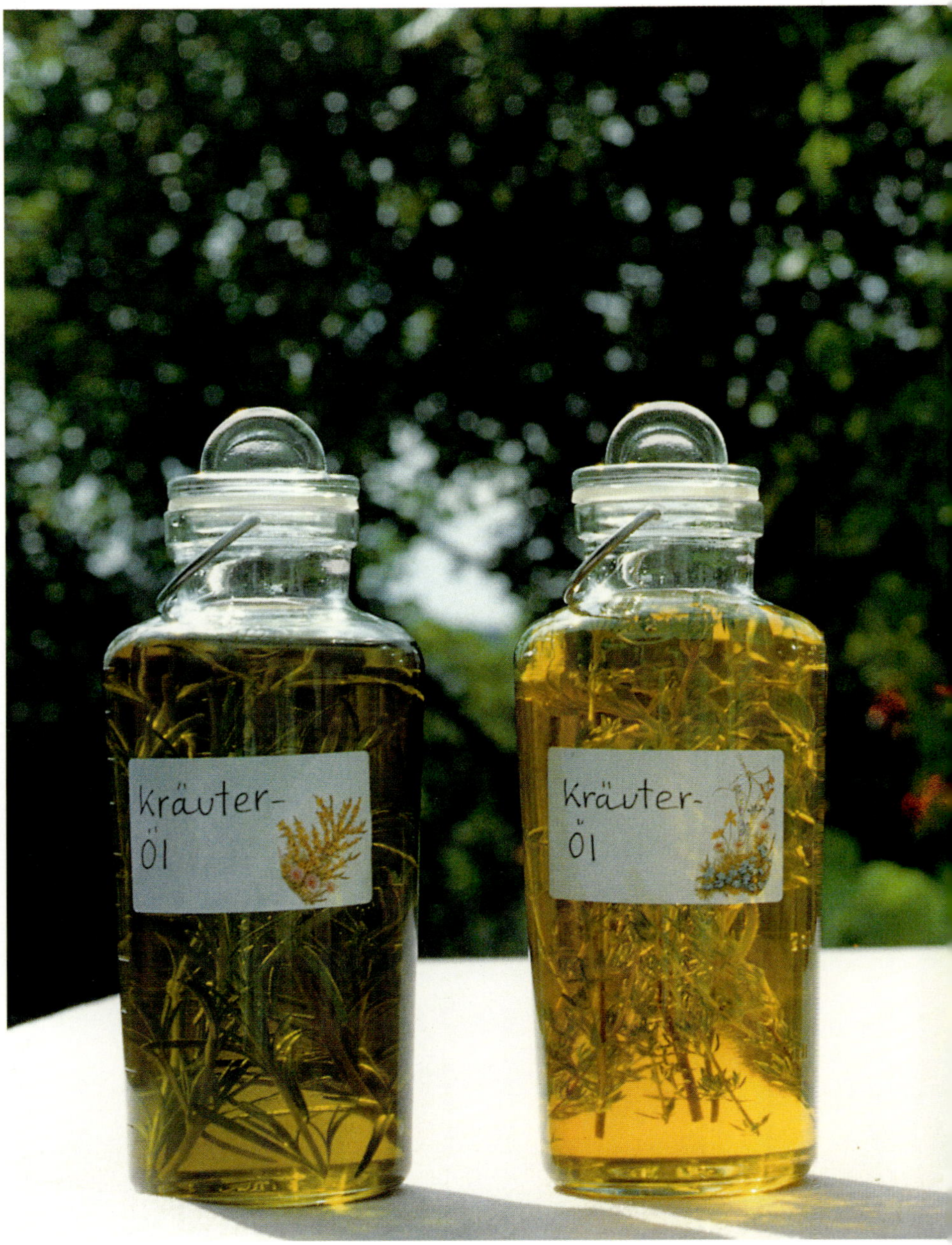

Mit 350 g durchgepreßtem Knoblauch und 300 ml 96%igem Alkohol läßt sich ein heilsamer „Geist" herstellen, von dem 3 mal täglich 10 bis 25 Tropfen eingenommen werden sollten. Arteriosklerose, Durchblutungsstörungen der Herzkranzgefäße, des Gehirns, des Augenhintergrundes, des Innenohrs und in den Beinen werden mit diesem „Duftwasser" behandelt. In der bäuerlichen Volksmedizin wird ein alkoholischer Auszug aus frischen Löwenzahnblumen gegen Magenbeschwerden und bei Erkältungen empfohlen.

Auch Ihre Echinacea-Tinktur können Sie selbst herstellen: *Wurzeln*, *Blüten* und *Blätter* des Roten Sonnenhuts kleinschneiden, in eine braune Flasche füllen und mit 90%igem Alkohol übergießen, 3 Wochen stehen lassen, täglich gut durchschütteln, dann absieben. Echinacea-Tinktur stärkt die Abwehrkräfte und ist bei grippalen Infekten, Angina, Reizblase, Unterleibsentzündungen und Prostataentzündung einen Versuch wert. Dreimal täglich werden 15 bis 25 Tropfen mit wenig Wasser vor dem Essen eingenommen.

Die bisher beschriebenen Rezepte für alkoholische Auszüge stammen aus der Volksmedizin. Pharmakologisch fachgerecht werden alkoholische Auszüge nach den folgenden Methoden hergestellt:

Erste Methode: Man preßt frische Pflanzen durch ein Tuch oder in der Zentrifuge aus, fügt zum so gewonnenen Saft die gleiche Gewichtsmenge 90%igen Alkohol zu, läßt alles 8 Tage stehen und filtert dann ab.

Zweite Methode: Getrocknete und zerkleinerte Pflanzenteile werden mit 90%igem Alkohol übergossen, meistens im Verhältnis 20 Gewichtsteile Pflanzen zu 100 Gewichtsteilen Alkohol. Wieder 8 Tage stehen lassen, dann filtern.

Einlegen von heilsamen Pflanzen in Weingeist oder auch Wein hat eine lange Tradition, vor allem bei Hildegard von Bingen und in der Klostermedizin. Man denke beispielsweise nur an den sehr bekannten „Melissengeist". Es sei jedoch daran erinnert, daß alkoholgefährdete Patienten den Alkohol nicht einmal tropfenweise genießen dürfen, ohne einen ernsten Rückfall zu riskieren.

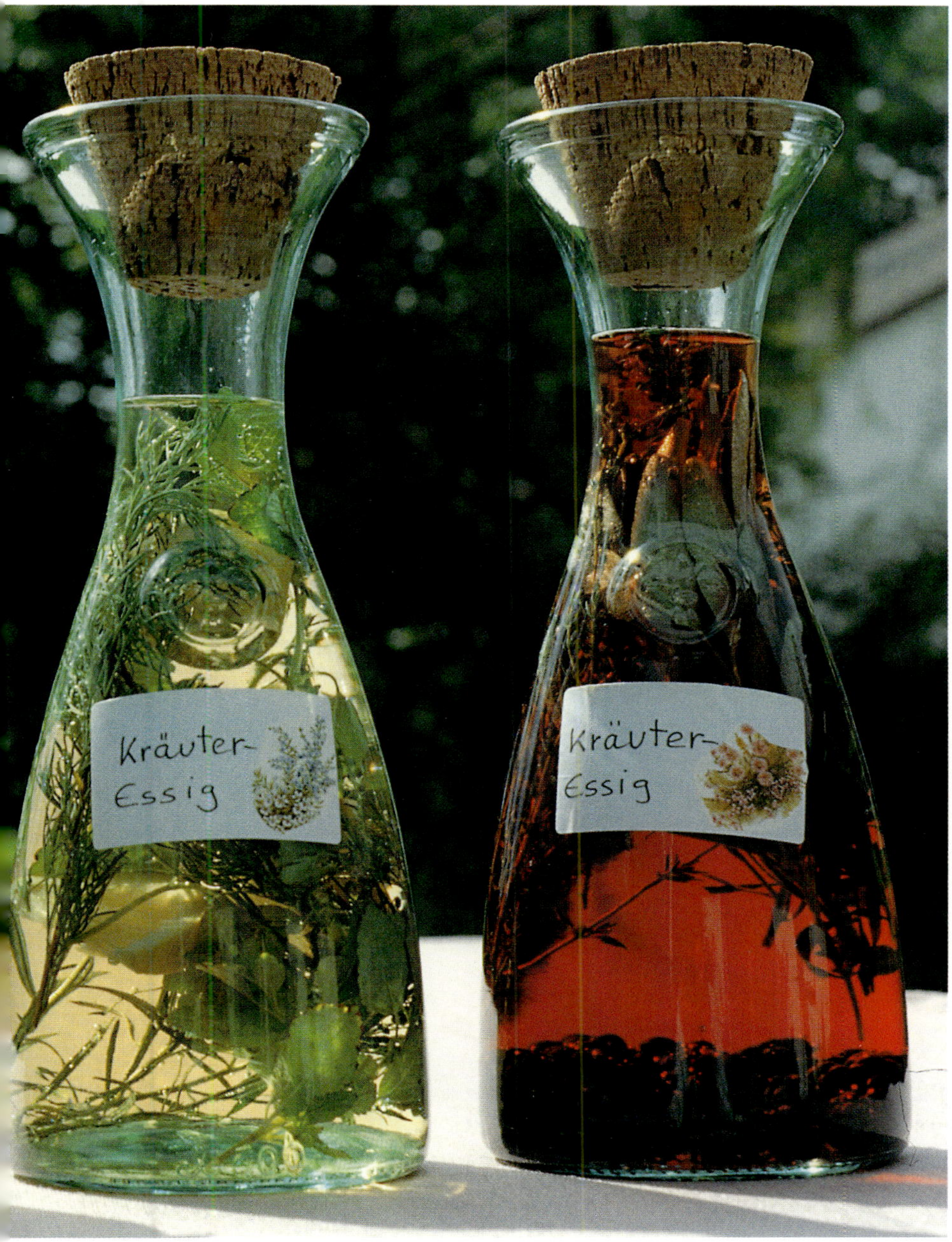

Lassen Sie Ihre Fantasie spielen, wenn es um Gewürzkombinationen für Kräuteressig und Kräuteröl geht

Herstellen von Salben mit Fett

In der bäuerlichen Volksmedizin wird als Grundlage verschiedener Hausmittel gerne (Ziegen-)Butter oder ungesalzenes Schweineschmalz verwendet. Beschrieben wurden lediglich Ringelblumensalbe und Beinwellsalbe, aber auch aus Salbei, Majoran, Echtem Steinklee oder Thymian können Salben nach folgendem Grundrezept hergestellt werden:

Zwei Handvoll frische Pflanzen werden in 1/2 kg ca. 70 °C heißes Schweineschmalz eingerührt, 3 Stunden bei etwa dieser Temperatur ausziehen lassen, wobei ab und zu umgerührt werden sollte. Dann durchsieben und die Salbe in kleine Gläser abfüllen. Der Vorrat wird im Tiefkühlschrank aufbewahrt.

Traditionsgemäß verwendet man Schweinefett für diese Mittel, weil es preiswert ist, sich außerordentlich leicht verarbeiten läßt und zudem sehr haltbar ist. Es hat einen niedrigen Schmelzpunkt, so daß es sich gleichmäßig auf die Haut auftragen läßt. Aus moderner Sicht wäre noch zu sagen, daß Schweinefett aus kleinen Molekülen besteht, die leicht in die Poren der Haut eindringen, so daß eine gewisse Tiefenwirkung gewährleistet ist. Kurzum, Schweinefett ist für diesen Zweck nicht so schlecht geeignet wie manchmal behauptet wird.

Wer Schweinefett absolut nichts abgewinnen kann, sei auf Lanolin (= Wollfett) oder Eucerin (= eine Emulsion aus Lanolin und Wasser) aus der Apotheke verwiesen. Für Salben, die als Heilmittel oder für kosmetische Zwecke im Handel sind, werden diese Fette als Grundlage verwendet. Sie bedürfen aber großer Sorgfalt bei der Verarbeitung, besonders beim Erwärmen. Wenn eine Salbe Pflanzenwirkstoffe enthalten soll, wird im allgemeinen bei der fabrikmäßigen Herstellung oder bei der Anfertigung durch den Apotheker ein alkoholischer Auszug aus getrockneten Pflanzen mit der Salbengrundlage gemischt. Auch Vaseline kann verwendet werden. Es handelt sich dabei, chemisch betrachtet, nicht um ein echtes Fett, sondern um Kohlenwasserstoffketten, ähnlich wie bei Diesel- oder Schmieröl. Vaseline wird bei der Erdölverarbeitung gewonnen.

Ausziehen von Kräuterwirkstoffen mit Honig oder Zucker

Diese Methode wird vor allem bei Hausmitteln für Erkältungskrankheiten angewendet. Spitzwegerich, Löwenzahnblüten, junge Fichtentriebe, Huflattichblätter, Thymian und Engelwurzstengel eignen sich für solche Rezepte besonders gut.

In meiner eigenen Familie hat sich bei Bronchitis neben Spitzwegerichhonig (Seite 112) ein altes, volksmedizinisches Hausmittel aus Huflattichblättern gut bewährt:

In einem Glas werden gewaschene und gut abgetropfte, junge Huflattichblätter eingezuckert. Auf jedes Huflattichblatt kommt 1 Eßlöffel Zucker, wobei die unterste und oberste Schicht aus Zucker bestehen soll. Dieses Glas wird luftdicht verschlossen und 3 Monate lang im Garten zwecks Fermentierung vergraben. Dann wird der Ansatz mit den Blättern in einen Topf gegeben und mit wenig heißem Wasser verrührt, so daß der restliche Zucker sich gerade löst. Anschließend absieben, den Sirup einmal aufkochen und in kleine Flaschen abfüllen. Dieser Hustensaft ist nicht für jede Allerweltserkältung gedacht, aber bei festsitzender Bronchitis könnte 4 bis 5mal täglich 1 Teelöffel eingenommen werden. Huflattichtee oder Huflattichsirup sind besonders gut schleimlösende Mittel. Huflattich ist zwar keine Forte-Pflanze, aber bei unsachgemäßer Anwendung oder im Dauergebrauch sind wegen ihres Gehalts an Pyrolizidinalkaloid Nebenwirkungen, besonders die Leber betreffend, nicht auszuschließen. Beachten Sie deshalb die auf Seite 129 angesprochenen Vorsichtsregeln! Die sogenannte „Kommission E", die seit 1978 im Auftrag des Bundesgesundheitsministeriums Heilpflanzen auf ihre Wirksamkeit, ihre optimale Dosierung und ihre Nebenwirkungen hin untersucht, empfiehlt bei Bronchialkatarrh 2 Tassen Huflattichtee täglich mit der – mir selbst ungemein konzentriert scheinender! — Mengenangabe: 2 Eßlöffel zerkleinerte *Blüten* und *Blätter* bzw. Blüten oder Blätter allein in 1 Tasse kochendem Wasser 10 Minuten lang ausziehen lassen.

Auszüge mit Zuckerlösung, also verschiedene Arten von Sirup, z.B. aus Holunderblüten, Löwenzahnblüten oder jungen Fichtentriebspitzen, haben volksmedizinisch einen guten Ruf. Die frischen, oder seltener, die getrockneten Pflanzenteile werden mit einer Zuckerlösung gut durchgekocht. Wasser und Zucker sollten dabei im Verhältnis 100 ml zu 180 g stehen.

Der wäßrige Kräuterauszug

Jede Teezubereitung ist ein wäßriger Auszug. Die Grundregeln dafür wurden ab Seite 130 eingehend beschrieben, aber noch einmal sei betont: Es gibt viele Ausnahmen.

Nur wenige Teearten eignen sich zum Dauergebrauch. Sehr günstig sind Teekuren, wobei 6 bis 8 Wochen lang eine bestimmte Teeart getrunken und dann abgesetzt wird. Eventuell kann eine weitere Kur mit einer anderen Teeart angeschlossen werden. Für langfristigen Gebrauch eignen sich Teemischungen, aber auch dabei sollte ein allzu ausgeprägter Gewöhnungseffekt vermieden werden. Zwar entfalten Heilpflanzen und andere Naturheilverfahren ihre Wirkung in der Regel nicht rasch und unmittelbar, sondern bauen den Heileffekt erst nach und nach auf, aber bei chronischen Erkrankungen sollten die Selbstheilungskräfte doch immer einmal einen neuen, andersartigen Anstoß bekommen.

Tee wird auch äußerlich angewendet. Zum Gurgeln, für Spülungen und für Einläufe sind Temperaturen von 30 bis 35 °C zu empfehlen. Teilbäder zur Wundbehandlung werden im allgemeinen mit 35 bis 40 °C durchgeführt.

Für medizinisch wirksame Bäder, also wenn es nicht nur um ein wenig guten Duft geht, werden für ein Vollbad 500 g Trockenkräuter abgekocht oder überbrüht – das richtet sich nach den zu verwendenden Pflanzen –, dann läßt man die Kräuter ziehen, siebt ab und setzt diesen Auszug dem Bad zu.

Gesunde Heimtiere durch Wildkräuter

Wer sein Leben mit einem Tier teilt, kann und sollte seinem haarigen oder gefiederten Liebling zusätzlich zum üblichen Futter einige wohlschmeckende, wildwachsende Kräuter zukommen lassen. Zwar hält der Zoofachhandel ein umfassendes und differenziertes Nahrungssortiment in seinem Angebot bereit, aber wenn der Tierfreund nur Fertigfutter verwendet, ist es etwa so, als würde sich der Mensch nur von Konservenkost ernähren.

Nierenanregendes für Fleischfresser

Haben Sie schon einmal beobachtet, welche Pflanze Ihr Hund am liebsten frißt, wenn er draußen herumtollen darf? Es ist die Quecke *(Agropyron caninum)*, bezeichnenderweise auch Hundsquecke genannt, eines der meistgehaßten Gartenwildkräuter. Es empfiehlt sich, die unterirdischen Ausläufer zu ernten, ein wenig zu reinigen, mit der Schere zu zerschnippeln und dem Hund, wie übrigens auch der Katze, ins Futter zu mischen. Diese wurzelähnlichen Ausläufer der Quecke regen die Nierenfunktion an, was bei fleischverzehrenden Tieren besonders wichtig ist.

Ebenfalls eine anregende Wirkung auf den Stoffwechsel übt die Brennessel aus. Verwendet werden die jungen *Blätter* und, im Sommer, die *Samen*. Die Samen waren früher ein Geheimmittel schlauer Pferdehändler, damit die Tiere Temperament entwickelten und ein besonders glänzendes Fell bekamen. Wenn Sie außerdem dem Hund oder der Katze einige Male pro Woche zur Unterstützung der Leberfunktion ein paar junge Blättchen vom Löwenzahn ins Futter schneiden, haben Sie schon einiges zur Gesundheitsvorsorge getan.

Grünzeug für Nager

Bei Darmstörungen aller Haustiere sind Schafgarbe und Spitzwegerich empfehlenswert, zwei altehrwürdige Heilpflanzen, zu deren zahlreichen Inhaltsstoffen auch ein mildes Antibiotikum gehört. Gerade bei Kaninchen sind Schafgarbe und Spitzwegerich zur Behandlung jener Darmkrankheiten geeignet, von denen diese Tiere häufig geplagt werden. Schafgarbe sollte allerdings trächtigen Tieren nicht verabreicht werden. Sie wirkt derartig durchblutungsfördernd auf die Beckenorgane, daß es zu Fehlgeburten kommen kann. Wenn Sie das Pech haben, sich über die Ackerwinde *(Convolvulus arvensis)* als Gartenunkraut ärgern zu müssen, sollten Sie diese Bitterstoffpflanze wenigstens für die Darmgesundheit Ihrer Tiere einsetzen. Zum gleichen Zweck wurde sie früher auch in der Humanmedizin verwendet. Auch die Wegmalve *(Malva neglecta)* sowie andere Malvenarten sind als Schleimdrogen sehr heilsam für den Darm.

Zu den Leibspeisen von Kaninchen gehört das Garten(un)kraut Giersch oder Geißfuß. Diese Heilpflanze fördert die Nierenfunktion. Die frischen jungen *Blätter* wurden deshalb in der Volksmedizin auch bei Menschen gegen Gicht verwendet (Seite 58).

Außer Kaninchen sollten auch Meerschweinchen, Hamster, Mäuse und andere Kleinsäuger regelmäßig mit den genannten Kräutern versorgt werden.

Mangelnde Vitamin- und Mineralstoffversorgung bei Tieren zeigt sich, genau wie bei uns Menschen, zunächst nicht in ernsten Krankheiten. Bei Tieren treten zuerst leichte Hautschäden auf, das Fell wird glanzlos, das Temperament geht verloren, dann können Verfettung oder Abmagerung auftreten und in schweren Fällen bekommt das Tier eitrige Augen.

Auch Vögel brauchen Grünzeug

Manche Pflanzen legen schon von ihrem Namen her die Verwendung für Vögel nahe. Damit sind wir bei der Vogelmiere, botanisch genauer Vogel-Sternmiere. Sie gehört zur Gruppe der sogenannten „Zeigerpflanzen", womit man Pflanzen bezeichnet, die bestimmte Eigenschaften des Bodens anzeigen. Die Vogelmiere zeigt „gare", das heißt lockere, leicht saure und stickstoffreiche, also im Grunde ideale Gartenböden an. Deshalb sollten Sie sich über das zarte, brüchige Wildkräutlein mit seinen kleinen, grünlich-weißen *Blüten* und den dicklichen, hellgrünen Blättchen eigentlich gar nicht ärgern.

Kaum ist der Schnee geschmolzen, kann geerntet werden. Alle Vögel wissen sofort, daß etwas Gutes kommt, wenn Sie ihnen ein bis zwei Pflänzchen in den Käfig legen. Unter normalen Gartenbedingungen, wenn nicht gerade frisch gedüngt wurde, sollte die Erde oder der Sand an den Wurzeln nicht abgewaschen werden. In der Natur verzehrt jeder Vogel oft in erheblichen Mengen Sand, Kalk oder Erde, um seinen hohen Mineralbedarf zu decken.

Der Vogelknöterich wächst gerne in den Fugen der Terrassensteine oder der gepflasterten Zufahrt. Der hohe Kieselsäuregehalt dieser Pflanze sorgt für ein glänzendes Gefieder. Dem leidigen Federrupfen bei Papageien, das durch neurotische Langeweile oder durch Mineralstoffmangel verursacht wird, kann häufig durch Verfüttern solcher kieselsäurereicher Pflanzen vorgebeugt werden.

Wer den Acker-Schachtelhalm im Garten hat (zugegeben: ein gemischtes Vergnügen), sollte diese kieselsäurereiche Pflanze ab und zu Vögeln und anderen Haustieren verabreichen. Am bekömmlichsten ist die rauhe Pflanze, wenn sie, zuvor mit der Schere kleingeschnippelt, etwa 3 Stunden lang eingeweicht und dann dem Futter zugesetzt wird.

Weitere Leckerbissen aus dem Garten

Blättchen von Weißklee, Rotklee oder auch die ganzen Pflänzchen des gelbblühenden Hopfenklees *(Medicago lupulina)* sind wertvolle Eiweißspender für Tiere. Speziell für Vögel ist die eiweißreiche Vogelwicke *(Vicia cracca)* als ganze Pflanze mit *Blättern*, *Blüten* und jungen *Früchten* gut geeignet. Unter den Gräsern ist das zartblättrige Einjährige Rispengras *(Poa annua)*, das häufig in Pflasterfugen wächst, als ganzes Pflänzchen mit jungen Samenrispen und Würzelchen für Käfigvögel sehr zu empfehlen.

Auch die verschiedenen Melden- und Gänsefuß-Arten sind wegen ihres schmackhaften Laubes für Kleinsäuger und Vögel sehr geeignet. Sie wurden früher in der menschlichen Ernährung häufig als Suppengrün oder spinatähnliches Wildgemüse verwendet. In einigen Landstrichen wird noch heute die Gartenmelde *(Atriplex hortensis)* angebaut, eine Gemüsepflanze, die mit jedem Boden und auch mit ungünstigem Klima zurecht kommt. Unter den wildwachsenden Gänsefußarten ist besonders der Gute Heinrich *(Chenopodium bonus-henricus)* – früher allgegenwärtig im dörflichen Ödland, heute eine Rarität – für Papageien, Meerschweinchen und Hamster sehr empfehlenswert. Das gleiche gilt für das Hirtentäschelkraut, das auch in Teemischungen verwendet werden kann (Seite 62).

Baumzweige eignen sich für Käfigvögel besonders im Winter gut zum Beknab-

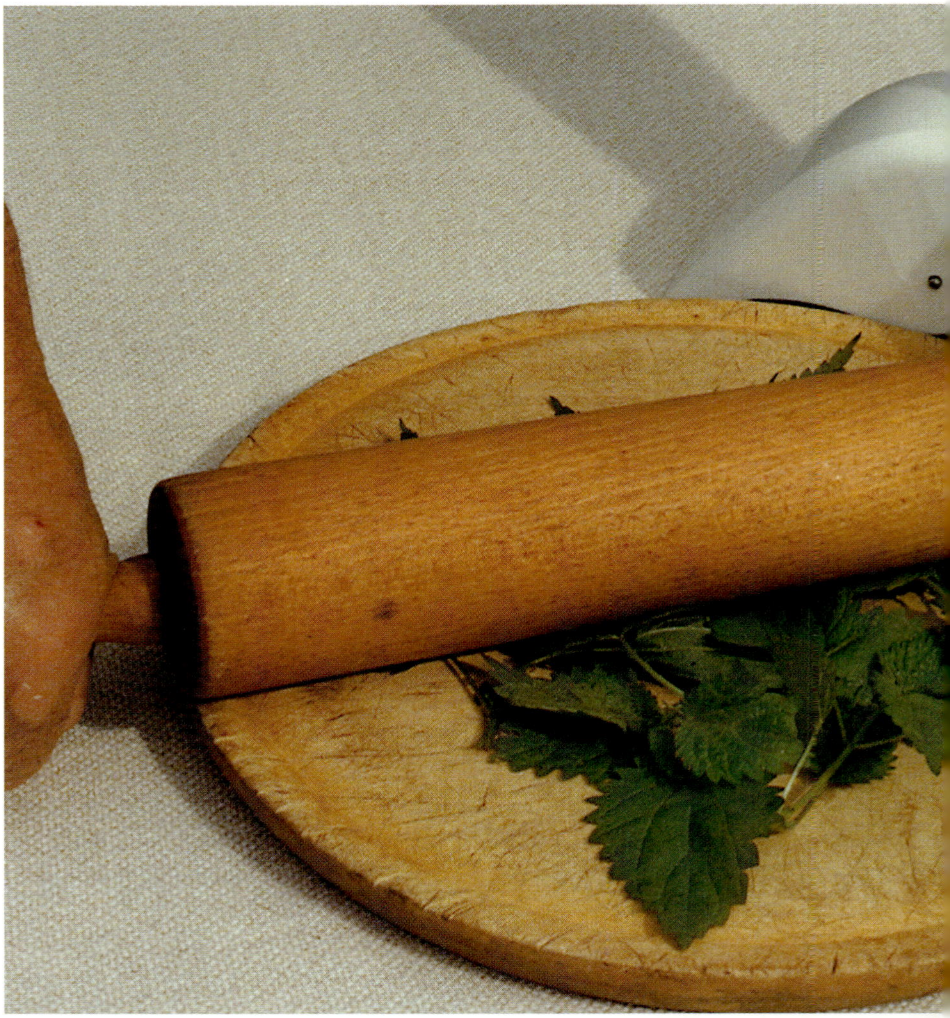

bern. Sehr geeignet ist die Vogelbeere mit *Früchten*, die möglichst etwas Frost bekommen haben sollten, weiterhin sind Holunder, Ahorn oder auch einmal ein Apfelzweig mit Knospen zu empfehlen. Manche Vögel knabbern auch gerne an weichnadeligen Koniferenzweigen, aber vermeiden Sie die giftige Eibe und den Sadebaum, sowie bei den immergrünen Laubgehölzen den Buchsbaum.

Besonders empfehlenswert: Fruchtstände

Die Fruchtstände des Löwenzahns sind die bekannten „Pusteblumen". An trüben Tagen bleiben diese genial konstruierten, federleichten Kugeln als Knospen geschlossen und können somit leicht für Vögel geerntet werden. Der Flugapparat im oberen Teil der Knospe wird mit der Schere abgeschnitten und dann wird der Fruchtstand verfüttert. Genauso können Sie mit den Fruchtständen von Acker-Kratzdisteln *(Cirsium arvense)* verfahren. Bereits ab Ende März sind die Fruchtstände des Huflatichs zu finden. Beide Pflanzen wünsche ich Ihnen allerdings nicht als Gartenunkraut.

Kennen Sie das Kanadische Berufkraut *(Erigeron canadensis)*? Es stammt, wie der Name sagt, aus der Neuen Welt und hat bei uns den „Beruf" der Pflasterfugenpflanze gewählt. Seine Fruchtstände werden ebenso behandelt, wie beim Löwenzahn beschrieben. In gleicher Weise können die *Samen* der Gänsedistel *(Sonchus oleraceus)* gewonnen werden. Sie ist ein Gartenwildkraut, das höchstwahrscheinlich auch irgendwo in Ihrem Garten wächst. Ihre *Blätter* wurden früher, wie der lateinische Artname *„oleraceus"* (= Gemüse) aussagt, auch als Wildgemüse verwendet.

Halbreife, frische *Samen* enthalten mehr Vitamine als das täglich verwendete getrocknete Körnerfutter.

Was vermieden werden soll

Die bekannten Giftpflanzen sollten selbstverständlich nicht verfüttert werden, ebensowenig alle Pflanzen, die Cumarin enthalten. Das ist der Stoff, der nach Waldmeister duftet und in Pflanzen aus ganz unterschiedlichen botanischen Familien enthalten ist. Er ist für Kleinsäuger so gefährlich, daß er als Gift für Köder verwendet wird, die zur Bekämpfung von Wühlmäusen ausgelegt werden. Cumarin ist beispielsweise im Echten Steinklee enthalten, einem bis zu 1 m hohen, wildwachsenden, gelbblühenden Schmetterlingsblütler. Eine gewisse Vorsicht ist auch beim Rainfarn geboten, den Kaninchen sehr gerne fressen und der sich gut als Mittel zum Entwurmen eignet. Trächtige Tiere dürfen ihn aber nicht erhalten.

Fazit

Wenn Sie Ihre Heim- und Haustiere optimal mit Wildkräutern versorgen wollen, lernen Sie gerade auch die unangenehmsten „Unkräuter" als besonders wertvolle Heil- und Nahrungspflanzen zu schätzen.

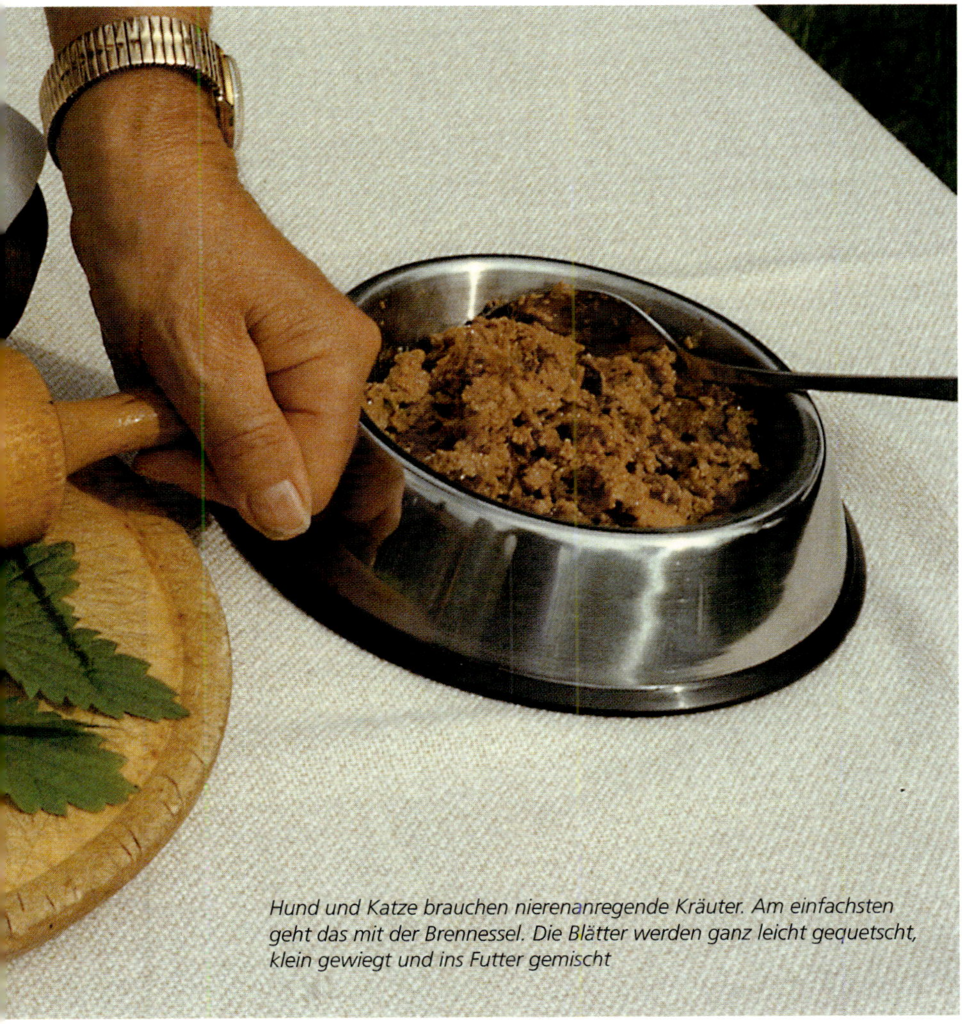

Hund und Katze brauchen nierenanregende Kräuter. Am einfachsten geht das mit der Brennessel. Die Blätter werden ganz leicht gequetscht, klein gewiegt und ins Futter gemischt

Heilkonzepte, bei denen Pflanzen eine wichtige Rolle spielen

Hildegard von Bingen, ganz up to date

Wie kommt es nur, daß heutzutage so viele Menschen so unzufrieden mit der modernen technisch-chemischen Medizin sind? Physiologische Werte werden bis auf ein Mikrogramm errechnet, der Computertomograph sieht wahrhaftig so gut wie alles, die Krankenhäuser bieten den Service von First-class-Hotels, die Lebenserwartung wird immer höher, und dennoch zieht es den kranken Menschen zu indischer, indianischer, afrikanischer, schamanistischer, chinesischer oder mittelalterlicher Medizin.

Ganz offensichtlich wird die moderne Medizin einem Grundbedürfnis des kranken Menschen nicht mehr gerecht, dem Bedürfnis zu glauben, blindlings zu vertrauen, das Heil zu erwarten von einer Macht, die größer ist als wir selbst. Hier zeigt sich, daß Heilkunde, Religion und Magie dieselben Wurzeln haben. Diese spirituelle Seite der Medizin bringt den modernen Menschen dazu, sich mehr oder weniger gläubig mittelalterlicher, von einer Klosterfrau entwickelter Medikamente zu bedienen. Es ist der gleiche Mensch, der Ozeane überfliegt, sein Essen mit Mikrowellen wärmt, sich einen Bypass am Herzen legen läßt, mit künstlichen Hüftgelenken umherläuft und die Funktion seines lebenden Magens im Videogerät betrachtet. Aber gar keine Frage: Richtig angewendet, hilft Hildegard-Medizin bei zahlreichen Gesundheitsproblemen.

Medikamente durch göttliche Eingebung

Wer heute in der Pharmabranche ein Medikament auf den Markt bringen will, hat zunächst langwierige Forschungs- und Prüfungsmethoden mit chemischen Experimenten, Ausprobieren am Tier, Doppelblindversuchen am Menschen sowie Überzeugungsarbeit bei Ärzten und Patienten zu leisten. Die Wirkung der Arznei muß nachweisbar, wiederholbar und plausibel sein.

Daß es auch anders geht oder ging, hat Hildegard von Bingen (1098-1179) bewiesen. Eines Tages, im Alter von 42 Jahren, sagte sie, Gott habe sie angehalten, niederzuschreiben, was er ihr offenbare. Sie begab sich in ihrem Kloster ans Schreibpult und diktierte dem Mönch Volmar, der ihr als Sekretär zugewiesen worden war, einige medizinische Werke mit detaillierten Anweisungen, was für ein gesundes Leben notwendig und was bei den verschiedenen Krankheiten zu tun und zu lassen sei. An die 2000 Heilmittel und Gesundheitsratschläge werden in ihren Schriften knapp und präzise vermittelt. Sie hat nicht geforscht und sie hat nichts ausprobiert. Über die Quelle Ihrer Informationen teilt sie mit: „Diese für die genannten Krankheiten beschriebenen Arzneien sind von Gott geoffenbart". Sie war also in unserem Sinne keine Naturforscherin oder Naturärztin, wie oft behauptet wird. Sie war es nicht einmal im mittelalterlichen Sinn, denn auch damals benötigten Ärzte ein Studium, wobei sich die berühmtesten Medizinschulen in Persien und anderen islamischen Ländern entwickelt hatten. Wer seine Krankheit oder Gesundheit der Heiligen Hildegard überantwortet, legt sein Heil also in die Hand einer Mystikerin.

Die wichtigsten medizinischen Werke

Ihr wohl bekanntestes Werk heißt „Physica" und handelt von den Elementen, den Pflanzen und Tieren sowie den Metallen und Edelsteinen. Aus diesen Substanzen und Lebewesen können nach Gottes Willen Speisen und Medikamente hergestellt werden, deren positive bzw. negative Wirkungen auf den menschlichen Organismus detailliert beschrieben werden. Auch ihr Buch „Causae et curae" beschäftigt sich mit Ursachen und Behandlung der Krankheiten, wobei als eigentliche Grundursache aller Krankheiten der Sündenfall des Menschen betrachtet wird. Hildegard verheißt bei manchen Medikamenten sichere Heilung: „Wenn du dieses Mittel öfter anwendest, wirst du gesund." Andererseits sagt sie bisweilen klipp und klar: „So es nicht hilft, will Gott nicht, daß dieser Mensch von dieser Krankheit geheilt werde."

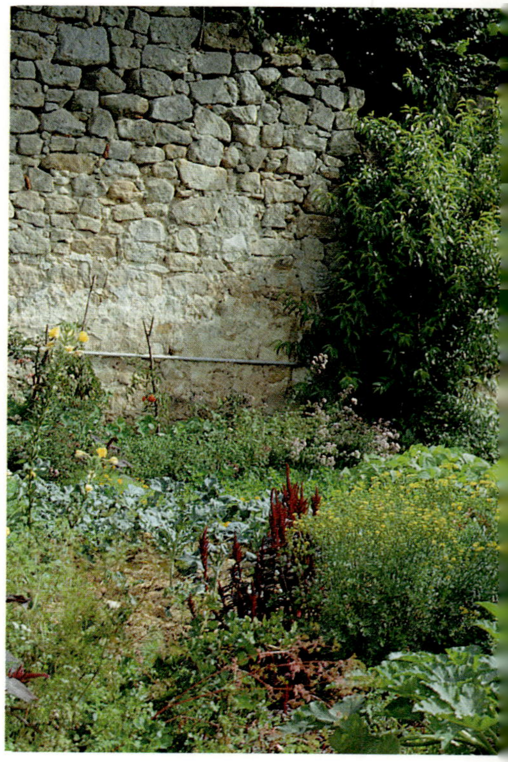

Hildegard-Medizin heute

Jahrhundertelang kam niemand auf die Idee, Heilkunde nach Hildegards Anweisungen zu betreiben. Dem österreichischen Arzt Dr. Gottfried Hertzka ist es zu verdanken, daß heute eine ganze Reihe von Ärzten und Heilpraktikern ihre Patienten gemäß der sogenannten Hildegard-Medizin behandeln.

Die vier Säulen der Hildegard-Medizin

1) Die Diät

Die Diätvorschriften der Hl. Hildegard entsprechen nur wenig oder gar nicht der modernen gesundheitsbewußten Rohkost-Vollwert-Welle. So gut wie alles wird gekocht oder gebraten. Sämtliche Kohlarten und Lauch gelten als schädlich, Äpfel sind gesund, rohe Birnen erzeugen Migräne, Quitten sind rundum empfehlenswert, Pfirsiche sind abzulehnen, Pflaumen generell schädlich. Von den Getreiden ist der Dinkel am wertvollsten, während Hafer nur für Gesunde, aber in keiner Form für Kranke taugt. Deshalb verordnet man Magen- und Darmpatienten, die nach der Hildegard-Medizin behandelt werden, niemals den bei uns üblichen Haferschleim, sondern eine Suppe aus Dinkel (Seite 148). Fleisch und tierische Fette sind keineswegs generell verpönt, wohl aber das Schweinefleisch, mit Ausnahme von gekochter Schweineleber für sehr geschwächte Kranke. Daß auch das Fleisch von Meisen und Amseln zum Verzehr empfohlen wird, zeigt, daß in früheren Zeiten auch bei uns das Essen von Singvögeln gang und gäbe war. Man nannte es die „niedrige Jagd", die auch von Bauern ausgeübt werden durfte, während Gott das edlere Wild für die „hohe Jagd" der Adeligen geschaffen hatte.

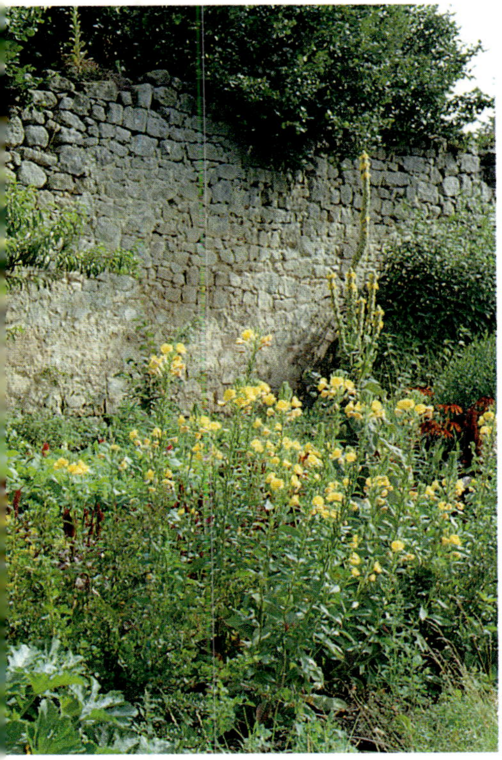

2) Die Ausleitungsverfahren

Die physiologische Grundlage der Hildegard-Medizin ist die Lehre von den guten und bösen Säften im Menschen, vom Gleichgewicht bzw. Ungleichgewicht der Säfte im Körper. Deshalb muß beim gesunden Menschen das Gleichgewicht der Säfte erhalten und beim kranken Menschen wiederhergestellt werden. Das geschieht sowohl vorbeugend als auch heilend mit dem Aderlaß einer Armvene. Eine weitere Maßnahme ist das regelmäßige Schröpfen, bei dem ein spezielles, auf einer Seite offenes Glas, in dem Unterdruck herrscht, auf der eingeritzten Haut angesetzt wird, wobei dann „schleimige Säfte" abgesaugt werden. Besonders frappierend ist, daß Hildegard das Abbrennen einer sogenannten Moxa-Kugel aus getrockneten Kräutern auf der Haut beschreibt. Dies ist eine Methode, die auch in der chinesischen Heilkunde eine lange Tradition besitzt. Übrigens ist das nicht der einzige Berührungspunkt zwischen traditioneller chinesischer Heilkunst und der Hildegard-Medizin.

Im Kloster Speinshart (Oberpfalz) wird nach den Richtlinien der Heiligen Hildegard von Bingen gekocht. Die Gemüse und Kräuter hierfür werden im Klostergarten kultiviert, man ist jedoch auch neuen Impulsen aufgeschlossen, so daß Traditionelles und ganz Modernes im Garten freundnachbarlich vereinigt sind

3) Das Fasten

Mit dieser Säule ihrer Medizin liegt Hildegard voll im modernen Trend, denn jede(r) möchte einen reinen Teint, entgiftetes Blut und einen schlanken Leib bekommen und behalten.
Mit diesen leiblichen Zielen jedoch hat Hildegard nichts im Sinn, denn gefastet wird speziell zwecks Beseitigung von 35 Lastern und zur Erlangung von 35 Tugenden. Fasten ist bei Hildegard eine Bußübung und kann, wie sie schreibt, für viele Menschen, besonders für die Hochmütigen, sinnlos und schädlich sein.

4) Die Heilmittel

Von ihnen sagt Hildegard: „Diese Arzneien werden den Menschen gesund machen oder aber er wird sterben." Die Mittel werden aus Pflanzen, Tieren, Metallen und Steinen gewonnen, und auch die Elemente Wasser, Luft und Erde werden einbezogen. Sogar Edel- und Halbedelsteine werden therapeutisch verwendet: Ein Diamant im Mund hilft gegen Jähzorn und Lügenhaftigkeit, der Amethyst gegen Flecken im Gesicht und ein Dinkelkeks mit Goldstaub wird gegen gut ein halbes Dutzend Gebrechen empfohlen. Genau wie in vielen urtümlich-volksmedizinischen Systemen in aller Welt werden nicht nur Pflanzen, sondern auch die unterschiedlichsten Tiere zu Medikamenten verarbeitet. Aus Geierfett, Schwalbenschmalz oder aus dem Storch zubereitete Salben werden ebenso empfohlen wie beispielsweise pulverisierter Auerhahn oder Uhuschmalz gegen Geschwüre. Die letztgenannten Zubereitungen aus Tieren, darüber sind sich moderne Hildegard-Mediziner weitgehend einig, passen nicht mehr ins heutige Weltbild. Aber wir sollten keinesfalls so tun, als würden wir vor lauter Tierliebe und Artenschutz heutzutage keinem Tier mehr zwecks Gewinnung von Medikamenten ein Härchen krümmen (wobei hier nicht von den umstrittenen Tierversuchen die Rede ist). Es ist vielmehr so, daß eine ganze Reihe von Arzneien aus Tierorganen gewonnen wird. Selbst die Gewinnung von Medikamenten aus menschlichen Embryonen steht immer wieder einmal zur Debatte.

Moderne Forschung bestätigt Heilmittel aus alter Zeit

Manchmal erfahren die seltsamsten Naturheilverfahren bei genauerer naturwissenschaftlicher Untersuchung eine überraschende Bestätigung. So schwört beispielsweise die bäuerliche Volksmedizin in Gebirgsgegenden bei rheumatischen Erkrankungen seit Jahrhunderten auf das Einreiben schmerzender Gelenke mit Murmeltierfett. Dessen Wirksamkeit ist inzwischen wissenschaftlich erklärbar, seitdem im Murmeltierfett Cortisol gefunden wurde. Das ist ein Hormon der Nebennierenrinde, das mit großer Zuverlässigkeit Entzündungen heilt, allerdings in der modernen Schulmedizin lange Zeit in zu hoher Dosierung verabreicht wurde, was mit unangenehmen Nebenwirkungen verbunden ist. Nachdem zunehmend in verschiedenen Tieren, die wir gerne als „niedere Tiere" ansprechen, heilende Stoffe gefunden werden, könnte Hildegards Mücken- oder Hummel-Paste eine durchaus überraschende Bestätigung erfahren. Ärzte und Heilpraktiker, die nach der Hildegard-Medizin behandeln, sind davon jedenfalls fest überzeugt.

Empfehlenswertes aus Hildegards Küche und Apotheke

Nun seien noch einige bewährte Spezialitäten aus dem umfangreichen Rezeptrepertoire der Heiligen Hildegard, ein wenig modernisiert, empfohlen.

Den **Dinkel** nennt Hildegard das beste Getreide, und sie beschreibt ihn als warm, fett, kräftig und milder als andere Getreidearten. Die moderne Vollwertküche wird womöglich noch vollwertiger durch süße oder pikante Dinkelrezepte: Dinkel-Brot, -Müsli, -Bratlinge, -Nockerl und, nicht zu vergessen, der gesunde Dinkel-Kaffee.

Bei Magen- und Darmerkrankungen wird Dinkelsuppe verordnet. Dafür werden 2 bis 3 Eßlöffel Dinkelkörner in 1/2 l Wasser 30 Minuten lang gekocht und mit Bertram, Galgant oder Muskatnuß und Salz gewürzt. Diese Suppe wird getrunken. Die Körner müssen nicht mitgegessen werden. Der eben erwähnte Bertram *(Anacyclus clavatus)* aus der Familie der Korbblütler ist eine aus Südeuropa stammende Heilpflanze, die heute nur noch sehr selten kultiviert wird.

Petersilie wird nicht nur als Gewürz verwendet, sondern vor allem als Heilmittel in Form von Petersilienwein, den man selbst herstellen kann, der aber auch in fertiger Form im Handel erhältlich ist und gegen Herzschmerzen, Milzschmerzen, Melancholie sowie zur unterstützenden Behandlung nach Herzinfarkt empfohlen wird.

Beifuß wird als sehr nützlich beschrieben. Seine getrockneten *Blätter* und jungen Blütenrispen können und sollten pulverisiert zum Würzen von viel mehr Speisen verwendet werden, als heute allgemein üblich ist. Beifuß ist sehr magenfreundlich, regt den Gallefluß an und entgiftet den Darm.

Lavendel, mit Wein oder Wasser und Honig gesotten, wird gegen Erkrankungen empfohlen, die nach heutiger Sicht einer Dysfunktion des vegetativen Nervensystems zugeschrieben werden können. Das ist auf jeden Fall einen Versuch wert.

Die **Bachbunge *(Veronica beccabunga)***, eine anspruchslose, wildwachsende Pflanze, die sich im Gartenteich leicht ansiedeln läßt, ist, wie Hildegard sagt, „von warmer Natur" und ein Mus aus ihr „erleichtert den Bauch". Die Einteilung der Pflanzen in „warm" oder „kalt" ist in unserer westlichen Heilkunde nicht üblich, jedoch sehr wohl in der traditionellen chinesischen Medizin (Seite 150). Bachbungenkraut, ein gesundes, mineralstoffreiches Wildgemüse, kann in Butter oder Öl wie Spinatgemüse gedünstet werden und ist bei Darmträgheit und Hämorrhoiden durchaus einen Versuch wert.

Gundermann oder Gundelrebe empfiehlt Hildegard gegen Ohrensausen. Das Gundelrebenkraut soll in Wasser gesotten, ausgedrückt um den Kopf gelegt und mit einem Handtuch festgebunden werden. Diese Packung soll täglich 2 bis 3 Stunden oder über Nacht angelegt werden.

Den **Diptam** habe ich Ihnen als attraktive Zierpflanze mit Wildstaudencharakter empfohlen. Hildegard verordnet Diptam-Pulver gegen Herzschmerzen „und der Schmerz wird weichen". Das Diptamkraut wird vor oder während der Blütezeit geerntet und getrocknet. Im Mörser wird die Droge zerkleinert und täglich werden 1 bis 2 Messerspitzen auf einem Stückchen Dinkelbrot eingenommen.

Leinsamen wird bei Hildegard äußerlich in abgekochter Form als Umschlag gegen Verbrennungen verwendet. Zum Essen, schreibt sie, tauge er nicht. Schade, denn immerhin enthält er 26% mehrfach ungesättigte Fettsäuren.

Aber nicht nur einheimische Pflanzen, sondern auch die in der damaligen Zeit bekannten exotischen Pflanzen aus dem Mittelmeerraum oder asiatische Gewürze werden bei Hildegard wegen ihrer Heilwirkung empfohlen.

Besonders lobt Hildegard die **Edelkastanie *(Castanea sativa)***, und zwar nicht nur die *Früchte* in verschiedener Zubereitungsart, sondern auch Arzneien aus dem Holz oder der Rinde des Baumes.

Zum Lecken von **Zimt** rät Hildegard bei Nebenhöhlenentzündungen und Muskatnuß empfiehlt sie gegen „Lähmung im Gehirn".

Den Saft der **Aloe *(Aloe ferox)***, einer subtropischen Pflanze, die bei uns als Kübelpflanze gezogen werden kann, verordnet sie gegen Gelbsucht.

Die Wurzel des **Galgant *(Alpinia officinarum)*** aus der Familie der Ingwergewächse soll pulverisiert als Gewürz für Suppen, Salate und Gemüse verwendet werden. Eine besondere Hildegard-Spezialität ist der Galgant-Wein, der bei Herzstechen, Kreislaufschwäche, Durchblutungsstörungen und rascher Ermüdbarkeit therapieunterstützend wirkt. Der bei uns wesentlich häufiger verwendete, mit dem Galgant nahe verwandte **Ingwer *(Zingiber officinalis)*** wird bei Hildegard nur sterbenskranken Patienten empfohlen, während Gesunde durch ihn angeblich Schaden nehmen.

Anzumerken wäre, daß es inzwischen eine umfangreiche Literatur über Anwendungen und Rezepte nach der Heiligen Hildegard gibt. Einige empfehlenswerte Bücher sind im Literaturverzeichnis aufgeführt. Außerdem werden in Apotheken und Naturkostläden verschiedene Hildegard-Spezialitäten angeboten und es gibt pharmazeutische Betriebe, die Hildgard-Medikamente nach den Kriterien moderner pharmazeutischer Methoden herstellen und versenden.

Fazit

Es gibt grundsätzlich zwei Möglichkeiten, medizinische Sachinformationen aufzunehmen und für das eigene physische und psychische Wohl anzuwenden. Die eine ist gläubiges Sich-Überantworten an eine höhere, möglicherweise sogar metaphysische Autorität. Zahlreiche Hildegard-Freunde beschreiten diesen nicht besonders modern anmutenden Weg und berichten über erstaunliche Heilerfolge. Mir selbst ist diese Einstellung nicht gegeben, und ich praktiziere die andere Möglichkeit, nämlich medizinische Phänomene kritisch zu hinterfragen und zwar sowohl bei der Schulmedizin, als auch bei Naturheilverfahren. Nicht jede Therapie besteht eine solche kritische Befragung; Hildegard-Medizin mit einigen Einschränkungen sehr wohl.

In diesen Ausführungen über die Hildegard-Medizin wurde auf erstaunliche Querverbindungen zur traditionellen chinesischen Heilkunde hingewiesen. Deshalb soll auch dieses Heilkonzept im folgenden Kapitel beschrieben werden.

Kräuter in der chinesischen Heilkunde

Glauben Sie ja nicht, daß Kräuterheilkunde nur bei uns, in der westlichen Welt, immer einmal in den Ruf kommt, nicht viel mehr zu sein als ein altmodischer Aberglaube, den allenfalls ein paar „dumme Weiber" anwenden. Auch im traditionsreichen China gab es anläßlich des Aufbruchs in die neue, industriell geprägte Zeit, eine schwere Krise für die Heilkräuter-Medizin. Sie zähle zum Misthaufen der Geschichte, hieß es in den 20iger Jahren. Mao Tse Tung ist es zu verdanken, daß die Kräuter nicht auf diesem Misthaufen verrotteten, denn er forderte die Ärzte der modernen Medizin und die Ärzte der traditionellen Heilkunde auf, ihren Streit zu begraben und voneinander zu lernen. Heute wird in China, zumindest als Zielvorstellung, nach der Methode verfahren: Traditionelle Medizin wo möglich, moderne Medizin wo nötig.

Chinesische Heilkunde bei uns im Westen

Inzwischen lehnen auch westliche Mediziner die Akupunktur nicht mehr als rundweg unwissenschaftlich ab. Nachdem es in Kötzting (Bayerischer Wald) eine Klinik gibt, die ihre Patienten gemäß traditioneller chinesischer Heilkunde behandelt, und in Kulmbach (Oberfranken) schon seit 1984 eine Akademie für traditionelle chinesische Medizin besteht, die Ärzte, Medizinstudenten und Heilpraktiker im Rahmen von Seminaren unterrichtet, soll auch in diesem Buch der chinesischen Heilkunde ein Kapitel gewidmet sein, soweit es um die Verwendung von Heilpflanzen geht.

Für das Verständnis notwendig ist es, drei Begriffe der chinesischen Philosophie und Physiologie zu erläutern, nämlich

Yin, Yang und Qi. Aber gleich sei es gesagt: Wir westlich-naturwissenschaftlich orientierten Menschen können diese drei Grundqualitäten der Welt und des Lebens nur schwer in unsere Vorstellungswelt übertragen. Und auch in diesem Kapitel wird das Problem (in womöglich unzulässiger Weise) vereinfacht dargestellt.

Yin bedeutet weiblich und Hingabe, bildlich dargestellt durch den Mond.

Yang bedeutet männlich und Aktivität. Symbolisiert und bildlich dargestellt wird Yang durch die Sonne.

Beide Kräfte muß man sich als Pole einer Ganzheit vorstellen, genau wie der magnetische Nordpol nicht ohne den Südpol existieren kann. Yin und Yang manifestieren sich auch im menschlichen Körper und müssen sich in Harmonie gegenseitig ergänzen. Durch Störungen dieses Gleichgewichts entstehen die Krankheiten. Eine Therapie, sei es mit Akupunkturnadeln, Kräutern, durch Ernährungsumstellung, Meditation oder Schattenboxen, zielt stets darauf ab, die beiden gegensätzlichen Kräfte wieder in Einklang zu bringen. Chinesische Medizin betrachtet demnach Gesundheit bzw. Krankheit ganzheitlich.

Der dritte Begriff ist Qi. Er kann am besten mit dem Wort „Lebenskraft" übersetzt werden, ein Begriff, den bereits Hufeland geprägt hat, also ein energetisches Phänomen, das mit den heutigen technischen Mitteln nicht meßbar ist. Oder soll man „Seele" sagen, oder „Geist" oder eine Kombination aus beiden? Zu ergänzen wäre, daß Christoph Wilhelm Hufeland (1762-1836) seinerzeit ein sehr berühmter Arzt war, der auch Goethe, Schiller und Herder behandelte. Er hat übrigens auch den Begriff „Makrobiotik" geprägt, der gegenwärtig für eine spezielle Ernährungsart und Lebensweise verwendet wird, die ebenfalls nach dem fernöstlichen Yin-Yang-Prinzip ausgerichtet ist.

Der Strom des Qi kann im Körper mannigfachen Störungen, Stauungen oder Schwächungen unterworfen sein, was ebenfalls zu Krankheit führt. Die Chinesen kennen und unterscheiden mehrere Arten von Qi. Wir „Westler" würden das als die psychosomatische Komponente von Krankheiten bezeichnen.

Bei uns im Westen ist von den chinesischen Heilmethoden die Akupunktur am bekanntesten. In Wahrheit sind in China eine hochspezialisierte Phytotherapie, aber auch Aufbereitungen mineralischer und tierischer Herkunft sowie eine ausgefeilte Diätetik die wichtigsten Heilmethoden.

Einige Heilpflanzen und ihre Wirkung in chinesischer Sicht

Ginseng ist hierzulande die wohl bekannteste fernöstliche Heilpflanze. Ihr botanischer Name *Panax ginseng* zeigt schon die große Wertschätzung, die man dieser Droge in ihrer Heimat Ostasien entgegenbringt. Der Name ist zusammengesetzt aus „pan akomei" (griechisch) (= „ich heile alles") und „gin seng" (chinesisch) (= „Menschenwurzel"). Häufig wird Ginseng in China in Form eines alkoholischen Auszugs angeboten, bei uns auch in Form von Dragees oder Kapseln.

Die Wirkung des **Ginseng** würde man in chinesischer Ausdrucksweise etwa folgendermaßen beschreiben: Regt Yin- und Yang-Qi an, fördert Qi und regt damit die Blutbildung an, wirkt aphrodisierend, fördert die Verdauung und unterbindet das Schwitzen. In unseren westlichen Medizinjargon übertragen würde man sagen: Ginseng ist ein Psychotonikum, also ein nervenstärkendes Anregungsmittel, das vor allem gegen Streß und Depressionen sowie als Geriatrikum (= Mittel, das Altersbeschwerden bessert) eingesetzt werden kann. Für diese eben beschriebenen, psychosomatischen Beschwerden hat sich Ginseng auch hierzulande inzwischen einen guten Namen gemacht.

Außer von Ginseng werden in China ähnlich wie in unserer traditionellen Medizin Heilpflanzenextrakte mit Alkohol hergestellt. Unsere „Klosterliköre", wie etwa „Chartreuse" und auch der „Melissengeist", sind nicht als Genußmittel, sondern als Medizin gedacht und dementsprechend zu dosieren. In China gibt es beispielsweise **Engelwurz**-Likör, der die Blutbildung stimuliert, Menstruationsbeschwerden lindert und gegen Magen- und Darmerkrankungen sowie bei Schlaflosigkeit eingesetzt wird.

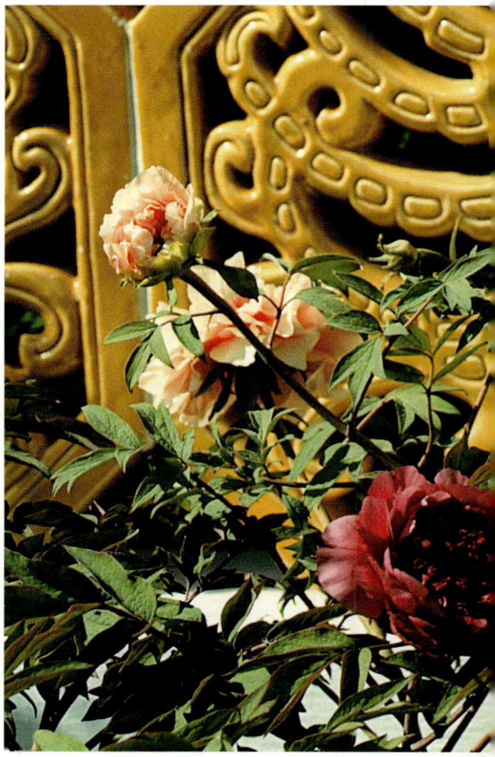

Beifuß *(Artemisia* sp.*)* wird in China außer als Gewürz zu einer von unserem Standpunkt aus „typisch chinesischen" Heilmethode verwendet, nämlich zur sogenannten Moxibustion (siehe Seite 135), einer Variante der Akupunktur. Der mit dem Beifuß verwandte chinesische Wermut *(Artemisia capillaris)* wird, genau wie unser Wermut, bei infektiösen Magen- und Darmleiden eingesetzt und ist Bestandteil chinesischer Leber-Galle-Dragees.

Manche Pflanzen, die auch in unseren Gärten häufig wachsen, aber bei uns nicht zu Heilzwecken verwendet werden, sind in China Bestandteil von Medikamenten, beispielsweise die Früchte der **Forsythie *(Forsythia* spec.*)***, als Abführmittel oder gemischt mit anderen Heilpflanzen in Erkältungsdragees. Bleiben wir bei der Erkältung: Ähnlich wie in Europa wird auch die **Süßholzwurzel *(Glycyrhiza glabra)***, ein Schmetterlingsblütler *(Fabaceae)*, als schleimlösendes, leicht schweißtreibendes Mittel eingesetzt. Eine ähnliche Funktion wie bei uns die Holunderbeeren haben in China die Kornelkirschen. Ein Saft oder Mus aus ihnen wird bei Erkältungskrankheiten als schweißtreibendes, bzw. immunsystemanregendes Mittel gebraucht.

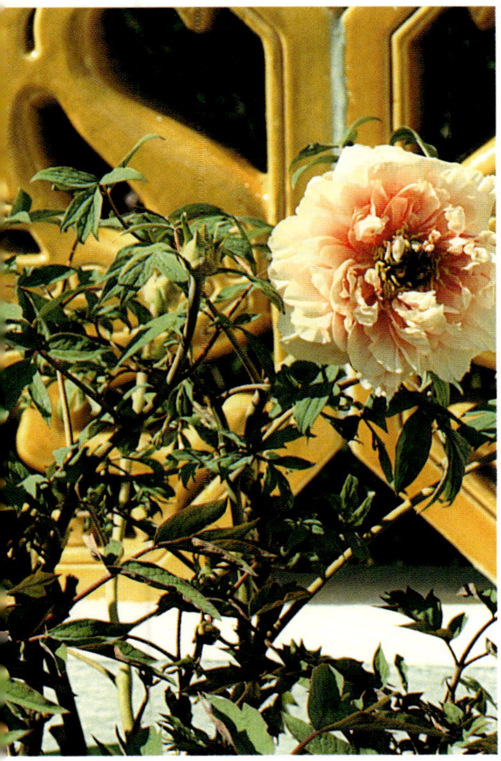

Die Wurzel der **Großen Klette *(Arctium lappa)*** wird bei uns kaum noch verwendet. Früher war das ausdrucksvolle Gewächs nährstoffreicher Ödlandplätze aus der bäuerlichen Volksmedizin nicht wegzudenken und wurde als intensives „Blutreinigungsmittel", vor allem bei Hautleiden und zur Haarpflege, eingesetzt. Ähnliche Funktionen erfüllt sie in China, wo sie außerdem Bestandteil von Erkältungsdragees ist.

Schöllkraut *(Chelidonium majus)*, eine alkaloidhaltige Heil- und Giftpflanze, weist in unserer traditionellen Medizin seit der Antike und in der bäuerlichen Volksmedizin eine solche Fülle an Indikationen auf, daß man fast den Eindruck gewinnt, es gebe kaum ein Organsystem, auf das diese Pflanze nicht einwirkt. Auch in China ist es ähnlich. Ein besonders wichtiger Anwendungsbereich dürften wohl Magen-Dragees aus dem Schöllkraut sein, mit krampflösender Wirkung auch bei Galle- und Leberleiden. Aufgrund neuer Forschungen scheint es sich zu erweisen, daß ein Extrakt aus dem Schöllkraut zur Tumorbehandlung herangezogen werden kann.

Die Heilpflanzen sowie auch die Gewürze und Nahrungsmittel werden in China (wie alles andere auch) nach den Kategorien Yin und Yang beurteilt. Aber so einfach, wie es häufig hierzulande in populärwisenschaftlichen Schriften dargestellt wird, nämlich daß es sozusagen eine Yin- und eine Yang-Schublade gibt, ist dieses Phänomen nicht. Yang wird beispielsweise tonisiert von Rettich, Lauch, Fenchelsamen und Koriander, um eine Auswahl der in diesem Buch behandelten Pflanzen zu nennen. Um ein Übermaß an Yang auszugleichen und um die Energiequalität Yin an die Speisen zu bringen, werden diese gekocht. Gegarte Speisen gelten in China als bekömmlicher und gesundheitsfördernder gegenüber der bei uns hochgelobten Rohkost. Viele Pflanzen verkörpern sowohl das Prinzip Yin als auch Yang.

Verschiedene Arten von Pfingstrosen werden in China als Zierpflanzen, aber auch zu Heilzwecken verwendet, so z. B. der „Zwei-Paeonien-Tee" bei Menstruationsbeschwerden

Sehr wichtig für die Beurteilung der Wirkung ist außerdem die Temperatur, die eine Pflanze repräsentiert. Auch Hildegard von Bingen gibt bei allen Speisen, Heilmitteln und Gewürzen eine Temperaturqualität an. Allerdings findet man zwischen ihrer und der chinesischen Beurteilung nur wenig Übereinstimmung. Basilikum beschreibt sie als kalt, die Chinesen als warm, Brunnenkresse ist bei Hildegard warm, bei den Chinesen kühl, Minze bei Hildegard warm, bei den Chinesen kühl. Der Fenchel hingegen wird übereinstimmend als warm beurteilt.

Bleiben wir beim **Fenchel** und vergleichen die Heilanzeigen aus abendländischer und aus chinesischer Sicht. Fenchel wird in unserer westlichen Medizin sehr viel gebraucht, und zwar als auswurfförderndes Hustenmittel, als Beruhigungsmittel, besonders bei Kindern, und als Karminativum. In China heißt es: Fenchel ist warm und scharf, seine Wirkrichtung ist aufsteigend, seine Qualität ist Yang. Er tonisiert Yang und Qi, beseitigt Blutstagnation, treibt Kälte aus, sediert Yin, wärmt die Nieren, harmonisiert den Magen.

Große Wertschätzung bringt man in China dem **Hirtentäschel** entgegen, das als Wildgemüse verzehrt wird. Es wird gegen Bluthusten, Blutstuhl und übermäßige Regelblutung empfohlen. Seltsam ist, daß die europäische traditionelle Volksmedizin einen Tee aus dem bescheidenen Unkräutlein bei genau den gleichen Indikationen empfiehlt. Unsere moderne Phytotherapie hingegen traut dem Hirtentäschel mangels spektakulärer Inhaltsstoffe wenig oder nichts zu.

Auch **Knoblauch** – Qualität Yang – wird in China sehr geschätzt. Er gilt als warm, scharf und entgiftend. Genau wie in der Antike wird er bei bakteriell verursachten Verdauungsstörungen empfohlen, sogar gegen die Ruhr, weiterhin gegen Lungenkrankheiten und Hepatitis.

Fazit

Zwischen der traditionellen chinesischen Pflanzenheilkunde und den Überlieferungen der europäischen Volksmedizin gibt es einige verblüffende Übereinstimmungen. Wenig Ähnlichkeit besteht mit unserer modernen Phytotherapie, die auf Inhaltsstoffe und nicht auf energetische Qualitäten setzt. Überhaupt könnte der Denk- und Therapieansatz der europäischen und chinesischen Medizin kaum unterschiedlicher sein. Wenn Sie sich auf „chinesisch" behandeln lassen wollen, brauchen Sie viel Zeit: für die Diagnose, für das Verständnis Ihrer energetischen Störungen und Stauungen, für die Richtung und Qualität des Energieflusses, der angestrebt wird, und für die Anwendung der verschiedenen therapeutischen Techniken und Medikamente.

Besonders bei funktionellen Organstörungen und (bei Behandlung nach westlichen Methoden) therapieresistenten Schmerzzuständen wird von verblüffenden Erfolgen berichtet.

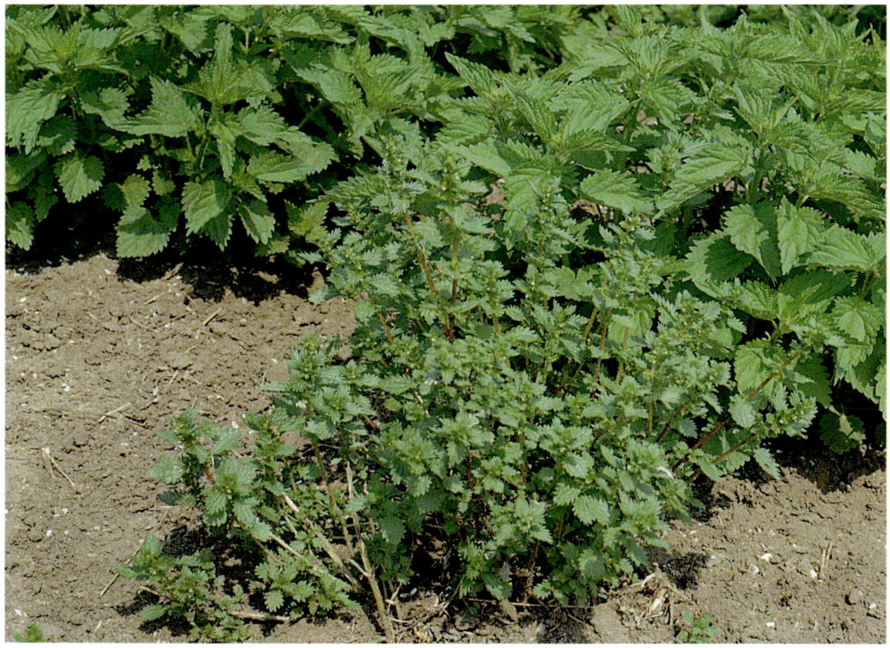

Zwei Brennesselarten gibt es in unserer Flora: die „ganz normale" Urtica dioica (oben) und links vorne die Kleine Brennessel (Urtica urens). Nur letztere wird in der Homöopathie verwendet

Pflanzen in der Homöopathie

Ein uraltes Heilprinzip

Wenn Sie schon ein wenig über Homöopathie Bescheid wissen und wenn ich Sie fragen würde, von wem stammt folgender Ausspruch: „Durch das Ähnliche entsteht die Krankheit und durch die Anwendung des Ähnlichen wird sie geheilt", dann sagen Sie bestimmt: „Von Samuel Hahnemann, dem Erfinder der Homöopathie." Ganz falsch! Diese Aussage hat bereits vor mehr als 2000 Jahren Hippokrates, der berühmteste Arzt der Antike, getroffen, der als Vater der abendländischen Heilkunde gilt.

„Homöo" heißt „ähnlich" und der Gegensatz dazu ist „allon" = „das andere". Fast unsere gesamte Schulmedizin behandelt nach dem Prinzip der „Allopathie", eine etwas altmodische Bezeichnung, die früher neben dem Begriff „Homöopathie" praktisch an jeder Apotheke angeschrieben war. Die Allopathie verordnet bei Schlaflosigkeit ein Beruhigungsmittel, bei Schmerzen ein Mittel gegen Schmerzen, bei Durchfall ein Mittel, das stopft und bei Verstopfung ein Mittel, das abführt. Diese Methode nannte Hahnemann „einen Holzweg im dunklen Haine", und auch moderne Medizinkritiker tadeln bei dieser Art der Behandlung, daß häufig nur Symptome behandelt würden, aber nicht die Krankheit selbst und schon gar nicht der leidende Kranke. Genau umgekehrt geht die Homöopathie vor.

Erkenntnisse eines Außenseiters

Zuerst ein wenig Historisches über die Entwicklung der Homöopathie durch Samuel Hahnemann (1755-1843), der, würde er heute leben, wohl als „alternativer Arzt" oder als „Aussteiger aus der Schulmedizin" zu etikettieren wäre, denn er ließ an der Schulmedizin kein gutes Haar. Er dürfte wohl einer der ersten

Mediziner gewesen sein, der sich Sorgen wegen der Nebenwirkungen der allopathischen Arzneien machte.

Als er um 1790 ein Buch über Arzneimittelkunde des schottischen Arztes William Cullen übersetzte, probierte er eine Reihe der beschriebenen Medikamente an sich selbst aus. Hahnemann entdeckte, daß die Einnahme von Chinarinde, die als Arznei gegen Wechselfieber eingesetzt wird, in höherer Dosierung genau jene Symptome hervorruft, die für das Wechselfieber charakteristisch sind. Damit war er auf das Ähnlichkeitsprinzip gestoßen, das folgendes besagt: Ein Mittel, das in höherer Dosierung bestimmte Krankheitssymptome hervorruft, kann in niedriger Dosierung als Mittel gegen eben diese Krankheit eingesetzt werden.

Daraufhin begann Hahnemann, die Wirkung verschiedener Stoffe pflanzlicher, tierischer oder mineralischer Herkunft, darunter ganz üble Gifte - an sich selbst, seiner Familie sowie auch an Verwandten und Freunden zu testen. Die Krankheitssymptome, die nach der Einnahme des entsprechenden Stoffes auftraten, nannte er „Arzneimittelbild", und er legte einen genauen Katalog dieser Arzneimittelbilder an. Dabei ging es nicht nur um „Halsweh", „Bauchweh" oder „Gliederschmerzen", sondern selbst die allernebensächlichsten objektiven oder subjektiven Symptome wurden registriert, etwa Lichtscheu, tränende Augen, Flecken am Hals, Mundtrockenheit, Durst auf kaltes Wasser oder Durst auf warmen Tee, stechender, ziehender oder kribbelnder Schmerz, Abneigung gegen grelles Grün usw., usw..

Und nun seine Schlußfolgerung: Symptome, die durch einen bestimmten Stoff hervorgerufen werden, werden durch eben diesen Stoff geheilt, wenn er in starker Verdünnung verabreicht wird.

Nicht einfach verdünnen, sondern potenzieren

Damit kommen wir zum Verdünnen, oder besser gesagt, zum „Potenzieren" der Arzneistoffe. Die wirksamen Substanzen, die ein bestimmtes Krankheitsbild hervorrufen können, werden nun mit Alkohol verschüttelt oder, wenn sie unlöslich sind, mit Milchzucker verrieben. Bei löslichen Stoffen erhält man auf diese Weise die sogenannte Urtinktur. Wird diese auf das Zehnfache verdünnt bzw. verschüttelt, erhält man die Potenz D_1 von D wie Dezimal. Dann wird im gleichen Sinne weiter verdünnt. So bedeutet D_2 eine Verdünnung von 1:100, D_3 von 1:1 000, die häufig verordnete Potenz D_6 von 1:1 000 000 und die D_{30}, eine Verdünnung von 1 zu einer Eins mit 30 Nullen. Solche „Hochpotenzen" werden heute nur noch selten verordnet, nicht weil es nicht hilft – manche klassischen Homöopathen schwören auf Hochpotenzen –, sondern weil der aufgeklärte Patient weiß, daß bei solchen Verdünnungen kein einziges Molekül des Wirkstoffes mehr im Fläschchen sein kann. Der therapeutische Denkansatz ist bei der Homöopathie anders als bei der eigentlichen Pflanzenheilkunde, der Phytotherapie. Deren Wirkung beruht auf den Inhaltsstoffen, genau wie bei anderweitig gewonnenen, z.B. chemisch entwickelten Heilmitteln. Die Wirksamkeit richtet sich nach der Dosis. Anders, oder sogar umgekehrt, ist es bei der Homöopathie. Deshalb ist es auch nicht sinnvoll, normale Pflanzenarzneien mit homöopathischen Mitteln zu mischen, wie es heute vielfach geschieht.

Freilich sollten wir Materialisten uns vor Augen halten, daß schon der große Paracelsus, der als Vater der modernen chemischen Heilmittellehre gilt, gesagt hat: „Was die Zähne kauen, ist die Arzney nit. Niemand sieht die Arzney. Es liegt nit am Leib (= am Stoff), sondern an der Kraft."

Moleküle oder Informationen?

Was ist es denn eigentlich, was da heilt bei homöopathischen Medikamenten (und womöglich auch bei einer ganzen Reihe schulmedizinischer Arzneien, von deren Wirkung wir überzeugt sind)? Wir wissen es nicht wirklich, aber wir können wohlbegründete Vermutungen anstellen und Modellvorstellungen entwickeln.

Erstes Modell:

Bei den Vorgängen in der Kolloidalchemie geht es um die Chemie kleinster Teilchengrößen, genaugenommen um weitreichende Wirkungen durch die Reaktion einzelner Moleküle. Die ganze Welt des Lebendigen ist geprägt durch solche Mini-Reaktionen mit Maxi-Ergebnis. Niemand zweifelt daran, daß ein einziges Enzymmolekül, genau wie ein effektives Werkzeug, Hunderte von anderen Molekülen spalten kann. Und wer akzeptiert – und das ist 100%ig bewiesen – daß Besitz oder Nichtbesitz eines winzigen Y-Chromosoms darüber entscheidet, ob man seiner Lebtage mit einem Busen oder mit Haaren auf der Brust durchs Leben schreitet, darf auch, ohne als unwissenschaftlich zu gelten, an die Wirksamkeit homöopathischer Dosierungen glauben.

Zweites Modell:

Schon Hahnemann war der festen Überzeugung, daß durch das „Verschütteln" beim Potenzieren irgendeine entscheidende Veränderung mit der Trägersubstanz vor sich gehe. Wir würden heute sagen: Die Trägersubstanz nimmt eine Information auf, die sie dann an den kranken Organismus weitergibt. Damit wäre auch erklärt, warum Homöopathie bei sehr vielen, aber nicht bei jedem Kranken hilft: Wenn die Selbstheilungskräfte die Information nicht annehmen, dann hilft es eben nicht. Fachhomöopathisch und quantenmechanisch gesprochen: Bei einer Erkrankung ändert sich die Frequenz der elektromagnetischen Felder im Organismus. Durch die homöopathische Arznei, die eine ähnliche Frequenz besitzt wie der kranke Körper, wird das elektromagnetische Feld durch Resonanz verstärkt. Deshalb ist es ganz normal, daß sich als Reaktion nach der Einnahme eines Homöopathikums die Krankheitssymptome zunächst verschlimmern. Das ruft die Abwehrkräfte auf den Plan, die nunmehr entschieden gegen die Krankheit einschreiten.

Homöopathische Diagnostik und Behandlung

Eine Diagnose fachgerecht zu erstellen ist für den klassischen Homöopathen ein langwieriges Unterfangen, denn es geht dabei um die exakte Ermittlung des Arzneimittelbildes mit den Hauptsymptomen und dem ganzen Drum und Dran der Nebensymptome.
Dann kann es geschehen, daß zwei Personen, die eine durch das gleiche Virus hervorgerufene Angina haben, ganz unterschiedliche Medikamente bekommen, denn es wird nicht die Krankheit mit ihren Ursachen behandelt, sondern der Kranke mit seinen vielfältigen Symptomen und Charaktereigenschaften.
Umgekehrt können zwei Personen, die beispielsweise unter Erbrechen leiden, wenn das Arzneimittelbild stimmt, das gleiche Medikament erhalten, obwohl es sich in einem Fall um Schwangerschaftserbrechen, im anderen Fall um ein Magengeschwür handelt.

Weil die Diagnostik in der Homöopathie so schwierig ist, sind manche Homöopathen oder Ärzte, die auch gerne einmal ein homöopathisches Mittel verschreiben, dazu übergegangen, Mischpräparate oder mehrere Präparate gleichzeitig zu verordnen, nach dem Motto: „Wenn ich mit einem Schrotgewehr auf die Krankheit schieße, wird schon ein Geschoß dabei sein, das trifft." Viele klassische Homöopathen lehnen ein solches Vorgehen ab. Aber diese müssen dann wirklich Scharfschützen sein und die Krankheit haargenau ins Visier nehmen.

Selbstmedikation mit homöopathischen Mitteln ist nur bei genauer Kenntnis der Diagnose möglich, die nicht schulmedizinisch, sondern nach dem Arzneimittelbild erstellt sein muß. Bei einer Reihe von leichten Akut-Erkrankungen oder bei chronischen Krankheiten dürfte bei gutem Einfühlungsvermögen, einer gewissen Erfahrung und dem Wissen um die Grundlagen der Homöopathie eine Selbstmedikation aber doch von Fall zu Fall Erfolg versprechen.

Beispiele für Gartenpflanzen in homöopathischen Mitteln

Aus der Zwiebel wird das Homöopathikum „Allium cepa" gewonnen. Es wird gegen Schnupfen mit tränenden Augen sowie gegen allergische Hautreizungen empfohlen, beides „Krankheitsbilder", die durch frische Zwiebeln entstehen können.

„Iris versicolor" enthält den Auszug aus der Verschiedenfarbigen Schwertlilie.
Es wird bei jener Form der Migräne verordnet, die besonders an Wochenenden unter Ruhebedingungen auftritt und mit saurem Erbrechen einhergeht.
Dieses Mittel ist einen Versuch wert!
„Aconitum" gewinnt man aus dem hochgiftigen Eisenhut oder Sturmhut.
Sein Einsatzbereich ist eine Vielzahl von Erkrankungen, z.B. Erkältungskrankheiten mit plötzlich ansteigendem Fieber, Rötung der Gesichtshaut und starker Unruhe, aber auch einige Kinderkrankheiten wie Masern, Röteln und Mumps, soweit sie mit rasch ansteigendem Fieber und den anderen eben genannten Symptomen einhergehen, können mit „Aconitum" behandelt werden.

„Urtica urens", ein Mittel aus der Kleinen Brennessel, wird folgerichtig bei Nesselfieber, Verbrennungen und Insektenstichen verordnet.

Gegen Dermatitis, also Hautreizungen, Gürtelrose, Erkältungen und Masern wird „Rhus toxicodendron" eingesetzt, ein Auszug aus dem Essigbaum.

Besonders vielfältig einsetzbar ist die Küchenschelle „Pulsatilla", die bei zahlreichen Erkrankungen verordnet wird, z.B. bei Asthma, Blasenkatarrh, Menstruationsbeschwerden und Windpocken. Für die Diagnose: Pulsatilla-Patienten sind besonders nette, liebenswürdige und geduldige Menschen.

Sollte der Patient eher zu Unzufriedenheit, Ärger und Eigensinn neigen, ist für ihn vielleicht „Chamomilla" angezeigt, ein Auszug aus der Kamille.

Fazit

Was Homöopathie, naturwissenschaftlich betrachtet, eigentlich bewirkt, kann (noch?) nicht erklärt werden. Aber Heilen können hat nicht in erster Linie mit Naturwissenschaft zu tun, sondern ein guter Arzt, so drückte es der Leibarzt Bismarcks einmal aus, könne mit einem nassen Handtuch mehr Patienten heilen als ein schlechter Arzt mit einer ganzen Apotheke.

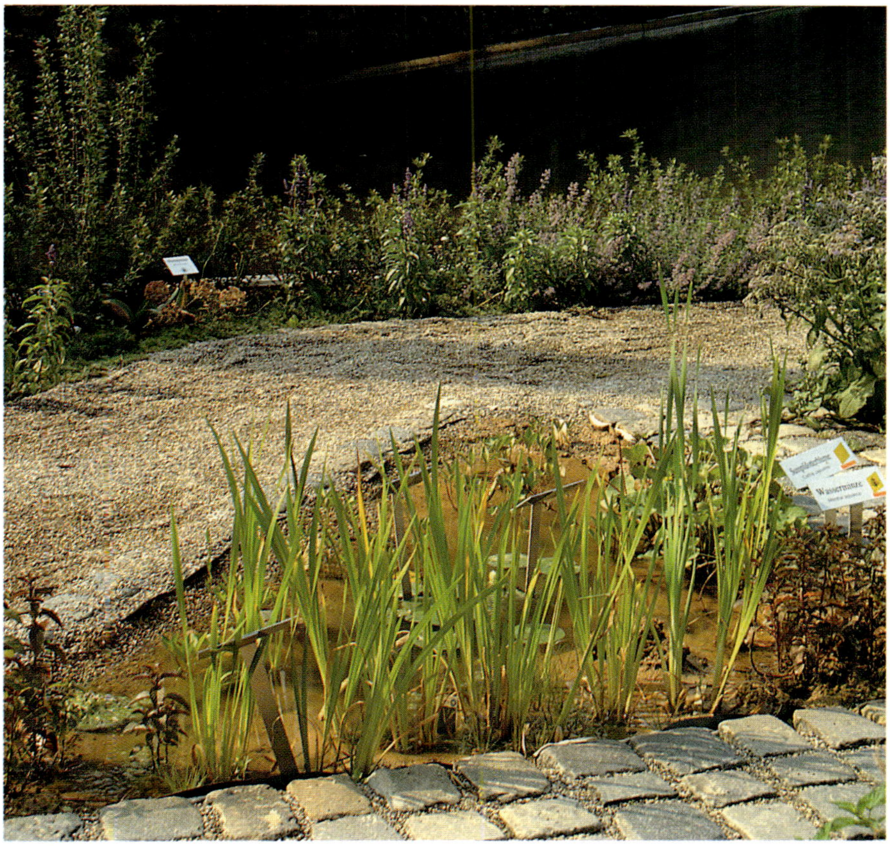

Anläßlich der Bayerischen Landesgartenschau 1990 wurde an der Würzburger Stadtmauer ein Heilkräutergarten angelegt, der die zahlreichen Heilpflanzen vorstellte, die der „Wasserpfarrer" verwendete

Sebastian Kneipp und die Heilpflanzen

Ordnung in der Schöpfung und die Ordnungstherapie

Zwei charakteristische Aussprüche des „Wasserpfarrers" kennzeichnen sein Verhältnis zu den Heilkräutern. Der erste:

„Ja der liebe Gott hat so weise in seiner Schöpfung gesorgt, daß nicht ein Kräutlein ohne Nutzen ist."

Dieses Zitat zeigt die Überzeugung im christlichen Glauben, daß alles, was Gott schuf, wohl getan sei. In der Weltordnung hat alles den richtigen Platz und die richtige Ordnung, und alles hat auch seinen Sinn und seinen Nutzen. Folgerichtig war auch eine der fünf Säulen des Therapiekonzepts von Kneipp die Ordnungstherapie, bei der es darum geht, daß der Mensch in seine Beziehungen zur Arbeit, zum Essen, zu den Mitmenschen, zur Umwelt und auch zu Gott ein vernünftiges und ruhiges Maß realisiert, kurzum die Ordnungstherapie vermittelt alle jene Verhaltensregeln, die wir heutzutage zum Abbau von krankmachendem Streß empfehlen können.

Der ganz moderne Kneipp

Kneipp hat weiterhin gesagt: „Lange Jahre habe ich sondiert und geprüft, zerschnitten, gesotten und gekostet. Kein Kräutchen, kein Pulver, das ich nicht selbst versucht und als bewährt gefunden habe."

Mit diesem Ausspruch stellt sich Kneipp mitten in die moderne Pflanzenheilkunde, die nach der Methode vorgeht: Was angewendet wird, muß ausprobiert sein. Kneipp verwendete rund 100 Heilkräuter. Sehr bildhaft charakterisierte er das Wesen der jeweiligen Pflanze und schilderte die Wirkungen in seiner lebhaften Sprache, die durch ihre bisweilen typisch schwäbische Wortwahl auch zum Schmunzeln verleitet. Eine weitere kneippsche Betrachtungsweise der Kräuter fügt sich ebenfalls durchaus in den Rahmen der modernen Phytotherapie ein: Nicht ein irgendwie geartetes geistiges oder göttliches Prinzip wirkt in der Pflanzenarznei, sondern der Wirkstoff und die Dosis sind es, die den Heilerfolg bringen.

Was die Dosis anbelangt, war Kneipp weder kleinlich noch ängstlich. So würde ich es nicht wagen, seine Frühjahrskuren mit Holunderblättern (Seite 62) oder Wacholderbeeren (Seite 118) ohne gehörige Einschränkungen zu empfehlen, aus Angst, meinen Verlag und mich selbst in Teufels Küche zu bringen. Nicht so der mutige Kneipp (auf die Holunderblätter bezogen): „Dieser einfachste Blutreinigungstee säubert die Maschine des menschlichen Körpers in vortrefflicher Weise und ersetzt armen Leuten die Pillen ...".

Blutreinigung: altmodisch und doch hochaktuell

Der im Zitat verwendete Ausdruck „Blutreinigung" hat eine lange Tradition in der Medizingeschichte und wurde von Kneipp neu aufgegriffen und allgemein verständlich interpretiert. Nur nebenbei:

Die Schulmedizin verwendet diesen Ausdruck nicht, verordnet allerdings sehr wohl jene (Natur)mittel, die diesen Zweck erfüllen sollen. Ganz offensichtlich handelt es sich um ein uraltes, in der Menschheit verwurzeltes, tradiertes medizinisches Wissen, daß man das Blut, das Goethe einen „ganz besond'ren Saft" nennt, immer einmal reinigen müsse, speziell im Frühling.

Kneipp schreibt über das Blut und die Blutreinigung: „Der ganze Organismus ist gebildet aus Blut; er wird durch das Blut erhalten, wie er auch durch das Blut ernährt wird. Ist das Blut gut, so ist auch der Zustand der Person ein guter; ist aber das Blut krank, d. h. mit Krankheitsstoffen vermischt, so leidet darunter auch der ganze Körper." Und an einer anderen Stelle heißt es: „Einen Kranken gesund machen, heißt alle Krankheitsstoffe in seinem Körper auflösen und ausleiten und seine Natur von allen schädlichen und ihr Verderben bringenden Stoffen befreien." Blutreinigung in diesem Sinne verstanden, bedeutet also eine Anregung der Nieren- und Darmtätigkeit sowie eine Entgiftung durch die Leber.

Von der Kleinen Pimpinelle (*Pimpinella saxifraga*, also nicht der Kleine Wiesenknopf), sagt Kneipp, ihre Wurzel dürfe in keiner Familie fehlen, weil sie mit halb Wasser, halb Wein gesotten nicht nur die Reinigung der Lungen betreibe, sondern auch die der ganzen Brust und des Magens. Sie sei ein „guter Kehrbesen", der die Giftstoffe aus dem Körper fege.

Noch einige Kneipp-Spezialkräuter

In seinem Garten kultivierte Kneipp neben Salbei und anderen Kräutern auch die Zitronenmelisse. Er empfahl vor allem die beruhigenden und schlaffördernden Melissebäder.

Große Stücke hielt er von Arnika, der er bescheinigte, sie habe in der ganzen Welt den Ruf eines vorzüglichen Heilmittels. Besonders die Arnikatinktur empfahl er zum Auswaschen von Wunden und für Kompressen. Es sei daran erinnert, daß Arnikatinktur nur sehr stark verdünnt verwendet werden darf: 1 bis 2 Eßlöffel auf 1/4 l Wasser.

Ein sehr gutes Verhältnis hatte er zum Gänsefingerkraut, weil er auf Bauernhöfen wiederholt beobachtet hatte, daß Kühe bei Magenverstimmungen einen Absud aus 1 l Wasser und 1 Handvoll der gerbstoffreichen Ödlandpflanze zu saufen bekamen. Weil er überhaupt dem „Volk aufs Maul schaute", schrieb er vom Gänsefingerkraut: „Viele Leute haben ihm nach seiner Wirkung den Namen Krampfkraut gegeben."

Auch die Engelwurz liebte er sehr, und wieder ist es die „reinigende" Wirkung, die für ihn im Vordergrund stand: „Wer ungesunde Stoffe im Magen und im Gedärm hat, oder wenn verhockte Gase Grimmen verursachen, so ist (wieder) dieser Tee ein Hauptmittel, das Übel zu beheben..."

Die fünf Säulen der Kneipp-Therapie

Zu ergänzen wäre, daß außer auf der Ordnungstherapie und der Heilpflanzenbehandlung das Kneippsche Heilkonzept noch auf drei weiteren Säulen ruht. Eine davon ist die Diätetik, also die Ernährung, bei der es vor allem um Mäßigkeit geht. Mit seiner Ablehnung süßer Schleckereien, großer Fleischportionen und der besonderen Wertschätzung von Getreide und rohen *Früchten* ist er bereits ein Vordenker der modernen Vollwertküche.

Auch die Bewegungstherapie ist eine Säule seiner Gesundheitsempfehlungen.

In diesem Zusammenhang spricht Kneipp nicht von sportlicher Hochleistung und nicht von dem, was wir heute Fitneß nennen, sondern sagt in seiner unvergleichlichen Treffsicherheit: „Der Weg zur Gesundheit ist der Fußweg."

Mit Abstand am bekanntesten ist die fünfte Säule seines Heilkonzepts, nämlich die Hydrotherapie (= Wasseranwendungen) mit dem Effekt der ihm besonders wichtig scheinenden „Abhärtung".

Und was eigentlich für alle seine Empfehlungen und für die Art, wie wir leben sollen, bei ihm das wichtigste ist:

„Das ist auch die große Kunst, zu heilen: nicht zu wenig und nicht zu viel und nicht zu oft. Alles zu seiner Zeit."

Zwei weitere Kräuterpfarrer

Sebastian Kneipp war nicht der einzige Pfarrer, der sich außer um das Seelenheil seiner Gemeinde auch um die körperlichen Leiden der Menschen gekümmert hat, wohl weil es selbst für einen Pfarrer nicht immer leicht ist, Leib und Seele auseinanderzudividieren. Bekannt geworden ist der Schweizer Kräuterpfarrer Johann Künzle, dessen Buch „Chrut und Uchrut" noch heute neben der Bibel in der Schweiz das meistverbreitete Buch sein soll.

Ein moderner Kräuterpfarrer ist Hermann-Josef Weidinger aus Karlstein im oberösterreichischen Mühlviertel. „Modern" deshalb, weil er außer der Gesundheit durch Heilpflanzen sehr entschieden auch alle ökologischen Belange ins Blickfeld rückt, die mit dem Anbau, dem Sammeln und der Aufbereitung von Heilpflanzen zusammenhängen.

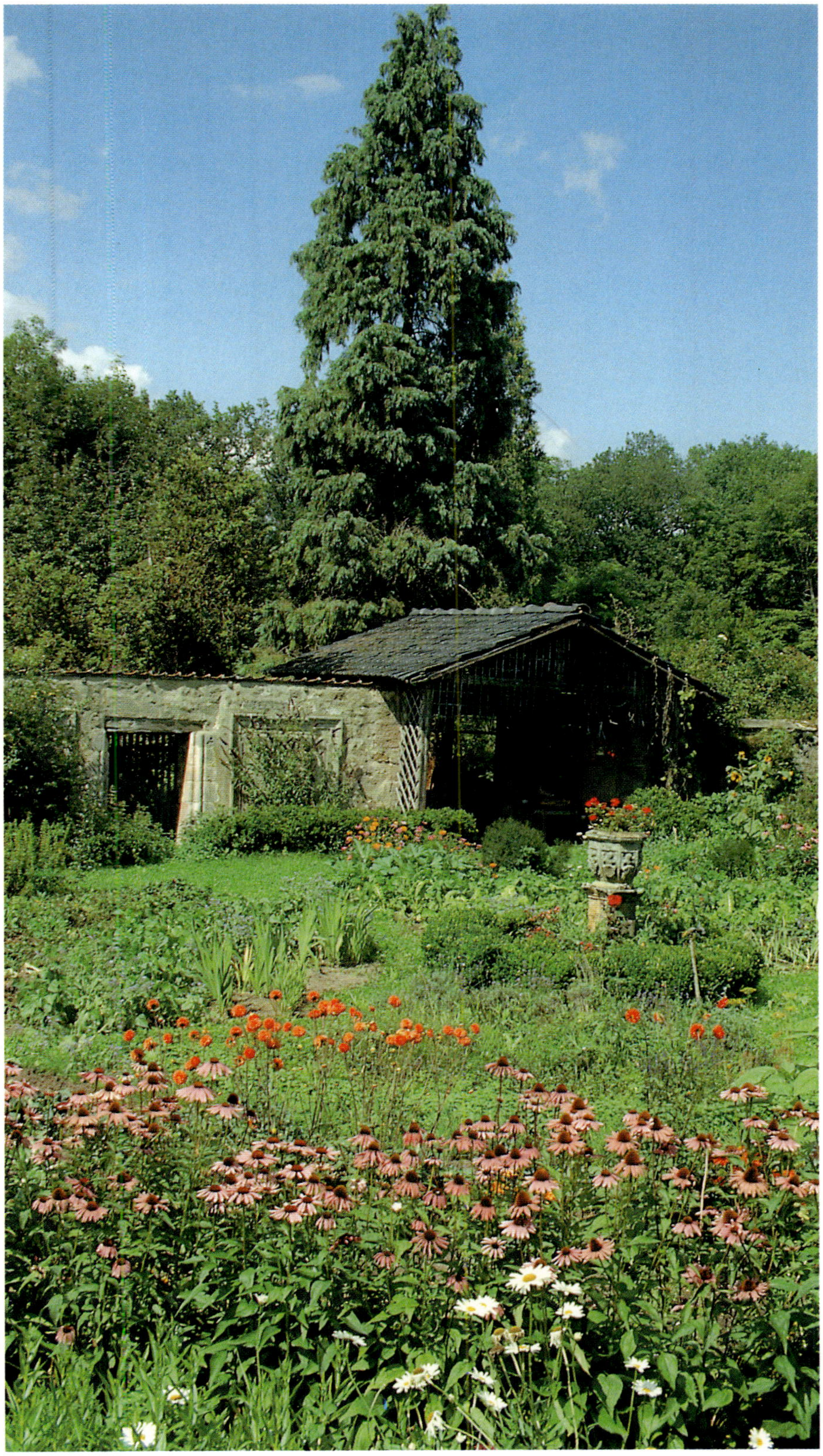

Pflanzen im anthroposophischen Heilkonzept

Wo der Geist zu finden ist

Im Mittelpunkt der anthroposophischen Weltsicht steht im wesentlichen der Geist. Entwickelt wurde die Wissenschaft (griech. sophia) vom Menschen (griech. anthropos) von dem österreichischen Geistes- und Naturwissenschaftler Rudolf Steiner (1861-1925), der sein Lebenswerk nicht als einen Gegensatz zu den Naturwissenschaften und zur Medizin verstanden wissen wollte, sondern als deren Ergänzung. Der Mensch wird hierbei als Teil des Kosmos verstanden mit der Pflicht zu einem hohen Ethos der Verantwortung für die Erde.

Der Geist ist überall: In den Menschen, in den Lebensmitteln, in den Medikamenten, in den Pflanzen, im Kompost, der den Gartenboden verbessert und im Mist, der auf dem Feld ausgebracht wird. Bleiben wir beim Anbau der Nahrungspflanzen für Mensch und Tier: Sogenannte „Präparate", die man aus Heilpflanzen, zum Beispiel aus Baldrianblüten, Brennessel oder Schachtelhalm in einem aufwendigen Prozeß sehr sorgfältig herstellt, werden in minimaler (sozusagen homöopathischer) Dosierung auf den Kompost, den Mist oder den Boden ausgebracht. Die Wirtschaftsweise nach anthroposophischen Ideen heißt „biologisch-dynamisch" und die nach diesen Grundsätzen erzeugten Lebensmittel haben das Markenzeichen „demeter".

Ein Kräutergarten nach anthroposophischen Grundsätzen in Wernstein bei Kulmbach (Oberfranken), getragen von einem tiefen Verantwortungsgefühl für den Boden und bewußt geöffnet für die kosmischen Einflüsse von Sonne, Mond und Sternen

Krankheit: nicht nur messen sondern fühlen

Die anthroposophische Medizin wird von der konventionellen Schulmedizin als Außenseitermethode eingestuft, obwohl sie von „ganz normalen" Ärzten ausgeübt wird, die außer dem üblichen Medizinstudium noch eine Zusatzausbildung an einer anthroposophisch geleiteten „Freien Hochschule für Geisteswissenschaften" absolviert haben. Eine dieser Hochschulen befindet sich in Dornach bei Basel, die andere in Herdecke am Rande des Ruhrgebiets. Ein wichtiges Kennzeichen der anthroposophischen Medizin bei der Diagnostik ist nicht nur der objektiv feststellbare, eventuell meßbare Befund, sondern vor allem auch die subjektive Befindlichkeit des Patienten.

Pflanzen: Mysterium, Gestalt und Geist

Mein hochverehrter Lehrer, der Zoologe Adolf Portmann, hat uns knochentrockene, positivistisch eingestellte Studenten der Naturwissenschaften immer wieder mit der Aussage erschreckt, ein Kennzeichen des Lebendigen, ebenso wichtig wie Stoffwechsel und Vermehrung, sei „die Gestalt". Das ist wohl nicht von der Hand zu weisen, nachdem jede Pflanze, jedes Tier und jeder Mensch in Form seiner Erbanlagen ein ungemein kompliziertes Paket an Informationen an die Nachkommen weitergibt, damit diese in den wesentlichen Grundzügen - eben ihrer Gestalt und ihren physiologischen Eigenschaften - wieder so werden wie die Eltern.

Die Gestalt der Pflanze spielt auch für das Verhältnis der Anthroposophen zu den Heilkräutern eine große Rolle, weil sie den Geist bzw. das Ätherische ausdrückt.

Signaturenlehre modern betrachtet

Vom Roten Fingerhut sagt Rudolf Steiner in einem Vortrag über Paracelsus: „... Damals suchte man Heilmittel nach der Intuition. Diese so gefundenen Heilmittel behalten immer ihre Wirkungen ..., während sich bei den anderen gewöhnlich im Laufe der Zeit Nachteile zeigen...". Es sei daran erinnert, daß Paracelsus ein wichtiger Vertreter der sogenannten „Signaturenlehre" war, also jenes Heilprinzips, das besagt, daß aus der Gestalt der Pflanze oder aus der Form ihrer Organe abzulesen sei, für welche Krankheit sie hilft. Es sei noch einmal daran erinnert, daß der englische Arzt William Withering gegen Ende des 18. Jahrhunderts den Roten Fingerhut in die Medizin einführte, nachdem er über die Anwendung der Pflanze von einer intuitiv und erfahrungsmäßig therapierenden „Kräuterhexe" unterrichtet worden war.

Das Kleinblütige Weidenröschen wird wegen seiner „venushaften rosa Blütenfärbung" dem Gliedmaßen-Stoffwechsel-Fortpflanzungssytem zugeordnet, was für seine Wirksamkeit bei der Behandlung einer gutartigen Prostatahypertrophie spricht.

Besondere Wertschätzung genießt der Löwenzahn in der anthroposophischen Medizin . Er wird der Leber zugeordet, was nicht nur aus seiner Gestalt, sondern durchaus auch biochemisch begründet wird, nämlich mit seinem hohen Gehalt an verschiedenen Mineralstoffen, vor allem an Kalium, das günstig auf die Leber als dem zentralen Stoffwechselorgan einwirkt. Außerdem wird er wegen seiner strahlenden Blütenform und -farbe dem Sympathikus zugeordnet, jenem Teil des vegetativen Nervensystems, das uns leistungsbereit macht. Auch sein Gehalt an Kieselsäure spielt hier eine wichtige Rolle, wie überhaupt die Kieselsäure im anthroposophischen Weltbild eine zentrale Substanz für vielfältige Lebensvorgänge darstellt.

Vom Sinn der Krankheit

Zum Schluß sei daran erinnert, daß auch die Verwendung der Mistel gegen Tumoren in Form von Injektionen auf Rudolf Steiner zurückgeht. Diese Art der Anwendung wird von der offiziellen Schulmedizin und der offiziellen Pharmakologie etwas mißtrauisch beäugt. Es hat schon seine Berechtigung, daß nicht jede Heilpflanzenanwendung gleich allgemein empfohlen wird. Aber die Mistel hat erfahrungsgemäß bisweilen gerade dann geholfen, wenn der Patient nach allen Regeln der Kunst durchtherapiert war und nichts mehr geholfen hat.

Überhaupt ist Krankheit für die Anthroposophen kein persönliches Unglück, sondern hat einen Sinn, den es zu erkennen gilt. Und der Tod ist ohnehin nicht das Ende, weil der Geist unsterblich ist.

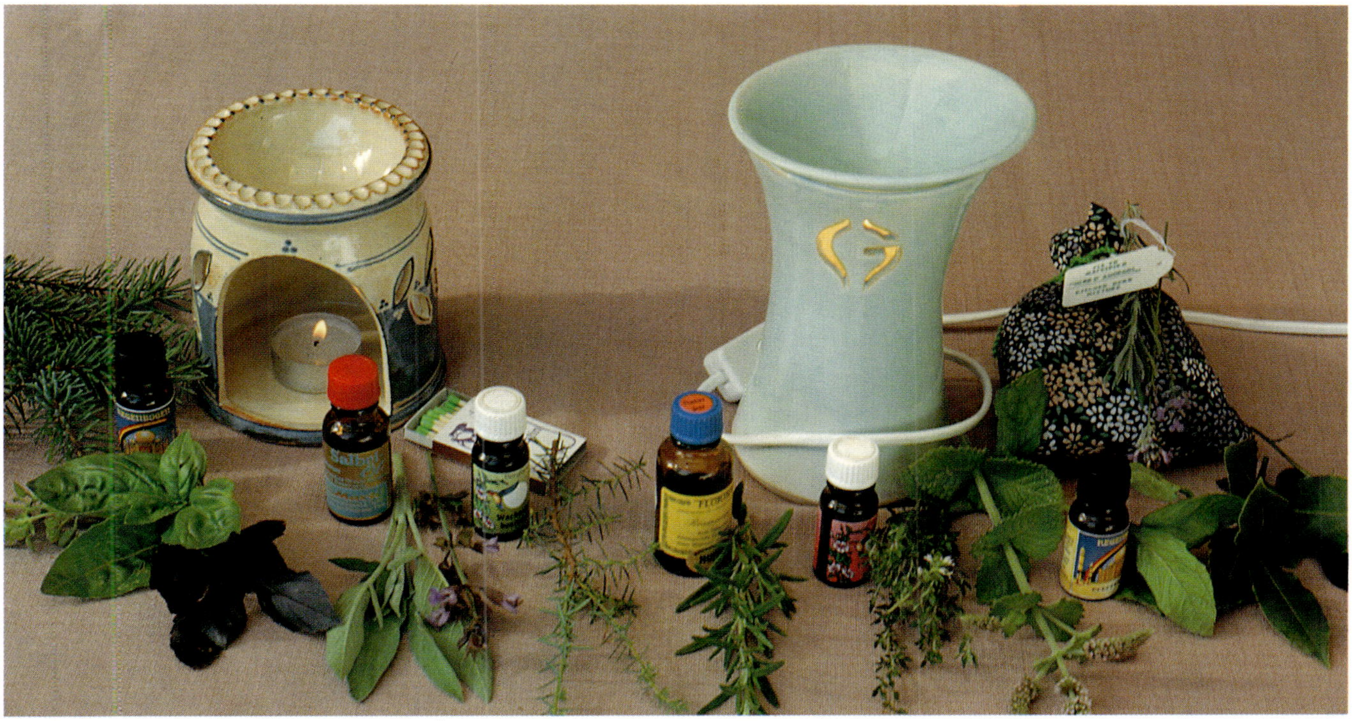

Bei der Aromatherapie werden die ätherischen Öle verschiedener Pflanzen eingesetzt

Die Aromatherapie

Verderblicher Gestank und heilsame Düfte

Im Mittelalter galt es als wissenschaftlich erwiesen, daß Pest und andere Seuchen durch „vergifftigte lufft geursacht seyn". Das Böse oder der Böse wurden mit Gestank assoziiert. Folgerichtig konnte man mit Düften heilen und das Gute herbeibeschwören.
Nachdem der Duft der großen weiten Welt heute auch nicht mehr das ist, was er einmal war, sondern aus einer Mixtur von Schwefeldioxid, Stickoxiden, Ozon, Pestiziden, Dioxin und anderen Unerfreulichkeiten besteht, ist es eigentlich nicht verwunderlich, daß die Menschen in ihren eigenen vier Wänden wieder versuchen, frische, freundliche Düfte zu verbreiten; und wenn man auf diese Weise die Gesundheit unterstützen kann, umso besser.

Ätherische Öle, die edelsten und vergänglichsten Pflanzenstoffe

Die wirksamen Stoffe der Aromatherapie sind die ätherischen Öle, die auch schulmedizinisch anerkannte Inhaltsstoffe der Pflanzen sind. Bei jeder Inhalation von Kamille, Salbei oder Pfefferminzöl wird die Aromatherapie praktiziert, beim Lutschen eines Eukalyptusbonbons und bei einem Fichtennadel- oder Latschenkieferbad ebenso. Die Aromen werden beim Einatmen, insbesondere beim Inhalieren, besonders gut aufgenommen, aber auch durch die Haut bei einem Bad oder beim Einreiben mit einem Massageöl und, nicht zu vergessen, beim Trinken eines Kräutertees, wovon jedoch in diesem Kapitel nicht die Rede sein soll. Uralt und gleichzeitig sehr modern ist die Duftlampe, mit deren Hilfe Pflanzendüfte an die Zimmerluft abgegeben werden. Solche Lampen werden mit einer großen Auswahl ätherischer Öle angeboten.

Das Gewinnen der ätherischen Öle, die in manchen Kulturen als die Seele oder das eigentliche Wesen der Pflanzen angesehen werden, ist sehr aufwendig, zumal sie meistens nur etwa 1/100 Prozent (0,01%) der ganzen Pflanze ausmachen. Deswegen sind ätherische Pflanzenessenzen sehr teuer.

Citrusöle werden durch Kaltpressen der Schalen gewonnen. Bei den meisten Ölen arbeitet man mit der Wasserdampfdestillation, wobei der heiße Dampf, mit dem die getrockneten Pflanzenteile behandelt werden, das ätherische Öl sozusagen mitreißt. Häufig wird mit chemischen Lösungsmitteln extrahiert, die dann vorsichtig wieder abgetrennt werden müssen.

Entspannung, Pflege und Loslassen

Entspannung und Loslassen gehören zum Wesen der Aromatherapie und machen sie deshalb zu einer besonders angenehmen Anwendung, die vielleicht noch ein bißchen mehr auf die Seele als auf den Leib einwirkt. Bei jeder altmodisch mit Topf und Handtuch durchgeführten Inhalation wird gleichzeitig die Gesichtshaut gepflegt, oder umgekehrt, man kann das Dampfbad ebenso wegen der Pflege der Gesichtshaut durchführen. Auch Voll- und Teilbädern, z.B. Hand- oder Fußbädern, können belebende, beruhigende oder heilende Essenzen zugesetzt werden. Wichtig ist bei Inhalationen und Bädern, daß man nachher den behandelten Körperteil in ein angewärmtes Handtuch wickelt und sich etwa 20 Minuten hinlegt.

Bedeutung einiger Gartenpflanzen für die Aromatherapie

Noch einmal: Die eigentliche Aromatherapie wird mit Pflanzenessenzen durchgeführt, die man nicht selbst herstellen kann und die oft auch von Pflanzen stammen, die bei uns gar nicht wachsen, wie etwa vom Sandelholz, von Weihrauch und von der Ylang-Ylang (Familie *Annonaceae*), was Malaysisch ist und „Blume der Blumen" bedeutet.

Im „guten alten Bauerngarten" gab es einige Pflanzen, die eigens als Duftpflanzen angebaut wurden. Sie würden es verdienen, auch im modernen Bauerngarten, sowie in den städtischen Gärten eine Renaissance zu erleben.

Als „Schmeckablaadl", zu Hochdeutsch „Riechblättchen" wurde vor allem die **Frauenminze** verwendet (Seite 57) sowie die **Garten-Raute** und das **Basilikum.** Letzteres benützten in Rumänien die jungen Frauen als Parfum, indem sie sich ein Sträußchen ins Haar und in den Ausschnitt steckten. Auch das **Heiligenkraut oder Zypressenkraut *(Santolina chamaecyparissus)*** wurde früher eigentlich in erster Linie wegen seines Duftes in Gärten und auf Friedhöfen gepflanzt. Sie verströmt einen Duft, den wir heute als Curryähnlich bezeichnen würden, weshalb die Pflanze inzwischen den Trivialnamen „Curry-Pflanze" bekommen hat. Im Curry ist sie jedoch nicht enthalten.

Seit altersher sehr berühmt ist das **Rosenöl.** Bulgarien hat eine besonders lange Tradition bei der Herstellung dieser kostbaren Essenz. 3 bis 5 Tonnen Rosenblüten werden benötigt, um 1 kg Rosenöl herstellen zu können. In der Duftlampe gilt Rosenöl als ein Mittel, das die Stimmung aufhellt und deshalb auch bei Trauer und Kummer angewendet werden sollte. Außerdem weckt es das Empfinden für Sinnlichkeit und Ästhetik.

Besonders vielseitige Wirkungen werden dem **Lavendel** nachgesagt, weil sein Duft ganz offensichtlich mit unserem vegetativen Nervensystem korrespondiert. Er belebt bei Depressionen und beruhigt bei Streß, kurzum, er wirkt ausgleichend bei allen extremen Gemütszuständen. Wer seinen Duft genießen möchte, kann *Blüten* und junge Triebspitzen trocknen, in ein Säckchen füllen und ins Zimmer hängen. Lange Tradition hat auch das Einlegen eines Lavendelsäckchens in den Kleiderschrank oder zwischen die Wäsche. Lavendelöl ist eine der meistverwendeten Essenzen in der Duftlampe.

Die **Myrte *(Myrtus communis)*** stammt aus dem immergrünen Buschwald dorniger Sträucher, einer Pflanzengemeinschaft, die im gesamten Mittelmeergebiet anzutreffen ist. Die Myrte war der Aphrodite geweiht, und ihr immergrünes Laub im Brautkranz symbolisiert immerwährende Liebe und Treue.
In der Duftlampe gilt ihr Öl als entzündungshemmend, schmerzstillend und schleimlösend, so daß es besonders bei Stirnhöhlenentzündung und Bronchitis zu empfehlen ist. Spirituell betrachtet, verbreitet die Myrte eine reinigende und inspirierende Aura, so daß sich ihr Duft begleitend zum Meditieren eignet.

Salbei, Muskatellersalbei, Anis, Koriander, Fenchel, Dill, Bohnenkraut, Oregano, Majoran, Rosmarin, Pfefferminze, Zitronenmelisse, Kamille und Duftgeranien sind wohl die gebräuchlichsten Gartenpflanzen, die wegen ihrer ätherischen Öle angebaut und verwendet werden.

Fichten-, Tannen- und Kiefernadeln gehören zu den bekanntesten Badezusätzen. Gerade am Beispiel der Fichte und Tanne sei angemerkt, daß die Wirkung ätherischer Öle auch eine spirituelle Qualität besitzt. Schon Hildegard von Bingen sagte, Tannenduft vertreibe die bösen Luftgeister. Wahrscheinlich stellen wir uns gerade deshalb einen Weihnachtsbaum ins Zimmer.

Bei manchen Pflanzen würde man es auf den ersten Blick – oder besser gesagt, den ersten Riecher – nicht vermuten, daß man sie wegen ihres Duftes verwendet. Nur ein Beispiel: Aus dem Holz der **Birke** wird der spezielle Duftstoff für das bekannte Parfum „Russisch Leder" gewonnen.

Zum Schluß eine Warnung: Genau wie die meisten anderen Inhaltsstoffe von Pflanzen können gerade auch die ätherischen Öle bei entsprechend disponierten Personen Allergien auslösen. Besonders häufig wird über Allergien gegen das in Anis, Fenchel, Dill und anderen Doldenblütlern enthaltene Anethol berichtet. Falls Sie also bei der Anwendung ätherischer Öle Schleimhautreizung, Kopfschmerzen oder Übelkeit beobachten sollten, müssen Sie leider auf derartige Anwendungen verzichten.

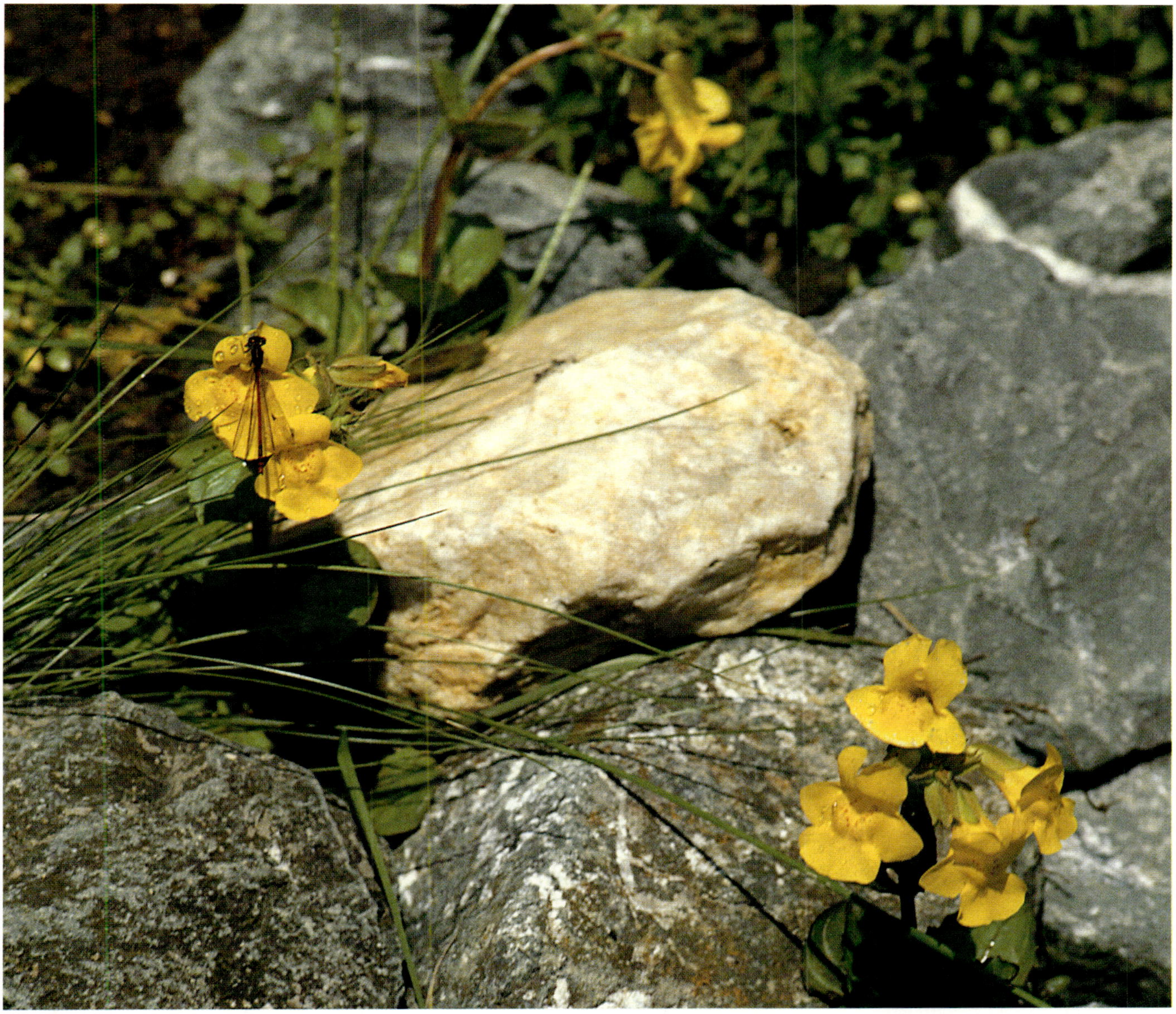

Ganz andere als die sonst üblichen Heilpflanzen sind diejenigen, die bei der Bach-Blüten-Therapie verwendet werden, hier z. B. die Gauklerblume, die ängstlichen Menschen empfohlen wird

Bach-Blütentherapie

Krankheit und Charakter

Diese Heilmethode ist vom Denkansatz her insofern mit der Homöopathie verbunden, als es in beiden Fällen bei den Essenzen oder Tinkturen nicht um einen (wirk)stofflichen Effekt geht, sondern um eine nichtmaterielle Information, man könnte sagen, um ein geistiges Prinzip des Heilens. Dementsprechend richten die Bach-Blütentropfen ihren heilsamen Appell nicht an den kranken Leib, sondern an die kranke Seele oder besser gesagt: Sie wirken ausgleichend bei all jenen „Charaktermängeln", mit denen jeder irgendwie behaftet ist und die uns, so Edward Bach, krank werden lassen.

Der Unfallchirurg und Bakteriologe Dr. Edward Bach (1886-1936) entwickelte sein Heilkonzept, nachdem er im Jahre 1917 an Krebs erkrankte und den Kampf gegen diese Krankheit aufnahm. Bach war Engländer, und das Zentrum der Bach-Blütentherapie ist auch heute noch in England zu finden. Doch das Interesse an dieser Heilkunst wächst auch hierzulande ständig. Zahlreiche Heilpraktiker und über 1600 Ärzte verordnen inzwischen Bach-Blütenessenzen.

Bach betrachtete Krankheit als „ein Werkzeug, dessen sich unsere eigene Seele bedient, um uns auf unsere Fehler hinzuweisen, um uns daran zu hindern, mehr Schaden anzurichten und uns auf den Weg der Wahrheit und des Lichts zurückzubringen, von dem wir nie hätten abkommen sollen". Bach arbeitete 38 negative Seelenzustände heraus, die durch die Behandlung mit den Essenzen von 38 höheren Pflanzen „hinwegschmelzen wie Schnee an der Sonne". Die körperliche Erkrankung wird im Zuge der positiven Entwicklung des Charakters von selbst geheilt. „Behandle die Persönlichkeit und nicht die Krankheit", lautet ein Grundsatz der Bach-Blütentherapie.

Herstellung der Essenzen

Noch einmal: 38 Pflanzen entsprechen 38 Seelenzuständen. Das Bach-Zentrum in England distanziert sich entschieden von der Neueinführung weiterer Pflanzen in die Therapie.

Zwei Methoden sind es, nach denen die Essenzen hergestellt werden. Der Ausdruck „Essenz" ist im geistigen Sinne als „Wesen" zu verstehen, nicht im chemischen Sinn als „stofflicher Auszug". Die erste ist die sogenannte Sonnenmethode, die bei Blumen praktiziert wird, die im späten Frühling oder Sommer blühen. An einem sonnigen, wolkenlosen Tag werden die Blüten gepflückt und in eine Schüssel Quellwasser gelegt. Diese wird dann einige Stunden in die Sonne gestellt. Die zweite Methode ist die Kochmethode, die besonders für Blüten der Bäume, Büsche und Sträucher verwendet wird, die so zeitig im Jahr blühen, daß die Sonne noch nicht ihre volle Kraft erreicht hat. Diese Blüten werden etwa eine halbe Stunde in einem Emailletopf ausgekocht und anschließend sorgfältig gefiltert. Das nach einer der beiden Methoden gewonnene „imprägnierte" Wasser wird in eine mit Alkohol präparierte Vorratsflasche gegossen und ist praktisch unbegrenzt haltbar.

Diese Essenzen gibt es zu kaufen, sie können aber auch selbst hergestellt werden, wie es von Bach eigentlich beabsichtigt war.

Einige Pflanzen aus dem Bach-Blütensortiment und ihre Wirkung

Bei den Pflanzen für die Bach-Blütenessenzen handelt es sich ganz und gar nicht um jene üblichen Heilpflanzen, die wir gewohnt sind, sondern es sind überwiegend Pflanzen, die sonst nicht zu Heilzwecken verwendet werden, wie beispielsweise die Blüten der **Zitterpappel**, der **Rotbuche**, der **Bleiwurz** ***(Ceratostigma willmottiana)***, einer blaublühenden Topfpflanze, die im klimatisch milderen England auch in den Bauerngärten gepflanzt wird, des **Holzapfels** ***(Malus pumila)***, der wilden **Waldrebe** ***(Clematis vitalba)***, des **Olivenbaumes** und der **Wald-Trespe** ***(Bromus ramosus)***, einer Grasart.

Einige Gartenpflanzen für Bach-Essenzen

Die **Kirsch-Pflaume** ***(Prunus cerasifera)*** ist ein weißblühender Zierstrauch, der sich gut in eine Gartenhecke einfügt. Verwendet wird die Essenz bei Menschen mit der Neigung zu extremen psychischen Zuständen, vor allem wenn jemand Angst hat, den Verstand zu verlieren. Die Behandlung führt zum Freilegen eines starken geistigen Kraftreservoirs.

Das **Indische Springkraut** (Seite 112) ist bei Ungeduld, Zappeligkeit, leichter Reizbarkeit und überschießenden Reaktionen angezeigt. Nach der Behandlung können die Kräfte gezielt eingesetzt werden, so daß ein solcher Mensch eine rasche Auffassungsgabe, innere Unabhängigkeit und Mitgefühl für andere entwickelt.

Die **Gauklerblume** ***(Mimulus guttatus)***, die gerne am Gartenteich wächst, ist scheuen Menschen zugeordnet, die unter konkreten, benennbaren Ängsten leiden. Durch die Behandlung lernt ein solcher Mensch, sich auf geistiger Ebene mit seiner Angst auseinanderzusetzen und kann so seine übertriebene Ängstlichkeit ablegen.

Zu diesen und den anderen Essenzen kommen die sogenannten „Notfalltropfen", die aus einer Kombination von **Doldigem Milchstern** = Star of Bethlehem *(Ornithogalum umbellatum)*, **Sonnenröschen** = Rock Rose *(Helianthemum nummularium)*, **Drüsigem Springkraut, Kirsch-Pflaume** und **Waldrebe** zusammengesetzt sind. Sie sind für jede Art von Schock oder Aufregung geeignet, vom Familienstreit bis zum körperlichen Unfall. Anhänger der Bach-Blütentherapie schwören auf die Wirksamkeit und haben sie stets zur Hand.

Die Bedeutung von Pflanzen in der modernen Schulmedizin

Dosis und Wirkung

Pflanzenheilkunde oder Phytotherapie ist ein naturwissenschaftlicher Zweig der Schulmedizin. Sie folgt den für Naturwissenschaftler geheiligten Prinzipien von Ursache und Wirkung oder, wie bei den chemischen Arzneien auch, dem Grundsatz von Dosis und physiologischer Reaktion. In der Phytotherapie geht es um die materiellen Inhaltsstoffe der Pflanzen und wie man sie am effektivsten einsetzt. Auf eine kurze Formel gebracht: Nicht der Glaube, sondern die Dosis macht's.

Biochemie der Inhaltsstoffe

Zu Beginn des 19. Jahrhunderts, als das Zeitalter der Chemie anfing, gelang es erstmals, wirksame Inhaltsstoffe aus Pflanzen in kristalliner Form zu isolieren. Inzwischen dürfte wohl bei allen wichtigen Pflanzeninhaltsstoffen die chemische Isolierung möglich sein.

Ein weiterer Schritt: Die chemische Struktur vieler Inhaltsstoffe konnte man inzwischen aufklären. Sie können nunmehr synthetisiert werden und liegen dann als naturidentische Substanzen vor. Nur zwei Beispiele: Die Massen an Ascorbinsäure (= Vitamin C), die zur Therapie und bei der Lebensmittelverar-

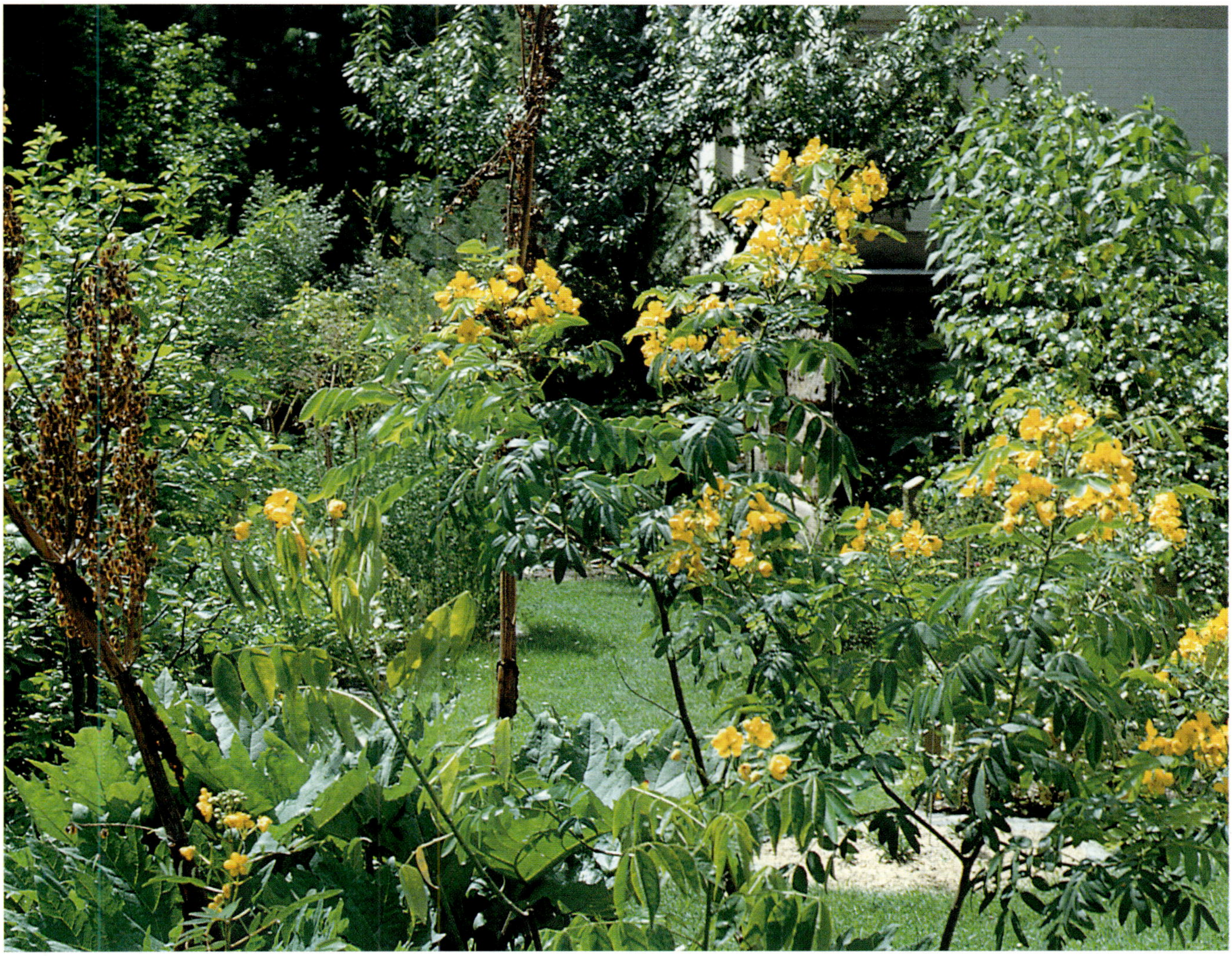

Um genaue Dosierung und wissenschaftlich nachprüfbare Wirkung geht es in der modernen Phytotherapie: medizinischer Rhabarber (links) und Sennesstrauch (Cassia senna) *(rechts) mit handfester Wirkung auf den Darm*

beitung gebraucht werden, sind längst kein „Naturprodukt" mehr, und die Salicylsäure in Aspirin und anderen Schmerzmitteln stammt längst nicht mehr aus der Weidenrinde.

Mit dem Besitz der isolierten Wirkstoffe ist es möglich, recht genau die passende Dosis auszutüfteln, die für die Behandlung notwendig ist und bei der Nebenwirkungen möglichst gering gehalten werden. Denn es ist ein Irrtum zu glauben, daß Pflanzenheilmittel keine Nebenwirkungen hätten. Selbst mit so alltäglichen Mite-Pflanzen wie Pfefferminze, Kamille oder Kaffee kann Mißbrauch getrieben werden, und bei Forte-Pflanzen, wie etwa dem Fingerhut und dem Eisenhut, können die Nebenwirkungen sogar tödlich sein. Auch manche alternative Heilmethode arbeitet mit isolierten Substanzen in Form von Extrakten, beispielsweise die Aromatherapie mit den ätherischen Ölen der Pflanze. Außerdem sollte nicht vergessen werden, daß auch die hochwirksamen Antibiotika durch Lebewesen erzeugte Stoffe sind.

Reinsubstanz oder natürliche Mischung?

Isolierte Substanzen haben einige große Vorteile: Man kann sie haargenau dosieren und wenn irgendwelche Nebenwirkungen oder Überempfindlichkeitsreaktionen auftreten, weiß man genau, woher es kommt und kann entsprechend reagieren.

„Aber!", sagen die Vertreter einer wirklich natürlichen Pflanzenheilkunde: „Es ist ja gerade das Geheimnis der Wirksamkeit von Pflanzen, daß sie durch die günstige Kombination ihrer Inhaltsstoffe wirken." Daran ist viel Wahres, und deshalb kann man auch mit Gewinn für den Geschmack und die Wirksamkeit beispielsweise Teemischungen herstellen.

Kombinationspräparate

Zahlreiche Tabletten oder Tropfen, die tagaus tagein von Ärzten und Heilpraktikern verschrieben werden, enthalten Kombinationen aus mehreren Pflanzen. Besonders aber auf dem Markt frei verkäuflicher Präparate tummeln sich Wirkstoffe in den abenteuerlichsten, gut gemeinten Kombinationen.

Gerade weil Arzneien mit pflanzlichen Wirkstoffen - im Jahr 1989 allein 1,4 Milliarden Umsatz - ein Riesengeschäft sind, wobei auch die Unbedarftheit der Käufer einen wichtigen Wirtschaftsfaktor darstellt, muß immer wieder die Wirksamkeit und Ungefährlichkeit von solchen Medikamenten kritisch überprüft werden. Ahornsirup, Holundersaft und Spargelpillen sind keine Schlankheitsmittel, auch wenn geschickte Werbekampagnen der schönheitsbewußten Verbraucherin das weismachen wollen. Auch die berühmten, geruchlosen Knoblauchpillen sind, pharmakologisch betrachtet, reine Placebos, denn die wirksame Substanz des Knoblauchs ist nun einmal der Stoff, der stinkt.

Aber zurück zu den Kombinationen. Diese gehen in Zukunft schweren Zeiten entgegen. Jeder Inhaltsstoff muß einen positiven Beitrag zur angestrebten Wirkung leisten, und dieser Effekt muß belegt werden. Die schon erwähnte Kommission E (Seite 7) bewertet dann die vorliegenden Informationen und verfaßt sogenannte Positiv- bzw. Negativmonographien, nach denen sich dann die Zulassung bzw. das Verbot beim Bundesgesundheitsamt richtet. Die Zeichen scheinen derzeit eher auf Einzelpflanzen bzw. Einzelsubstanzen zu stehen als auf Kombinationen, wohl als Ergebnis des zurückschwingenden Pendels nach wahren Kombinationsorgien.

Wüster Kombinations-Wildwuchs

Nicht nur verschiedene Pflanzen und Pflanzenextrakte unter sich, sondern auch chemische Wirkstoffe werden mit Pflanzenextrakten gemischt. Hier wird offensichtlich nach dem Motto: „Irgendetwas trifft vielleicht" mit der Stange im Nebel herumgestochen. Wenn man gar homöopathische Zubereitungen, die nach einem völlig anderem Denk- und Therapieansatz hergestellt werden, mit ganz normalen Pflanzenpräparaten mischt, deren Wirkung dosisabhängig ist, beginnt eigentlich schon der pharmazeutische Unfug. Wenn man bei manchem Präparat gar liest, daß über ein Dutzend homöopathischer Zubereitungen mit einem halben Dutzend weiterer Pflanzenextrakte kombiniert sind, stehen sowohl dem klassischen Homöopathen als auch dem naturwissenschaftlich orientierten Phytotherapeuten die Haare zu Berge.

Fazit:
In diesem Buch wurde über die Heilkräfte der Gartenpflanzen und einer Reihe von Wildkräutern berichtet. Die segensreichen Wirkstoffe werden von den Pflanzen aus Sonnenlicht, ein bißchen Kohlendioxid und ein paar Nährsalzen aufgebaut. Die medizinische Nutzung dieser Wirkstoffe hat eine so lange Tradition, daß sie wohl jenseits der Ursprünge der Menschheit zu suchen ist, denn auch Tiere bedienen sich offensichtlich instinktiv bestimmter Pflanzen zur Behandlung von Krankheiten. Erst in jüngster Zeit jedoch beginnen wir aufgrund moderner biochemischer und physiologischer Forschungen die Mechanismen zu verstehen, mit denen die Arzneien aus den Pflanzen in unseren Organismus eingreifen. Das Wunder der Heilwirkung wird dadurch für jemanden, der die Natur nicht nur gefühlsmäßig erleben, sondern auch gerne verstandesmäßig begreifen möchte, womöglich noch größer.

Literatur

Phytotherapie, Pharmazeutische Wirkung

G. Madaus
Lehrbuch der biologischen Heilmittel
Leipzig 1938

Apotheker M. Pahlow
Das große Buch der Heilpflanzen
München 1993

Ch. Sengupta, P. Grob, H. Stüssi
Natur in Pillen und Tropfen
München 1992

H. Rößler
Die große Heilpflanzenpraxis
München 1984

Geheimnisse und Heilkräfte der Pflanzen
Verlag Das Beste (Hrsg.) 1980

D. Melchart, H. Wagner
Naturheilverfahren. Grundlagen einer autoregulativen Medizin
Stuttgart 1993

A. Boxer, Ph. Back
The Herb Book
London 1992

Hildegard-Medizin

Hl. Hildegard
Heilkraft der Natur „Physica"
Augsburg 1991

R. Schiller
Hildegard Medizin Praxis
Augsburg 1990

Chinesische Heilkunde

Dr. med. B. Flaws, H. L. Wolfe
Das Yin und Yang der Ernährung
Bern – München – Wien 1992

Homöopathie

J. Mezger
Gesichtete Homöopathische Arzneimittellehre
Heidelberg 1964

S. Cummings, D. Ullmann
Das Buch der Homöopathie
München 1987

Kneipp-Therapie

Dr. med. R. F. Weiß
Moderne Pflanzenheilkunde
Bad Wörishofen 1991

Original: Kneipp Texte
Dr. M. Ullmann (Hrsg.)
Bad Wörishofen 1988

Anthroposophisches Heilkonzept

W. C. Simonis
Heilpflanzen und Mysterienpflanzen
Wiesbaden 1991

Aromatherapie

Dr. rer. nat. D. Gümbel
Wie neugeboren durch Heilkräuteressenzen
München 1990

Bach-Blütentherapie

M. Scheffer
Bach Blütentherapie
München 1981

Bezugsquellen

Berggarten – Naturnaher Landbau
Wolfhart Lau,
Großherrischwand

Bio-Gartenmarkt Keller,
Konradstraße 17,
79100 Freiburg

Biologische Gärtnerei Wiedemann,
Geislingen-Aufhausen
(u.a. Pfefferminze-Auswahl, Duftblattgeranien)

Blauetikett Bornträger GmbH,
Heil- und Gewürzpflanzen,
Offstein
(u.a. Pfefferminze-Arten, Monarda, Malven, große Wildkräuter-Auswahl)

Carl Sperling & Co.,
Lüneburg
('Nur-Natur'-Samen, 'Bio-Start'-Saatgut, Gründüngung)

Conrad Appel KG,
Darmstadt
(Pflanzen und Wildsamen)

Syringa Versand,
Gottmadingen
(Wildkräuter, Duftpflanzen)

Dehner,
Alles für den Garten,
Rain/Lech

Pflanzenregister

Sachregister

Autorin:
Dr. Eleonore Hohenberger ist Biologin mit den Schwerpunkten Ökologie und Physiologie. Tätig als Dozentin an zahlreichen Volkshochschulen und anderen Institutionen der Erwachsenenbildung sowie als freie Publizistin. Engagierte Naturschützerin: Seit 1956 ist sie Mitglied im Bund Naturschutz. Zahlreiche Veröffentlichungen über Themen der Biologie, der Gesundheitslehre und des Gartenbaus. Regelmäßige Rundfunksendungen über Gartenthemen.

Die Deutsche Bibliothek – CIP-Einheitsaufnahme

Hohenberger, Eleonore:
Heilpflanzen, die wirklich helfen: Anbau und Verwendung nach Dr. Bach, Sebastian Kneipp, Hildegard v. Bingen u.a. / Eleonore Hohenberger. Augsburg: Naturbuch Verlag, 1994
ISBN 3-89440-062-5
NE: HST

Naturbuch Verlag

Fotos:
Eleonore Hohenberger, W. Funke (Seite 123 unten)

Umschlaggestaltung: Peter Engel, Grünwald

Piktogramme: Markus Klein, Augsburg

Layout und Satz:
Typo Repro Peter Schmalz, Augsburg

Druck und Bindung: Appl, Wemding

Printed in Germany

ISBN 3-89440-062-5